Rainer-Peter Meyer
Urs Kappeler
Pascal Rippstein
Martin Huber

Fußchirurgie in der Praxis

2. Auflage

Rainer-Peter Meyer (Hrsg.)
Urs Kappeler (Hrsg.)
Pascal Rippstein (Hrsg.)
Martin Huber (Hrsg.)

Fußchirurgie in der Praxis

2. Auflage

Mit 565 Abbildungen

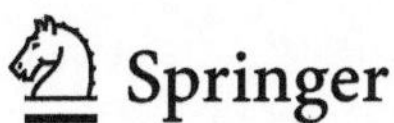

Springer

Dr. med. R.-P. Meyer
Dr. med. U. Kappeler
Orthopädisch-Traumatologische Abteilung,
Kantonsspital
CH-5404 Baden

Dr. med. P. Rippstein
Dr. med. M. Huber
Schulthess-Klinik
Lengghalde 2
CH-8008 Zürich

ISBN 978-3-642-62205-2 ISBN 978-3-642-18627-1 (eBook)
DOI 10.1007/978-3-642-18627-1
Die Deutsche Bibliothek – CIP-Einheitsaufnahme

springer.de

Ursprünglich erschienen bei Springer-Verlag Berlin Heidelberg New York 2004
Softcover reprint of the hardcover 2nd edition 2004

Planung: Dr. Fritz Kraemer, Heidelberg
Desk Editing: Ina Conrad, Heidelberg
Copy Editing: Lothar Picht, Heidelberg
Lektorat: Angela Wirsing-Wolf, Wolfenbüttel
Herstellung: PRO EDIT GmbH, Constanze Sonntag, Heidelberg
Einbandgestaltung: deblik, Berlin
Satz: Fotosatz-Service Köhler GmbH, Würzburg

Gedruckt auf säurefreiem Papier 106/3160SO – 5 4 3 2 1 0

Geleitwort

Obwohl man heute unter einem Orthopäden bzw. orthopädischen Chirurgen kaum mehr nur den »Fußdoktor« sieht, ist es doch erstaunlich, wie sehr die Medizin und Chirurgie des Fußes gegenüber anderen orthopädischen Subspezialitäten in eine Aschenbrödelrolle verfallen ist. Endoprothetik, Arthroskopie, Frakturosteosynthese, Wirbelsäulenchirurgie usw. haben den Fuß – hoffentlich nur vorübergehend – in den Hintergrund treten lassen. Es kann deshalb auch nicht erstaunen, dass, ähnlich wie an der Wirbelsäule, Nicht-Orthopäden und sogar Nicht-Ärzte sich des Fußes bis hin zu chirurgischen Eingriffen angenommen haben: als »Podologen« haben sie sich in verschiedenen Ländern niedergelassen. In gleichem Maße abgenommen hat beim Orthopäden auch das Interesse und damit natürlich auch der Kenntnisstand orthopädisch-technischer Versorgungsmöglichkeiten des schmerzhaften und deformierten Fußes. Andererseits besteht überhaupt kein Zweifel daran, dass in der Behandlung von Fußerkrankungen und -verletzungen in den letzten Jahren und Jahrzehnten ebenfalls bedeutende Fortschritte erzielt worden sind. Die enorme Wissens- und Kenntnisexpansion, die im Verlaufe der vergangenen vier Dekanden auf dem Gebiet der Orthopädie und orthopädischen Chirurgie stattgefunden hat, ist selbstverständlich auch am Fuß – im wahrsten Sinne des Wortes – nicht spurlos vorübergegangen. Trotzdem ist es erstaunlich, dass bei orthopädischen Kongressen nationaler und internationaler orthopädischer Gesellschaften nur noch etwa 5% aller Vorträge dem Fuß gewidmet sind. Die Fortschritte auf dem Gebiet der Fußchirurgie betreffen nicht nur das Verständnis für die Biomechanik des Fußes und deren therapeutische Umsetzung, sondern vor allem auch die Diagnostik und Differentialdiagnose der verschiedenen Fußaffektionen. Dabei ist es doch wieder erstaunlich, wie schwer sich beispielsweise die Ganganalyse tut, die bis heute noch keinen definitiven Platz als Routineuntersuchung von Erkrankungen und Verletzungsfolgen der unteren Extremitäten, im besonderen des Fußes, gefunden hat, wo wir doch sonst überall bestrebt sind, wissenschaftlich vorzugehen und zu messen. Nur was wir messen, können wir auch wissenschaftlich analysieren, andernfalls bleiben wir in amateurhafter Empirie stecken: no data – no science!

Dass auch neue bildgebende Verfahren, wie die Computertomographie und die Magnetresonanztomographie, gerade am Fuß und hier speziell in der Diagnostik der Tendinopathien, manch eine Läsion, wie etwa die Ruptur der Tibialis-posterior-Sehne, ins Bewusstsein der Orthopäden gebracht haben, steht außer Frage.

In der Regel ist es der Schmerz, der den Patienten zum Orthopäden führt. Dieser kann sich aber keineswegs mit einer globalen Diagnose wie Hallux valgus, Spreizfuß usw. zufriedengeben. Nur eine minutiöse Analyse wird ihn auch zu einer wirksamen Therapie führen können. Standardeingriffe werden hier in einer unbefriedigend hohen Zahl von Misserfolgen enden.

Die *Fußchirurgie in der Praxis* ist Prof. Norbert Gschwend gewidmet, einem Orthopäden, bei dem der Fuß so wenig wie irgend ein anderer Teil des Bewegungsapparates eine Aschenbrödelrolle spielt. Wenn ein guter Orthopäde – wie es Eugene Bleck in seiner Eigenschaft als Präsident der »American Academy of Orthopaedic Surgeons« ausgedrückt hat –, in erster Linie Arzt, erst dann Orthopäde und zuletzt Subspezialist sein sollte, so entspricht der mit diesem Buch Geehrte wohl in einzigartiger Weise diesem Postulat. Norbert Gschwend hat nicht zuletzt dadurch, dass er sich im Besonderen der operativen Therapie der chronischen Polyarthritis gewidmet und die Wilhelm-Schulthess-Klinik zu einem wahren Mekka der Rheumaorthopädie gemacht hat, den Patienten als solchen nie in seiner Ganzheit aus den Augen verloren. Dadurch, dass die Polyarthritis sämtliche Gelenke des menschlichen Körpers betreffen kann und die Krankheit selbst den Patienten in seiner ganzen Einheit von Körper und Seele erfasst, ist Norbert Gschwend zu einem Pionier der chirurgischen Therapie der Polyarthritis und damit zu einem orthopädischen Lehrmeister ersten Ranges geworden. Die Polyarthritis hat Norbert Gschwend nicht nur zu allen Gelenken des menschlichen Körpers hingeführt, sondern die dort zu lösenden spezifischen

Probleme waren ihm auch Anlass, in fast sämtlichen Subspezialitäten der orthopädischen Chirurgie selbst oder zusammen mit seinen Mitarbeitern der Wilhelm Schulthess Klinik Pionierarbeit zu leisten. Dafür sind ihm die Orthopäden, vor allem aber die Patienten innerhalb und außerhalb unseres Landes zu Dank verpflichtet.

Professor Erwin Morscher

Vorwort zur 2. Auflage

Nachdem die 1. Auflage der »Fußchirurgie in der Praxis« – erschienen 1996 – seit einiger Zeit vergriffen war, hat der Springer-Verlag uns um eine überarbeitete Neuauflage dieses Buches gebeten, da nach wie vor Bedarf für diese Art von Fachliteratur besteht.

Wir haben bei dieser Zweitausgabe den bewährten Rahmen mit den klassischen Beiträgen bewusst belassen und uns auf das Einfügen von 4 neuen Kapiteln beschränkt. In diesen zusätzlichen Beiträgen werden nun die neuen, sich bewährenden Operationstechniken mit ausführlicher Bebilderung vorgestellt.

Mit Pascal Rippstein und Martin Huber konnten wir 2 exzellente Fußchirurgen als Koautoren für unsere Zweitauflage an Bord ziehen. Pascal Rippstein ist seit über 10 Jahren Leiter der Abteilung für Fußchirurgie an der Schulthess-Klinik in Zürich und hat diese Abteilung weitgehend auch aufgebaut. Pascal Rippstein und Martin Huber holten sich ihr spezialisiertes Fachwissen durch längere Aufenthalte in USA und Frankreich. In ihrer engen Zusammenarbeit gelingt es ihnen, substanzielle neue Aspekte in die Fußchirurgie einzubringen und diese Spezialität weiterzuentwickeln. Pascal Rippstein und Martin Huber stellen in ihren Beiträgen ihre eigene fußchirurgische Philosophie vor.

Pascal Rippstein, selbst maßgeblich beteiligt an der Entwicklung einer neuen OSG-Prothese, stellt in Kapitel 3 die Möglichkeiten der OSG-Arthroplastik vor. Er zeigt uns, dass bei strenger Indikationsstellung und präziser Operationstechnik der Kunstgelenkersatz am OSG heute eine valable Alternative zur OSG-Arthrodese ist und ins Repertoire jedes reputierten Fußchirurgen gehören sollte.

Wesentlich erweitert wurde Kapitel 7. Vier sich ergänzende, über Jahrzehnte nun bewährte Operationstechniken zur Korrektur des Hallux valgus werden vorgestellt, ihr Wert mit entsprechenden Resultaten untermauert. Interessant ist die Tatsache, dass alle 4 Beiträge sich mit der Korrektur an den ossären Strukturen befassen. Die reinen Weichteilkorrekturen gehören der Vergangenheit an.

In Kapitel 8 stellt Martin Huber die Indikationen und Osteotomietechniken an den kleinen Metatarsalia vor. Es braucht eine profunde Kenntnis der Mechanik und des Gangablaufes, um diese subtilen Operationsschritte in ihrem Effekt genau zu werten.

Als letztes der 4 neuen Kapitel wurde Kapitel 9 eingefügt. Martin Huber befasst sich in diesem Beitrag mit den Korrekturmöglichkeiten an den kleinen Zehen. Einmal mehr wird in diesem Kapitel evident, dass es keine »Kleinzehenchirurgie« gibt, die noch schnell als Zugabe einem Operationsprogramm angehängt werden kann. Ein postoperativ persistierender schmerzhafter kleiner Zeh kann das ganze, schwer erarbeitete Renommee einer fußchirurgischen Klinik nachhaltig ruinieren.

So wünschen wir der 2. Auflage unserer »Fußchirurgie in der Praxis« 8 Jahre nach Erscheinen des Buches einen ähnlich durchschlagenden Erfolg wie der Erstausgabe. Dies wäre uns schönste Genugtuung.

R.-P. Meyer, U. Kappeler, P. Rippstein, M. Huber

Vorwort zur 1. Auflage

Unsere *Fußchirurgie in der Praxis* soll Sehenswürdigkeiten aus der Pathologie des Fußes zur Schau stellen, nicht um der Show willen, sondern um alle an diesem funktionell so wichtigen Teil unseres Körpers Interessierten teilhaben zu lassen an diesem faszinierenden Gebiet aus der Chirurgie des Bewegungsapparates.

Wurden noch vor nicht allzu langer Zeit die Fußchirurgen von ihren Kollegen aus der Hüft- und Kniechirurgie als eher zweitklassig betrachtet, hat sich dieses Bild in den letzten Jahren gewaltig gewandelt – und dies zu Recht.

Ob die immer größere Distanzen schneller zurücklegenden Spitzensportler mit ihrer gehäuften Fußpathologie zur beschleunigten Anerkennung des Fußchirurgen geführt haben oder ob nicht auch die zunehmende Wohlstandsgesellschaft mit körperlichem und finanziellem Gewicht zusehends fähigere Spezialisten sich mit Fußchirurgie beschäftigen ließ, ist im nachhinein nur mehr schlecht auszumachen. Sicher ist, dass die heutigen, führenden Fußchirurgen jedem Vergleich mit ihren Kollegen aus der sog. großen Extremitätenchirurgie problemlos standhalten.

Gute Fußchirurgen operieren heute so gewebeschonend wie Handchirurgen. Die dadurch fast fehlende postoperative Weichteilschwellung führt zu deutlich verkürzten Hospitalisationszeiten. Die minimal invasiven arthroskopischen Techniken treten auch in der Fußchirurgie zum Sturmlauf an. Das obere Sprunggelenk bietet der arthroskopischen Chirurgie wesentliche und effektive Anwendungsmöglichkeiten. Die Cheilodynie bei vorderem Impingement, das anterolaterale Impingement, die Synovitis mechanischer oder rheumatischer Ätiologie, die Osteochondrosis dissecans, sowie posttraumatische und postoperative Gelenkunregelmäßigkeiten werden zunehmend arthroskopisch angegangen. Auch die OSG-Arthrodese kann in Kombination mit dem unilateralen Fixateur externe mit Erfolg arthroskopisch durchgeführt werden, liegen keine größeren Achsenfehlstellungen vor. Die Literaturbeiträge über ähnlich erfolgreiche arthroskopische Arthrodesierungen im unteren Sprunggelenk häufen sich. Irgendwo werden sich die Grenzen dann wohl ziehen lassen, das Verhältnis zwischen Aufwand und Nutzen sich einpendeln.

Auch am Fuß zeigt sich, wie essentiell und wertvoll es ist, dass das traumatologische Patientengut und die Wahleingriffe in der Hand eines wirklichen Kenners der Fußchirurgie liegen. Wer kennt besser die Probleme, die aus einer Luxationsfraktur im Lisfranc-Gelenk entstehen und zu einer späteren Lisfranc-Arthrodese führen als derjenige, der die Lisfranc-Arthrose bei dekompensierendem Knick-Senkfuß erlebt und zu behandeln hat.

Um den Fuß zu *begreifen*, müssen wir ihn *greifen*. Franz Freuler hat in seiner unverkennbaren Handschrift mit der ihm eigenen Originalität die einzelnen Untersuchungsschritte zeichnerisch festgehalten.

Eine Fußchirurgie ohne biomechanische Grundlagen, ohne Ganganalyse, riskiert, am Essentiellen vorbei zu zielen. Christian Wyss befasst sich in seinem Beitrag mit diesen Problemen und zeigt uns Aspekte auf, die wir ohne Ganganalyse schlicht übersehen würden.

Am Vorfuß erweist sich die hohe Kunst der Fußchirurgie, Hansruedi Meyer einer der wohl besten Kenner dieser Materie. Wir dürfen ihm vorbehaltslos glauben, wenn er aus seinem jahrzehntelangen Erfahrungsschatz heraus den Satz formuliert: »Es muss aber auch nicht immer sofort operiert werden!«

Die Metatarsale-I-Osteotomie zur Korrektur des Hallux valgus wird wohl in jedem Land in anderer Technik unter anderem Namen zelebriert. Erika Lamprecht ist die »Gralshüterin« der in der Schweiz praktizierten Kramer-Technik und kann den Bogen über einen jahrzehntelangen Follow-up spannen.

Urs Kappeler ist täglich mit fußchirurgischen Problemen an einer intensiven Notfallstation konfrontiert. Sein Beitrag über die Fußtraumatologie zeugt von entsprechender Kompetenz und Erfahrung.

Fritz Hefti ist der erste und bisher einzige Chefarzt für Kinderorthopädie in der Schweiz. Sein Fachwissen auf diesem Gebiet ist immens. In seinem Beitrag wird die ganze Vielfalt dieser Persönlichkeit deutlich.

Wie grundverschieden in anderen Völkern ein kinderchirurgisches Krankengut sein kann, beweist die unglaublich hohe Inzidenz von Klumpfußdeformitäten in Südafrika. Christoph Meyer hat von dieser Fülle profitiert; er hat Hunderte von Klumpfüßen operiert und stellt die von ihm angewandte und modifizierte Technik vor.

Judith Fellmann und Hans Zollinger behandeln in ihrem gemeinsamen Beitrag das untere Sprunggelenk, das schon seit einiger Zeit immer mehr an Bedeutung gewonnen hat.

Georg Ruflin, der durch die OSG-Schule von Prof. B. G. Weber in St. Gallen ging, und François Kelberine, einer der versiertesten arthroskopischen Chirurgen, beschreiben als Spezialisten die Probleme am oberen Sprunggelenk.

Hochleistungssportler führen auch in der Fußpathologie durch chronische Überbeanspruchung zu Raritäten in der Fußchirurgie, die Richard Feinstein präzise analysiert und therapiert.

Ein Werk über die Fußchirurgie ist ohne den rheumatischen Fuß undenkbar, findet sich doch die ganze Pathologie des Fußes bei dieser heimtückischen Krankheit vereint. Gerade hier zeigt sich, wie essentiell die Spezialisierung ist, wie nur der versierte Rheumachirurg durch den gezielten operativen Akt ein labiles Gleichgewicht wieder stabilisieren kann. Norbert Gschwend ist unbeschritten der beste Kenner dieser Materie. Jean-Claude Küttel, sein Mitarbeiter, hat aus dem schier unerschöpflichen rheumatologischen Krankengut der Schulthess-Klinik die eindrücklichsten Fälle zusammengestellt.

Auf vermeintliche Raritäten bei Fußbeschwerden macht uns Beat Dejung aufmerksam. So unkonventionell sein Zugang zur Materie ist, so hilfreich sind seine Tipps für uns.

Die Amputationen am Fuß sind nicht das Ende der Fußchirurgie, sondern sie können zu einem neuen Anfang mit bester Gehleistung werden. Voraussetzung ist, dass die Amputation nach sorgfältiger Planung unter genauer Berücksichtigung von anatomischen und psychologischen Aspekten durch einen so erfahrenen Operateur wie Wolfgang Winkler durchgeführt wird, und nicht vom jüngsten Assistenten am Ende eines langen Operationstages.

Im letzten Kapitel stellt uns André Bähler die Möglichkeiten der orthetischen Versorgung des Fußes vor. Dieser Beitrag könnte auch am Anfang des Buches stehen, muss doch vor jedem chirurgischen Eingriff der Versuch der konservativen Behandlung stehen.

»Nach dem Gesicht ist die Hand das Schönste am Menschen«, sagt Friedrich Nietzsche. Vielleicht kolportieren Sie nach der Lektüre unseres Buches diesen Satz wie folgt: »Nach dem Gesicht ist der *Fuß* das Schönste am Menschen.« Dann hat das Buch seinen Zweck erfüllt. Wir wünschen viel Vergnügen bei der Lektüre.

Rainer-Peter Meyer

Inhaltsverzeichnis

9 Osteotomien an den kleinen Metatarsalia

M. Huber, P. Rippstein

10 Fußprobleme bei Kindern und Jugendlichen

F. Hefti

11 Die Klumpfußbehandlung heute

Ch. Meyer

12 Traumatologie

U. Kappeler, R.-P. Meyer

13 Überlastungsschäden und Verletzungen bei Sportlern

R. Feinstein

14 Der rheumatische Fuß

J.-C. Küttel und N. Gschwend

15 Die Muskulatur als Ursache von Fußschmerzen

B. Dejung

16 Amputationen am Mittel- und Rückfuß

W. Winkler

17 Orthopädietechnische Versorgung des Fußes

A.-R. Baehler

Mitarbeiterverzeichnis

Dr. med. André-R. Bähler
Kapfsteig 44a
CH-8032 Zürich

Dr. med. Beat Dejung
Theaterstr. 1
CH-8400 Winterthur

Dr. med. Richard Feinstein
Hauptstr. 90
CH-4102 Binningen

Dr. med. Judith Fellmann
Orthopädische Universitätsklinik Balgrist
Forchstr. 340
CH-8008 Zürich

Dr. med. Franz Karl Freuler
Rümelinbachweg 16
(Heuwaage)
CH-4054 Basel

Prof. Dr. med. Norbert Gschwend
Schulthess-Klinik
Lengghalde 2
CH-8008 Zürich

Prof. Dr. med. Fritz Hefti
Kinderorthopädische Universitätsklinik
Römergasse 8
CH-4005 Basel

Dr. med. Martin Huber
Zentrum für Fußchirurgie
Schulthess-Klinik
Lengghalde 2
CH-8008 Zürich

Dr. med. Urs Kappeler
Husmatt 3
CH-5405 Baden-Dättwil

Dr. med. Jean-Claude Küttel
Orthopädisch-traumatologische Abteilung
Kantonsspital Baden
CH-5404 Baden

Dr. med. François Kelberine
Chirurgie Orthopédique
et Traumatologie du sport
Hôpital Paul Cézanne
Avenue des Tamaris
F-13616 Aix-en-Provence

Dr. med. Christoph Lampert
Klinik für Orthopädische Chirurgie
Kantonsspital
CH-9007 St. Gallen

Dr. med. Erica Lamprecht
Kinderorthopädie
Kantonsspital Winterthur
Technikumstr. 90
CH-8400 Winterthur

Dr. med. Christoph Meyer
Paediatr. orthop./traumat. Departement
Witwatersrand University
Baragwanath Hospital
P.O. Box
Bertsham 2013, Soweto
JHB, RSA

Dr. med. Hans-Rudolf Meyer
Beethovenstr. 3
CH-8002 Zürich

Dr. med. Rainer-Peter Meyer
Orthopädisch-traumatologische Abteilung
Kantonsspital Baden
CH-5404 Baden

Dr. med. Pascal Rippstein
Zentrum für Fußchirurgie
Schulthess-Klinik
Lengghalde 2
CH-8008 Zürich

Dr. med. Georg Ruflin
Orthopädische Klinik
Kantonsspital Aarau
CH-5001 Aarau

Dr. med. Wolfgang Winkler
Rehabilitationsklinik der SUVA Bellikon
Orthopädische Chirurgie
CH-5454 Bellikon

PD Dr. med. Hans Zollinger
Orthopädische Universitätsklinik Balgrist
Forchstr. 340
CH-8008 Zürich

Danksagung

Danken möchten wir all denen, die zum guten Gelingen dieses Buches beigetragen haben, allen voran den Autoren der einzelnen Beiträge.

Danken möchten wir aber auch allen Mitarbeitern, die »hinter den Kulissen« wertvolle Arbeit geleistet haben: Professor Rainer Otto, der viele radiologische Dokumentationen beigesteuert hat, Herrn Wey, der die photographische Arbeit in mehreren Beiträgen besorgte, und Frau Claudia Bütler, die als koordinierende Sekretärin an zentraler Stelle Exzellentes geleistet hat.

Für die großzügige Unterstützung bedanken wir uns bei folgenden Firmen: Allo Pro AG Baar, André-R. Bähler Zürich, Bauerfeind AG Baden-Dättwil, Bayer Schweiz Zürich, Cardiotec AG Bern, Ciba-Geigy AG Basel, De Puy Cham, Doetsch Grether AG Basel, Feldmann Orthopädie Zürich, Eli Lilly Suisse Vernier, Maxwell and Nili-Brothers Zürich, Merck Sharp and Dohme-Chibret AG Glattbrugg sowie Roche Pharma Schweiz Basel.

Nicht zuletzt geht unser Dank an den Springer-Verlag mit seinen Mitarbeitern: Herr Fritz Kraemer übernahm in der 2. Auflage von Frau Gabriele Schröder die Betreuung des Buches. Frau Ina Conrad, Herr Lothar Picht, Herr Willi Bischoff, Frau Angela Wirsig-Wolf und Frau Constanze Sonntag leisteten in ihren Aufgabenbereichen perfekte Arbeit.

Rainer-Peter Meyer
Urs Kappeler
Pascal Rippstein
Martin Huber

1

1 Untersuchung des Fußes

F. Freuler

Einleitung

Spielerisch leicht sollte die Untersuchung des Fußes erfolgen. Die im Alltag am häufigsten vorkommenden Fußaffektionen werden in diesem Kapitel in durchdachten, aufs Essenzielle reduzierten Zeichnungen mühelos deutlich. Piktogramme erleichtern uns also auch den Einstieg in die Untersuchung des Fußes.

Der Einfluss der Beinachsen auf die Statik des Fußes ist erheblich. Podogramme zeigen oft rascher als viel High-tech, wo der »Schuh drückt«. Die Bedeutung des Metatarsalindex kann nicht hoch genug bewertet werden. Sogenannte »banale« Zehendeformitäten lassen die schönste Bergtour zur »Tortour« werden. »Überbeine« sind sehr häufig, nur wenige müssen allerdings wirklich abgetragen werden. Und wer glaubt, der Fuß bestehe nur aus Knochen, wird spätestens bei der Achillodynie eines Besseren belehrt.

Untersuchung im Stehen

Generell kann die Fußform durch die Beinachse beeinflusst werden (◘ Abb. 1.1a–c).

Rückfuß

- Ausrichtung des Rückfußes (◘ Abb. 1.2a–c)
- Deformation der Schuhe (◘ Abb. 1.3a–c)
- Untersuchung im Zehenstand (◘ Abb. 1.4a–d)

◘ Abbildung 1.1
a Normale Beinachse: unauffällige Fußform.
b Genua valga: Knick-Senk-Fuß.
c Genua vara: Lateralschub des Fußes, tendenziell Hohlfuß

◘ Abbildung 1.2
a Ausrichtung des Rückfußes: 5°, normale Valgusstellung des Rückfußes: Normalfuß.
b Ausrichtung des Rückfußes: 15°, zu große Valgusstellung des Rückfußes: Knickfuß.
c Ausrichtung des Rückfußes: 0°, verminderte Valgusstellung des Rückfußes: Hohlfuß

◘ Abbildung 1.3
a Normale Deformation der Schuhe, der Absatz ist lateral etwas abgelaufen: Normalfuß.
b Stark abgenutzter Absatz medial, Deformation der Fersenkappe in Valgusstellung: Knickfuß.
c Der Absatz ist kaum abgenutzt, jedoch Deformation der Fersenkappe in Varusstellung: Hohlfuß

◘ Abbildung 1.4
a Normal: physiologische Valgusstellung des Rückfußes in der Belastung von 5°.
b Normal: Korrektur der Valgusstellung des Rückfußes im Zehenstand.
c Knick-Platt-Fuß: in der Belastung verstärkte Valgusstellung des Rückfußes z.B. von 15°.
d Knick-Platt-Fuß: fehlende Korrektur der Valgusstellung des Rückfußes im Zehenstand

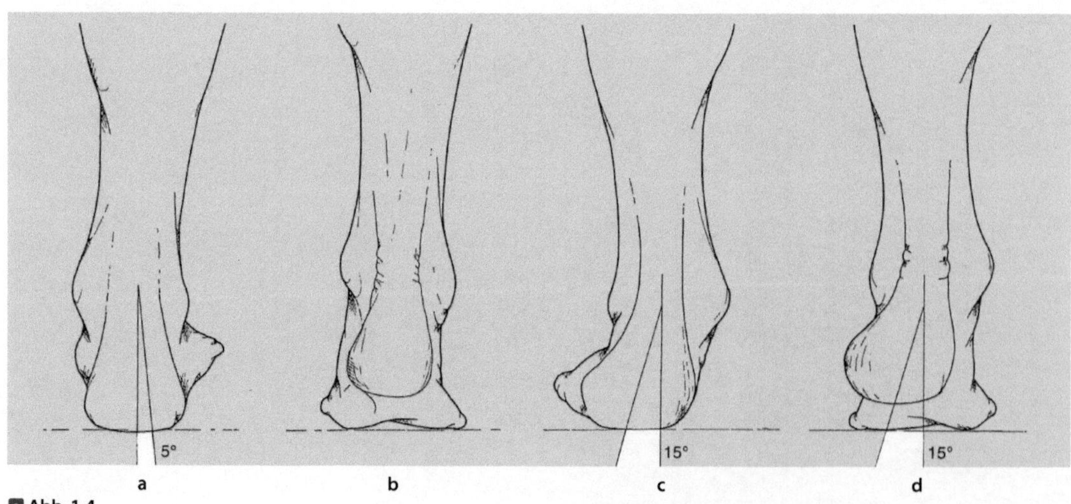

◘ Abb. 1.4

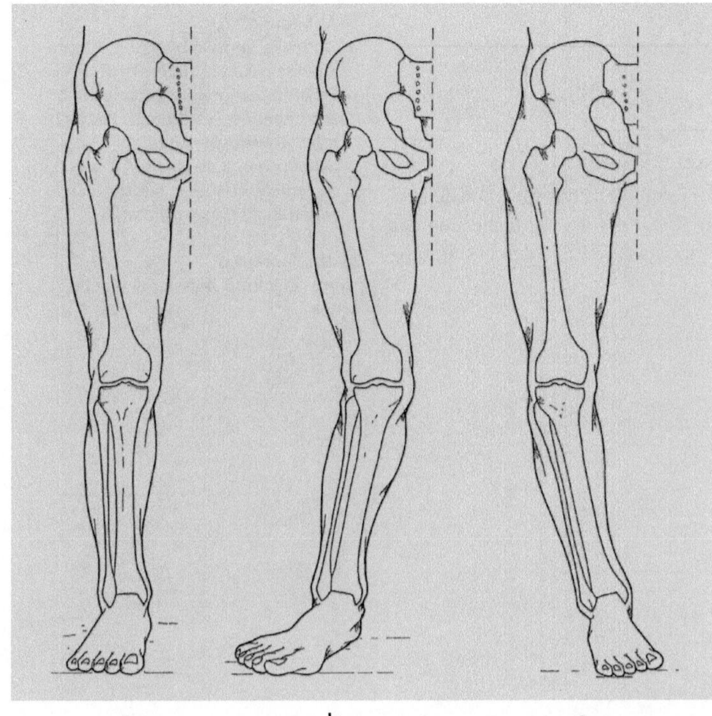

Abb. 1.1

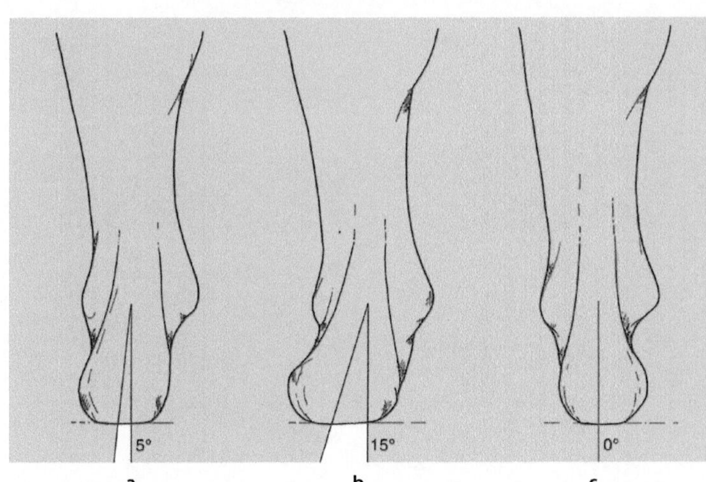

Abb. 1.2

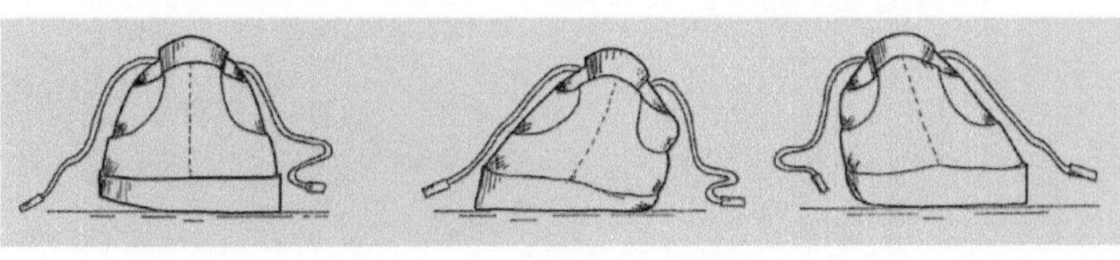

Abb. 1.3

1

Längswölbung (■ Abb. 1.5a–c)

Vorfuß

Normaler Vorfuß, belastet und unbelastet (■ Abb. 1.6)

Unbelastet ist der Vorfuß schmal, in der Belastung tritt das Metatarsale I etwas nach medial, d.h. in Varusstellung. Die Zunahme der Auffächerung des Vorfußes in der Belastung gegenüber dem unbelasteten Zustand beträgt unter 5 mm.

■ Abbildung 1.5
a Normale Längswölbung mit entsprechendem Fußabdruck.
b Fehlende Längswölbung mit entsprechendem Fußabdruck: Plattfuß oder schwerer Senkfuß.
c Sehr ausgeprägte Längswölbung, mit entsprechendem Fußabdruck: Hohlfuß mit hohem Mittelfuß

■ Abbildung 1.6
Normaler Vorfuß, belastet und unbelastet

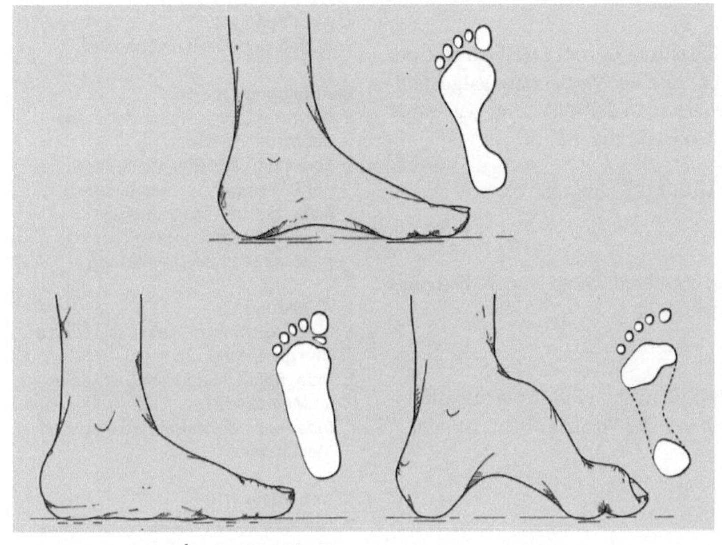

Abb. 1.5

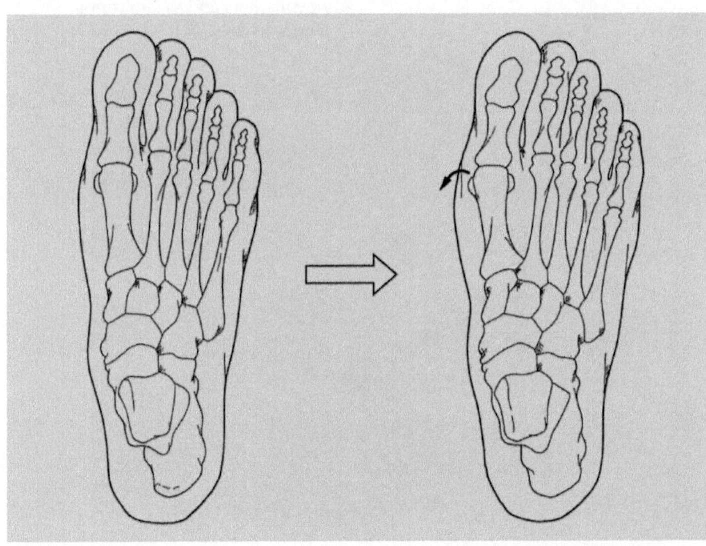

Abb. 1.6

Spreizfuß (Abb. 1.7)

Unbelastet ist der Vorfuß schlank, in der Belastung kommt es jedoch zu einer Auffächerung des Metatarsale I und V, d.h. zu einer Varus- bzw. Valgusfehlstellung. Die Zunahme der Vorfußverbreiterung in der Belastung gegenüber dem unbelasteten Zustand beträgt zwischen 5 und 10 mm.

Vorfuß bzw. Quergewölbe in der Belastung (Abb. 1.8a, b)

Metatarsalemuster (Abb. 1.9a–c)

Es gibt 3 verschiedene Metatarsalemuster, entscheidend ist jeweils die Länge des Metatarsale I im Vergleich zum Metatarsale II.

Zehenmuster (Abb. 1.10a–c)

Weder die Zehenmuster noch die Metatarsalemuster sind für sich pathologisch. Sie können jedoch gewisse Deformitäten des Vorfußes begünstigen.

Abbildung 1.7
Spreizfuß, unbelastet und belastet

Abbildung 1.8
- a Normales Quergewölbe: Belastung des Metatarsale I und V.
- b Spreizfuß: Verbreiterung des Vorfußes mit Tiefertreten der Metatarsalia II–V, insbesondere von Metatarsale II, mit fehlendem Quergewölbe und massiver zentraler Überlastung

Abbildung 1.9
- a Index plus/minus: Metatarsale I und II sind gleich lang.
- b Index minus: Metatarsale I ist kürzer als Metatarsale II.
- c Index plus: Metatarsale I ist länger als Metatarsale II

Abbildung 1.10
- a Quadratfuß: Der 1. Zeh ist in etwa gleich lang wie der 2. Zeh.
- b Griechischer Fuß: Der Großzeh ist kürzer als der 2. Zeh.
- c Ägyptischer Fuß: Der Großzeh ist länger als der 2. Zeh

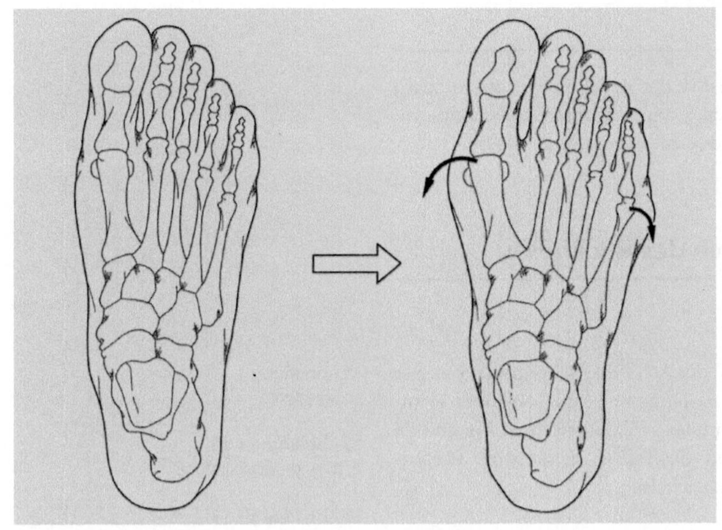

Abb. 1.7

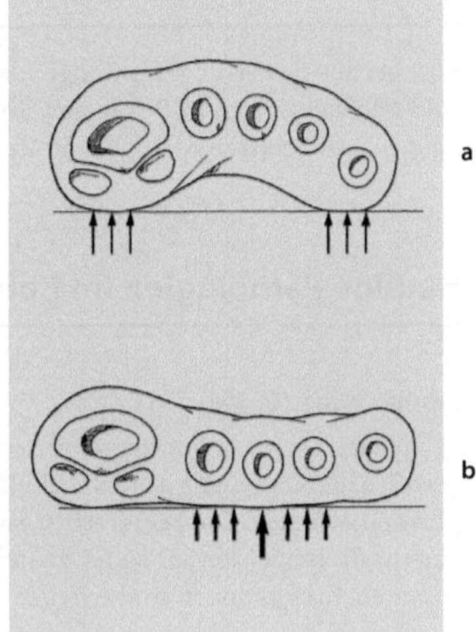

Abb. 1.8

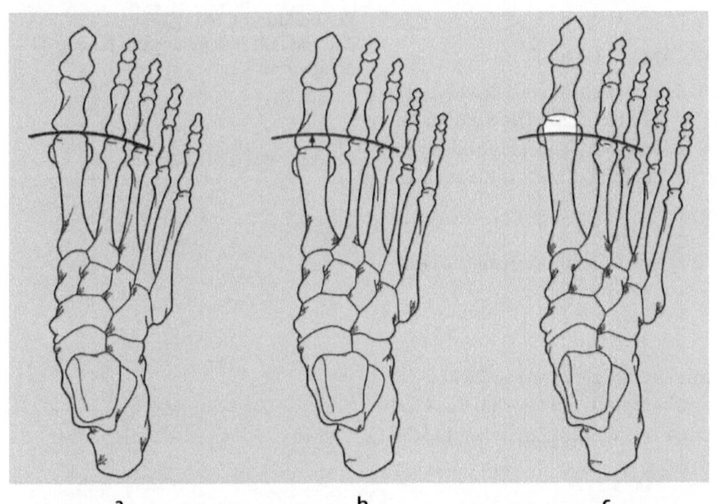

Abb. 1.9

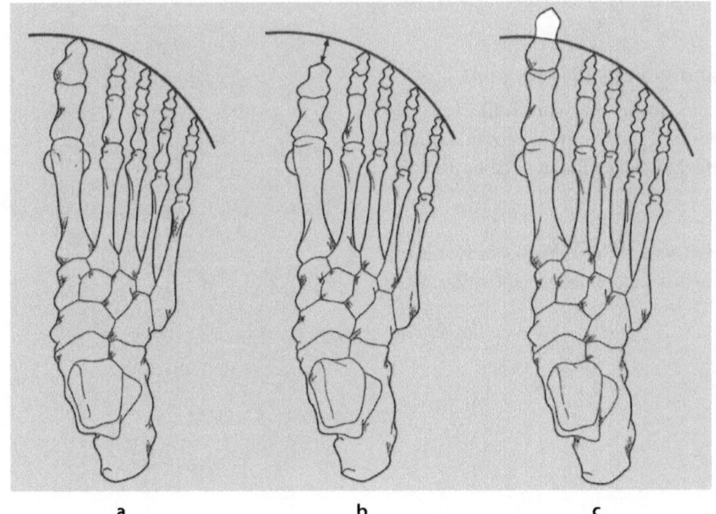

Abb. 1.10

Untersuchung im Gehen

Eine genaue Bewertung des Gangbildes ist in der Regel schwierig, trotzdem sind Beobachtungen in Bezug auf Hinken, Gangasymmetrien, Schonbewegungen und Belastungsfähigkeiten Hinweise auf eine Fußpathologie.

Häufige Pathologien im Bereich des Rückfußes

Achillodynie (◘ Abb. 1.11)

Symptome: Circa 2–3 Querfinger proximal des Achillessehnenansatzes an der Ferse leichte Schwellung des paraachillären Gleitgewebes mit seitlichem Kompressionsschmerz. Die Sehne selbst ist indolent. Palpatorisch ist hie und da eine Auftreibung der Sehne festzustellen, dies ist ein Hinweis auf Partialrupturen. Krepitationen sind seltener nachzuweisen.

Vorkommen: Sportler, venöse Zirkulationsstörungen, Gicht, rheumatologische Erkrankungen, Trauma.

Fersenschmerz bei Haglund-Exostose (◘ Abb. 1.12a, b)

Symptome: Knochenvorsprung am Kalkaneus, häufig leicht lateral (◘ Abb. 1.12a) oder proximal des Ansatzes der Achillessehne (◘ Abb. 1.12b). Die darüber liegende Haut ist manchmal gerötet, oder es finden sich Schwielenbildungen. Eine lokale Druckdolenz besteht sowohl an der lateralen Exostose als auch am proximaler gelegenen Knochenvorsprung.

Vorkommen: Nicht alters- oder geschlechtsbezogen. Uncharakteristisches Auftreten.

Plantarer Fersenschmerz (◘ Abb. 1.13)

Symptome: Belastungsschmerz der Ferse mit Druckdolenz am Ursprung der Plantaraponeurose. In manchen Fällen ist radiologisch ein spornartiges Gebilde am Kalkaneus sichtbar als Ausdruck einer vermehrten Zugbelastung der Plantaraponeurose.

Vorkommen: Häufig beobachtet bei pathologischen Fußformen wie Knick-Senk-Fuß oder Hohlfuß.

Reizung und Entzündung der Plantaraponeurose (◘ Abb. 1.14)

Symptome: Belastungsabhängige Schmerzen, ausgehend vom Kalkaneus bis nach distal ziehend. Beschwerden vor allem morgens beim Anlaufen. Druckdolenz der Plantaraponeurose, vor allem bei Dorsalflexion des Fußes und der Zehen.

Vorkommen: Pathologische Fußform, wie z.B. Knick-Senk-Fuß oder Hohlfuß, rheumatologische Erkrankung wie z.B. Morbus Reiter, Gicht, venöse Zirkulationsstörungen.

◘ Abbildung 1.11
Achillodynie

◘ Abbildung 1.12
a, b. Haglund-Exostose

◘ Abbildung 1.13
Plantarer Fersenschmerz, Fersensporn

◘ Abbildung 1.14
Reizung und Entzündung der Plantaraponeurose

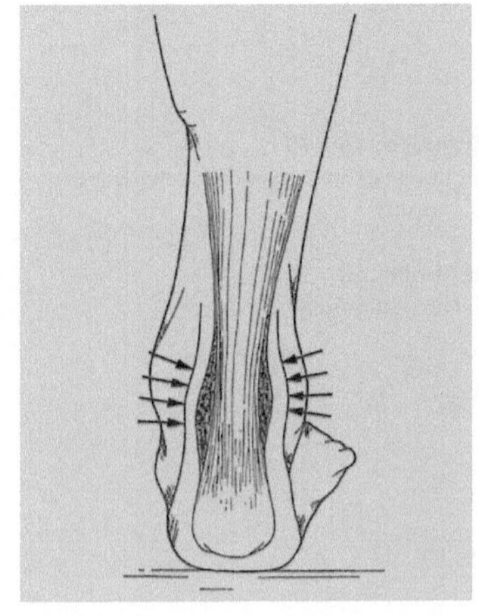

■ Abb. 1.11

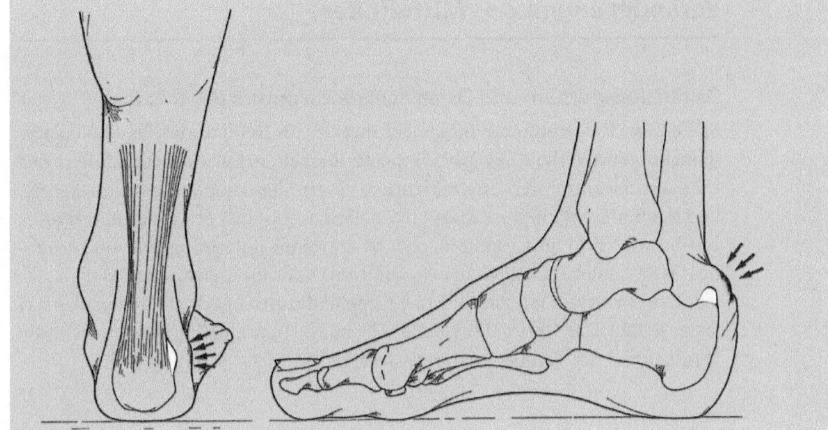

■ Abb. 1.12 a b

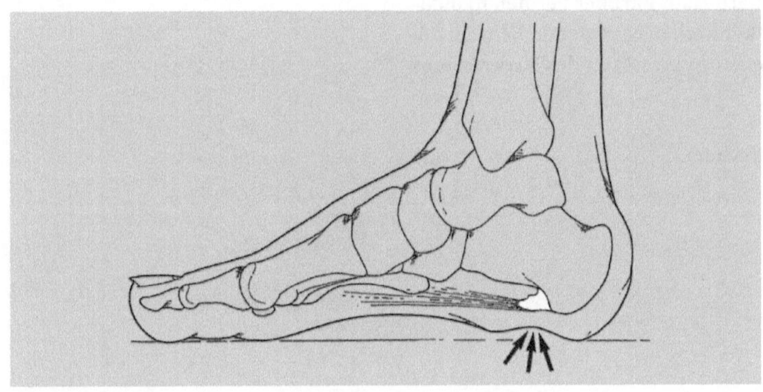

■ Abb. 1.13

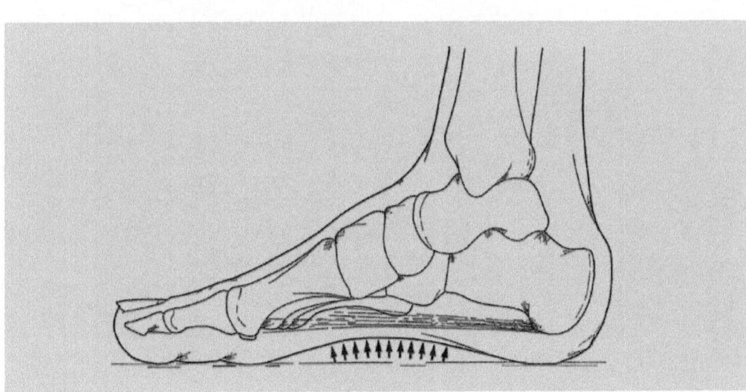

■ Abb. 1.14

Veränderungen des Mittelfußes

Os tibiale externum und Os naviculare cornutum (◘ Abb. 1.15)

Symptome: Belastungsabhängige Schmerzen im Bereich des Os naviculare, manchmal im Verlauf der Tibialis-posterior-Sehne. Lokale Druckdolenz des Os naviculare und der einstrahlenden Fasern der Tibialis-posterior-Sehne. Das Navikulare springt medial vor, die Haut darüber ist etwas gerötet, vereinzelt Schwielenbildung. Radiologisch ist entweder nur ein medial ausgezogenes Os naviculare (Os naviculare cornutum) oder im Anschluss an das Os naviculare cornutum ein zusätzliches Knochenfragment (Os tibiale externum) festzustellen. Das Os tibiale externum ist häufig beweglich und verursacht die Tendopathie der Tibialis-posterior-Sehne.

Vorkommen: Senkfüße.

◘ Abbildung 1.15
Os tibiale externum und Os naviculare cornutum

Silfverskjöld-Exostose (◘ Abb. 1.16)

Symptome: Höckerbildung über der Basis des Metatarsale I und über dem distalen Anteil des Cuneiforme I. Resistenz hart, Haut darüber gerötet, manchmal etwas Schwielenbildung. Vereinzelt können ausstrahlende Schmerzen nach distal ausgelöst werden durch die Reizung eines Astes des N. peronaeus superficialis.

Vorkommen: Häufiger bei Hohlfüßen beobachtet.

◘ Abbildung 1.16
Silfverskjöld-Exostose

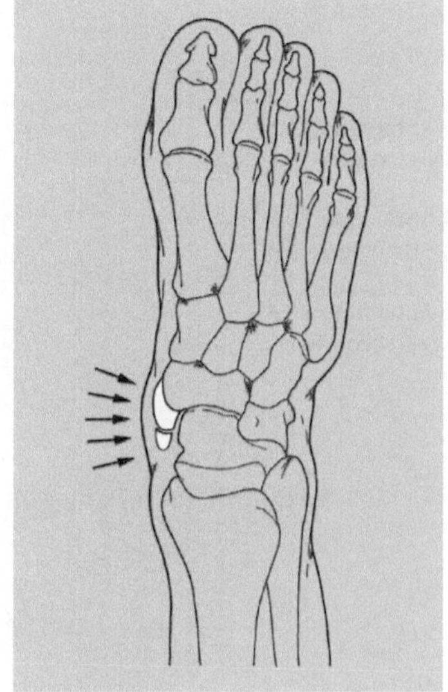

■ Abb. 1.15

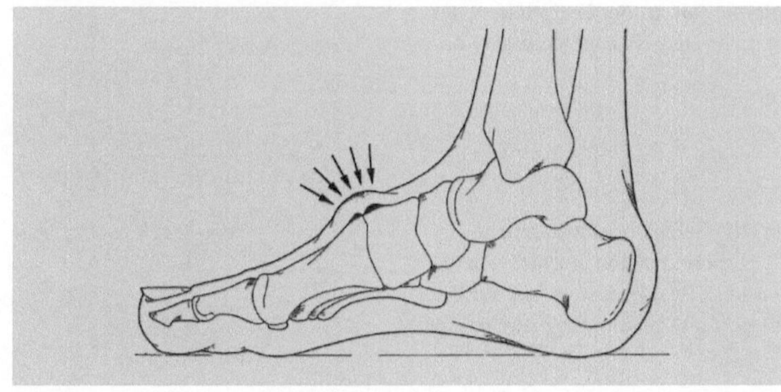

■ Abb. 1.16

1

Pathologien des Vorfußes

Abbildung 1.17
Hallux valgus

Abbildung 1.18
a, b Hammerzehen

Abbildung 1.19
a, b Krallenzehen

Hallux valgus (Abb. 1.17)

Symptome: Während die Metatarsalia II–V wie auch die entsprechenden Zehen in einer Linie liegen, weicht das Metatarsale I in Varusstellung und der Großzeh in Valgusstellung ab. Medial Exostose, Haut gerötet, druckdolent, evtl. Clavusbildung, vereinzelt auch Bursa. Manchmal auch intermetatarsale Druckdolenzen I/II als Folge der Dehnung der Ligamente. Streck- und Beugesehnen sind nach lateral verlagert, sie verursachen deshalb in zunehmendem Maße eine Valgusfehlstellung des Großzehs. Überkreuzung des benachbarten Zehs in unterschiedlichem Ausmaß.

Vorkommen: Spreizfuß.

Hammerzehen (Abb. 1.18a, b)

Während die Zehen bei normaler Stellung der Metatarsalia weitgehend parallel liegen (Abb. 1.18a), kommt es bei einem Spreizfuß zunehmend zu einer Deformation der Zehen 2–5 (Abb. 1.18b).

Symptome: Extensionsstellung von MP und DIP, Flexionsstellung mit Kontraktur im PIP. Clavusbildung über dem PIP-Gelenk mit geröteter Haut und lokaler Druckdolenz. Fast nie Clavusbildung plantar an der Endphalanx des Zehs. Passiv kann der Zeh in der Regel nicht mehr ausgestreckt werden (Kontraktur).

Vorkommen: Spreizfuß.

Krallenzeh (Abb. 1.19a, b)

Symptome: Entweder Flexionskontraktur im DIP-Gelenk oder zusätzliche Flexionsstellung im PIP- und DIP-Gelenk mit Hyperextension im MP-Gelenk. Entsprechende Clavusbildungen über PIP- und DIP-Gelenk sowie an der Zehenkuppe mit druckdolentem Clavus. Haut gerötet, Zehe nicht mehr passiv ausstreckbar.

Vorkommen: Spreizfuß.

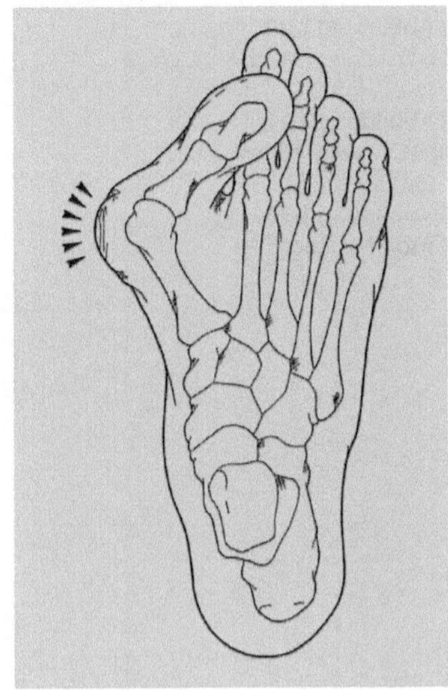
■ Abb. 1.17

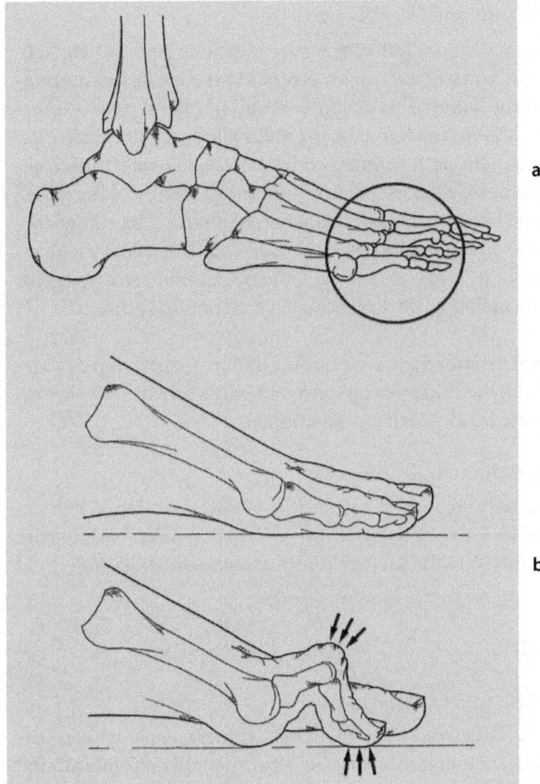

■ Abb. 1.18

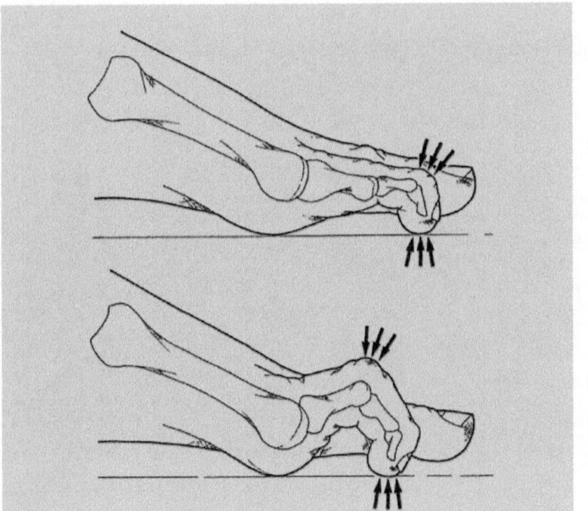

■ Abb. 1.19

Instabiler Zeh im MP-Gelenk (◘ Abb. 1.20a, b)

Symptome: Bezüglich der Instabilität können verschiedene Stadien beobachtet werden. Im Frühstadium bestehen Schmerzen im MP-Gelenk beim Abrollen, der Zeh ist jedoch in Ruhestellung reponiert und nur beim passiven Verschieben des Zehs im MP-Gelenk kann die Instabilität festgestellt werden. Bei diesem Test gibt der Patient auch Schmerzen im MP-Gelenk an. Klinisch gelegentlich Schwellung des Gelenkes. Im Endstadium ist der involvierte Zeh vollständig nach dorsal luxiert und es besteht eine eher harte Schwellung dorsal des entsprechenden Metatarsaleköpfchens. Der Zeh kann nicht mehr reponiert werden, er steht in Hyperextension, ist verkürzt und zeigt gelegentlich eine Rotationsfehlstellung. Die Strecksehnen sind häufig verkürzt.

Vorkommen: Dekompensierter Spreizfuß mit massivem Tiefertreten des Metatarsale, rheumatologische Erkrankung mit Synovialitis im MP-Gelenk, evtl. iatrogen durch mehrere lokale Kortisoninjektionen.

Digitus V varus superductus (◘ Abb. 1.21)

Symptome: Der Kleinzeh steht adduziert und ist häufig über den 4. Zeh geschlagen. Kontraktur der Gelenkkapsel des MP-Gelenkes und Verkürzung der Strecksehne von Digitus V; evtl. Clavusbildungen. Manuell ist der Zeh nicht korrigierbar.

Vorkommen: Kongenital.

Morton-Neuralgie (◘ Abb. 1.22)

Symptome: Plötzlich auftretender unerträglicher Schmerz, begleitet von Hitzegefühl in den Zehen. Schmerzauslösung bei Druck von plantar interdigital genau vor den Metatarsaleköpfchen. Beim Zusammenpressen der Querwölbung Schnappphänomen auslösbar. Bei längerer Anamnese gelegentlich Hypästhesie der Zehenkuppen. Schmerzen vor allem beim Tragen von engen Schuhen, müssen ausgezogen werden.

Vorkommen: Spreizfuß, Hohl-/Spreiz-Fuß, gestörter Metatarsalindex.

◘ Abbildung 1.20
a, b Instabiler Zeh im MP-Gelenk

◘ Abbildung 1.21
Digitus V varus superductus

◘ Abbildung 1.22
Morton-Neuralgie

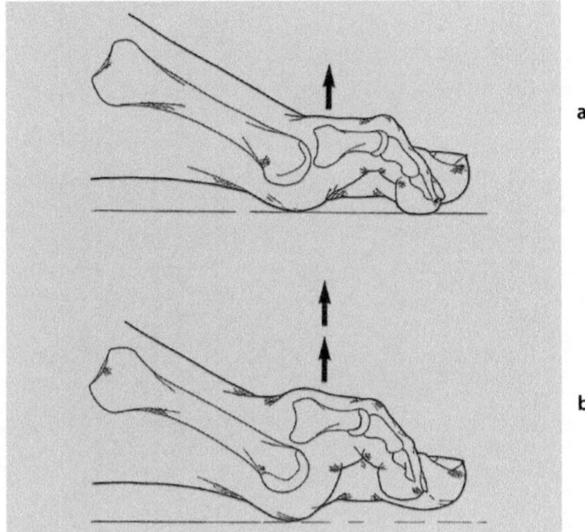

Abb. 1.20

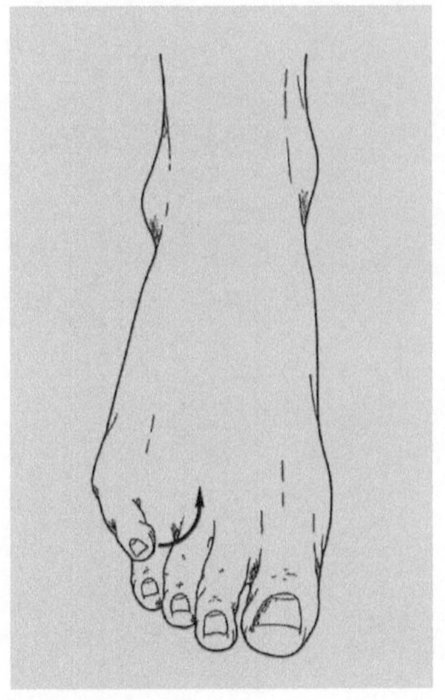

Abb. 1.21

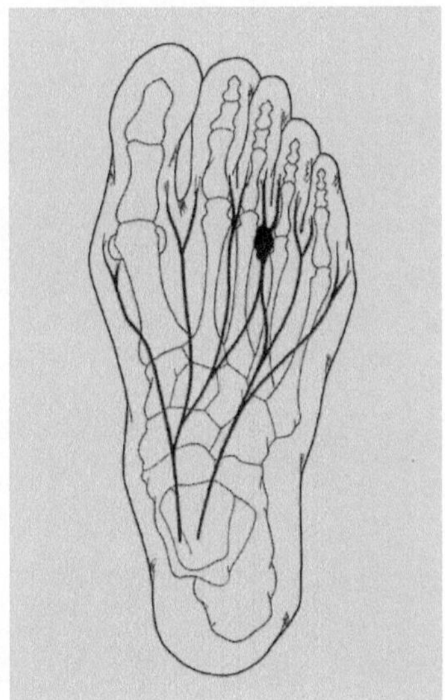

Abb. 1.22

2 Arthroskopie am oberen Sprunggelenk

F. Kelberine, P. Rippstein, M. Huber
(Übersetzung: R.-P. Meyer)

Einleitung

Das obere Sprunggelenk (OSG) ist der arthroskopischen Chirurgie weit besser zugänglich, als viele orthopädische Chirurgen wahrhaben wollen. Auf die früher nahezu obligat angewandte, kompromittierende Distraktion des OSG mit Fixateur externe oder anderen Systemen kann bei etwas Routine und eingespieltem Team heute verzichtet werden.

Wir führen die Arthroskopie am OSG in Rückenlage des Patienten durch; das Gesäß wird etwas angehoben, Hüfte und Knie werden mit einem dicken Schaumstoffkissen in leichter Flexion zur muskulären Entspannung unterlegt, das OSG mit Fuß ist frei beweglich. Eine manuelle Extension wird durch den Assistenten durchgeführt.

Die Indikation zur OSG-Arthroskopie darf zusehends weiter gestellt werden. Entfernung von freien Gelenkkörpern, Synovektomie, »Toilette articulaire« bei Infekt oder anderen Affektionen, Fragmentrefixation oder Pridie-Bohrungen bei Osteochondrosis dissecans, Arthrolyse, Impingementsanierung sowie OSG-Arthrodesen werden zunehmend arthroskopisch durchgeführt, und zwar mit Erfolg. Bei strenger Indikationsstellung und technisch präziser Ausführung ist diese Art der arthroskopischen Chirurgie ein großer Gewinn für die Patienten.

Fall 1: Arthroskopisches Redressement einer Pilon-tibial-Trümmerfraktur

Anamnese

36-jähriger Mann, Suizidversuch durch Sprung aus dem Fenster mit multifragmentärer Pilon-tibial-Fraktur (■ Abb. 2.1 a, b).

Therapie

Osteosynthese mittels Ligamentotaxis durch Anbringen eines unilateralen Fixateur externe (System Orthofix). Die arthroskopische Kontrolle der OSG-Flächen zeigt eine verbleibende intraartikuläre Stufenbildung durch ein verschobenes laterales Fragment (■ Abb. 2.1 c). Anspicken dieses Fragmentes mit Kirschner-Drähten unter Bildwandlerkontrolle (■ Abb. 2.1 d), wobei es der Kirschner-Draht als »Joystick« erlaubt, die intraartikuläre Stufe unter arthroskopischer Sicht zu korrigieren (■ Abb. 2.1 e). Bei dem jungen Patienten erlaubten die prekären Hautverhältnisse keine zusätzliche Spongiosaplastik.

Postoperativer Verlauf

Frühzeitige Teilbelastung mit Dynamisierung des Orthofix-Systems ab dem 25. postoperativen Tag bei korrekten artikulierenden Gelenkflächen (■ Abb. 2.1 f). Vollbelastung ab 4. Monat gestattet, Konsolidierung der Fraktur nach $5^1/_2$ Monaten, Entfernung des Fixateur externe sowie der beiden Kirschner-Drähte nach 6 Monaten.

■ Abbildung 2.1
a OSG, a.p.: Pilon-tibial-Trümmerfraktur präoperativ.
b OSG, seitlich: Pilon-tibial-Trümmerfraktur präoperativ.
c Arthroskopische Glättung der OSG-Stufe: Fixateur-externe-Montage mit Ligamentotaxis, arthroskopische Glättung der intraartikulären Stufe *(Pfeile)*.
d Perioperative Bildwandlerkontrolle zur Positionierung der subchondralen Kirschner-Drähte.
e Arthroskopische Reposition: Ligamentotaxis durch Fixateur externe: arthroskopische Sicht; Reposition *(Pfeile)* der Frakturzone im OSG, instrumentell.
f Röntgenkontrolle 6 Wochen postoperativ: Dynamisierung des Fixateur externe (System Orthofix)

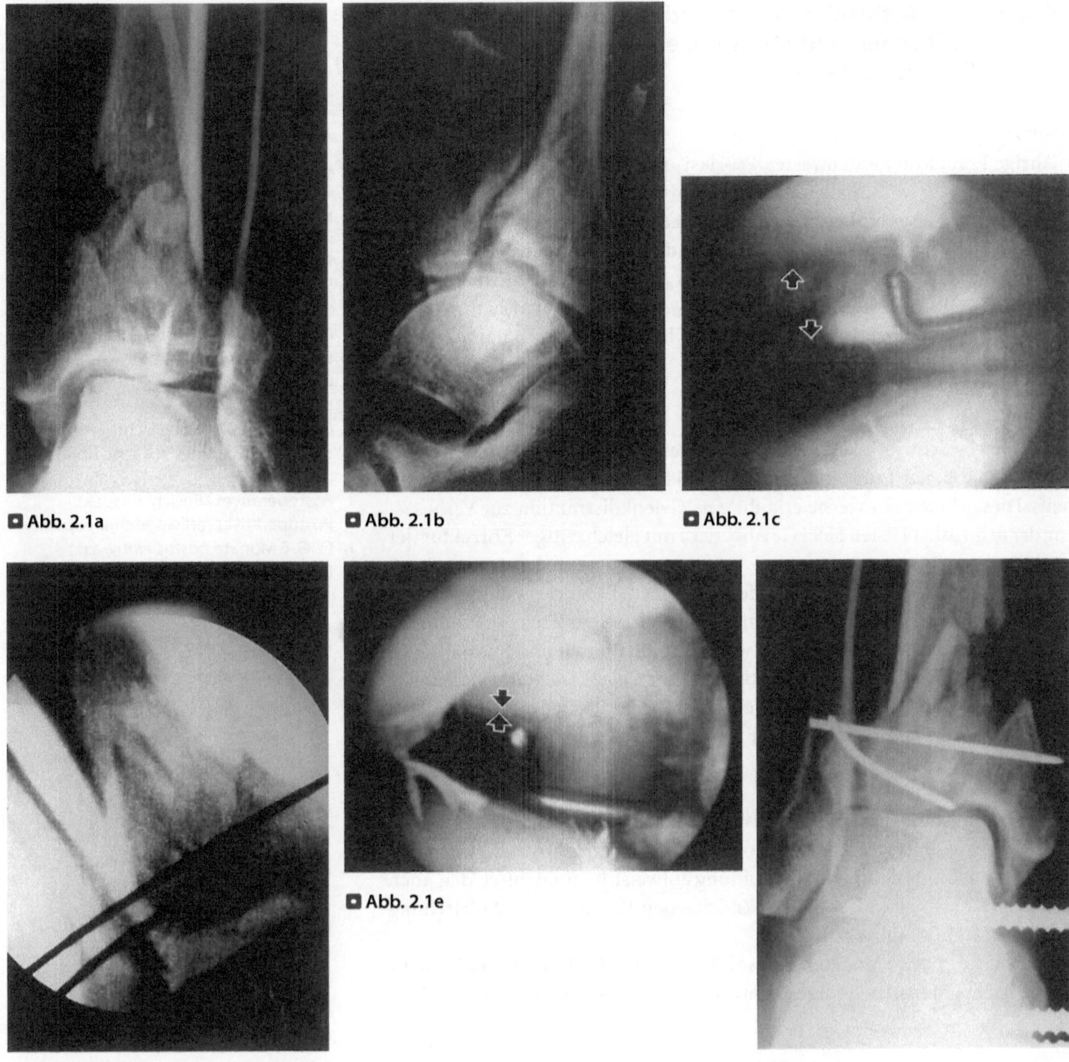

Abb. 2.1a

Abb. 2.1b

Abb. 2.1c

Abb. 2.1d

Abb. 2.1e

Abb. 2.1f

Fall 2: OSG-Arthrodese durch arthroskopisches Anfrischen und Montage eines unilateralen Fixateur externe

Anamnese

50-jährige Frau, Krankenschwester, Psoriasis mit Gelenkveränderungen bekannt. Vor 3 Jahren Bimalleolarfraktur mit Infekt nach Osteosynthese. Schmerzhaftes Schonhinken mechanisch bedingt bei sowohl klinisch wie labortechnisch abgeheiltem Infekt. Freie Gehdistanz ca. 300 m.
Die Röntgenbilder des OSG, a.p. und seitlich (◘ Abb. 2.2a), zeigen eine zentrierte OSG-Arthrose, die sich für eine OSG-Arthrodese unter arthroskopischer Sicht ideal eignet, insbesondere auch bei Berücksichtigung der Vorgeschichte.

Therapie

Die technische Schwierigkeit besteht im Setzen der beiden Steinmann-Nägel im Talus (◘ Abb. 2.2b) zur Montage eines unilateralen Fixateur externe medialseits. Dieser Fixateur externe erlaubt eine Gelenkdistraktion zur Verbesserung der arthroskopischen Sicht (◘ Abb. 2.2c) mit gleichzeitiger Korrektur der Fehlstellung.
Der arthroskopische Teil des Eingriffes ist einfach. Es zeigen sich die erwarteten arthrotischen Veränderungen an der tibialen Gelenkfläche sowie am Talus (◘ Abb. 2.2d). Die Gelenkflächen werden mit Küretten und Spezialfräsen unter Erhaltung der natürlichen Wölbung dieser Gelenkflächen systematisch angefrischt (◘ Abb. 2.2e). Nach Anfrischen der Gelenkflächen bis auf die Spongiosa wird der Fixateur externe unter Kompression gebracht.

Postoperativer Verlauf

Vollbelastung ist bei diesem dynamischen Fixateur-externe-System (Orthofix) ab sofort gestattet (◘ Abb. 2.2f), obwohl der postoperative radiologische Aspekt oft noch eine deutliche Spaltbildung aufweist, bedingt durch den noch nicht perfekten Kontakt der beiden knöchernen Flächen nach Anfrischung mit dem Shaver (◘ Abb. 2.2g).
Dynamisierung nach 2 Monaten, Konsolidierung und Entfernung des Fixateur externe nach 4 Monaten, Röntgenkontrolle nach 6 Monaten (◘ Abb. 2.2h).

◘ Abbildung 2.2
- **a** OSG, präoperativ, a.p. und seitlich: posttraumatische OSG-Arthrose, sog. »zentrierte« Arthrose.
- **b** Fixateur-externe-Montage (Orthofix-System): Setzen der beiden Talus-Steinmann-Nägel.
- **c** OSG, perioperativ unter Bildwandler: Distraktion mit Orthofix-System.
- **d** OSG, arthroskopische Sicht: Arthrose präoperativ.
- **e** OSG, arthroskopische Sicht, perioperativ: Anfrischung der Arthrose tibiotalar mit Kugelfräse.
- **f** Postoperativer klinischer Aspekt.
- **g** Postoperativer radiologischer Aspekt.
- **h** OSG, 6 Monate postoperativ, a.p.: Durchbau der OSG-Arthrodese

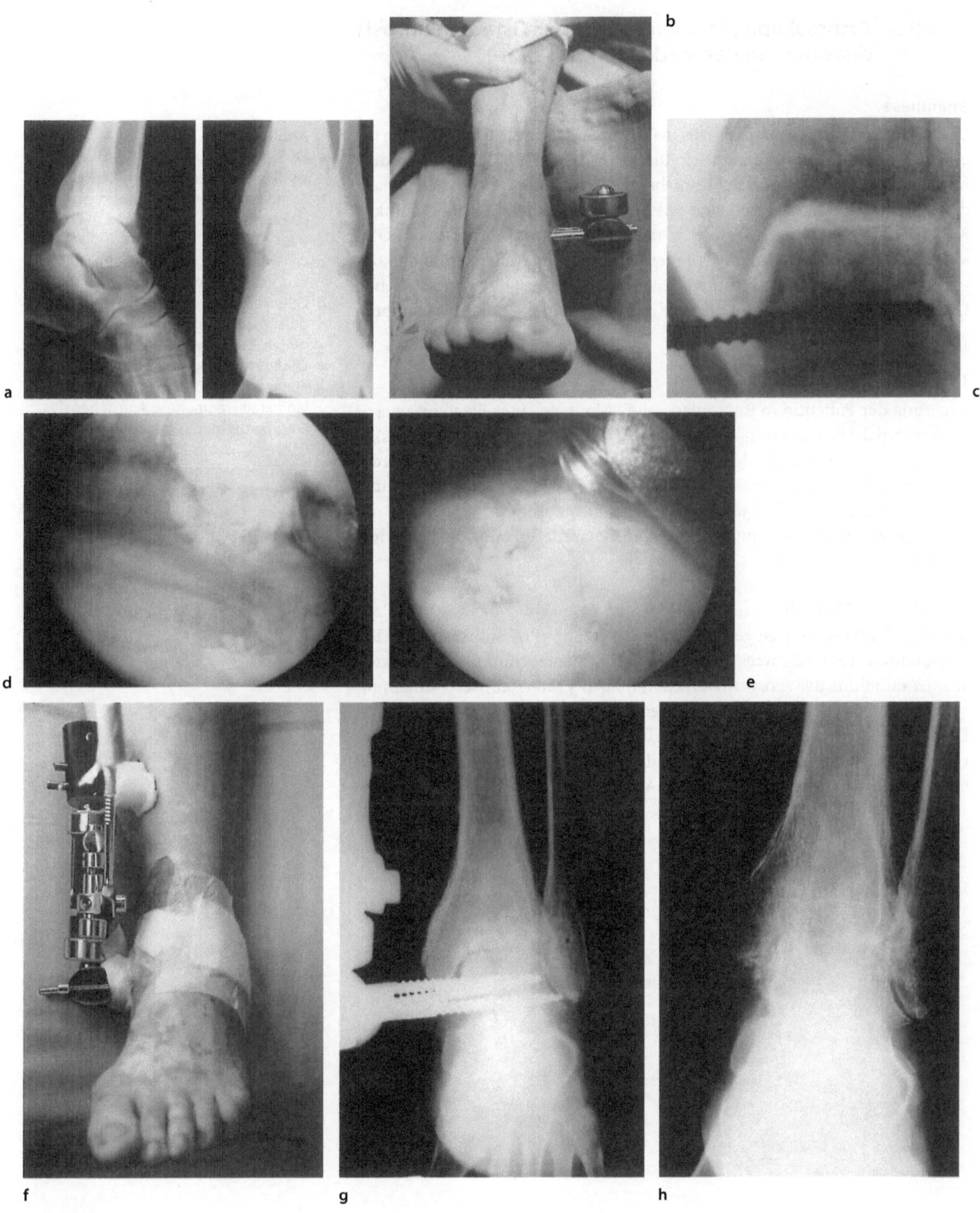

Abb. 2.2

Fall 3: Arthroskopische Sanierung einer Osteochondrosis dissecans an der medialen Taluskante

Anamnese

Die 19-jährige Hochleistungssportlerin (Trampolin) stürzte vor 5 Monaten bei einem Wettkampf auf ihr linkes Bein und rupturierte sich dabei das vordere Kreuzband. Ersatz des vorderen Kreuzbandes arthroskopisch 6 Wochen nach dem Unfall. Während der üblichen postoperativen Rehabilitation des linken Kniegelenkes treten bei Belastung zunehmend Schmerzen im linken OSG auf. Die 4 Monate nach dem Unfallereignis durchgeführte Röntgenkontrolle des linken OSG a.p. und seitlich zeigte eine alte, vorbestehende Osteochondrosis dissecans an der medialen Taluskante – nun in Dekompensation (■ Abb. 2.3a).

Therapie

Lagerung der Patientin in Rückenlage ohne Montage eines Fixateur externe (■ Abb. 2.3b). Die Distraktion wird manuell durchgeführt. Unter arthroskopischer Sicht zeigt sich sehr deutlich der Osteochondrosis-dissecans-Herd, der mit dem Tasthaken gut zu fassen ist (■ Abb. 2.3c). Das Fragment wird mit einer Kürette entfernt (■ Abb. 2.3d). Die Ränder des Mausbettes werden mit der Kürette geglättet, das Bett mit der Fräse und/oder mit Bohrungen nach Pridie angefrischt (■ Abb. 2.3e).

Postoperativer Verlauf

Sofortige Vollbelastung ist gestattet mit begleitender Physiotherapie zur Remobilisation des OSG zwecks Modellierung des osteochondralen Defektes. Wiederaufnahme der sportlichen Aktivität nach 3 Monaten, des Wettkampfsportes nach 6 Monaten ohne Schmerzen.

Die Röntgenkontrolle nach 1 Jahr zeigt eine gewisse Unregelmäßigkeit im Bereich des pathologischen Bezirkes, bedingt durch fibröse Vernarbung des Osteochondrosis-dissecans-Herdes (■ Abb. 2.3f).

■ Abbildung 2.3

a OSG, präoperativ, a.p.: Osteochondrosis dissecans der medialen Taluskante.
b Standardlagerung bei Osteochondrosis dissecans für die Arthroskopie des OSG.
c OSG: Arthroskopische Sicht im OSG in dorsomediale Richtung.
d OSG: Arthroskopische Sicht auf das dorsomedial gelegene osteokartilaginäre Fragment.
e OSG: Arthroskopische Sicht auf Fragmentbett: Exzision des osteokartilaginären Fragmentes; Anfrischen des Fragmentbettes; Glätten der Ränder.
f OSG a.p., 1 Jahr nach Intervention. Kontrolle nach arthroskopischer Sanierung des Osteochondrosis-dissecans-Herdes an der medialen Taluskante

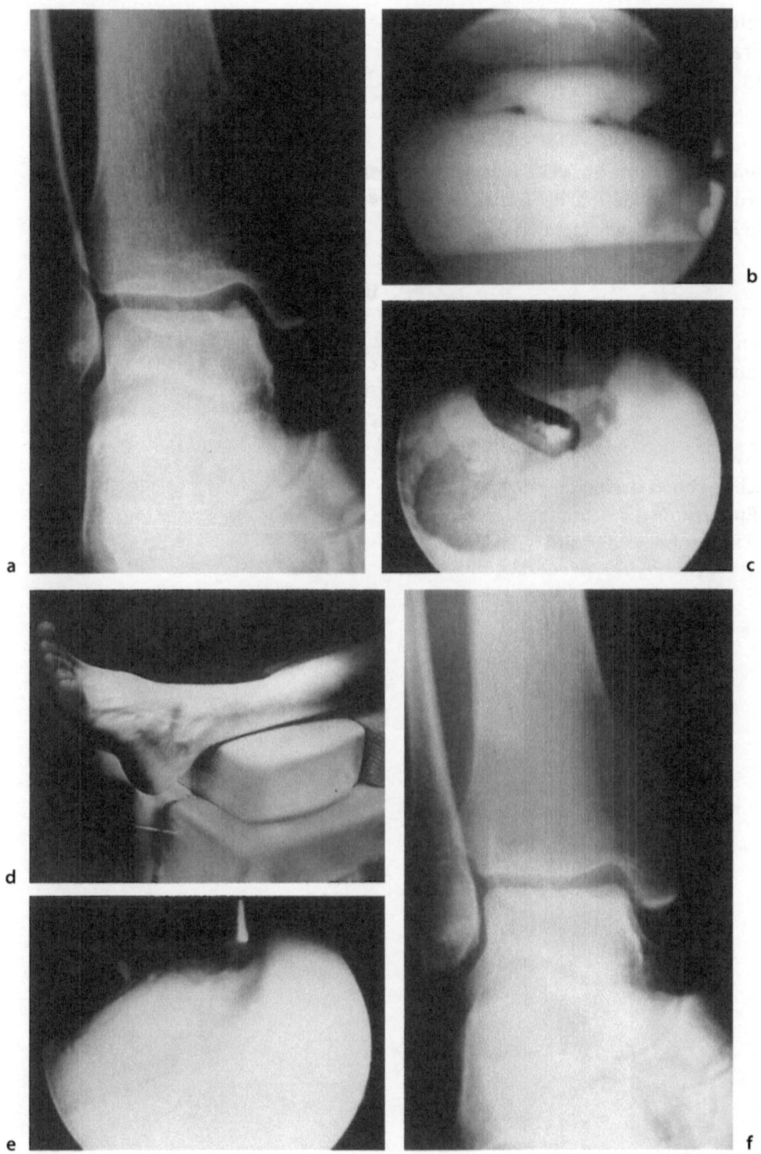

Abb. 2.3

Fall 4: Arthroskopische Fixation einer osteokartilaginären Fraktur mit Schraube anterolateral am Talus

Anamnese

15-jähriges Mädchen mit schmerzhaftem Hämarthros am OSG und Schonhinken 3 Wochen nach Sturz vom Pferd. Die konventionelle Tomographie (◘ Abb. 2.4a) zeigt eine osteochondrale Fraktur an der lateralen Taluskante ventralseits.

Therapie

Arthroskopisch erweist sich die Läsion als leicht; sie erlaubt die Refixation mit einer AO-Kleinfragmentschraube, die im Knorpel versenkt wird (◘ Abb. 2.4b, c).

Postoperativer Verlauf

Vollbelastung erst nach 3 Monaten, rasche Schmerzfreiheit. 1 Jahr nach dem Eingriff Versuch der arthroskopischen Entfernung der Schraube; der Schraubenkopf ist nicht mehr sichtbar, und die Schraube wird in situ belassen.

◘ Abbildung 2.4
a OSG a.p., konventionelle Tomographie: 45 Tage alte osteokartilaginäre Fraktur *(Pfeil)* an der lateralen Taluskante anterolateral.
b OSG a.p., postoperativ: Verschraubung der osteokartilaginären Fraktur unter arthroskopischer Sicht.
c OSG, seitlich, postoperativ

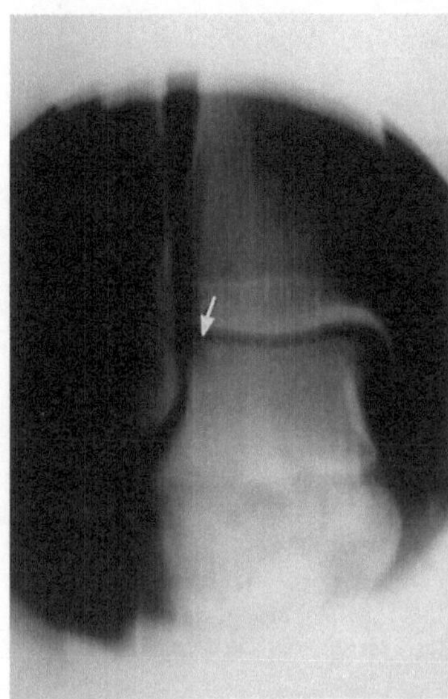

Abb. 2.4a

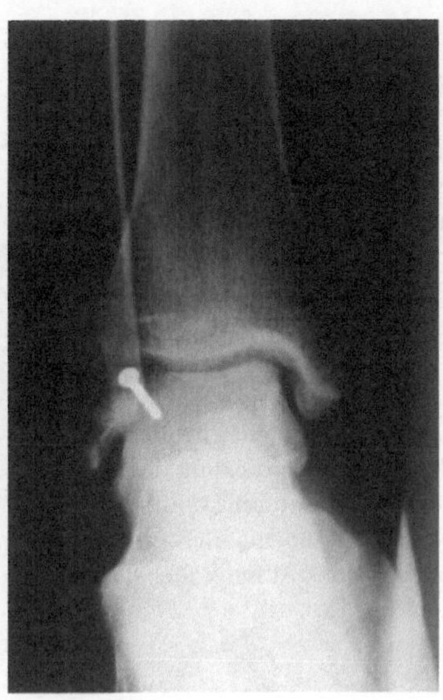

Abb. 2.4b

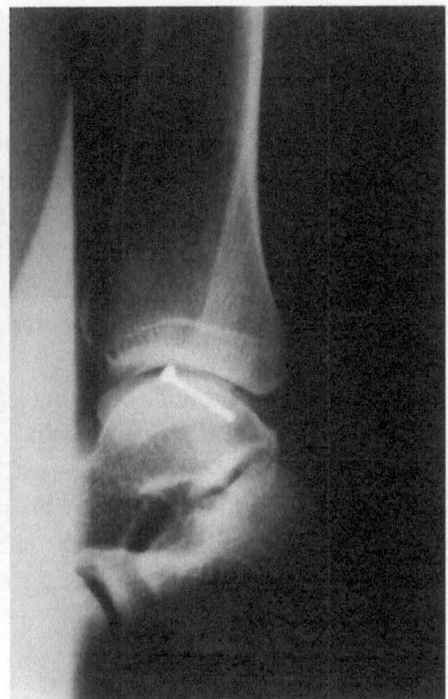

Abb. 2.4c

Fall 5: Anterolaterales Impingement im OSG

Anamnese

26-jährige Frau mit rezidivierenden Distorsionen im OSG, die 4-mal je für 3 Wochen mit Gipsimmobilisation behandelt werden. Schmerzen und Gelenkerguss ohne Instabilitätszeichen bei längerem Gehen, insbesondere auf unebenem Terrain. Klinisch ist keine Instabilität festzustellen. Es findet sich eine umschriebene Druckdolenz bei kleiner Vorwölbung in der lateralen prämalleolaren Rinne. Die Injektion eines Lokalanästhetikums bringt diesen Schmerz zum Verschwinden.

Die Standardröntgenbilder sind unauffällig. Die Arthrographie des OSG ergibt eine Unregelmäßigkeit einer synovialen Hypertrophie entsprechend anterolateral (■ Abb. 2.5a). Das Arthro-CT zeigt eine Verdickung des lateralen Seitenbandzügels im Vergleich zu den medialen Strukturen (■ Abb. 2.5b) und bestätigt den unregelmäßigen Synovialbereich; dieser entspricht einem fibrösen Zügel, der sich über den ventralen Rand des Außenknöchels spannt (■ Abb. 2.5c).

■ Abbildung 2.5
- a Präoperative Arthrographie des OSG: Anterolaterales Impingement *(Pfeil)*.
- b Arthro-CT des OSG: anterolaterales Impingement mit Kapselverdickung *(Pfeil)* und Verdickung der lateralen Seitenbandstrukturen *(Pfeil)*.
- c Arthro-CT des OSG: anterolaterale fibröse Bride *(Pfeil)*.
- d OSG: arthroskopische Sicht auf die anterolaterale fibröse Bride.
- e OSG: arthroskopische Sicht zentriert auf die anterolaterale fibröse Bride (Nahaufnahme)

Therapie

Die Arthroskopie bestätigt das Vorliegen einer entzündlich verdickten Synovialschleimhaut und des vertikalen fibrösen Zügels (■ Abb. 2.5d, e), der sich sehr gut vom Lig. fibulotalare anterius abgrenzen lässt. Resektion dieses Bandes mittels Shaver.

Postoperativer Verlauf

Sofortige Vollbelastung gestattet. Die Schmerzen verschwinden innerhalb von 5 Wochen, die OSG-Beweglichkeit normalisiert sich innerhalb von 2 Monaten.

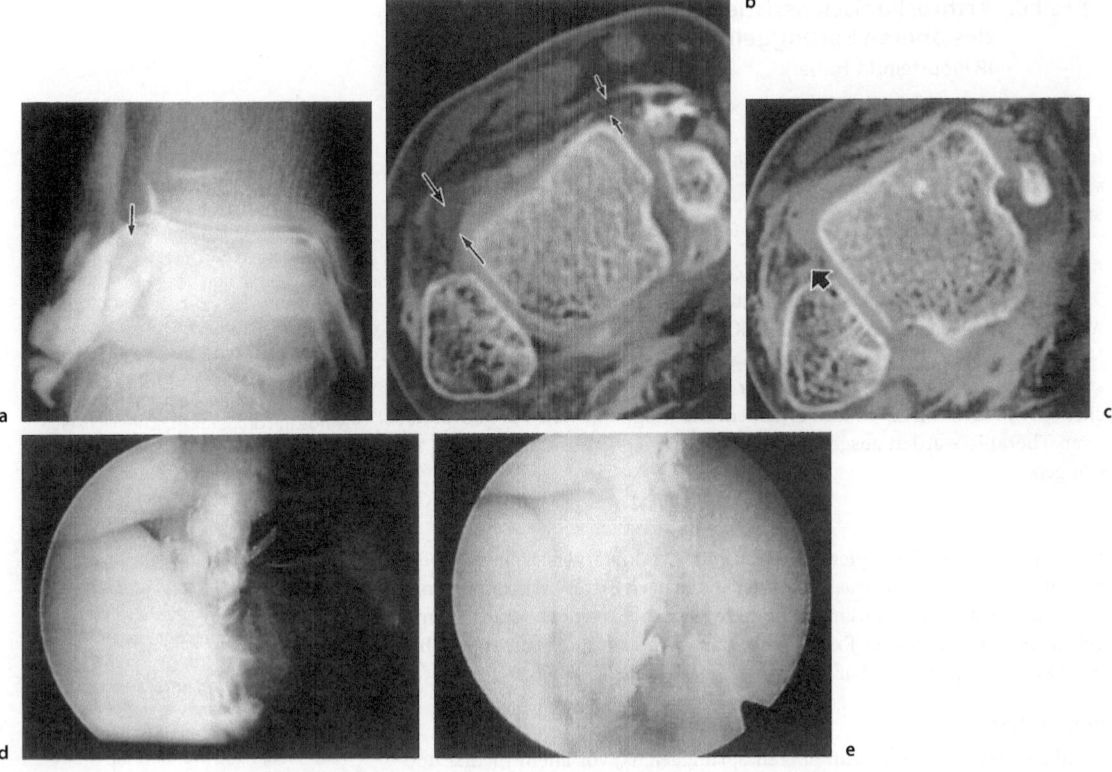

■ Abb. 2.5

Fall 6: Arthroskopisch assistierte Arthrodese des oberen Sprunggelenks

[P. Rippstein, M. Huber]

Problemstellung

Invalidisierende Arthrose des oberen Sprunggelenkes mit schlechten trophischen Hautverhältnissen und fixierter leichter Rückfußvarusfehlstellung bei Status nach Triple-Arthrodese.

Anamnese

Vor 27 Jahren wurde bei diesem heute 52-jährigen Maurer eine Triple-Arthrodese wegen einer residuellen Klumpfußdeformität durchgeführt. Nach jahrelanger Schmerzfreiheit zunehmende, belastungsabhängige Beschwerden, die vor der Operation nur noch eine maximale ununterbrochene Gehdauer von ca. 30 min erlauben. Die Möglichkeiten der konservativen Therapie wurden ausgeschöpft, ohne eine signifikante Besserung zu bringen.

Klinik

Deutlicher, schmerzbedingter Schongang links mit starken Anlaufschmerzen. Im Stehen Rückfußvarus von 0° bei Status nach Triple-Arthrodese, manuell nicht auskorrigierbar. Eingeschränkte Beweglichkeit des oberen Sprunggelenkes mit einer Flexion-Extension von 20-0-0. Schlechte Hauttrophik bei noch knapp palpierbaren Fußpulsen.

Röntgenbefund

Deutliche Arthrosezeichen im oberen Sprunggelenk, vor allem medial und anterior lokalisiert, mit leichter Varusfehlstellung. Status nach Triple-Arthrodese, durchgebaut. Keine signifikanten Arthrosezeichen in den übrigen Fußgelenken (■ Abb. 2.6a).

Therapie

Aufgrund der gestörten Hauttrophik, der fixierten Rückfußvarusfehlstellung und des körperlich anstrengenden Berufes wurde die Implantation einer Endoprothese als zu riskant beziehungsweise zu unsicher eingestuft und die Arthrodese vorgeschlagen. Eine klassische, offene Arthrodese hätte allerdings auch ein recht großes Risiko bezüglich der Wundheilung beinhaltet, weswegen entschieden wurde, die Arthrodese arthroskopisch durchzuführen. Eine leichte OSG-Fehlstellung von bis ca. 5° ist bei der arthroskopischen Technik noch korrigierbar. Der Eingriff wird mit einer 4 mm/30°-Optik, scharfer Kürette und Knochenkugelfräsen unter flüssigem Milieu und Blutleere, ohne Traktion am Fuß durchgeführt. Die Osteosynthese erfolgt mit 6,5 mm-AO-Schrauben, die perkutan eingeführt werden.

Ergebnis

Das Gelenk wurde anterior zu großzügig reseziert und ein Spalt von mindestens 1 cm ist auf dem unmittelbar postoperativ aufgenommenen Röntgenbild zu sehen (■ Abb. 2.6b). Eine solche Gelenkinkongruenz würde bei einer offen durchgeführten Arthrodese mit hoher Wahrscheinlichkeit zu einer Pseudarthrose führen. Der Verlauf zeigt in diesem Fall, wie groß die Heilungskraft der arthroskopisch assistierten Arthrodese ist. Ohne spezielle zusätzliche konservative oder operative Maßnahmen schloss sich der breite Spalt rasch spontan und ist bereits 12 Wochen postoperativ kaum noch zu erkennen (■ Abb. 2.6c, d). Diese ungewöhnlich starke Heilungskraft bei der

■ Abbildung 2.6

a Präoperative Röntgenaufnahmen. Die Arthrose ist medial und anterior bei einem leichten Varus lokalisiert. Die vor Jahren durchgeführte Triple-Arthrodese ist durchgebaut.

b Das unmittelbar postoperativ aufgenommene Röntgenbild zeigt einen sehr großen vorderen Spalt im Gelenk als Ausdruck einer exzessiven Resektion. Eine solche Gelenkinkongruenz würde mit großer Wahrscheinlichkeit bei einer offenen Arthrodese zu einer Pseudarthrose führen.

c Ohne zusätzliche konservative oder operative Maßnahmen füllt sich bereits 6 Wochen postoperativ der Spalt progressiv. Diese Aufnahme beweist die eindrückliche Heilungskraft der arthroskopischen Arthrodese, die sich durch die Schonung der Weichteile (keine Deperiostierung) und des Knochens (Anfrischung unter permanenter Kühlung) erklären lässt.

d 12 Wochen postoperativ ist der Spalt vollständig verschwunden, die Arthrodese ist stabil durchgebaut.

e Zustand 11 Monate postoperativ, die Arthrodese ist vollständig durchgebaut und der früher vorhandene vordere Spalt ist nicht mehr zu erkennen

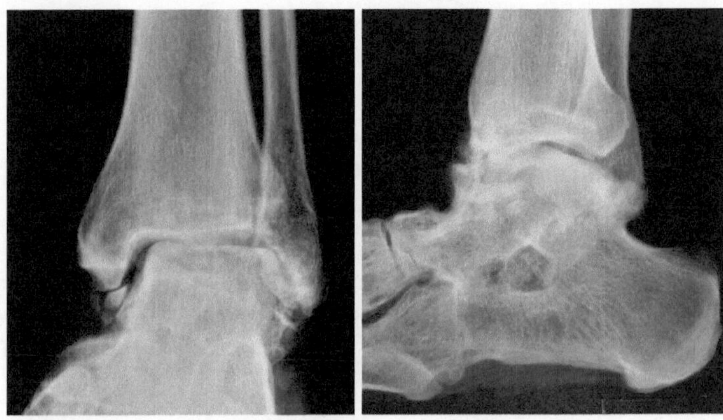

Abb. 2.6a

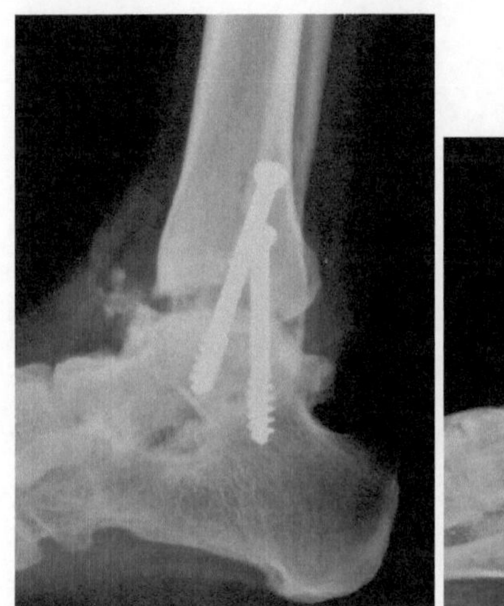

Abb. 2.6b

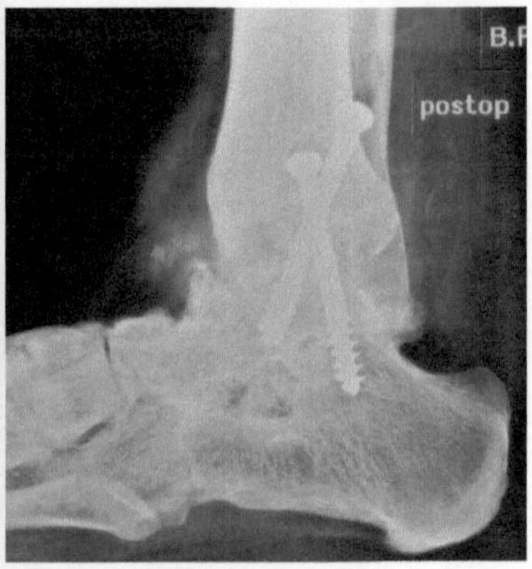

Abb. 2.6c

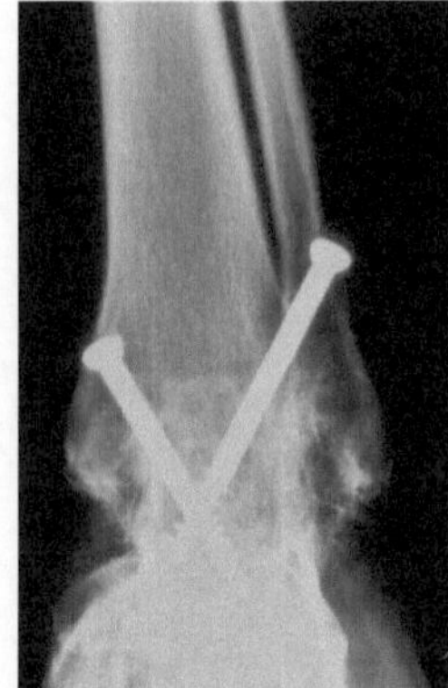

Abb. 2.6d

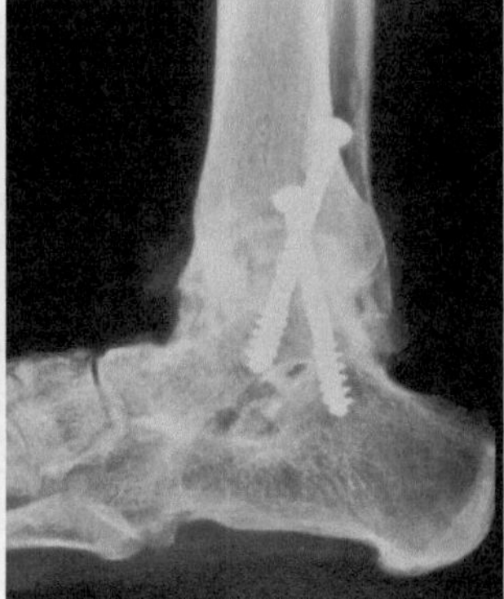

Abb. 2.6e

arthroskopisch durchgeführten Arthrodese ist dadurch zu erklären, dass der Knochen von seinen ernährenden Weichteilen gar nicht gelöst wird, und dass die Anfrischung des Gelenkes unter permanenter Wasserkühlung erfolgt. Aufgrund dieser Beobachtung wird die OSG-Arthrodese heute in unserer Klinik nicht nur bei speziellen Indikationen, – anfänglich vor allem bei schlechter Hauttrophik – sondern routinemäßig arthroskopisch durchgeführt.

3 Die OSG-Arthroplastik

P. Rippstein, M. Huber

Einleitung

Die schlechten Ergebnisse mit den ersten Sprunggelenkprothesen in den 1970er-Jahren und die guten Resultate, die mit den Arthrodesen erreicht werden konnten, haben die Entwicklung der Endoprothetik des oberen Sprunggelenkes (OSG) maßgeblich gebremst. Nur einige wenige Pioniere waren davon überzeugt, dass der prothetische Ersatz des arthrotisch veränderten OSG doch eine Alternative zur Arthrodese sein könnte und haben in dieser Richtung weitergeforscht – mit Erfolg!

Die biomechanischen Prinzipien der ersten erfolgreichen Prothesen sind von Pappas und Buechel sowie Pipino und Calderale 1976 beschrieben worden und lauteten: ein ungeführtes (»unconstrained«), möglichst anatomisches Design mit Erhalt der OSG-Bewegungsachse und zylindrischem Bewegungsmuster. Zwei Prothesen wurden gemäß diesen Prinzipien gebaut und werden heute immer noch mit Erfolg implantiert: die Buechel-Pappas(BP)-Prothese (Endotec, Inc., South Orange, NJ, USA), erstmals 1978 implantiert (■ Abb. 3.1) und die STAR-Prothese (Scandinavian Total Ankle Replacement, Waldemar Link, Hamburg, Germany), erstmals 1986 implantiert (■ Abb. 3.2). Der Schlüssel zum Erfolg war zweifellos die Einführung einer Gleitpaarung mit Polyäthylengleitkomponente (Bearing), die einerseits eine ungeführte Bewegung erlaubte und andererseits Stabilität gewährleistete (plane Fläche auf der tibialen Seite und zylindrische Fläche auf der talaren Seite).

Die Effizienz dieser beiden Prothesentypen wurde aufgrund der guten mittelfristigen Resultate zunehmend erkannt. Immer mehr Chirurgen ließen sich davon überzeugen, dass die OSG-Arthroplastik eine Alternative zur Arthrodese war, und begannen vermehrt Prothesen zu implantieren. Dadurch wurde die Erfahrung immer größer und verschiedene neue Prothesen konnten in den letzten Jahren in Europa entwickelt werden. Alle neuen Modelle, die heute routinemäßig an verschiedenen Orten implantiert werden, stellen Weiterentwicklungen der BP-Prothese und der STAR Prothese dar: Salto (Tornier, France), AES (Ankle Evolutive System, TranSystème, Nîmes, France) und Hintegra (Newdeal, Vienne, France) sind einige der neuen Modelle, die in den letzten Jahren auf den Markt gekommen sind. Die anerkannten und erfolgreichen biomechanischen Grundprinzipien der BP- und STAR-Prothesen wurden dabei nicht verändert. Deswegen sind alle diese Prothesen »unconstrained« mit einer frei beweglichen Gleitpaarung (Dreikomponentenprothesen) und werden unzementiert implantiert. Modifikationen wurden sowohl am Design der Prothese selbst sowie auch am Instrumentarium eingebracht. Eine Neuerung an diesen Prothesen ist eine asymmetrische Taluskomponente mit einem kleineren Radius auf der medialen Seite als Versuch, die normale Anatomie genauer zu imitieren und dadurch den in gewissen Fällen vermutlich schmerzhaften Stress auf das Lig. deltoideum zu reduzieren (Salto und später Hintegra). Weitere Neuerungen sind die anatomischeren Konturen der tibialen Komponente zur Verbesserung der anteroposterioren kortikalen Abstützung und zur Vermeidung der Konflikte mit dem Malleolus lateralis sowie mit den posteromedialen Weichteilen (Salto, AES, Hintegra), ein modularer Stiel der tibialen Komponente zur optimalen individuellen Fixation (AES), der Polyäthylenknopf auf dem Malleolus lateralis zur Wiederherstellung des Gelenkspiels zwischen Malleolus lateralis und Taluskomponente (Salto), Schrauben zur Verbesserung der initialen Stabilität (Hintegra) und schließlich ein präziseres Instrumentarium zur Implantation der Prothesen.

Eine markante Ausnahme zu den erwähnten Dreikomponentenprothesen, die alle ähnlich sind, stellt die Zweikomponentenprothese Agility (DePuy, Warsaw, IN, USA; ◘ Abb. 3.3) dar. Diese Prothese ist »semi-constrained« und benötigt eine radikale, großzügige Gelenk- und Knochenresektion zur Implantation. Obwohl sie diejenige Prothese ist, die heute in den USA am meisten implantiert wird, fand sie praktisch keine Anhänger in Europa. Dafür gibt es hauptsächlich 2 Gründe: Einerseits ist sie heute noch die einzige OSG-Prothese in den USA, die durch die Federal Drug Administration (FDA) zugelassen ist und somit frei für jeden Chirurgen zugänglich. Anderseits haben die europäischen Chirurgen Zugang zu allen Prothesentypen und treffen somit ihre Wahl offensichtlich für die vorher erwähnten, weniger invasiven, anatomischeren Prothesen. In nächster Zukunft (voraussichtlich 2004 oder 2005) werden Dreikomponentenprothesen auch in den USA von der FDA bewilligt, und es darf angenommen werden, dass die Agility es schwer haben wird, sich weiter als Prothese der ersten Wahl durchzusetzen, sondern dass sie zunehmend als Revisionsprothese für Wechseloperationen eingesetzt wird, falls sie nicht einfach aus dem Markt verdrängt werden wird.

Prothese oder Arthrodese?

Trotz der dokumentierten guten objektiven und subjektiven Resultate nach endoprothetischem Ersatz des OSG sind diese leider nicht immer garantiert. Unter Umständen sind die Resultate mit einer Arthrodese gleichwertig oder sogar besser. Die Begeisterung für die neu entdeckte Endoprothetik des Sprunggelenkes auf der einen Seite und das noch bestehende Misstrauen, oder gar die bedingungslose Ablehnung auf der anderen Seite haben 2 entgegengesetzte Lager gebildet, die leider nicht immer wissenschaftlich objektiv argumentieren. So ist nicht selten zu hören, die Arthrodese sei heutzutage ein »Verbrechen« oder im Gegenteil die einzige vertretbare Lösung; die Prothese sei denjenigen Patienten vorbehalten, die sich dieser »experimentellen« Methode stellen wollen! Die Wahrheit liegt zweifellos dazwischen. Diese radikalen Meinungen bremsen das Verständnis für die unterschiedlichen Resultate, die mit der Prothese oder mit der Arthrodese von Fall zu Fall erreicht werden. Aus diesem Grund, aber auch weil die Zahl vergleichbarer Fälle von OSG-Arthrosen (Arthrosetyp, Ätiologie, Alter des Patienten, funktionelle Ansprüche, Mitbefall von anderen Gelenken, konkomitierende Fußpathologien, etc.) viel zu klein ist, fehlt bis heute jegliche prospektiv randomisierte Studie, die diese Frage beantworten könnte.

Die Entscheidung Prothese versus Arthrodese zur chirurgischen Behandlung einer invalidisierenden OSG-Arthrose ist nicht immer einfach und basiert heute noch hauptsächlich auf der klinischen Erfahrung. Bei jedem Fall müssen anamnestische, klinische, radiologische aber auch psychosoziale Faktoren sorgfältig berücksichtigt werden, um die Lösung mit den besten Erfolgschancen zu finden. Aufgrund unserer Erfahrung mit über 200 Prothesen (mit parallel dazu weiterhin durchgeführten Arthrodesen) unterscheiden wir heute 4 Kategorien.

◘ Abbildung 3.1
Die »schöne Arthrose«. In dieser Kategorie findet sich die Arthrose hauptsächlich zwischen dem Talusdom und der gegenüberliegenden Tibiafläche. Der Knorpel in den Malleoloargelenken ist noch gut erhalten. Die Buechel-Pappas-Prothese, die nur den Talusdom bedeckt und die Seiten des Taluskörpers offen lässt, eignet sich besonders gut für diesen Arthrosetyp

◘ Abbildung 3.2
Die »mittelschöne Arthrose«. In dieser Kategorie ist die Arthrose nicht nur auf dem Talusdom, sondern auch in den Malleolargelenken lokalisiert. Die globale Geometrie des Sprunggelenks ist aber noch recht gut erhalten. Die STAR-Prothese, die sowohl das Dach wie auch die beiden Seiten des Taluskörpers ersetzt, kann den größten Teil der arthrotischen Areale bedecken

◘ Abbildung 3.3
Die »unschöne Arthrose«. Sowohl die Anatomie wie auch die Biomechanik des Sprunggelenks sind in diesen meist posttraumatischen Arthrosen schwer verändert. Eine einfache Bedeckung der arthrotischen Flächen hat wenig Aussicht auf Erfolg. Das Gelenk wird radikal exzidiert und durch die Agility-Prothese ersetzt

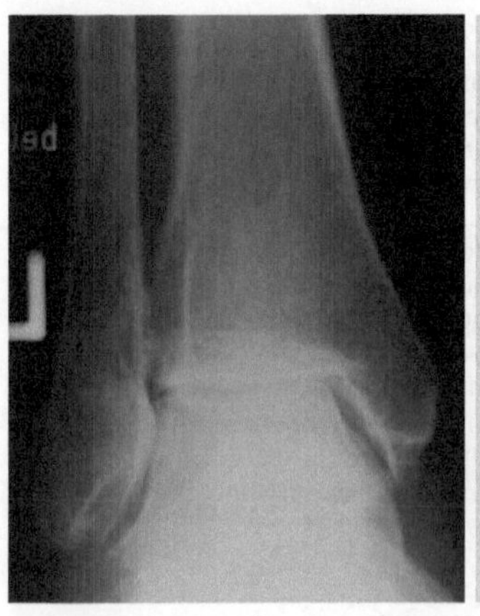

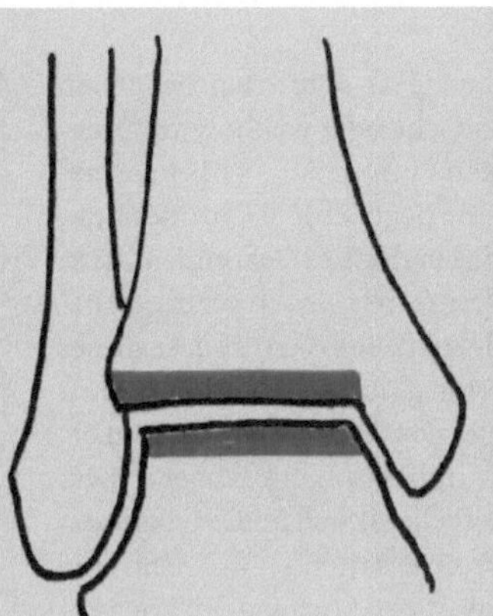

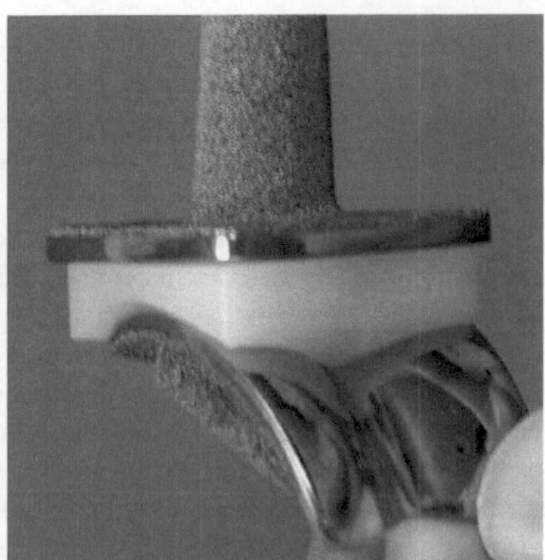

Abb. 3.1

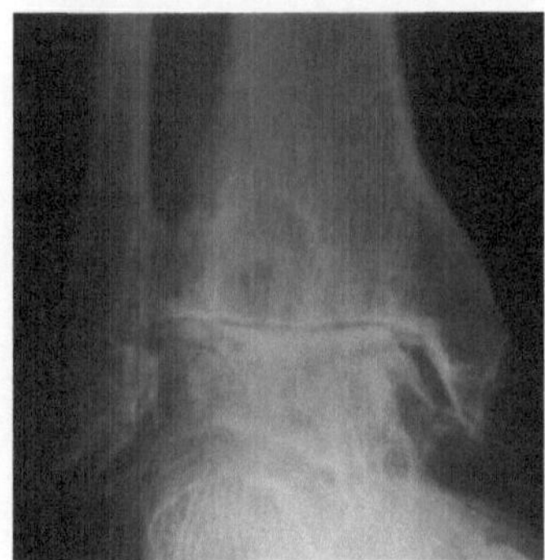

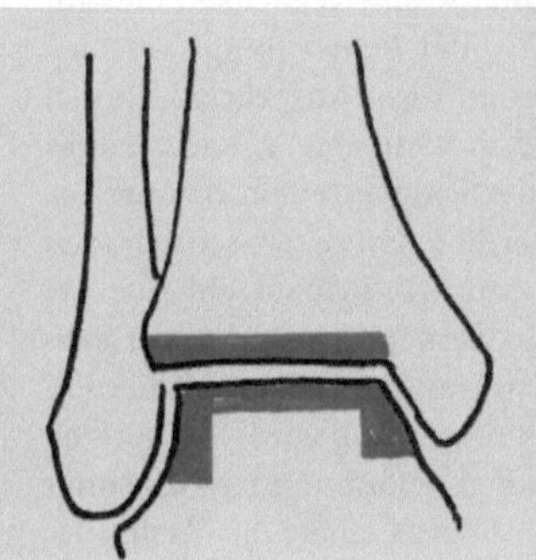

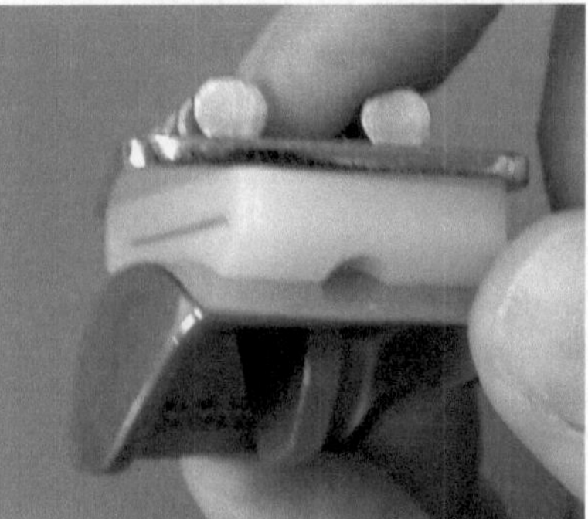

Abb. 3.2

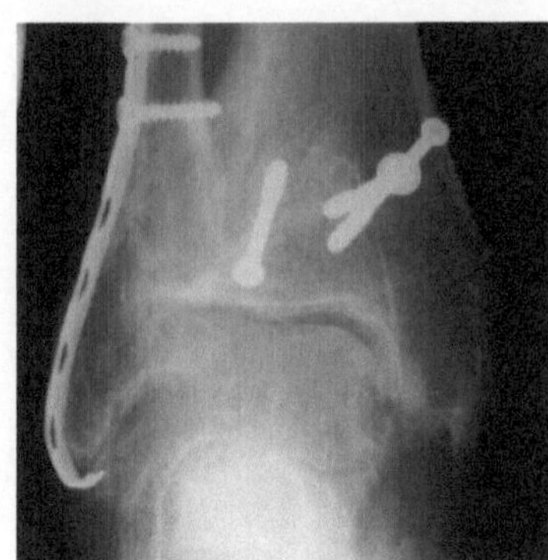

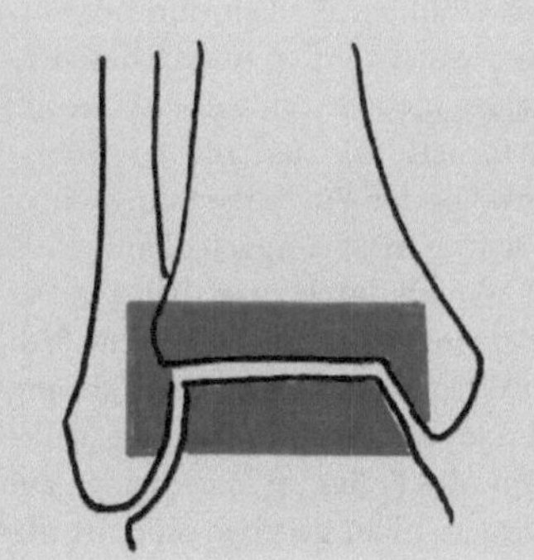

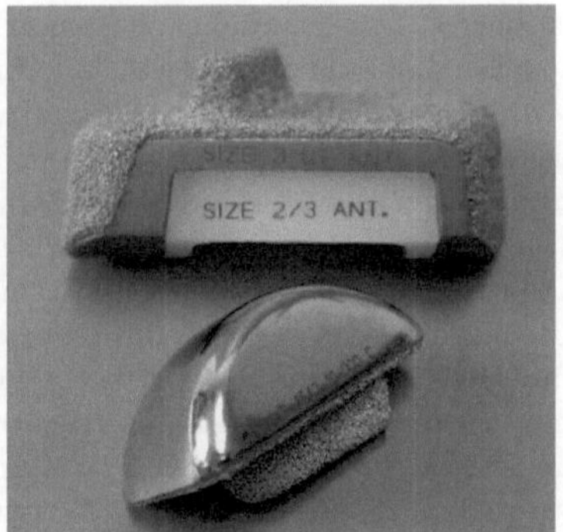

Abb. 3.3

3

Absolute Indikation

Zu dieser Kategorie gehören alle gut beweglichen OSG-Arthrosen, bei denen gleichzeitig eine schwere, bis anhin asymptomatische oder wenig symptomatische Arthrose in anderen funktionell wichtigen Fußgelenken (z.B. im unteren Sprunggelenk oder im Chopart-Gelenk) vorliegt. Eine Arthrodese des OSG würde zwangsläufig zu einer raschen, schmerzhaften Dekompensation dieser asymptomatischen Gelenke führen, die kompensatorisch vermehrt beansprucht würden. Wenn man also eine »prophylaktische« Arthrodese dieser Gelenke vermeiden möchte, die zu einem schweren globalen Funktionsverlust des Fußes führen würde, dann muss die Beweglichkeit des OSG unbedingt erhalten bleiben (◘ Abb. 3.4a, b). Weitere absolute Indikationen sind der schwer ankylosierte Fuß, bei dem die einzige Restbeweglichkeit sich im OSG befindet (rheumatische oder posttraumatische Füße), sowie Patienten mit schweren chronischen Rückenleiden, die eine Blockierung der Sprunggelenkbeweglichkeit schlecht tolerieren.

◘ Abbildung 3.4a, b
Absolute Indikation für eine OSG Prothese. **a** 81-jährige, sehr aktive Patientin mit einer invalidisierenden, aber noch sehr beweglichen OSG-Arthrose bei völlig asymptomatischer Arthrose der talonavikularen und vor allem der Lisfranc-Gelenke. **b** Dank dem Erhalt der OSG-Beweglichkeit mit einem Kunstgelenk blieb die Arthrose der talonavikularen und Lisfranc-Gelenke asymptomatisch, bzw. konnten zusätzliche, nicht risikofreie und funktionell einschränkende Arthrodesen vermieden werden

Relative Indikation

Die prothetische Versorgung eines OSG mit guter Restbeweglichkeit und gut erhaltenen Gelenkkonturen ohne Instabilität oder Fehlstellung (»ideale« Arthrose) ergibt bei einem Patienten mit vernünftigen Ansprüchen in den meisten Fällen ein gutes Resultat sowohl bezüglich Schmerzen wie auch Funktion. Mit einer Arthrodese würde auch eine gute Schmerzreduktion oder gar Schmerzfreiheit erwartet werden können, allerdings mit einer schlechteren Funktion. Auch wenn bei diesen Arthrosen grundsätzlich sowohl eine Arthrodese als auch eine Prothese vorgeschlagen werden kann, sollte der Prothese der Vorzug gegeben werden, weil das Gesamtresultat (Schmerzreduktion und Funktion) mit großer Wahrscheinlichkeit besser sein wird. Die übrigen Fußgelenke werden mit dem OSG-Kunstgelenk geschont und bleiben somit kompensatorisch voll einsetzbar, falls es später doch zu einer OSG-Arthrodese kommen sollte.

Relative Kontraindikation

In diese Kategorie gehören alle Fälle, bei denen zwar eine Prothese möglich ist, aber mit einem erhöhten Aufwand, mit erhöhten Risiken und mit entsprechend reduzierten Erfolgsaussichten gerechnet werden muss. Diese Kategorie ist dadurch gekennzeichnet, dass es sich nicht um »ideale« Arthrosen handelt, wie oben erwähnt, sondern um Arthrosen mit zusätzlichen Problemen wie z. B. einer schweren Unterschenkel- oder Fußfehlstellung, einer schweren Rückfußinstabilität oder einer schweren Sprunggelenkankylose. Diese Pathologien sind nicht definitiv und können durch zusätzliche operative Maßnahmen behoben werden. Ob besser eine Arthrodese oder eine Prothese vorgeschlagen werden soll, hängt im Wesentlichen von der Erfahrung des Chirurgen ab, der nicht nur mit der Endoprothetik des Sprunggelenks im Speziellen, sondern auch mit der Chirurgie des Fußes im Allgemeinen gut vertraut sein muss. Falls diese Voraussetzungen nicht gegeben sind, ist der Arthrodese grundsätzlich der Vorzug zu geben, weil die Chancen auf ein insgesamt besseres Resultat größer sind.

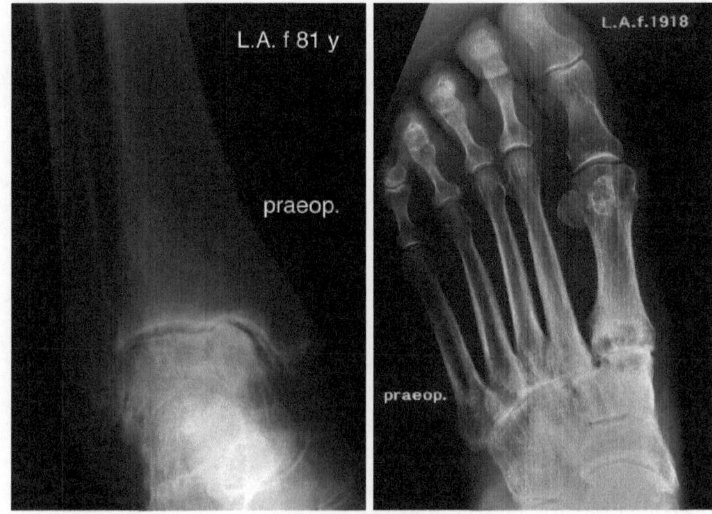

Abb. 3.4a

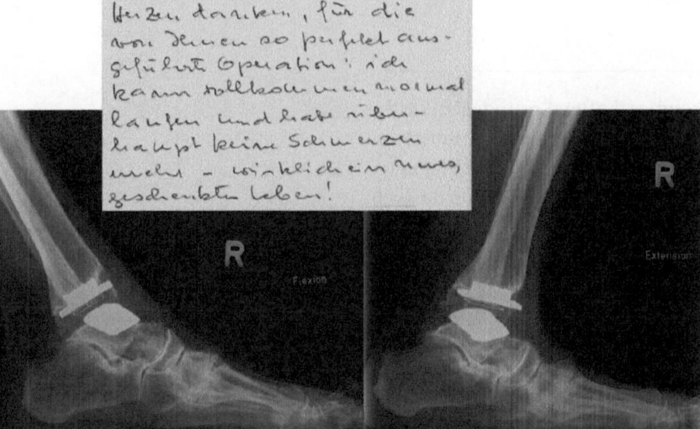

Abb. 3.4b

3

Absolute Kontraindikation
In dieser Kategorie findet man begleitende Pathologien, die praktisch mit Sicherheit zu schweren Komplikationen führen würden, falls eine Prothese implantiert wird. Dazu zählen Charcot-Erkrankungen, ausgedehnte Talusnekrosen, unkorrigierbare Fußfehlstellungen, schwere Durchblutungsstörungen, sehr schlechte Hautverhältnisse oder ein kürzlich durchgemachter Sprunggelenkinfekt. Die Erfolgsaussichten sind mit einer Arthrodese für diese Fälle deutlich besser.

Abbildung 3.5
Intraoperatives Bild eines OSG, das mit einer Buechel-Pappas-Prothese versorgt wird. Die Sklerose wurde bereits vom Talusdom entfernt. Die Malleolargelenke sind mit einem völlig intakten Knorpelbelag arthrosefrei (sog. »schöne« Arthrose)

Diese 4 Kategorien stellen nur grobe Kriterien für die Indikationsstellung Prothese versus Arthrodese dar. Viele weitere Faktoren wie die Erwartungen des Patienten, sein biologisches Alter, sein Beruf, seine Einstellung gegenüber einer Arthrodese (nach korrekt erfolgter Aufklärung!), seine allfälligen begleitenden Erkrankungen, um nur einige Faktoren zu erwähnen, spielen zusätzlich eine wichtige Rolle. Wenn die Indikation für eine Hüft- oder Knieprothese in der Regel recht einfach und eindeutig ist (nicht zuletzt weil die Arthrodese dieser Gelenke keine vertretbare Alternative darstellt), so bleibt heute die Indikation für eine Prothese des OSG eine schwierige Entscheidung, die nicht nur viel Erfahrung, sondern auch eine gute Einschätzung des Patienten voraussetzt.

Welche Prothese?

Nachdem wir routinemäßig praktisch alle schmerzhaften Sprunggelenkarthrosen jahrelang arthrodesiert hatten, begannen wir 1995 immer häufiger Prothesen zu implantieren. Zu diesem Zeitpunkt waren wir uns nicht sicher, welcher Typ von Prothese der beste sein könnte und wir verwendeten deshalb sukzessive 3 verschiedene Modelle, nämlich die STAR-, die Agility- und die Buechel-Pappas-Prothese. Parallel dazu entwickelten wir das Gefühl, dass nicht nur 1 Modell die beste Lösung für alle Typen von Arthrosen sein könne, sondern dass ähnlich wie für die Hüft- oder Knieendoprothetik für jeden Arthrosetyp ein bestimmtes Modell am besten geeignet ist. Gestützt auf unsere klinischen Beobachtungen mit diesen 3 Prothesen, haben wir ab 1999 begonnen, sie alle 3 in unser therapeutisches Repertoire zu nehmen und sie differenziert je nach Arthrosetyp zu implantieren. Zu diesem Zweck unterteilten wir die OSG-Arthrose in 3 Gruppen, nämlich die »schöne«, die »mittelschöne« und die »unschöne« Arthrose.

Die »schöne« Arthrose
Diese Arthrose (Abb. 3.1) ist dadurch gekennzeichnet, dass die Gelenkkonturen noch gut erhalten sind. Der Knorpel fehlt zwischen dem Talusdom und der entsprechenden Tibiagelenkfläche, ist aber zwischen den Malleolen erhalten geblieben (Abb. 3.5). Wir konnten keinen guten Grund finden, weswegen dieser noch erhaltene Knorpel entfernt werden sollte. Diese Situation betrachten wir als eine Chance, die uns erlauben würde, mit dem alleinigen Ersatz des erkrankten Teils zwischen Talusdom und Tibia die Resektion auf ein Minimum zu reduzieren. Die Buechel-Pappas-Prothese, die nur den Talusdom bedeckt und die Seiten des Talus offen lässt, ist für diese Situation bestens geeignet.

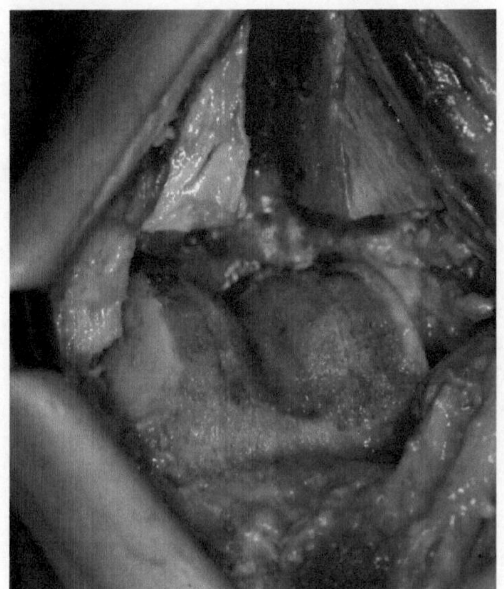

Abb. 3.5

Die »mittelschöne« Arthrose

Diese Arthrose (▫ Abb. 3.2) ist nicht auf den Talusdom beschränkt, sondern dehnt sich zwischen den Malleolen aus, wo nur noch wenig oder gar kein Knorpel mehr zu finden ist. Wir waren der Meinung, dass der zusätzliche Ersatz dieses arthrotischen Gelenkanteils eine Bedingung für ein gutes Resultat war. Die STAR-Prothese bedeckt auch die Seiten des Taluskörpers und war somit die Prothese der Wahl für diese Kategorie von Arthrose.

Die »unschöne« Arthrose

Diese in der Regel posttraumatisch bedingte Arthrose (▫ Abb. 3.3) zeigt ein Bild der Zerstörung! Sowohl die Anatomie wie auch die Biomechanik des Sprunggelenkes sind wegen schwerer Deformierungen massiv verändert (Rotations- und Längeanomalien der Malleolen, Abflachung des Talusdomes, reichlich Osteophytenbildung rund um das Sprunggelenk etc.). Die Beweglichkeit im Sprunggelenk ist dementsprechend stark eingeschränkt. Weil bei diesen Arthrosen zu wenig vom ursprünglichen Sprunggelenk intakt geblieben ist, machte es in unseren Augen auch keinen Sinn, sie mit Prothesen versorgen zu wollen, die eine relativ erhaltene Gelenkmechanik für eine gute Funktion voraussetzen. Das schwer zerstörte Gelenk müsste radikal entfernt werden und »in toto« ersetzt werden. Dafür eignete sich die Agility-Prothese sehr gut.

Von 3 zu einer einzigen Prothese

Die Agility-Prothese

Unsere Erfahrung mit 27 Agility-Prothesen zeigte uns, dass diese Prothese keine zufrieden stellende Lösung war. Auch wenn wir zum Teil gute Resultate bezüglich Schmerzlinderung und Beweglichkeit erreichen konnten, wurde es uns immer mehr bewusst, dass die Agility-Prothese aufgrund der für ihre Implantation benötigten aggressiven Knochenresektion sehr »invasiv« ist. Wir entwickelten zunehmend ein schlechtes Gewissen, weil wir sehr viel an Knochen und Gelenk bei den »schönen« und »mittelschönen« Arthrosen opferten, bei denen das Problem offensichtlich auf ein viel kleineres Areal beschränkt war. Im Laufe der Zeit schränkten wir deswegen unsere Indikationen ausschließlich auf die Kategorie der »unschönen« Arthrosen ein. Wir mussten aber auch feststellen, dass diese »unschönen« Arthrosen, die präoperativ sehr schlecht bewegten, auch nach der Operation schlecht bewegten. Auf der anderen Seite waren die Patienten mit dieser »unschönen« Arthrose seit längerer Zeit daran gewöhnt, mit einem mehr oder weniger steifen Sprunggelenk zu gehen und eine Arthrodese, die zu keinen signifikanten funktionellen Veränderungen führte, wurde gut toleriert. Und, »last but not least«, stellt die Entfernung der Agility-Prothese für eine sekundäre Arthrodese aufgrund des großen Knochenverlustes (▫ Abb. 3.6) einen schwierigen und risikoreichen Eingriff dar. Aus allen diesen Gründen, haben wir die Agility-Prothese progressiv verlassen und empfehlen unseren Patienten heute nur noch die Arthrodese für die »unschöne« Arthrose.

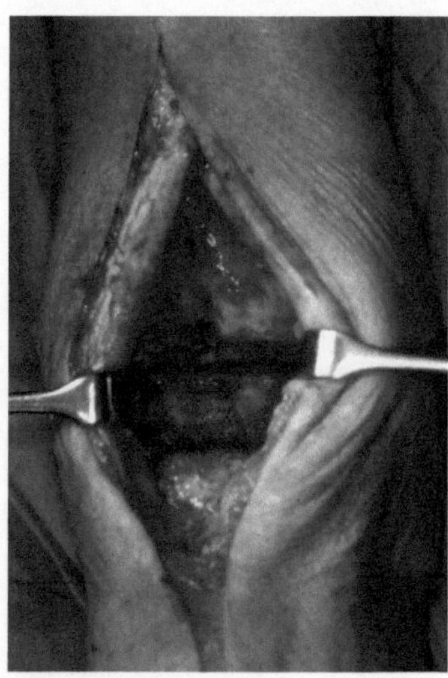

▫ Abbildung 3.6
Riesiger Knochendefekt nach Entfernung einer Agility-Prothese

Die STAR-Prothese
Die Taluskomponente der STAR-Prothese bedeckt nicht nur das Dach, sondern auch die Seiten des Taluskörpers. Unsere Vorstellung, dass dieser seitliche Gelenkersatz ein Vorteil für alle Arthrosen, die sich auch dort ausdehnen (die »mittelschöne« Arthrose), wäre, hat sich klinisch nicht bestätigt. Der Kontakt zwischen der Taluskomponente und den anliegenden Gelenkflächen der Malleolen erwies sich häufig als schmerzhaft – ein Umstand, dem durch eine kleiner gewählte Taluskomponente vorgebeugt werden konnte. Dadurch wurde aber auch die gesamte Knochenresektion größer und die Frage stellte sich, ob die resezierten Seiten des Talus, die ja nicht mehr mit den Malleolen in Kontakt waren, wirklich endoprothetisch bedeckt werden müssten. Aus diesen Überlegungen haben wir den seitlichen Gelenkersatz des Taluskörpers, der in unseren Augen keinen Sinn mehr machte, nicht mehr durchgeführt beziehungsweise die STAR-Prothese verlassen, obwohl wir im Übrigen mit den erreichten Resultaten zufrieden waren.

Die Buechel-Pappas-Prothese
Da die Implantation der Buechel-Pappas-Prothese technisch betrachtet vorteilhafter ist und wir nicht mehr glauben, dass der prothetische Ersatz der Seiten des Talus im Falle eines arthrotischen Mitbefalles der Malleolargelenke notwendig ist, haben wir schlussendlich die Buechel-Pappas-Prothese (anstelle der STAR Prothese) auch für die »mittelschönen« Arthrosen gebraucht. Interessanterweise haben wir keine signifikanten Schmerzen postoperativ beobachtet, auch bei schwerer Arthrose der Malleolargelenke. Die Wiederherstellung der ursprünglichen Gelenkhöhe und/oder der Rückfußachse mit der implantierten Prothese mag dieses Phänomen teilweise erklären. Wir sind aber auch fest davon überzeugt, dass die Malleolargelenke sich sehr ähnlich wie das Femoropatellargelenk verhalten, das bekanntlich selten prothetisch ersetzt wird und trotzdem keine signifikanten Schmerzen verursacht. In nächster Zukunft werden wahrscheinlich alle neu entwickelten Prothesen diese Tatsache berücksichtigen und die Seiten des Taluskörpers unberührt »offen« lassen. Dadurch wird die Implantation der Taluskomponente einfacher und die gesamte Knochenresektion reduziert.

Erfahrungen mit der Buechel-Pappas-Prothese

Charakteristika der Buechel-Pappas-Prothese
Die Buechel-Pappas-Prothese ist eine unzementierte Dreikomponentenprothese, die seit 1978 implantiert wird und nach dem erfolgreichen Prinzip der mobilen Gleitpaarung funktioniert. Aufgrund unserer heutigen Erfahrung mit über 150 Buechel-Pappas-Prothesen sehen wir folgende Vorteile:

- **Taluskomponente**
  - *Offene Seiten:* Die Taluskomponente ersetzt nur den Dom des Taluskörpers und lässt seine beiden Seiten offen (■ Abb. 3.1), die somit nicht reseziert werden müssen. Dies ist natürlich besonders vorteilhaft, wenn diese Seiten noch mit Knorpel bedeckt sind (»schöne Arthrose«, ■ Abb. 3.1 und 3.5), ist aber nicht von Nachteil, wenn sie arthrotisch verändert sind. Diese offen belassenen Seiten tragen dazu bei, die resezierte Knochenmenge auf ein Minimum zu reduzieren.

- *Zylindrische Form:* Die Unterfläche der Taluskomponente entspricht mehr oder weniger der natürlichen Form der Talusrolle (annährend zylindrisch), die daher nur mit minimaler Knochenresektion vorbereitet werden muss. Verglichen mit anderen Prothesen, die bis zu 5 perfekt aneinander passende ebene Resektionsflächen benötigen (STAR, Hintegra), um der Taluskomponente eine gute Stützfläche zu bieten, ist diese zylindrische Resektionsfläche deutlich einfacher korrekt zu realisieren. Weiterhin erlaubt die gewölbte Form der resezierten Fläche, die Stellung der Taluskomponente im Sinne einer Extension-Flexion (◘ Abb. 3.7a) oder einer Lateralisierung-Medialisierung (◘ Abb. 3.7b) zu verändern, bis die exakte Stellung erreicht wird.
- *Doppelkurvige Form:* Die Oberfläche der Taluskomponente weist in der frontalen Ebene eine Doppelkurvatur auf. Dank dieser Doppelkurve kann das in seiner Unterfläche entsprechend anmodellierte Polyäthylenbearing kongruent auf der Taluskomponente bei Inversions-Eversions-Bewegung im Sprunggelenk gleiten und den Abrieb auf ein Minimum reduzieren (◘ Abb. 3.8a). Die Kunstgelenke, deren Taluskomponente flach sind, gleiten nicht kongruent bei Inversions-Eversions-Bewegung. Die Kräfte, die bei Inversions-Eversions-Bewegung auf das Polyäthylen wirken, sind auf einer sehr kleinen Fläche konzentriert (◘ Abb. 3.8b) bzw. wird das Polyäthylen einem großen Druck ausgesetzt, der zu einem beschleunigten Polyäthylenabrieb führt.

- **Tibiakomponente**
  - *OSG-Darstellung:* Ein Fenster wird in der anterioren Kortikalis der Tibia eröffnet, um die Implantation der Tibiakomponente zu ermöglichen. Dieses Fenster gibt eine ausgezeichnete Sicht in den posterioren Anteil des OSG, wo Instrumente zur Resektion des posterioren Anteils des Gelenkes gut eingeführt werden können (◘ Abb. 3.9). Dieses Fenster wird nach Implantation der Tibiakomponente wieder verschlossen und konsolidiert problemlos. Die Befürchtung, das Fenster führe zu einer Schwachstelle, die zu einer Migration der Tibiakomponente führen würde, hat sich als völlig unbegründet erwiesen. Wir haben nie ein solches Problem beobachtet.

◘ Abbildung 3.7a, b
Die gewölbte Resektionsfläche des Talusdomes entspricht der Unterfläche der Taluskomponente. Diese einzige Kontaktfläche erlaubt eine perfekte intraoperative Einstellung der Taluskomponente mit der Möglichkeit, diese im Sinne einer Extension-Flexion (**a**) oder Lateralisierung-Medialisierung (**b**) zu korrigieren

◘ Abbildung 3.8
Die doppelkurvige Form der Oberfläche der Taluskomponente (**a**) erlaubt, den Kontaktstress auf das Polyäthylen bei Pro-/Supinationsbewegungen deutlich zu reduzieren im Vergleich zu Prothesen mit einer flachen Taluskomponente (**b**)

◘ Abbildung 3.9
Das Fenster, das in der vorderen Kortikalis der Tibia eröffnet wird, erlaubt nicht nur eine sehr gute Sicht, sondern auch eine bequeme Einführung der Instrumente in den posterioren Anteil des Sprunggelenks

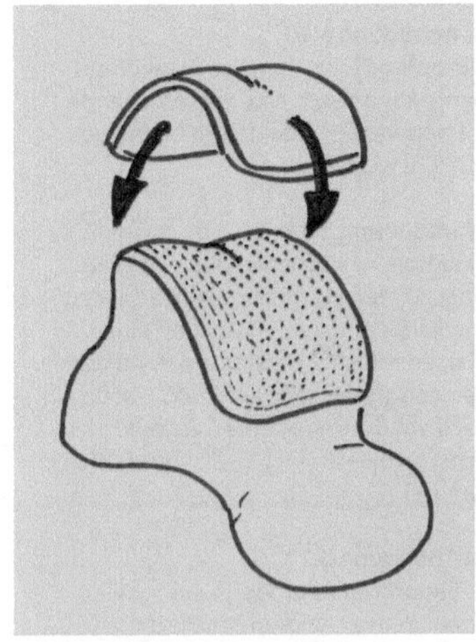

Abb. 3.7a

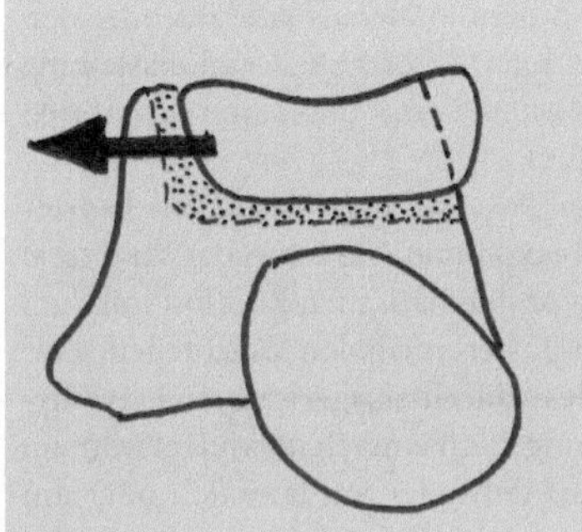

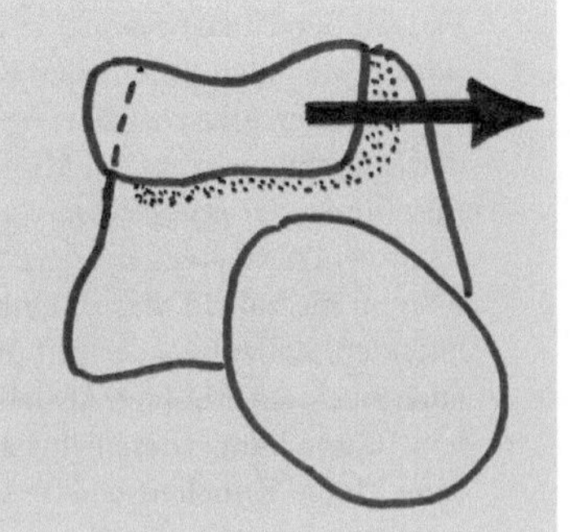

Abb. 3.7b

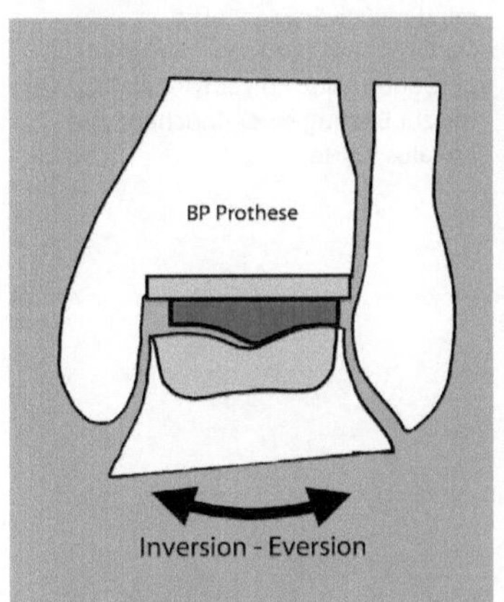

Abb. 3.8a

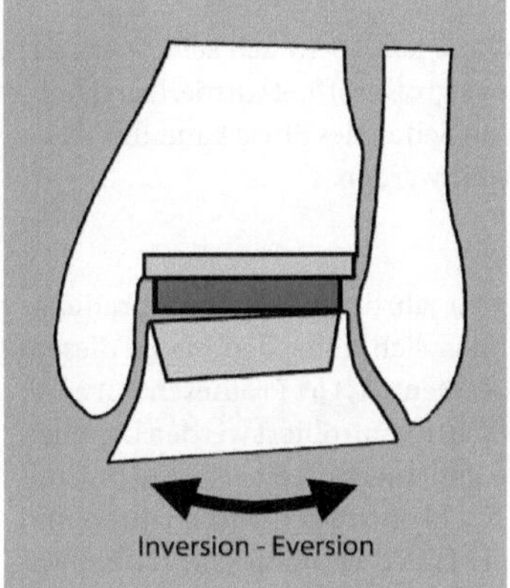

Abb. 3.8b

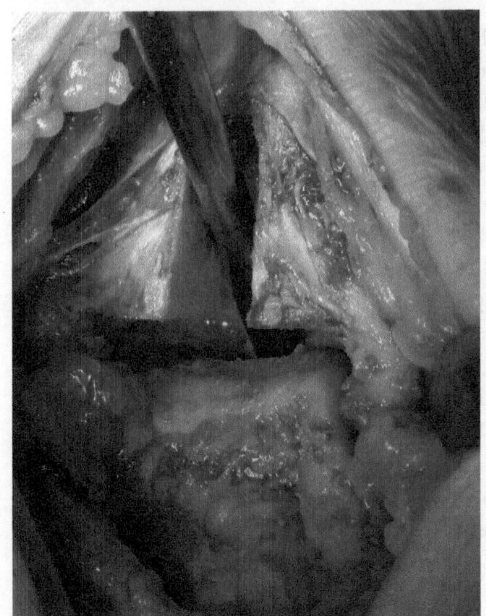

Abb. 3.9

- *Einstellung der Rotation*: Das Tibiaplateau kann mühelos um die Achse seines Stiels rotiert werden, bis seine korrekte Rotation erreicht wird (◘ Abb. 3.10). Die korrekte Rotationseinstellung ist zur Vermeidung von mechanischen Konflikten (Impingement) zwischen dem Plateau der Tibiakomponente und dem Malleolus lateralis oder den posteromedialen Weichteilen wichtig. Die korrekte Rotationsstellung der Komponenten reduziert den Kontaktdruck und damit den Abrieb der Komponenten auf ein Minimum.
- *Einstellung der lateralen-medialen Position:* Liegt das tibiale Fenster nicht zentriert, stellt sich die Tibiakomponente entweder zu lateral oder zu medial ein, was zu einem problematischen Konflikt mit dem lateralen Malleolus oder mit den posteromedialen Weichteilen, aber auch zu einem erhöhten Abrieb des schlecht ausgerichteten Polyäthylens führen kann. Diese Fehlstellung kann einfach korrigiert werden: Eine kleine Knochenscheibe wird entweder am lateralen oder am medialen Rand des Fensters entnommen und auf die Gegenseite des Fensters platziert, was eine Verschiebung der ganzen Tibiakomponente nach medial oder nach lateral um die Breite der resezierten Knochenscheibe bewirkt (◘ Abb. 3.11).
- *Pressfit:* Der primäre Halt der Prothese kann schwach sein, wenn das Fenster in der anterioren Kortikalis zu groß eröffnet wurde. Durch Einpressen vom Knochen an den beiden Seiten des Stiels kann die Tibia-Kompenente sekundär fest stabilisiert werden.

◘ Abbildung 3.10
Die optimale Position der Tibiakomponente kann durch eine entsprechende intraoperative Rotation um ihren Stiel erreicht werden

◘ Abbildung 3.11
Eine Tibiakomponente, die zu lateral oder zu medial platziert wurde (hier zu medial), kann durch Resektion einer kleinen Knochenscheibe am Rand des Fensters (hier lateralseits) und Platzierung auf die Gegenseite (hier medialseits) an die korrekte Stelle verschoben werden

◘ Abbildung 3.12
a Bildung eines großen Osteophyten auf dem anterioren Anteil der Taluskomponente, der bei jeder Dorsalextension zu einem direkten Konflikt mit dem Polyäthylen führte.
b Dadurch kam es zu einem frühzeitigen, anormalen Polyäthylenabrieb, der zur Bildung einer Knochenzyste im Talus führte

Mittelfristige Resultate
Alle unsere implantierten Prothesen werden jährlich klinisch und radiologisch kontrolliert. Im Februar 2002 befanden sich unter den bis zu diesem Datum implantierten Buechel-Pappas-Prothesen (135) 92 Prothesen mit einer Implantationszeit von über 1 Jahr, wovon 87 nachkontrolliert werden konnten. Unter diesen 87 Patienten befanden sich 10 Patienten mit einer Nachkontrollzeit von 3 Jahren, 30 Patienten mit einer Nachkontrollzeit von 2 Jahren und 47 Patienten mit einer Nachkontrollzeit von 1 Jahr. Das Durchschnittsalter war 58,4 Jahre (28–84). 49 Arthrosen waren posttraumatisch, 21 primär und 16 rheumatisch bedingt. In einem Fall wurde eine STAR-Prothese mit chronischen Schmerzen (zu große Taluskomponente) entfernt.
Gleichzeitig mit der Implantation der Prothese wurden 86 zusätzliche Eingriffe bei 61 Patienten durchgeführt: Verlängerung der Gastrocnemiusaponeurose oder der Achillessehne (51), Osteotomien am Calcaneus (12), Arthrodesen am Rück- oder Mittelfuß (12), Broström-Gould-Bandplastik (1), Tibiaosteotomie (1) und diverse andere Fußeingriffe (8). Alle diese Eingriffe wurden in der gleichen operativen Sitzung zusammen mit der Implantation der Prothese durchgeführt.
In 9 Fällen wurden schwere Früh- oder Spätkomplikationen beobachtet. In je 1 Fall wurde eine Verletzung des N. tibialis, eine tiefe Infektion mit Staphylococcus aureus, ein Morbus Sudeck und ein Impingement durch eine Ossifikation mit sekundärer Zystenbildung unter der Taluskomponente registriert (◘ Abb. 3.12a,b). In 5 Fällen musste die Prothese entfernt werden: In 3 Fällen wegen übergroßer Komponenten, die zu Konflikten mit den Malleolen führten (Prothesenwechsel), in 1 Fall wegen einer rezidivierenden lateralen Rückfußinstabilität trotz gleichzeitig durchgeführter lateraler Bandplastik nach Broström-Gould und in 1 Fall aufgrund unklarer chronischer Schmerzen (auswärtiger Prothesewechsel).

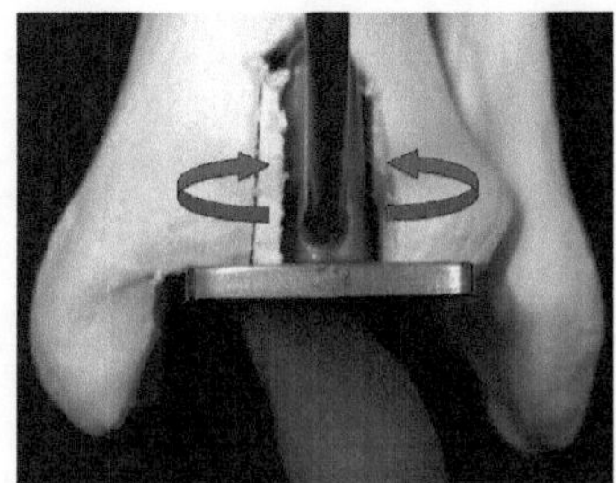

Abb. 3.10

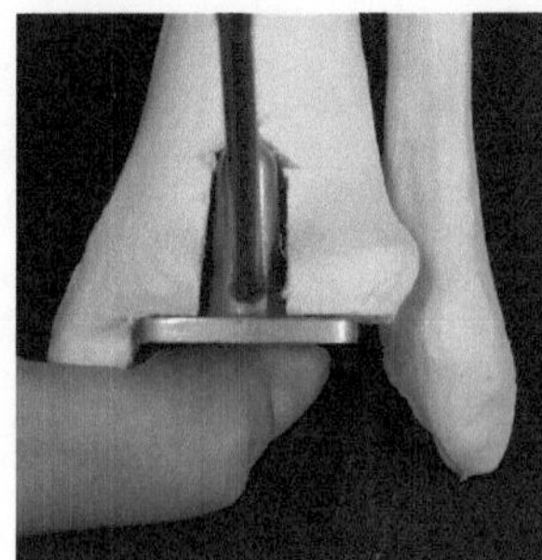

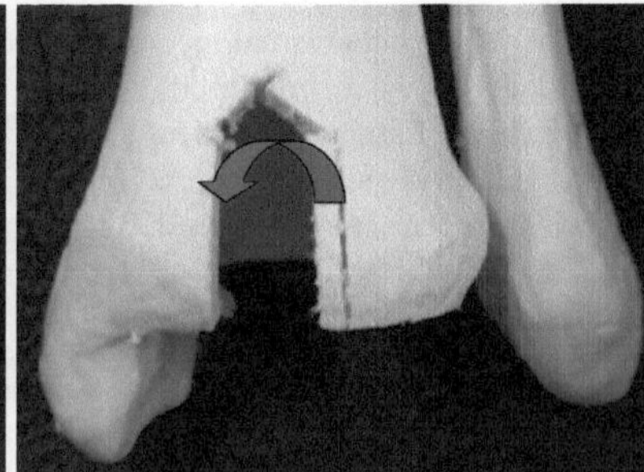

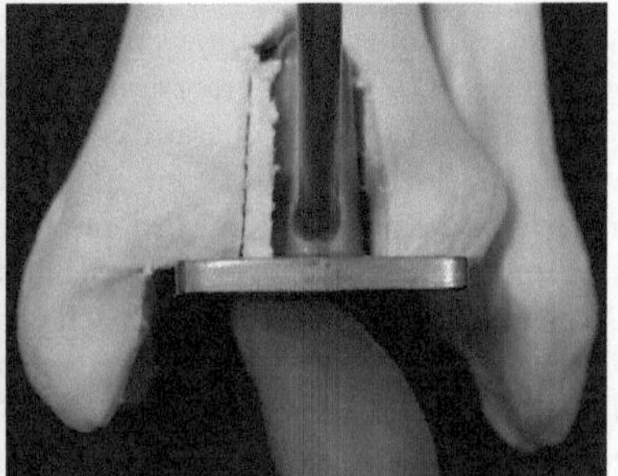

Abb. 3.11

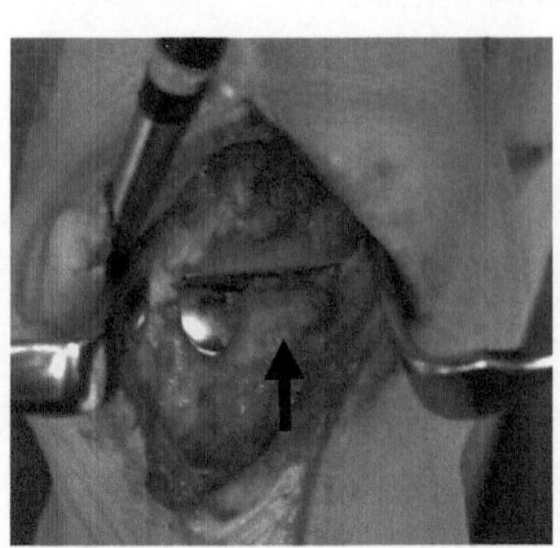

Abb. 3.12a

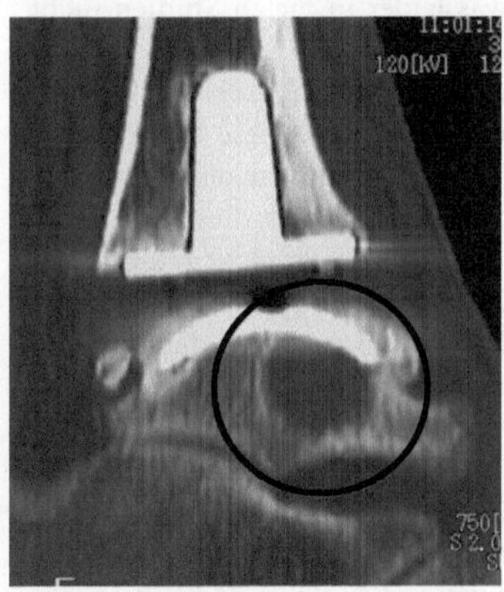

Abb. 3.12b

3

Tabelle 3.1. Radiologisch gemessene Beweglichkeit der Buechel-Pappas-Prothese allein und des ganzen Fußes (Buechel-Pappas-Prothese und übrige Fußgelenke) in einem eigenen Kollektiv von 87 Patienten

Reine Prothesenbeweglichkeit (Buechel-Pappas-Prothese allein)	Kombinierte Bewegungsamplitude (Buechel-Pappas-Prothese und Fußgelenke)
42,2° (4°–40°)	35,0° = +10,8°
10,2° (1°–26°)	17,3° = +7,1°
14,0° (1°–27°)	17,7° = +3,7°

Bei diesem Kollektiv konnte eine Verbesserung der visuellen analogen Schmerzskala (0–10) von präoperativ durchschnittlich 8,7 (7,5–10) auf durchschnittlich 1,3 (0–9) postoperativ erzielt werden. 92% der Patienten würden wieder die gleiche(n) Operation(en) bei sich durchführen lassen, 3 Patienten mit schwerer Komplikation würden sich nicht wieder operieren lassen und 4 Patienten waren diesbezüglich unschlüssig.

Die Beweglichkeit wurde radiologisch gemessen, sowohl für die Extension-Flexion in der Prothese allein sowie auch für den gesamten Bewegungsumfang des Fußes, der sich aus der Beweglichkeit im Sprunggelenk und in den übrigen Fußgelenken zusammensetzt (»combined arc of motion«; Abb. 3.13). Die Ergebnisse dieser Messungen sind in Tabelle 3.1 zusammengefasst. Die durch die anderen Fußgelenke zusätzlich gewonnene Extension und Flexion zeigt, wie wichtig es ist, die Beweglichkeit der OSG-Prothesen radiologisch und nicht einfach klinisch zu erfassen, was leider in vielen Studien nicht berücksichtigt wird!

Radiologisch wurde eine Lysesaum von maximal 2 mm in 44% der Fälle im Bereich der Tibiakomponente beobachtet (Abb. 3.14). Diese Lysen zeigen allerdings keine Zunahme im Laufe der Zeit, und es kam zu keiner einzigen Prothesenlockerung. Man kann daraus schließen, dass sich diese Lysen verhalten wie bei den Knieendoprothesen, wo sie sich als nicht relevant erwiesen haben. In 9% der Fälle wurden Knochenzysten gesehen. Diese Zysten waren immer die Folge einer Konfliktsituation zwischen der Prothese (zu groß gewählt) und Knochen (Malleolen oder Osteophytenneubildung; Abb. 3.12a, b). Durch die Behebung der Konfliktsituation konnten alle Zysten, die zusätzlich mit Spongiosa gefüllt wurden, definitiv beseitigt werden. In 8% der Fälle wurden osteophytäre Neubildungen im posterioren OSG-Anteil beobachtet, ohne klinische Relevanz. Durch eine reichliche intraoperative Spülung und durch prophylaktische Gabe von Indometacin dürfte diese ektope Knochenneubildung bedeutend reduziert werden können.

Zusammengefasst sind die kurz- und mittelfristigen Resultate gut bis sehr gut bezüglich Patientenzufriedenheit – 92% würden sich wieder operieren lassen –, bezüglich Schmerzlinderung (durchschnittlicher Schmerz von 8,7 auf 1,3 reduziert) und bezüglich Bewegungsamplitude der Prothese selbst (durchschnittlich 24,2°). Die relativ große Anzahl von schweren Komplikationen (ca. 10%) ist größtenteils durch unsere Lernkurve mit dieser Prothese bedingt und wurde bei unseren letzten Fällen auch deutlich reduziert. Bei der Interpretation dieser Resultate darf allerdings nicht vergessen werden, dass eine Selektion vorgenommen wurde bzw. dass in unserer Klinik immer noch ungefähr 20–30% der schmerzhaften OSG-Arthrosen mit einer Arthrodese behandelt werden. Im Vergleich zu anderen Kliniken, die heute praktisch nur noch Prothesen implantieren, dürfte also eine positive Selektion stattgefunden haben.

Abbildung 3.13
Die Beweglichkeit einer Prothese allein und die kombinierte Beweglichkeit dieser Prothese und der übrigen Fußgelenke (»combined arc of motion«) kann nur radiologisch exakt objektiviert werden und wird in unserer Klinik mit belasteten lateralen Aufnahmen des Fußes in maximaler Extension und Flexion gemessen (hier mit einer BP-Prothese)

Abbildung 3.14
Recht große und ausgedehnte Lysezonen um die Tibiakomponente. Die beobachteten Lysen waren meist deutlich kleiner und weniger ausgedehnt. Diese Lysen haben keine Tendenz zur Vergrößerung oder Verbreiterung im Laufe der Zeit gezeigt

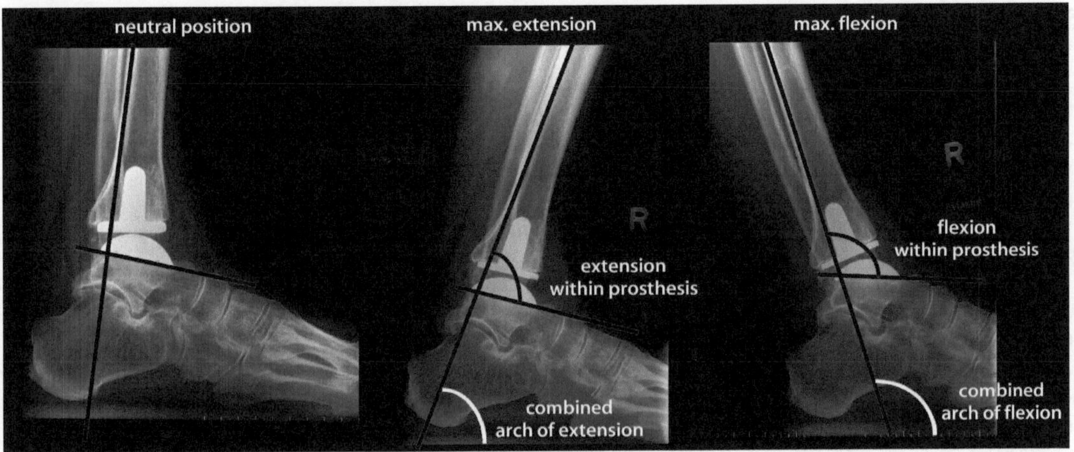

Abb. 3.13

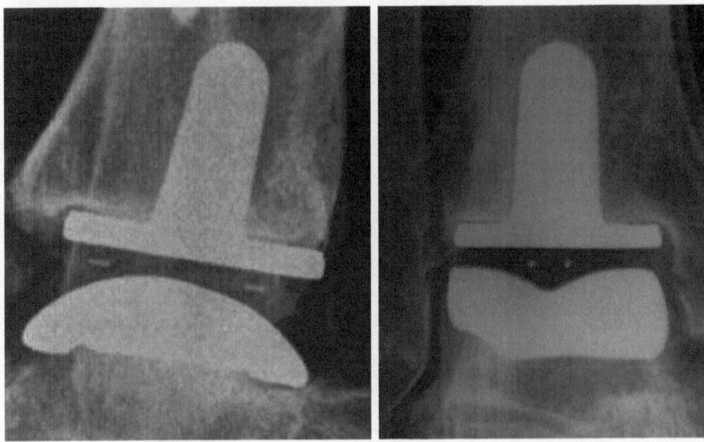

Abb. 3.14

Schlussfolgerungen

Der endoprothetische Ersatz des OSG hat mit Recht einen wichtigen Platz in der operativen Behandlung der schmerzhaften OSG-Arthrose in den letzten Jahren eingenommen und ist heute nicht mehr wegzudenken. Auch wenn gute bis sehr gute Resultate häufig erreicht werden, bleibt ein Teil der Ergebnisse unbefriedigend. Gewisse Prothesen bewegen schlecht und/oder bleiben diffus schmerzhaft, ohne dass eine genaue Erklärung dafür gefunden werden kann.

Der große Unterschied zum endoprothetischen Ersatz anderer großer Gelenke liegt sicherlich in der Tatsache, dass eine Arthrodese des OSG heute noch in vielen Fällen eine gute oder gar bessere Alternative als die Prothese darstellt. Erst wenn die Prothese in allen Fällen ein besseres Resultat als die Arthrodese garantieren kann, wird die Arthrodese des Sprunggelenks definitiv aus unserem therapeutischen Repertoire gestrichen werden können. In der Zwischenzeit werden wir weiter von Fall zu Fall entscheiden müssen, welche der 2 möglichen Lösungen, Endoprothese oder Arthrodese, die bessere sein könnte. Diese Entscheidung ist nicht immer einfach zu treffen und braucht große klinische Erfahrung.

Chirurgen, die sich mit der Behandlung der schmerzhaften Arthrose des Sprunggelenkes aktiv auseinandersetzen möchten, sollten ihren Patienten nicht ausschließlich die Arthrodese anbieten können. Die Endoprothetik kann eine deutlich bessere Alternative sein und muss deshalb auch in Betracht gezogen werden. Sie braucht aber zweifellos Erfahrung; eine Erfahrung, die aufgrund der relativ geringen Anzahl von Patienten schwierig für jeden Einzelnen zu gewinnen ist. Deswegen sollten sich interessierte Chirurgen einer Gruppe von erfahrenen Chirurgen anschließen, die ihr Wissen mit ihnen teilen. Dabei sollen größere Zentren eine zentrale Rolle für die Koordination spielen. Die fehlende Erfahrung aufgrund zu geringer Fallzahlen kann kompensiert werden und unnötige Wiederholung von Fehlern vermieden werden.

4 Offene Chirurgie am oberen Sprunggelenk

G. Ruflin

Einleitung

Das OSG beginnt am Fibulaköpfchen, zumindest in Bezug auf seine Probleme. Bei jeder OSG-Läsion beginnt die Untersuchung daher im Kniebereich. Wird der palpierende Finger in der hohen Fibularegion nicht fündig, so wird er es öfter, als man glaubt, auf Höhe der vorderen Syndesmose.

Luxationsfrakturen am OSG sind absolute Notfälle und fordern auch den versiertesten Extremitätenchirurgen zu jeder Tages- und Nachtzeit. Die rasche und massive Weichteilschwellung verzeiht nicht den geringsten Aufschub des Eingriffes.

Pilonfrakturen – gleichgültig, auf welcher Höhe proximal sie beginnen und welches Ausmaß der Gelenkflächenzerstörung sie aufweisen – bleiben der Albtraum jedes Extremitätenchirurgen. Perfektion in Ausführung und Endresultat erlaubt dieser Frakturtyp kaum, immer verbleibt ein gewisser Restschaden. Vielfältig sind auch die jeweils gewählten taktischen Vorgehen und Operationsverfahren. Aufschlussreich ist die Tatsache, dass sich die Operationstechniken der besten Extremitätenchirurgen einander annähern, ebenso wie sich die Kombination von Fixateur externe, Reposition unter arthroskopischer Sicht und innere Fixation mit kleindimensionierten Implantaten bewährt. Die Probleme werden wohl nie vollständig gelöst werden, und es wird auch zukünftig sicherlich noch Raum bleiben für weitere Kreativität.

Läsion der tibiofibularen Syndesmose

Häufigkeit

Je nach Sportart 1–18% aller Verletzungen des OSG-Bandapparates.

Einteilung nach Clanton u. Schon 1993

Typ 1: Klinische Verletzungszeichen (schmerzhafte Syndesmose bei passiver Fußaußenrotation mit 90° flektiertem Knie) ohne Aufklaffen bei Stressaufnahmen (belastetes OSG, gehaltene Aufnahmen in Außenrotations- und Abduktionstress)

Typ 2: Separation der Syndesmose bei Stressaufnahmen, Arthrographie (innerhalb von 2–7 Tagen)

Typ 3: Diastase schon auf Übersichtsröntgenbildern erkennbar

Messpunkte am Übersichts-Röntgenbild

1. Überlappung zwischen Tibia und Fibula (Abstand vom lateralen Rand der Tibia zum medialen überlappten Rand der Fibula, gemessen 1 cm oberhalb der Gelenklinie). Sollwert: in der a.-p.-Aufnahme > 6 mm; in der »Mortise«-Aufnahme > 1 mm (◘ Abb. 4.1).

2. Abstand (»clear space«) zwischen medialem Rand der Fibula (wie unter 1) und der Linie, die die hintere laterale Begrenzung der Tibia markiert. Sollwert > 6 mm sowohl in a.-p.- wie in »Mortise«-Aufnahme.

3. Der mediale Gelenkspalt ist zu beachten: häufig mit Verletzung des Lig. deltoideum oder Innenknöchelfraktur kombiniert.

◘ Abbildung 4.1
a Die normalen Beziehungspunkte der Syndesmose. Der freie tibiofibulare Abstand zwischen den beiden *offenen Pfeilen*, 1 cm über der distalen Tibiakante, sollte weniger als 6 mm betragen. Das tibiofibulare Überlappen auf dieser simulierten a.-p.-Aufnahme *(dunkle Pfeile)* sollte größer sein als 6 mm oder 42% der Fibulabreite, und größer als 1 mm auf der gehaltenen Aufnahme. (Aus: Clanton u. Schon 1993).
b Simulierte a.-p.-Aufnahme

Typische Behandlung

Typ 1: Belastung je nach Beschwerden; evtl. OSG-Orthese je nach Beschwerden. Sportfähig nach 6 Wochen.

Typ 2: Fixation unbelastet 4 Wochen; belastet weitere 2–4 Wochen; evtl. Röntgenkontrollen alle 3 Wochen. Sportfähig je nach Fixationsdauer nach 8–10 Wochen.

Typ 3: Operativ: Reposition, Stellschraube durch 3 Cortices (bei dorsalflexiertem Fuß). Versorgung der Läsion am Innenknöchel nur nötig, wenn Reposition der Syndesmose schwierig. Sportfähig nach 5–6 Monaten.

Generell dauert die Rekonvaleszenz etwa doppelt so lang wie bei einer Verletzung der lateralen Seitenbänder des OSG.

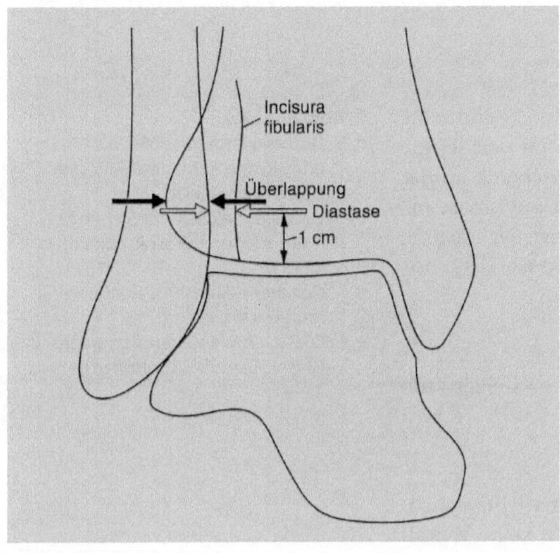

Abb. 4.1a

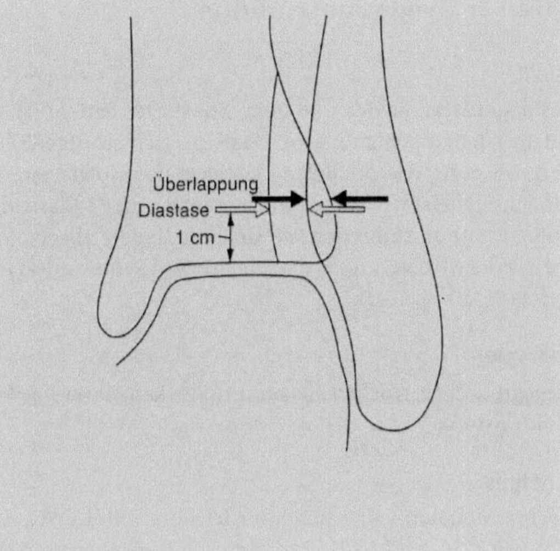

Abb. 4.1b

4

Fall 1: Syndesmosenruptur

Klinik

Distorsionstrauma des OSG beim Sport. Der Patient ist Architekt und sollte auf Baustellen gehfähig sein. Das Übersichtsröntgenbild zeigt eine leichte Vergrößerung des medialen Gelenkspaltes sowie eine Verletzung an der Innenknöchelspitze. Unter Bildverstärker (BV) klafft die Syndesmose bei Außenrotation/Abduktion minimal auf, federt aber sofort wieder elastisch zurück. Es wird vermutet, dass die hintere Syndesmose intakt ist. Diagnose: Typ 2 (◘ Abb. 4.2a–d).

Therapie

Liegegips, für 2 Wochen Gehen mit Stöcken, darauf 4 Wochen Gehgips mit Vollbelastung.

Ergebnis

Nach 5 Monaten völlig beschwerdefrei. Stabiles OSG; normale Beweglichkeit von OSG und USG. Radiologisch kongruentes Gelenk, keine Verkalkungen zwischen Tibia und Fibula, Vernarbung an der Innenknöchelspitze (◘ Abb. 4.2e, f).

◘ Abbildung 4.2
a, b Distorsionstrauma: OSG, a.-p.- und laterale Aufnahme. Medialer Gelenkspalt unklar.
c OSG, a.p., beidseits im Stehen belastet: medialer Gelenkspalt pathologisch.
d Gehaltene Aufnahme in Außenrotation/Abduktion.
e, f OSG nach 5 Monaten: kongruentes Gelenk, Innenknöchelspitze geheilt

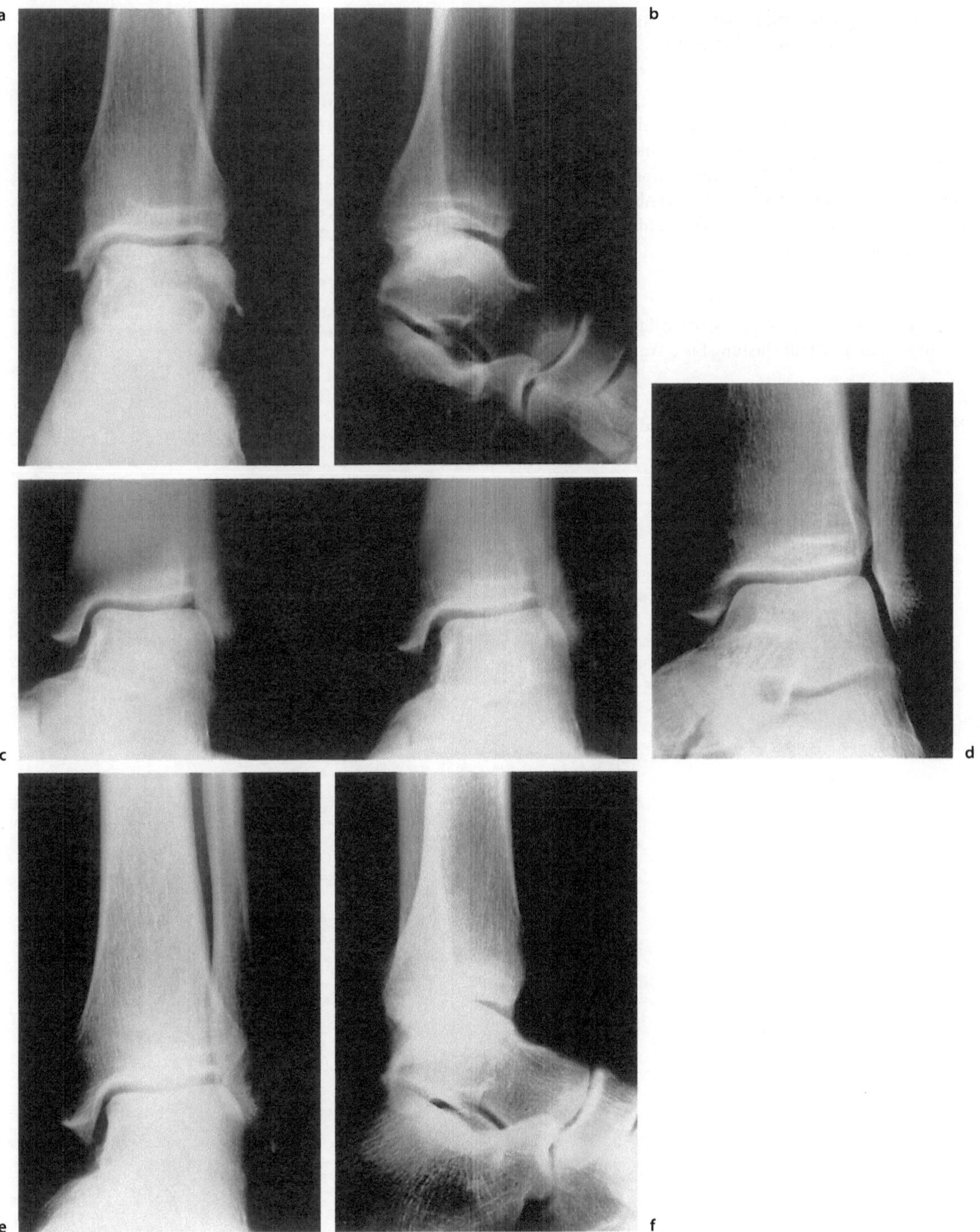

Abb. 4.2

Fall 2: Syndesmosenruptur mit dorsalem ossärem Abriss (Volkmann-Dreieck)

Klinik

Außenrotationsverletzung des Fußes beim Fußballspiel. Schmerzhafte Syndesmose. Das Röntgenbild zeigt eine dorsale ossäre Syndesmosenverletzung. In der gehaltenen Aufnahme (Abduktion-/Außenrotation) ist kein deutlich vermehrtes Aufklaffen festzustellen (◘ Abb. 4.3). Beurteilung: Wahrscheinlich ist die vordere Syndesmose intakt, die hintere Syndesmose ist allerdings separiert. Einteilung: Typ 2.

◘ Abbildung 4.3
a Syndesmosenruptur am OSG, a.p. und lateral: Volkmann-Dreieck.
b Keine hohe Fibulafraktur vorhanden

Therapie

Dorsale antalgische Gipsschiene für 10 Tage. Weiterbehandlung mit Antisupinationsschuh und Teilbelastung bis 6 Wochen nach Unfall.

Ergebnis

Nach 1,5 Jahren ist der Patient beschwerdefrei.

Fall 2: Syndesmosenruptur mit dorsalem ossärem Abriss (Volkmann-Dreieck)

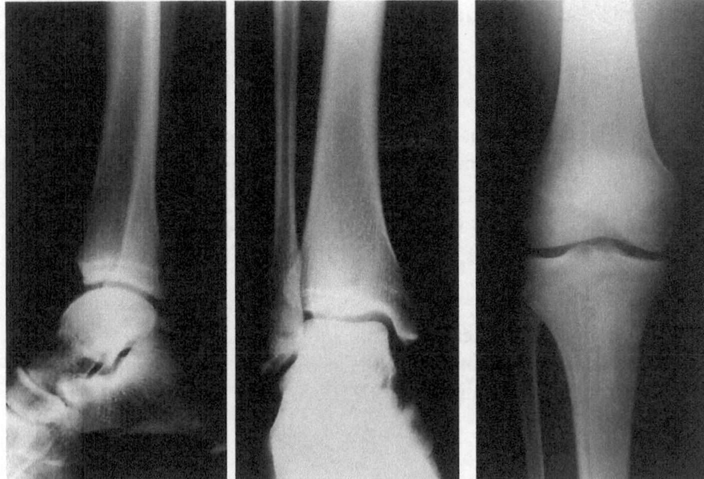

■ Abb. 4.3a ■ Abb. 4.3b

4

Fall 3: Syndesmosenruptur mit hoher Fibulafraktur (Maisonneuve)

Klinik

Sturz auf einer Treppe beim Umzug (Tragen von Haushaltsgegenständen). Multiple Sklerose mit leichten neurologischen Behinderungen. Schmerz über der Syndesmose.
Radiologisch hohe Fibulafraktur (◘ Abb. 4.4a, b). Arthrographie des OSG zeigt eine Ruptur der Syndesmose (◘ Abb. 4.4c).

Therapie

Offene Syndesmosenreposition; 2 3,5-mm-Stellschrauben werden durch 3 Cortices geschraubt (◘ Abb. 4.4d, e). Nachbehandlung mit Antisupinationsschuh und 20 kg Teilbelastung für 8 Wochen. Schraubenentfernung nach 9 Wochen (◘ Abb. 4.4f, g).

Ergebnis

Nach 3 Monaten symmetrische OSG-Beweglichkeit, volle Belastbarkeit. Keine Verschlechterung der Muskelkraft bei vorbestehender neurologisch bedingter leichter Schwäche.

◘ Abbildung 4.4
a, b Nach Sturz auf der Treppe. OSG, a.p. und seitlich.
c Hohe Fibulafraktur.
d, e Operation: Arthrographie, offene Syndesmosenreposition und Fixation mit 2 3,5-mm-Schrauben.
f, g Zustand nach Implantatentfernung

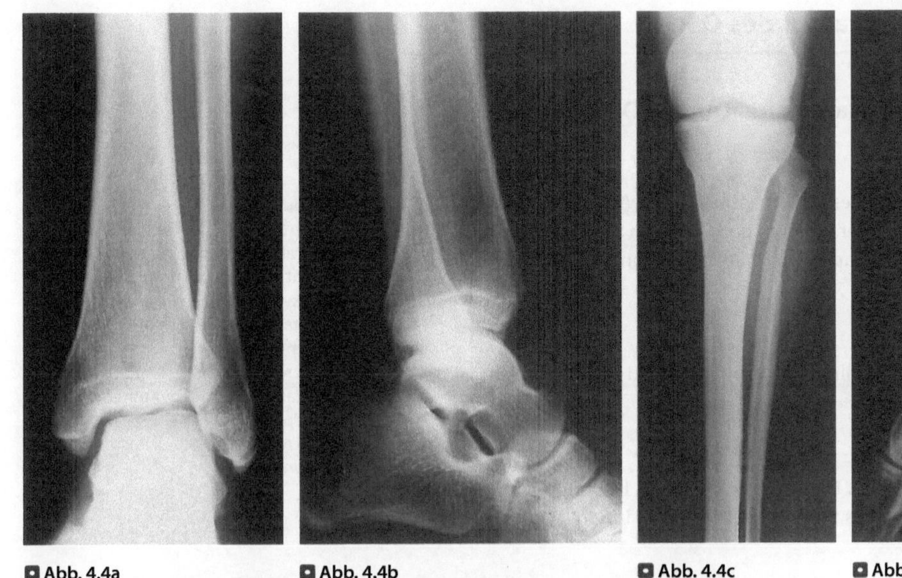

Abb. 4.4a

Abb. 4.4b

Abb. 4.4c

Abb. 4.4d

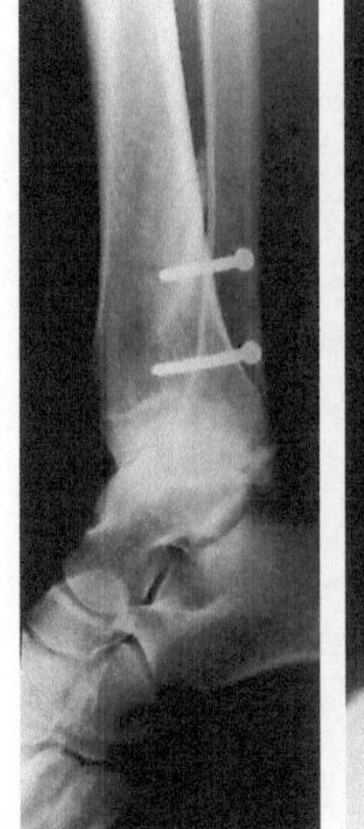

Abb. 4.4e

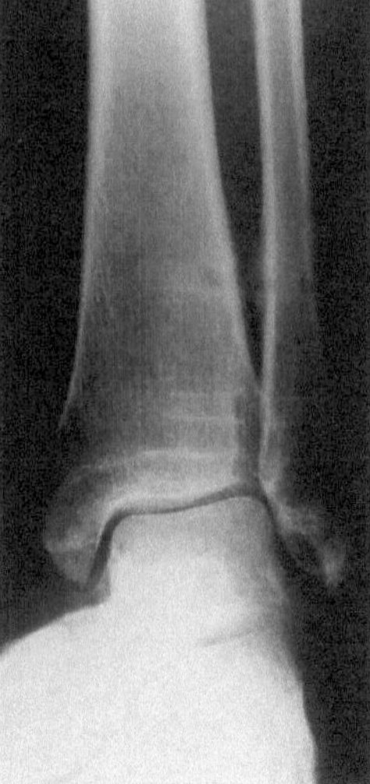

Abb. 4.4f

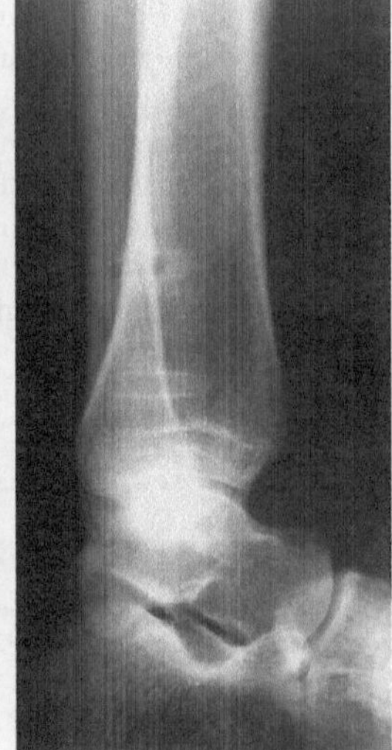

Abb. 4.4g

Schwere Luxationsfraktur des OSG

Fall 4: Schwere Luxationsfraktur des OSG

Problemstellung

Verhakte hintere Luxation des OSG (◘ Abb. 4.5a), Trümmerfraktur der distalen Fibula, ossärer Ausriss der hinteren und vorderen Syndesmose, kleine Einstauchung am hinteren Tibiaplateau (◘ Abb. 4.5b) und Fraktur am Malleolus medialis.

Anamnese

Sturz auf einer Treppe. Notfallmäßige Reposition und Gipsfixation in Narkose, dann Überweisung zur weiteren Versorgung.

Klinik

59-jährige Patientin, 75,5 kg: Deutliche Schwellung, Hämatomverfärbung im gesamten OSG-Bereich links, Kontusionsmarke am Innenknöchel.

Therapie

Osteosynthese des Malleolus lateralis mit dorsaler Drittelrohrplatte, Zugschraube durch die Platte. Dreifache Plattenfunktion: Überbrückung der Trümmerzone, Antigleitfunktion zur Verhinderung der hinteren Reluxation, Neutralisation von Scher- und Rotationskräften auf die Zugschraube.
Reposition des kleinen eingestauchten hinteren Tibiafragmentes ohne Fixation. Keine mediale Revision. Bei Prüfung mit Einzinkerhaken nach Reposition wird eine stabile Syndesmose festgestellt, daher keine Syndesmosenschraube (◘ Abb. 4.5c, d).
Nachbehandlung mit Gipsschale bis zur Wundheilung, darauf Gehgips mit 15 kg Teilbelastung bis 6 Wochen postoperativ.

Ergebnis

Problemlose Wund- und Frakturheilung, problemlose Weichteilverhältnisse nach Gipsentfernung, gute Gelenkfunktion (◘ Abb. 4.5e, f).

◘ Abbildung 4.5
- **a** Nach Sturz auf der Treppe: OSG a.p., lateral mit Luxationsstellung.
- **b** Rechtes OSG a.p., lateral im Fixationsverband nach Reposition. Einstauchung der hinteren Tibia gut erkennbar.
- **c, d** OSG rechts in 2 Ebenen nach rein lateraler Versorgung, Aufnahmen im Operationssaal.
- **e, f** OSG rechts a.p., lateral nach Vollbelastung

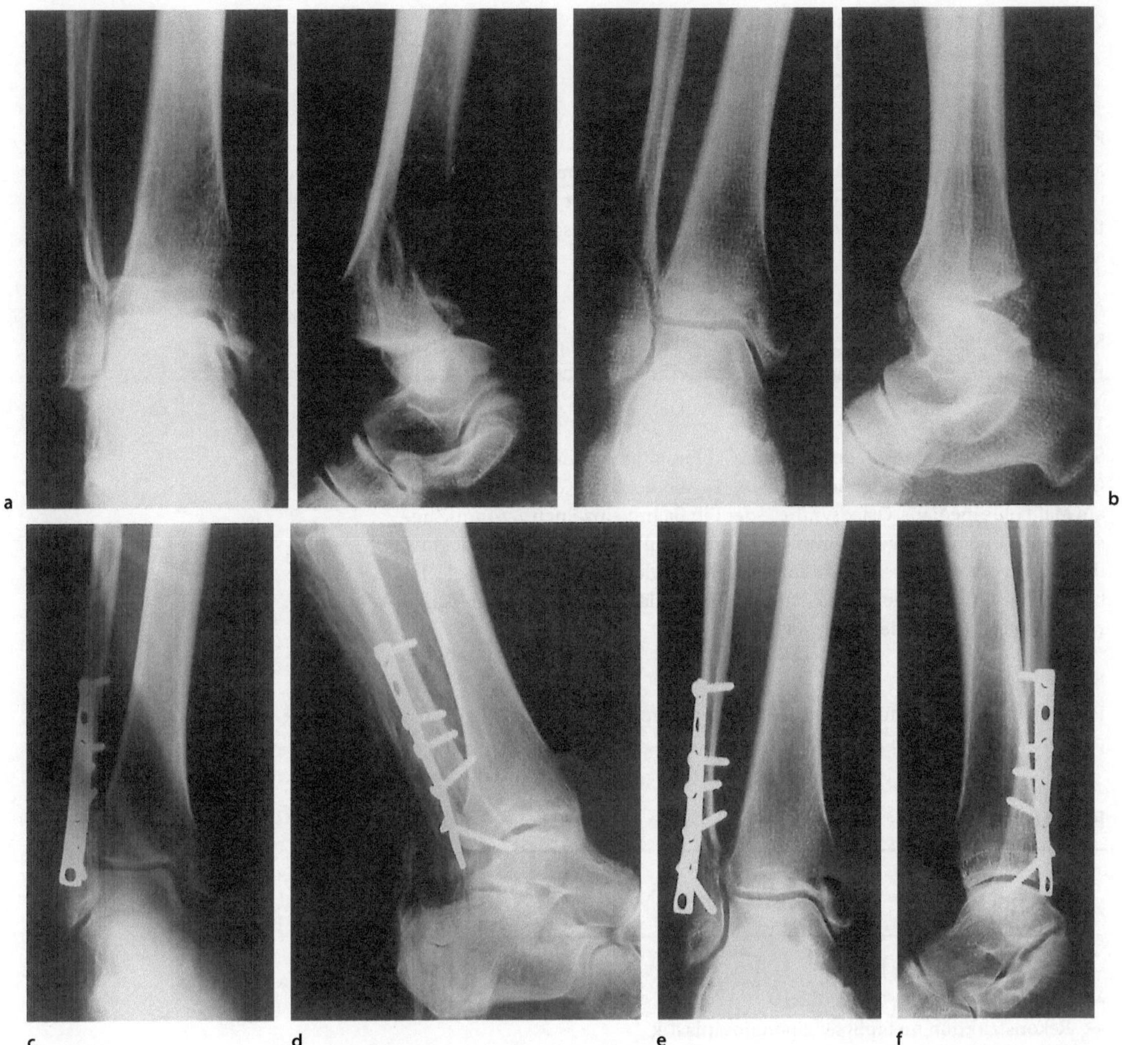

Abb. 4.5

Fall 5: Osteosynthese der distalen Fibula und Volkmann-Dreieck bei schwerer Luxationsfraktur des OSG

Problemstellung

Mehrfragmentfraktur der Fibula (Typ C) mit großem dorsalem Tibiafragment (◘ Abb. 4.6a, b), Fraktur des Malleolus medialis mit prekären Weichteilverhältnissen, instabiles Gelenk nach notfallmäßiger geschlossener Reposition.

◘ Abbildung 4.6
a, b Instabile hintere OSG-Luxationsfraktur Typ C.
c, d Heilung nach einfacher Osteosynthese mit nur lateralem Zugang.
e Nach Implantatentfernung 1 Jahr postoperativ

Anamnese

Sturz auf Glatteis. Verhakte Luxation des OSG mit Zirkulationsstörung am Fuß, Kontusionsmarke und subkutaner Ablederung am Innenknöchel.

Therapie

Sofortige geschlossene Reposition. OSG bleibt massiv instabil. Sofortige Osteosynthese nur mit lateralem Zugang (◘ Abb. 4.6c, d). Keine Intervention am Malleolus medialis. Osteosynthese der Fibula mit einzelnen 2,7-mm-Zugschrauben und mit langer 3,5-mm-Rekonstruktionsplatte zur Überbrückung der Trümmerzone; dorsale Plattenlage als »Antigleitplatte«. Das dorsale Tibiafragment wird vor der Osteosynthese der Fibula mit großer Weber-Zange reponiert und von vorne verschraubt.

Ergebnis

Problemlose Fraktur- und Weichteilheilung; gute OSG-Beweglichkeit; Implantatentfernung nach 1 Jahr (◘ Abb. 4.6e).

Pilonfraktur

Prinzipien

- Rekonstruktion der Fibula
- Rekonstruktion der Gelenkfläche
- Rekonstruktion metaphysär, Spongiosaplastik
- Stabilisierung

Trends bei mittelschweren Frakturen ohne schwere Weichteilschäden

- Gelenkkongruenz entscheidet über Prognose: CT-Abklärung hilfreich. Sinnvollen Zugang wählen, Arthroskopie und BV einsetzen
- Mittel der indirekten Frakturreposition verwenden (Fixateur externe)
- Möglichst wenig Implantat; evtl. Fixateur externe

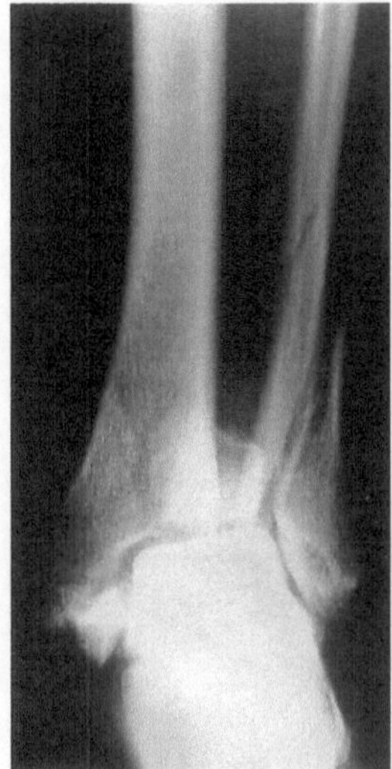

Abb. 4.6a

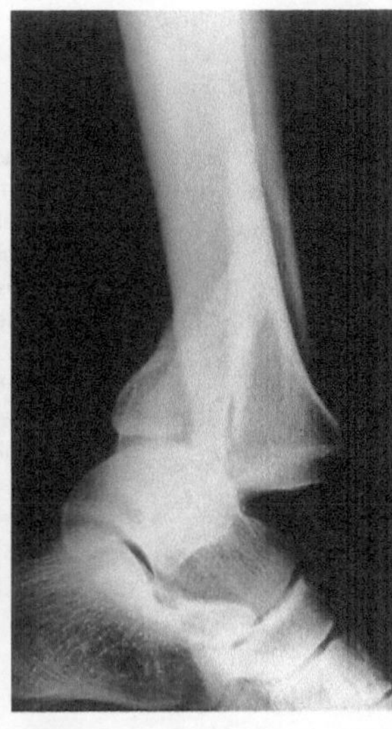

Abb. 4.6b

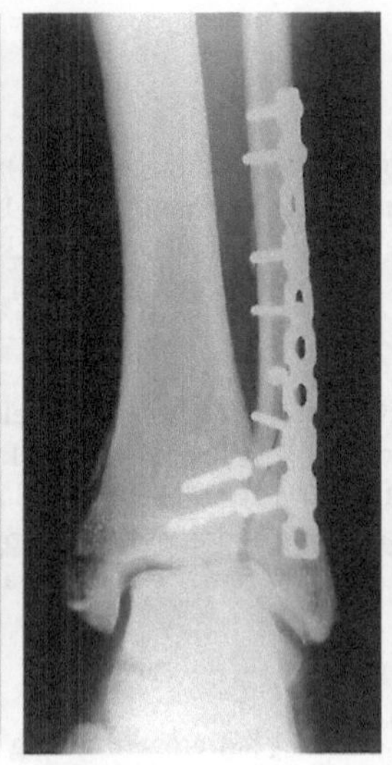

Abb. 4.6c

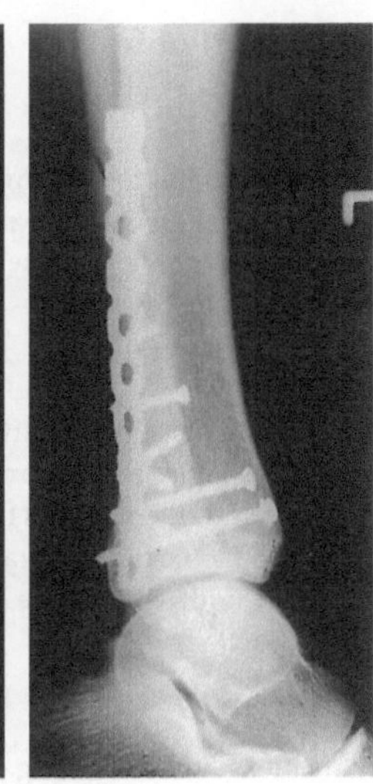

Abb. 4.6d

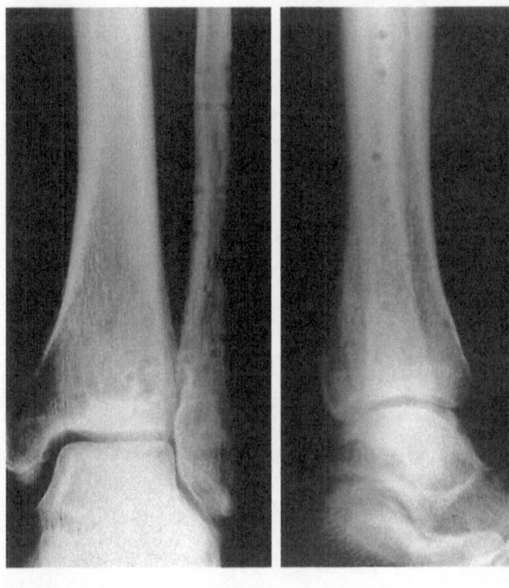

Abb. 4.6e

Fall 6: Pilonfraktur

Klinik

Sturz beim Skifahren (in Schneemauer stecken geblieben): Beckenringsprengung, Pilonfraktur (■ Abb. 4.7a, b). Erstbehandlung am Unfallort: anatomische Reposition und Osteosynthese der Fibula, überbrückender Fixateur externe der Tibia (Tibiaschaft – Kalkaneus) (■ Abb. 4.7c, d).

Therapie

Nach CT-Abklärung definitive Versorgung der Tibia: Gelenkverschraubung mit arthroskopischer Kontrolle, BV-Kontrolle und direkter Gelenkeinsicht durch Herunterklappen des frakturierten Malleolus medialis. Osteosynthese des Malleolus medialis; metaphysäre Spongiosaplastik; mediale Tibiaplatte; das distale Ende wird in die dazu imprimierte Spongiosa eingesenkt. Funktionelle Nachbehandlung.

Ergebnis

Problemlose Frakturheilung. Nach 1,5 Jahren geringfügig verminderte OSG-Beweglichkeit, normale USG-Beweglichkeit. Radiologisch leichte Gelenkspaltverschmälerung (■ Abb. 4.7e). Entfernung der medialen Platte 2 Jahre nach Osteosynthese vorgesehen.

Technik der OSG-Arthroskopie

Lagerung: auf dem Rücken, Gesäß leicht unterlegt, Operationstisch mit geteilter Beinstütze. Unterschenkelteil am zu untersuchenden Fuß um 30° abgesenkt.

Montage der Extension: mit Doppelschlaufe am Kalkaneus und Rückfuß (z.B. Acufex). Rolle kann z.B. am Fußteil des gesunden Beines befestigt werden.

Zugkraft für Extension: 6–12 kg. Gewichte mit 18 cm Durchmesser.

Vordere Routinearthroskopie am OSG: Punktion medial der Tibialis-anterior-Sehne (= anteromedial). Auffüllen des Gelenks mit 40 ml Ringer-Lösung. Punktion anterolateral von vorn (»medial der Peronäus-tertius-Sehne«). Einführen des Arthroskops anterolateral (z.B. 2,7-mm-Arthroskop, 30°-Optik).

■ Abbildung 4.7
a, b Pilonfraktur mit Fraktur der Fibula.
c, d Notfallmäßige Versorgung: Osteosynthese der Fibula, geschlossene Reposition und Fixation der Tibia mit gelenküberbrückendem Fixateur externe (Tibia kalkaneus).
e Heilung der Fraktur nach sekundärer Rekonstruktion, Spongiosaplastik und Osteosynthese der Tibia

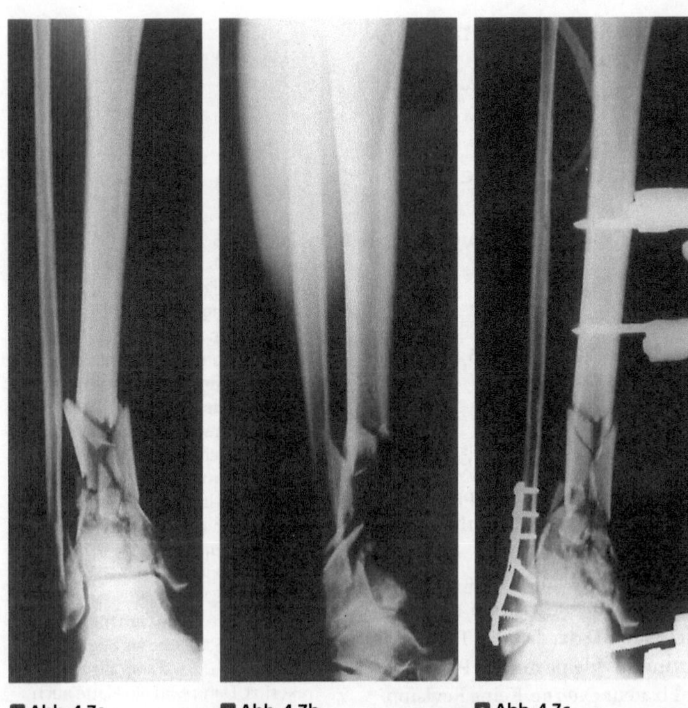

Abb. 4.7a Abb. 4.7b Abb. 4.7c

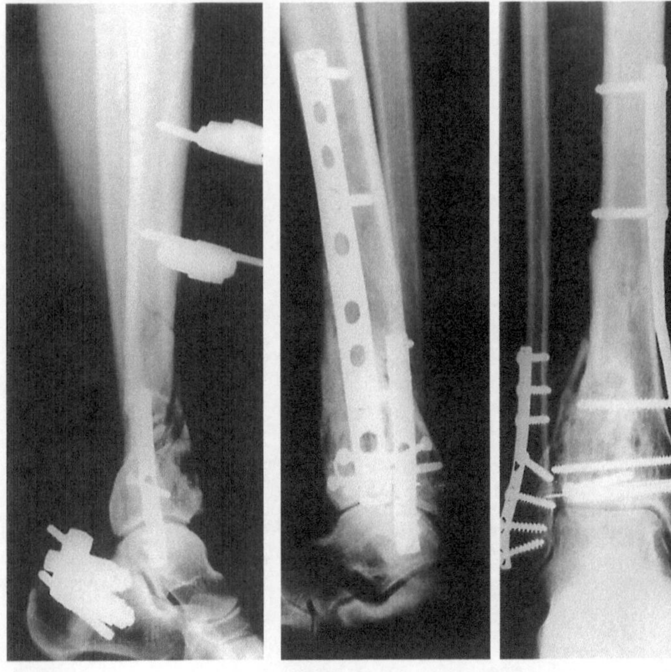

Abb. 4.7d Abb. 4.7e

Distale Unterschenkelfraktur mit intraartikulärem Spaltbruch und massiver Weichteilschwellung

Fall 7: Metaphysäre Pseudarthrose nach Minimalosteosynthese und Fixateur externe

Versorgung der Pseudarthrose mit Dekortikation, Beckenkammspan, Osteosynthese.

Klinik

43-jähriger Patient. Sturz mit Gleitschirm nach dem Start aus ca. 5 m Höhe (Abb. 4.8a–c).

Therapie

1. Behandlung der Fraktur: Osteosynthese am 10. Tag. Rekonstruktion der Fibula von dorsolateralem Zugang aus. Einstellen der Fibulalänge unter BV-Kontrolle mit indirekten Mitteln, Überbrückungsosteosynthese mit 3,5-mm-Rekonstruktionsplatte (Abb. 4.8d–f).
2. Reposition der intraartikulären Fraktur vom medialen Zugang aus mit Wegklappen des frakturierten Innenknöchels und Reposition des verschobenen Spaltbruches unter Sicht, Verschraubung der distalen Tibia von ventral. Vom gleichen dorsomedialen Zugang aus kleine hintere Platte für die Tibia mit Antigleitfunktion. Medialer Fixateur externe. Keine Revision der metaphysären Tibiafraktur.

Abbildung 4.8
a, b Linkes OSG a.p., lateral nach Sturz mit dem Gleitschirm.
c CT-Abklärung der intraartikulären Frakturkomponente an der distalen Tibia: im Pilonbereich frontaler Spaltbruch und kleine Impression im Bereich der Inzisur, Fraktur des Malleolus medialis.
d, e Ergebnis nach Osteosynthese. Die Fibula scheint eine Spur zu kurz, die Fibulaachse ist nicht korrekt. Eine konsequent mehr dorsale Plattenlage wäre günstiger gewesen.
f Indirekte Reposition der Fibulatrümmerfraktur (Detail): Die distal bereits verschraubte Platte wird mit Spreizzange und Schraube als Gegenhalt benutzt, bis das Sprunggelenk korrekt sitzt. Dann wird die Platte auch proximal verschraubt (OSG auf diesem Bild nicht zu erkennen).

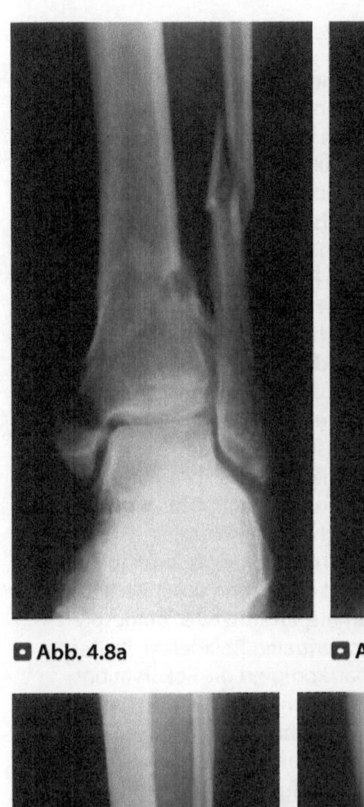

■ Abb. 4.8a

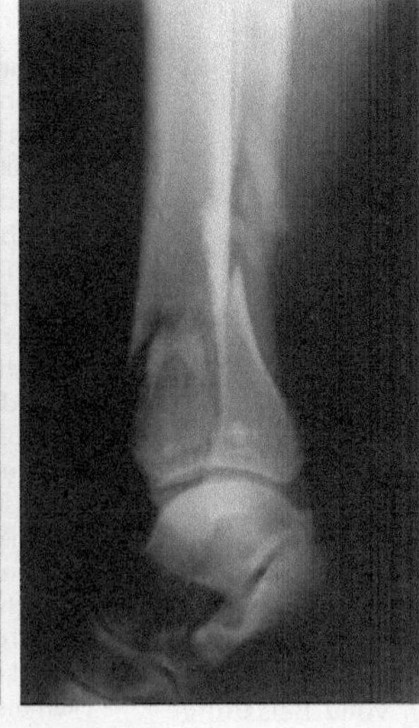

■ Abb. 4.8b

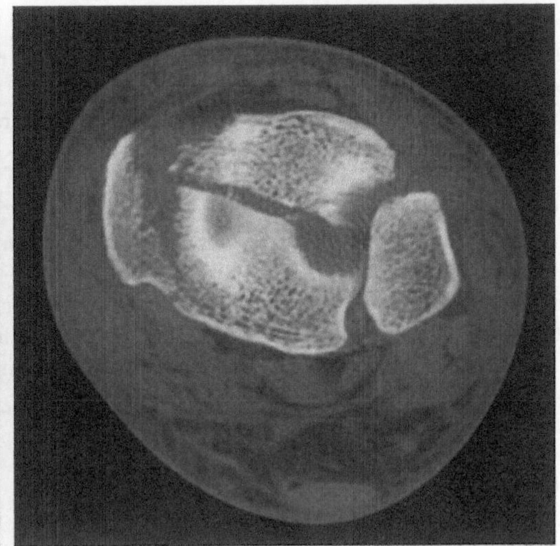

■ Abb. 4.8c

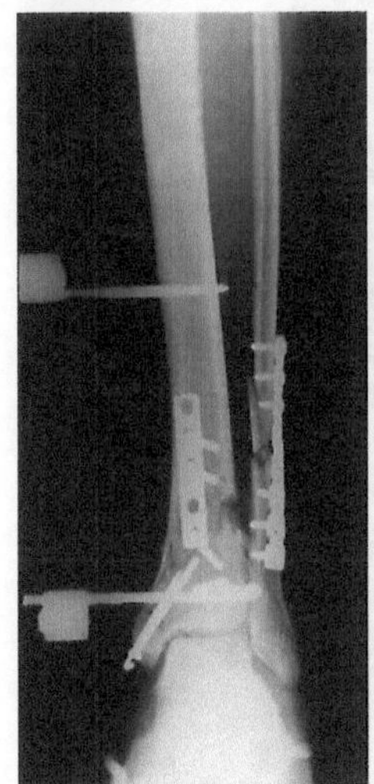

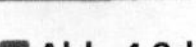

■ Abb. 4.8d

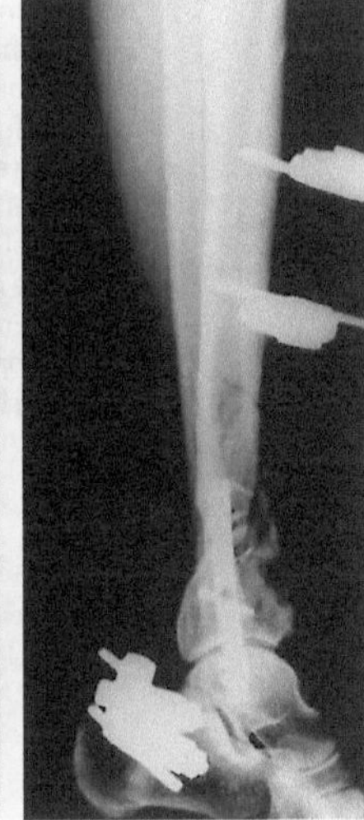

■ Abb. 4.8e

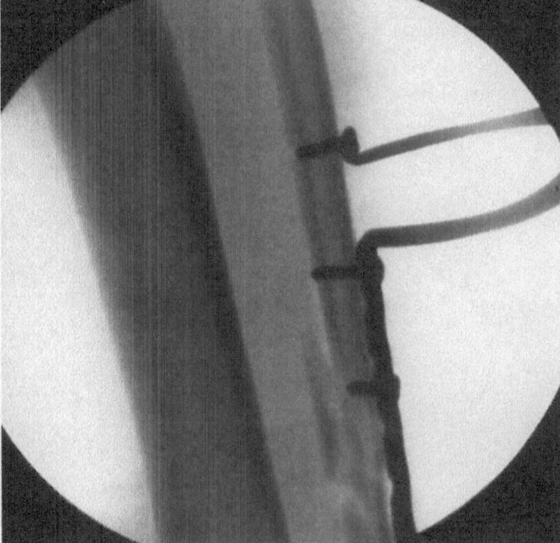

■ Abb. 4.8f

4

Komplikation

Nach 4 Monaten Pseudoarthrose an der Fibula im Bereich eines großen Zwischenfragmentes, zu optimistische Beurteilung der Heilung der Tibia. Entfernung des Fixateur externe und Sarmiento-Gips. Im Gips Schmerzen, zunehmende Fehlstellung (◼ Abb. 4.8g, h).

Therapie

Sanierung der Tibiapseudarthrose durch Revision von ventral, Dekortikation, Einklemmen eines kortikospongiösen Beckenkammspans und Osteosynthese mit breiter Platte von ventral. Keine Revision dorsal. Nochmalige Einstellung der korrekten Fibulalänge unter BV-Kontrolle, Osteotomie der Pseudarthrose, Reosteosynthese mit der gleichen Platte und Spongiosaplastik (◼ Abb. 4.8i, j).
Nachbehandlung funktionell mit 15 kg Teilbelastung.

Ergebnis

Nach 2 Monaten Patient schmerzfrei, keine Schwellung, fast normale OSG-Beweglichkeit, Teilbelastung mit 40 kg. Nach 3 Monaten volle Belastung problemlos (◼ Abb. 4.8k, l).

◼ Abbildung 4.8

g, h Zustand 3 Monate nach Osteosynthese: Übergang zur Teilbelastung mit äußerer Fixation. Die Fibula ist noch nicht geheilt, die Beurteilung der Tibia war zu optimistisch.

i 6 Monate nach Osteosynthese: Vitale Pseudarthrose ohne Infekt. An der Fibulafraktur ist ein größeres Zwischenfragment einseitig eingeheilt, distal davon ebenfalls Pseudarthrose. Wahrscheinlich besteht noch eine Durchblutungsstörung am distalen Ende des Zwischenfragmentes. Fibulapseudarthrose mit Durchblutungsstörung des Zwischenfragmentes.

j Detail der Reintervention: Trikortikaler kortikospongiöser Beckenkammspan stützt den aufgespreizten ventralen Tibiadefekt ab. Der Span korrigiert die Rekurvationsfehlstellung und stabilisiert die Pseudarthrose; die belassene dorsale schmale Platte hat weiterhin Antigleitfunktion, die breite ventrale Platte schützt vor Rotations- und Scherkräften (zusätzliche Spongiosaplastik nicht erkennbar).

k, l 2 Monate nach Reosteosynthese sind die Frakturen weitgehend durchgebaut, der Patient belastet mit 40 kg beschwerdefrei

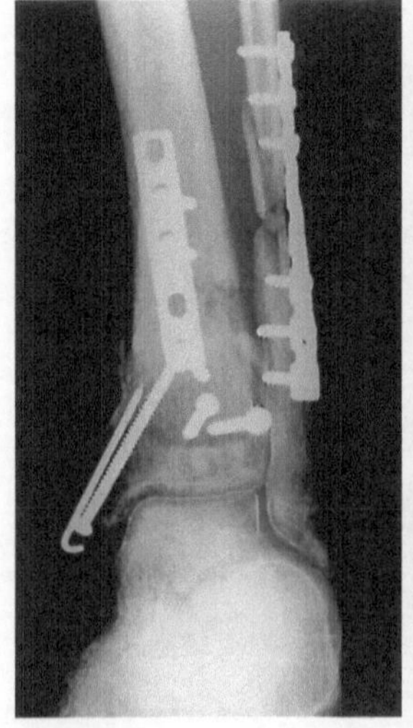

Abb. 4.8g

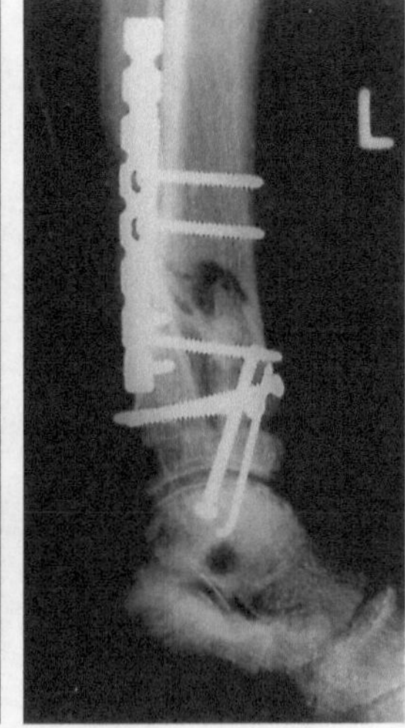

Abb. 4.8h

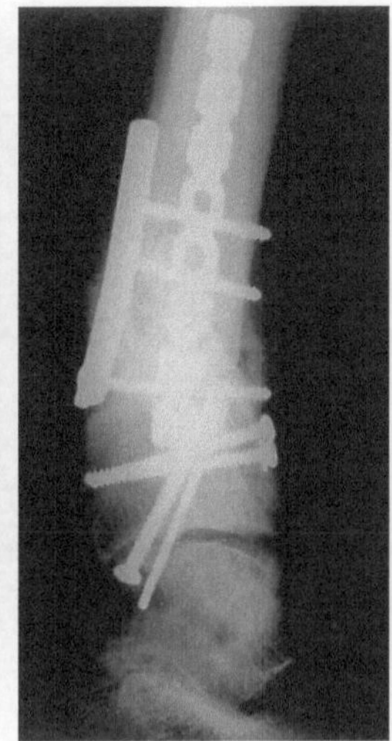

Abb. 4.8i

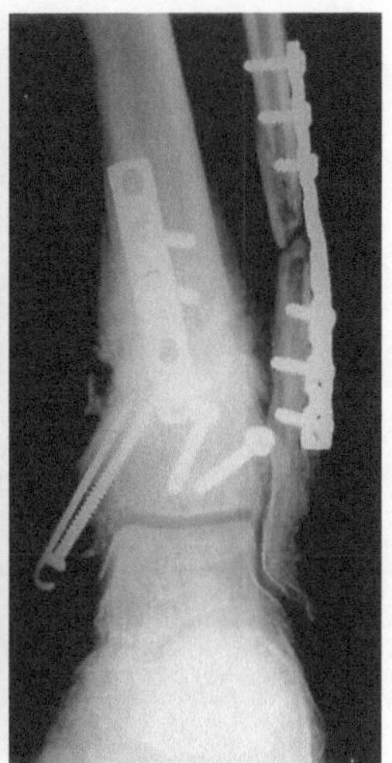

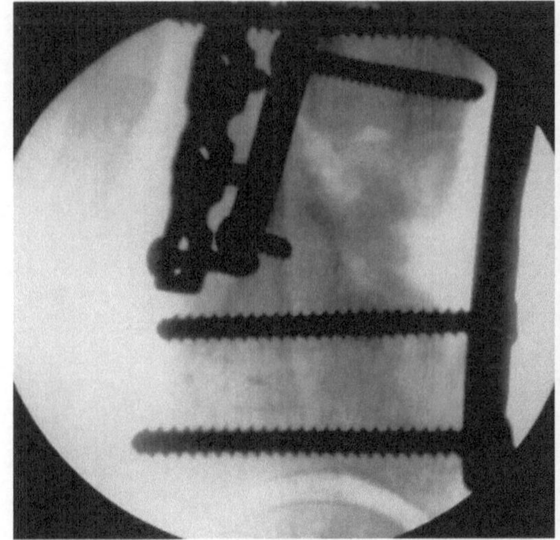

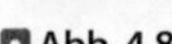

Abb. 4.8j

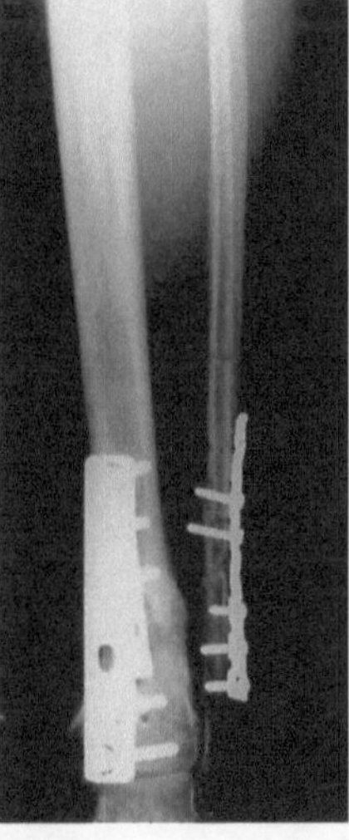

Abb. 4.8k

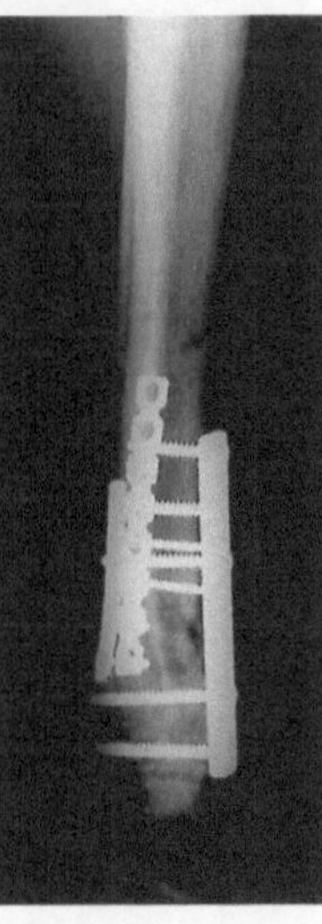

Abb. 4.8l

5 Das untere Sprunggelenk

J. Fellmann und H. Zollinger

Einleitung

Jahrelang stand die Chirurgie des Rückfußes – insbesondere diejenige des unteren Sprunggelenkes (USG) – im Schatten der intensiv diskutierten Vorfußeingriffe. Erst die Weiterentwicklung der bildgebenden Verfahren (CT, Arthro-CT, MRI, und Arthro-MRI) erlaubte eine differenzierte Diagnostik der Pathologien des USG und erweckte breites Interesse für das talokalkaneare, das talonavikulare und das kalkaneokuboidale Gelenk.
Das USG wurde lange als einheitlicher funktioneller Komplex (Manter 1941; Lapidus 1956) betrachtet; therapeutische Massnahmen wurden immer an allen 3 Gelenken vorgenommen, wie z.B. bei der Versteifung, der klassischen Double-Arthrodese. Heute besteht die Tendenz, dem talokalkanearen, dem talonavikularen und dem kalkaneokuboidalen Gelenk mehr Eigenständigkeit zuzuordnen und differenziertere gelenkbezogene therapeutische Konzepte anzuwenden.
Die Aktualisierung des USG in der Fußchirurgie und der Orthopädie führte auch zur Einführung und Entwicklung der diagnostischen und therapeutischen subtalaren Arthroskopie (Parisien 1986) und zum Versuch, das USG endoprothetisch zu versorgen (Fournol 1992).
In der folgenden Kasuistik des USG werden klassische Krankheitsbilder und deren Therapiekonzepte an 15 Fällen dargestellt.

Missbildungen

Die tarsale Coalitio ist der klassische Vertreter der Missbildungen des USG. In seltenen Fällen sind jedoch auch andere tarsale Gelenke betroffen. Die intertarsale Brückenbildung ist eine Syndesmose, eine Synchondrose oder eine Synostose; die intertarsale Vereinigung kann komplett oder inkomplett sein. Als Ursache der Coalitio wird eine autosomal dominante genetische Mutation mit variabler Penetranz beschrieben. Die kalkaneonavikulare und talokalkaneare Coalitio sind die häufigsten Formen der tarsalen Coalitiones. Seltener sind Brückenbildungen zwischen mehreren tarsalen Knochen, auch bekannt als familiäre Synostosen. Differentialdiagnostisch müssen die sekundären erworbenen, postinfektiösen, postentzündlichen und posttraumatischen (Fall 10) ossären Brückenbildungen von der kongenitalen Form unterschieden werden.

Abbildung 5.1
a, b Hände, d.p., beidseits, Füße, dorsoplantar (d.p.) und seitlich: tarsale und karpale familiäre Synostose im 1. Lebensjahr.
c Hände, d.p., beidseits: Entwicklung der asymptomatischen karpalen Synostose unter Aussparung des Os trapezium.
d Füße seitlich, beidseits: Progredienz der Fehlstellung vom 2. zum 5. Lebensjahr.

Fall 1: Familiäre Synostose

Problemstellung

Zunehmende Schmerzsymptomatik im Mittelfuß und am lateralen Fuß beidseits bei kontraktem Rückfuß in Varusstellung und ausgeprägter Supinationsstellung des Mittelfußes und Adduktionsstellung des Vorfußes.

Anamnese

Die Synostose des Tarsus (zwischen Kalkaneus, Talus und Kuboid) und des Carpus (alle Carpalia betreffend außer das Os trapezium) ist im 1. Lebensjahr als Zufallsbefund festgestellt worden. Die Aufzeichnung des Stammbaumes zeigte in den letzten 4 Generationen dieser Familie die Koexistenz von Synostosen der Hand- und Fußwurzelknochen. Die primär asymptomatische tarsale Synostose wird in den folgenden 8 Jahren manifest: Es treten Schmerzen im Mittelfußbereich und im Sinus tarsi bei vermehrter körperlicher Aktivität auf.

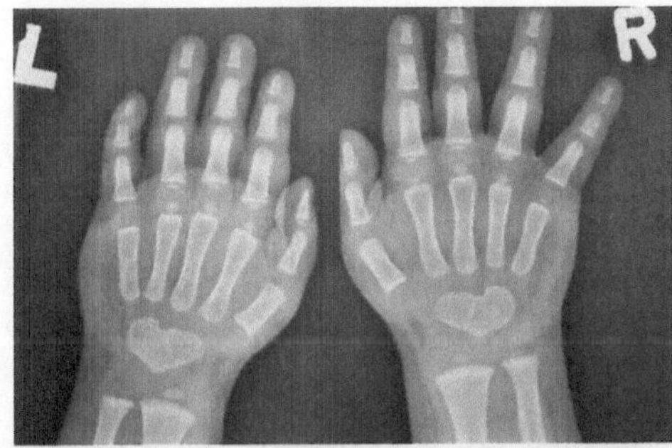

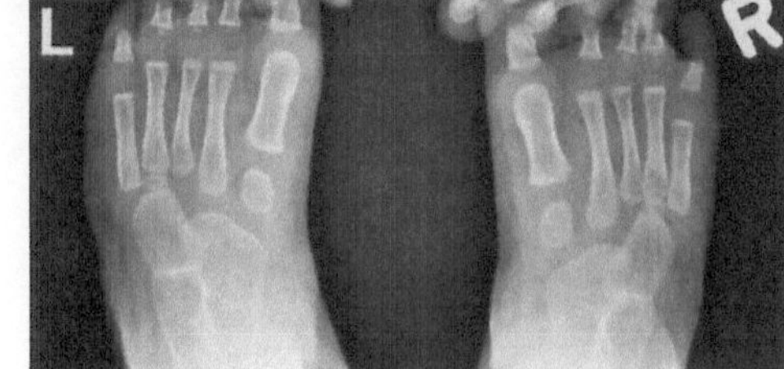

■ Abb. 5.1a

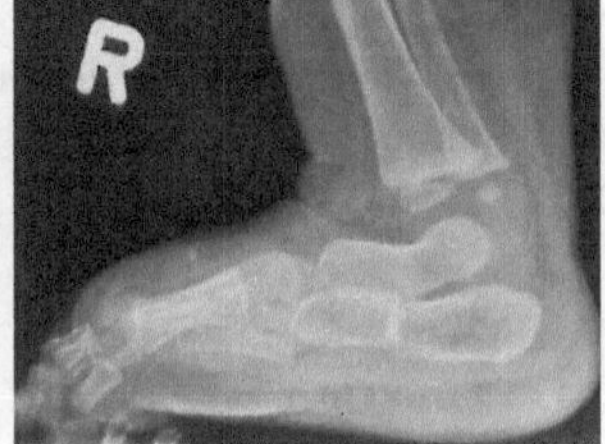

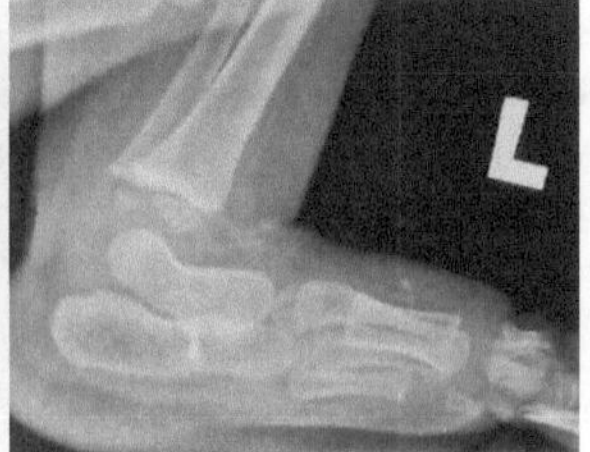

■ Abb. 5.1b

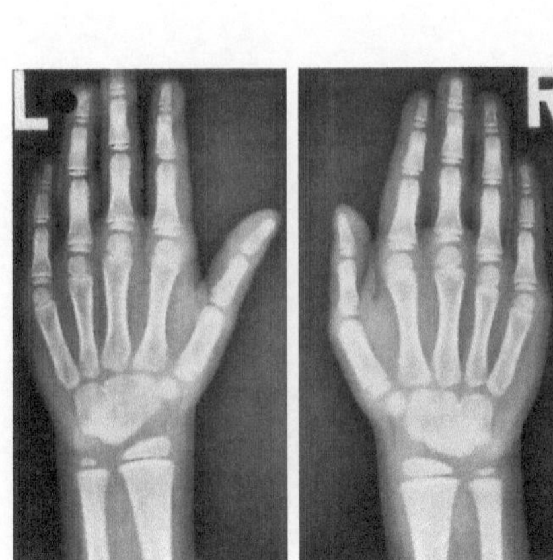

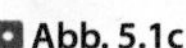

■ Abb. 5.1c

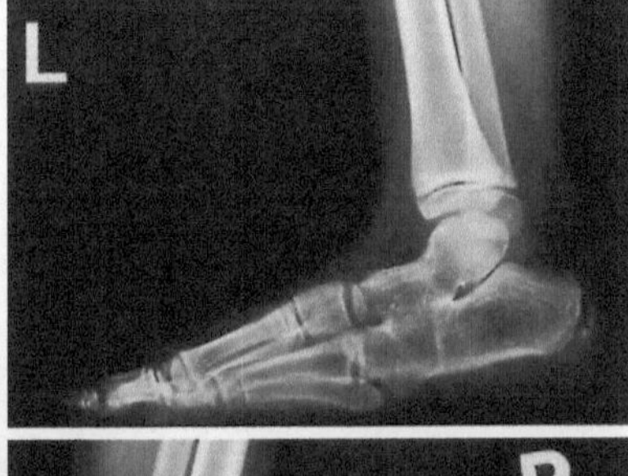

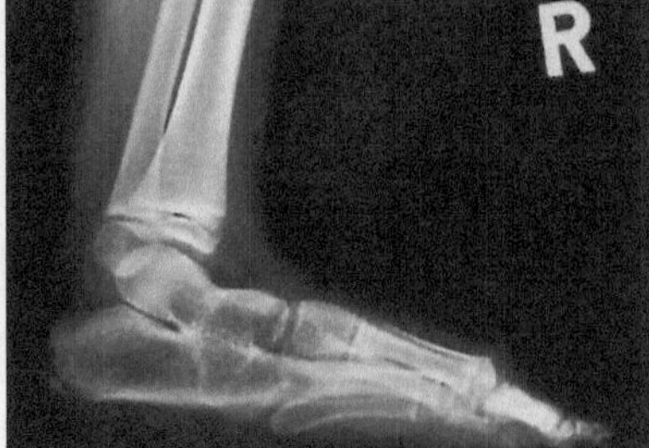

■ Abb. 5.1d

Klinik

Die Progredienz der Supination des Mittelfußes und der Adduktion des Vorfußes führt zu Überlastungszeichen des lateralen Fußrandes. Die varische Rückfußstellung nimmt zu.
Die karpale Synostose bleibt jedoch klinisch stumm.

Abbildung 5.1
e, f Füße, seitlich, d.p., beidseits: Status 2 Monate nach Mittelfußosteotomie beidseits im 9. Lebensjahr

Therapie

Zur Korrektur der ausgeprägten Fehlstellung wurde eine Drehosteotomie des hinteren Tarsus beidseits durchgeführt.

Ergebnis

Beschwerdefreiheit, jedoch ohne vollständige Korrektur der Fehlstellung des Rückfußes (Restvarusstellung von 5°) und der Supination des Mittelfußes, wurde erreicht. Die Gehfähigkeit ist in Konfektionsschuhen uneingeschränkt möglich.

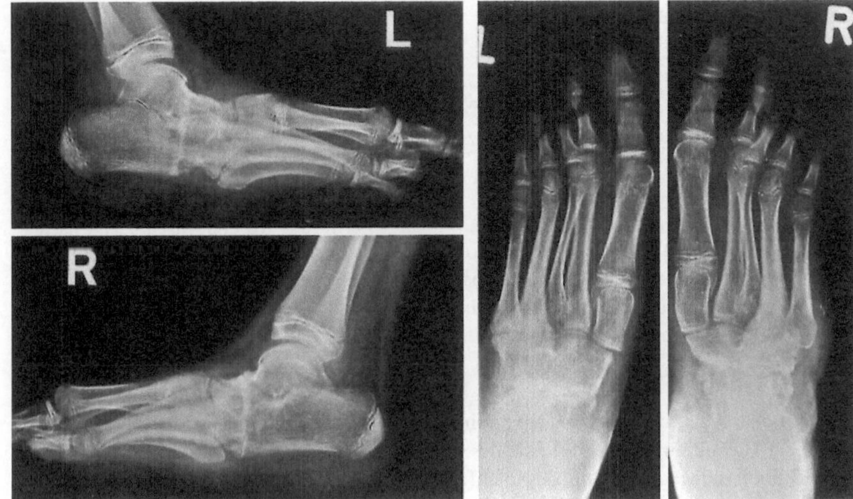

■ **Abb. 5.1e**

■ **Abb. 5.1f**

Fall 2: Coalitio calcaneonavicularis

Problemstellung

Verzögerte Diagnosestellung der kompletten kalkaneonavikularen Synostose, rechts, und der kalkaneonavikularen Synchondrose, links, im 15. Lebensjahr.

Anamnese

Das Gehen wurde erst im 3. Lebensjahr erlernt. Eine zunehmende rechtsbetonte belastungsabhängige Schmerzhaftigkeit ist seit dem 7. Lebensjahr im Chopart-Gelenk und im Sinus tarsi vorhanden. Die Versorgung mit einer Fußbettung brachte keine Regredienz der Beschwerden.

Klinik

Auf beiden Seiten besteht eine Druckdolenz im Sinus tarsi, ein Supinations- und Pronationsschmerz im Chopart-Gelenk, eine Hypomobilität des subtalaren Gelenkes v.a. in der Inversion, und eine Valgusstellung des Rückfußes.

Therapie

Double-Arthrodese rechts im Alter von 15 Jahren. Double-Arthrodese links mit 22 Jahren.

Ergebnis

Sofortige vollständige anhaltende Beschwerdefreiheit.

Anmerkung

Die verzögerte Stellung der Diagnose im 15. Lebensjahr führte dazu, dass bereits Schmerzen und Anhaltspunkte für degenerative Veränderungen der benachbarten Gelenke, v.a. des Chopart- und des talokalkanearen Gelenkes, vorhanden waren. Der klassische Eingriff der »bar resection« mit der Interposition des M. extensor brevis mit einerAusziehnaht war somit nicht mehr durchführbar.

Abbildung 5.2
a, b Füße schräg und seitlich, beidseits: partielle kalkaneonavikulare Coalitio links, totale kalkaneonavikulare Coalitio rechts.
c, d Füße, d.p. und seitlich: 5 Jahre nach Double-Arthrodese links, 13 Jahre nach Double-Arthrodese rechts

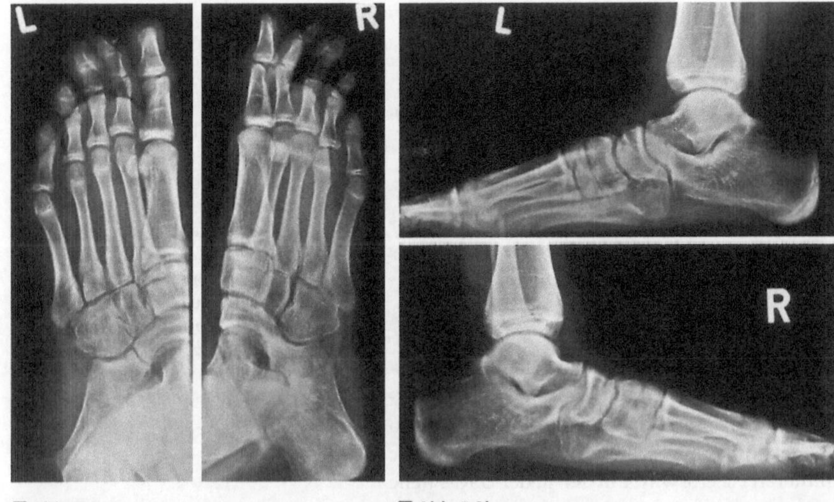

Abb. 5.2a

Abb. 5.2b

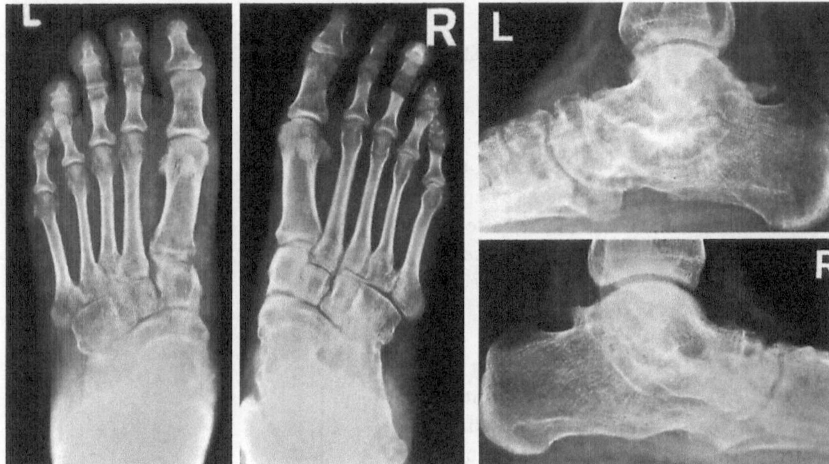

Abb. 5.2c

Abb. 5.2d

5

Fall 3: Coalitio talocalcanearis

Problemstellung

Schmerzhaftigkeit unter Belastung im medialen perimalleolären Bereich, v.a. bei sportlichen Aktivitäten.

Anamnese

18-jähriger Patient mit erstmalig aufgetretenen Beschwerden perimalleolär medial beim Fußballspiel. Auf eine orthopädietechnische Versorgung mittels Einlagen und Pufferabsätzen spricht der junge Sportler nicht an.

Klinik

Druckdolenz unterhalb des Malleolus medialis und im abgeflachten Längsgewölbe. Hypomobilität des subtalaren Gelenkes und Fehlstellung des Rückfußes in 10°-Valgusstellung. Der Verdacht auf eine talokalkaneare Coalitio kann aufgrund der nativen Röntgenaufnahmen erhoben werden; die partielle talokalkaneare Coalitio der mittleren Facette wird mit den in der USG-Ebene durchgeführten CT bestätigt.

Therapie

Die Resektion der Talokalkanearen Coalitio der mittleren Facette ist das Verfahren der Wahl.

Ergebnis

Vollständige Beschwerdefreiheit wird erreicht, obwohl das Verlaufs-CT 6 Monate später wieder eine neue kleinere Brückenbildung zeigt; es handelt sich dabei um ein Rezidiv. Bei Wiederauftreten einer Symptomatik wäre eine isolierte subtalare Arthrodese durchzuführen, bei degenerativen Veränderungen im Chopart-Gelenk würde der Double-Arthrodese der Vorzug gegeben.

Anmerkung

Die Art der operativen Behandlung der talokalkanearen Coalitio ist sehr umstritten. Die Vertreter der Brückenresektion bei fehlenden degenerativen Veränderungen der Nachbargelenke nehmen zu; auch wird eine isolierte subtalare Arthrodese anstelle einer primären Double-Arthrodese immer mehr vorgezogen.

Abbildung 5.3
a OSG a.p., Fuß seitlich: talokalkaneare Coalitio mit Verschmälerung der hinteren Gelenksfacette, Abflachung des Processus lateralis tali, Haloentwicklung, diskretem talonavikularem »beaking«.
b CT des USG, präoperativ: partielle Coalitio der mittleren Facette.
c CT des USG, 6 Monate postoperativ: der linke Schnitt zeigt eine gute Resektionssituation, der rechte Schnitt (einige Millimeter weiter vorne) weist ein Rezidiv auf

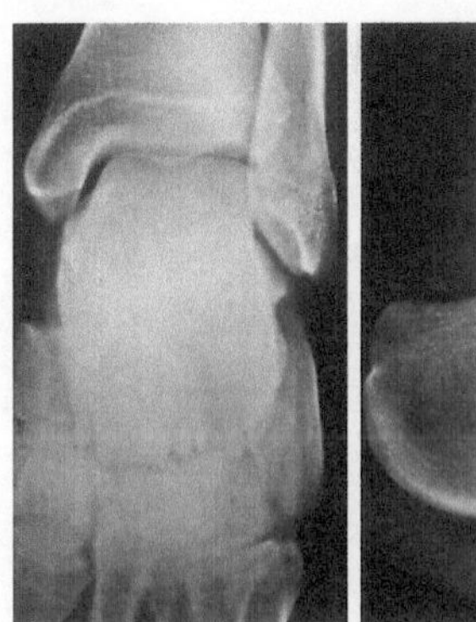

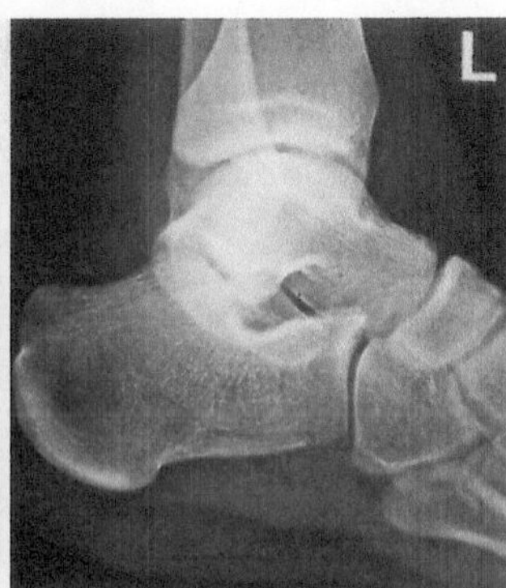

■ **Abb. 5.3a**

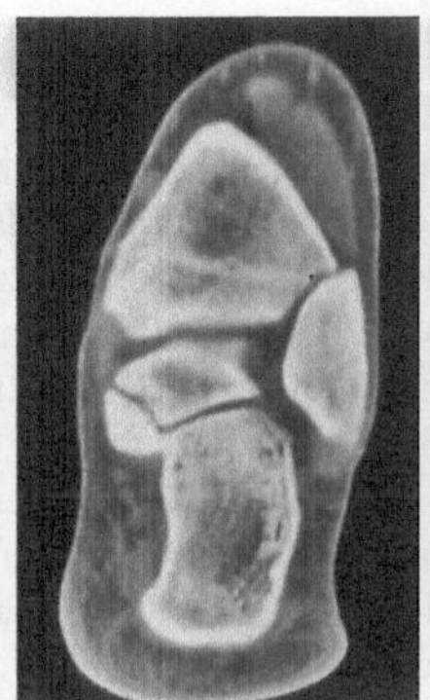

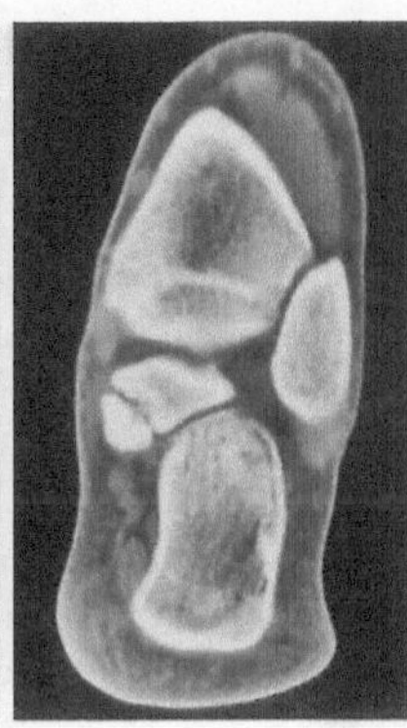

■ **Abb. 5.3b**

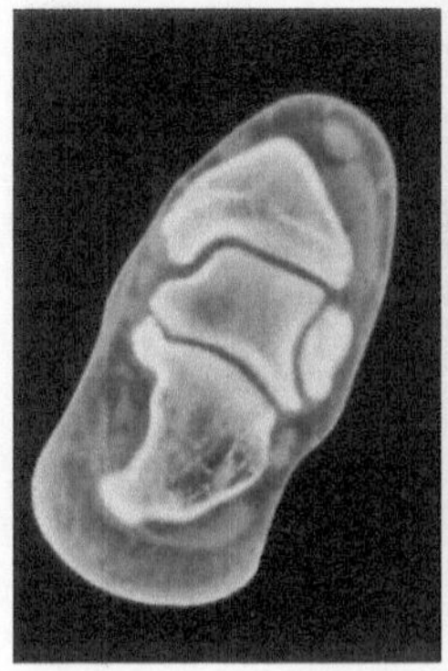

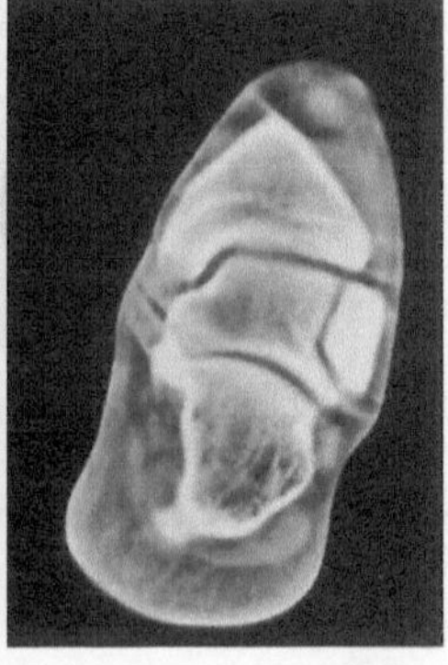

■ **Abb. 5.3c**

Schlussbemerkungen zur tarsalen Coalitio

Die familiäre Synostose mit dem Befall von mehreren Gelenken nimmt eine Sonderstellung ein; die Behandlung dieser Formen hat individuell auf die anatomischen und funktionellen Auswirkungen der Synostose zu erfolgen.

Bei den weiteren Formen der Coalitio, v.a. bei der kalkaneonavikularen, talokalkanearen und talonavikularen Form, ist die Art des operativen Verfahrens aufgrund des Alter (juvenil, adult), der Gelenkbezogenheit (intraartikulär: Typ I, extraartikulär: Typ II) und der degenerativen Veränderungen (A: fehlend, B: vorhanden) in den benachbarten Gelenken zu treffen. Die allgemeinen Richtlinien für die operative Behandlung (Downey 1991) aufgrund dieser Kriterien sind der folgenden Klassifikation zu entnehmen:

Klassifikation zur Wahl des operativen Verfahrens (Downey 1991)

Juvenil IA	Resektion mit Interposition des M. extensor digitorum brevis (EDB)
Juvenil IB	Double-Arthrodese
Juvenil IIA	1. Resektion mit Interposition des EDB 2. Isolierte Arthrodese
Juvenil IIB	Double-Arthrodese
Adult IA	Resektion mit Interposition des EDB, evtl. Double-Arthrodese
Adult IB	Isolierte Arthrodese, evtl. Double-Arthrodese
Adult IIA	Isolierte Arthrodese, evtl. Double-Arthrodese
Adult IIB	Double-Arthrodese

Infektion des USG

Fall 4: Osteomyelitis des Kalkaneus

Problemstellung

Antibiotikaresistente infektiöse Arthritis des subtalaren Gelenkes und Kalkaneusosteomyelitis nach Kalkaneustrümmerfraktur.

Abbildung 5.4

a–c Rechter Fuß seitlich: **a** Osteomyelitis des Kalkaneus. Status (**b**) 1 Jahr und 3 Jahre (**c**) nach Hemikalkanektomie und Herdausräumung

Anamnese

Beim Sturz über eine Böschung zieht sich der Patient eine Kalkaneustrümmerfraktur zu. Die primäre Behandlung erfolgt konservativ: initial mit einem Liegegips, danach mit einem Griffith-Gips. Im Gips entsteht lateral an der Ferse ein Ulkus, das anfänglich eine regelrechte Wundheilung zeigt. Monate später entwickelt sich aber eine Fistel mit purulentem Sekret (Staphylococcus aureus).

Klinik

Sezernierende, zum Kalkaneus reichende Fistel posterolateral, ausgeprägte Umgebungsreaktion mit Rötung und Überwärmung, eingeschränkte schmerzhafte Beweglichkeit im talokalkanearen Gelenk.

Therapie

Primär wird eine Hemikalkanektomie rechts vorgenommen, sekundär 4 Monate später müssen weitere osteomyelitische Herde am rechten Kalkaneus ausgeräumt werden.

Ergebnis

Subjektiv zeigte sich der Patient nie vollständig zufrieden; es bestand jedoch ein Rentenbegehren.
Objektiv konnte ein regelrechter Zustand nach Hemikalkanektomie und Osteomyelitisherdausräumung festgestellt werden. Das Tragen eines Maßschuhs war unabdingbar.

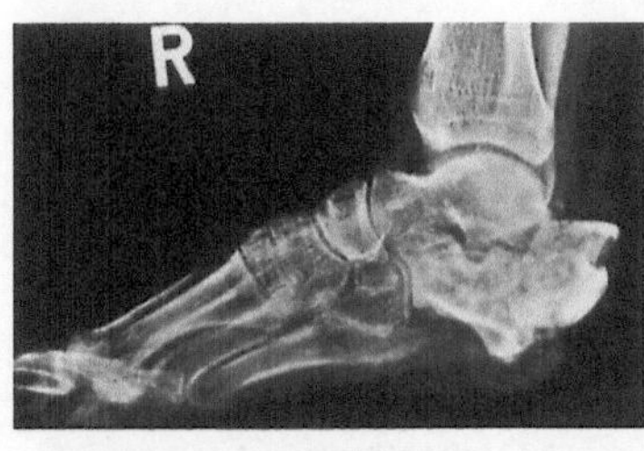

Abb. 5.4a

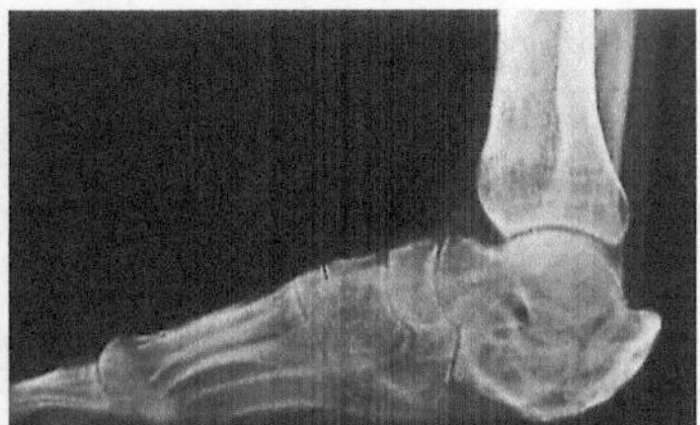

Abb. 5.4b

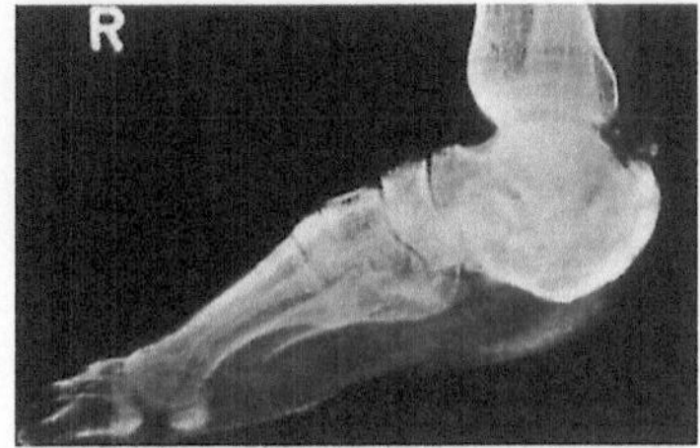

Abb. 5.4c

Fußdeformitäten unterschiedlicher Ätiologie

Fall 5: Flexibler Knick-Platt-Fuß

Problemstellung

Zunehmende symptomatische Knick-Platt-Füßigkeit, resistent auf orthopädietechnische Maßnahmen.

5

Anamnese

Gehen erst im 16. Monat möglich. Seit diesem Zeitpunkt sind Schmerzen und eine rasche Ermüdbarkeit beim Laufen in beiden Füßen vorhanden. Innenschuhvorlagen und Einlagenversorgung brachten keine Beschwerdefreiheit und auch keine anhaltende Korrektur der Knick-Platt-Füßigkeit.

Abbildung 5.5

a Füße, seitlich, beidseits: Knick-Platt-Füßigkeit beidseits im Alter von 4 Jahren. Nebenbefund: Talus bipartitus rechts.

b, c Füße d.p., seitlich, beidseits: Im 7. Lebensjahr zunehmende Plattfüßigkeit und Valgisation des Rückfußes. Zu kleiner Kalkaneus-Boden-Winkel, zu großer talokalkanearer Divergenzwinkel. Nebenbefund: Synostose des Talus bipartitus rechts.

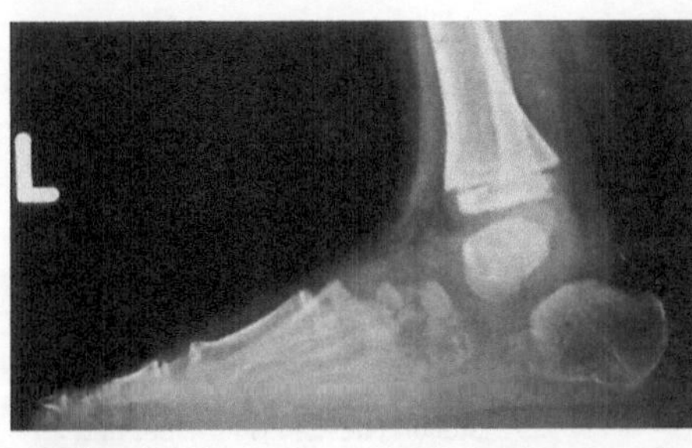

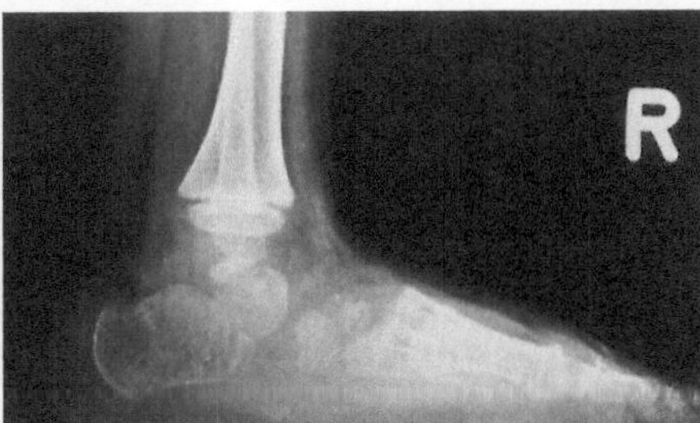

Abb. 5.5a

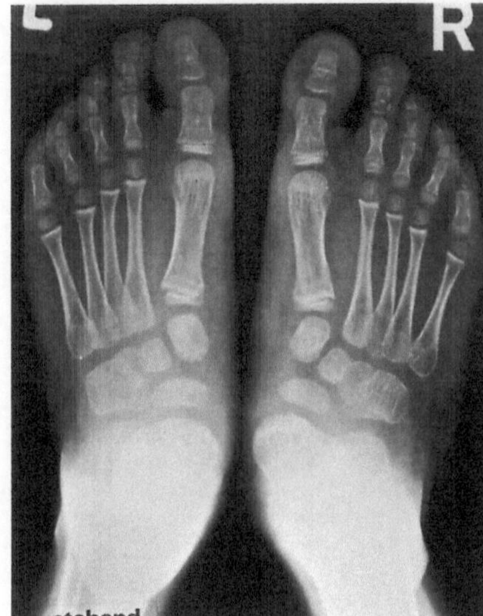

Abb. 5.5b

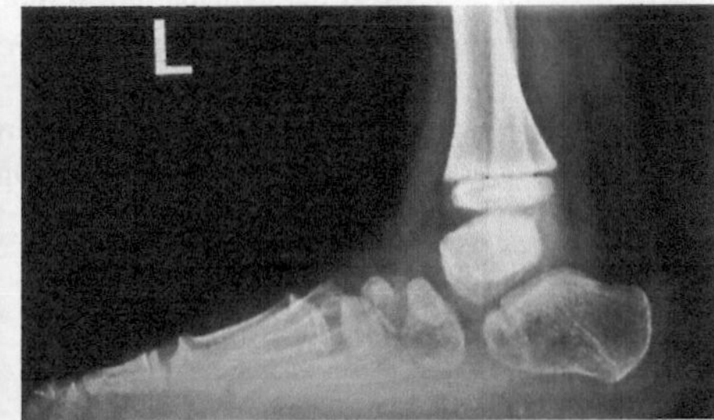

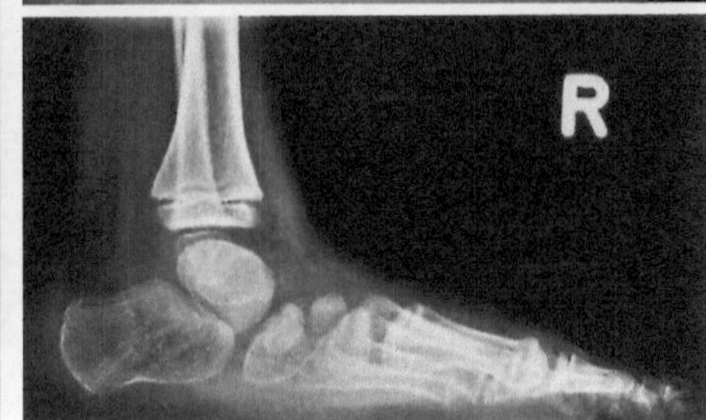

Abb. 5.5c

5

Klinik

Beide Füße sind durch eine ausgeprägte Valgusstellung des Rückfußes und eine zunehmende Abflachung des Längsgewölbes gekennzeichnet. Die Beweglichkeit des USG ist vor allem in der Inversion stark eingeschränkt.
Die seitliche Röntgenaufnahme des Fußes zeigt einen abgeflachten Kalkaneus-Boden-Winkel und einen zu kleinen talokalkanearen Winkel.
Als Nebenbefund wird ein Talus bipartitus rechts festgestellt, der jedoch nach 3 Jahren zusammengewachsen ist.

Therapie

Die extraartikuläre Arthrodese nach Grice (1952) mit einem autologen bikortikalen Beckenspan beidseits wird zur Korrektur der Fehlstellung gewählt.

Ergebnis

18 Monate postoperativ ist der 10-jährige Junge beschwerdefrei. Die Knick-Platt-Füßigkeit ist gut korrigiert, die Valgusstellung des Rückfußes beträgt 8°.

Abbildung 5.5

d Fuß, seitlich, links, intraoperativ: korrekt in der Tibiaachse liegender extraartikulär bikortikaler Span; Fixation mittels Kirschner-Draht. Rechts gleiches Verfahren wie links.

e, f Füße, d.p., seitlich, beidseits: 18 Monate nach extraartikulärer Arthrodese nach Grice: regelrechte Stellung des Längsgewölbes und des Rückfußes

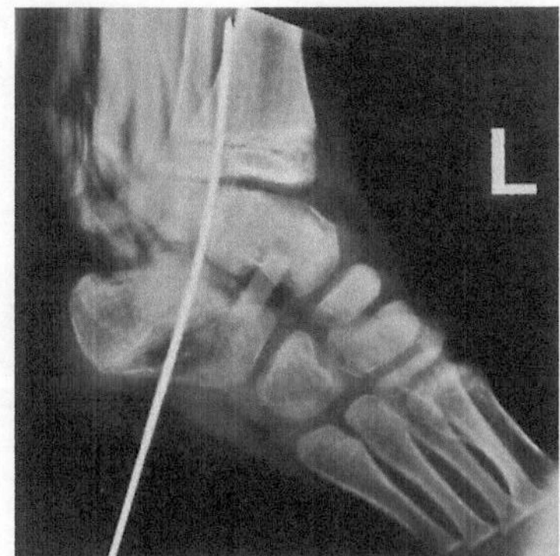

Abb. 5.5d

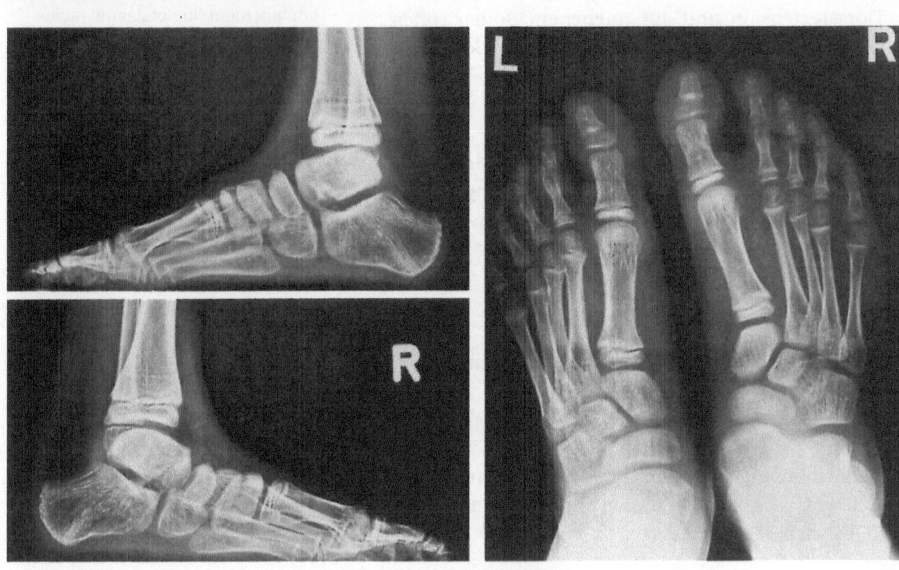

Abb. 5.5e

Abb. 5.5f

Fall 6: Kongenitaler Plattfuß (Endzustand)

Problemstellung

Bewegungsabhängige Schmerzen im Bereich der Fibulaspitze bei einem Plattfuß nach USG-Arthrodese links und weiteren multiplen Eingriffen.

Anamnese

Als Voreingriffe auf der linken Seite sind folgende versteifende Interventionen bekannt: subtalare und kalkaneokuboidale Arthrodese beidseits 1972, talokalkaneare Arthrodesenrevision und Arthrodese des Naviculocuneiforme-mediale- und Intermedium-Gelenkes links 1990, intertarsale Revision links 1991 und 1992. Auch auf der Gegenseite fanden multiple Eingriffe statt. Der Patient ist mit Maßschuhen rechts beschwerdefrei, links nach der Revision der talokalkanearen Arthrodese jedoch bestehen bewegungsabhängige Restbeschwerden. In der Dorsalextension und auf unebenem Boden treten Schmerzen lateral an der Fibulaspitze auf, und es besteht ein Blockierungsgefühl.

Klinik

Versteiftes subtalares und Chopart-Gelenk, Dorsalextension und Plantarflexion 10-0-20 im OSG, Druckdolenz und Krepitation bei Bewegung im lateralen Defilée, vereinbar mit einem anterolateralen Impingement. Das CT zeigt einen regelrechten Arthrodesendurchbau im USG; es werden aber freie Gelenkkörper im lateralen Defilée geortet.

Therapie

Die Behebung der Beschwerden wurde durch die Exzision der freien Gelenkkörper erreicht.

Ergebnis

Die Symptomatik des lateralen Impingements links ist nicht mehr nachweisbar; die Gehfähigkeit in den Maßschuhen bei diesen Plattfüßen im Endzustand wurde zeitlich und distanzmäßig verbessert.

Anmerkung

Nach Revision der talokalkanearen Arthrodese mit Spongiosaplastik ist die ungenügende Deckung der Letzteren mit dem M. extensor digitorum brevis als Ursache für das anterolaterale Impingement verantwortlich.

Abbildung 5.6

a Linker Fuß, d.p. und seitlich: Zustand nach Double-Arthrodese bei kongenitalem Plattfuß mit ungenügendem talokalkanearem Durchbau.

b Linker Fuß, d.p.: Zustand nach Revision einer talokalkanearen und intertarsalen Arthrodese des Naviculocuneiforme-mediale- und -Intermediumgelenks links.

c Linkes OSG, a.p. und seitlich: Postoperatives klinisch anterolaterales Impingement fibulotalar mit radiologischem Korrelat: freie Gelenkkörper im lateralen Defilée.

d Dreidimensionales CT, OSG links: Anterolaterale freie Gelenkkörper im Defilée.

e, f CT des linken Rückfußes: Guter Durchbau der Arthrodese des USG in der mittleren und hinteren Facette. Die Verkalkungen im fibulotalaren Bereich sind für das laterale Impingement verantwortlich

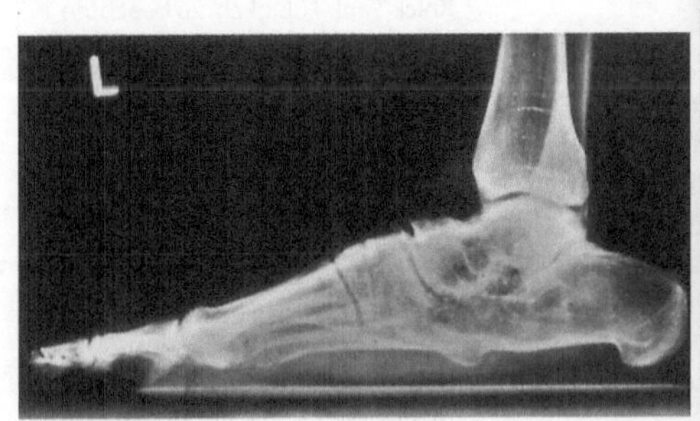

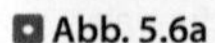
Abb. 5.6a

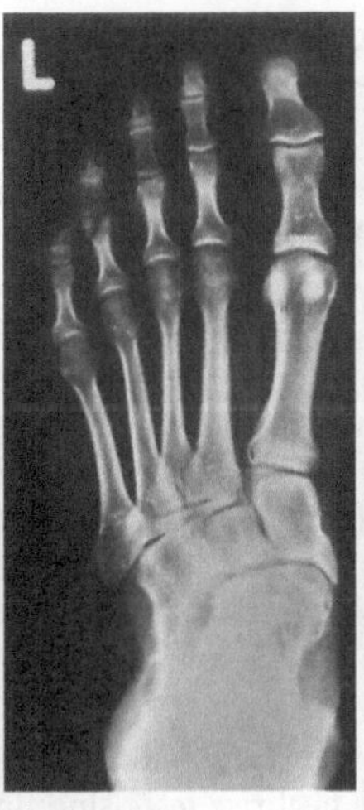

Abb. 5.6b

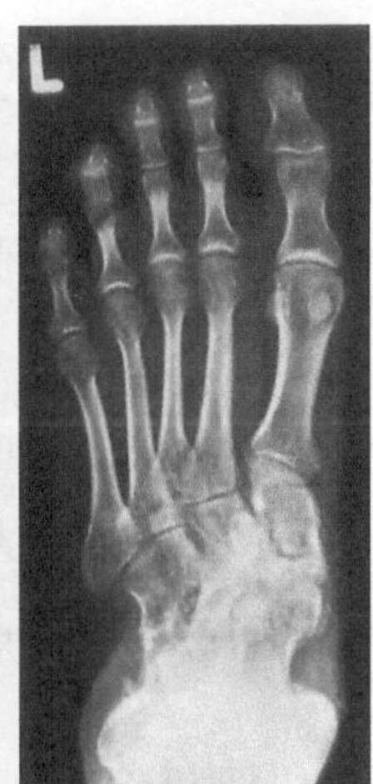

Abb. 5.6c

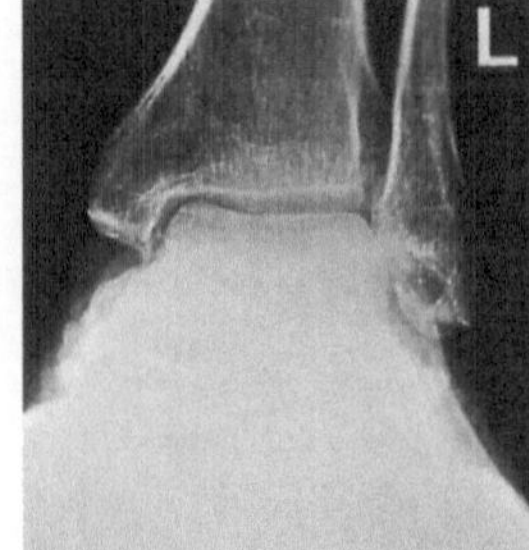

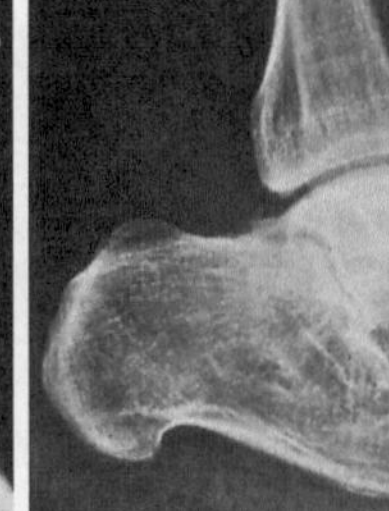

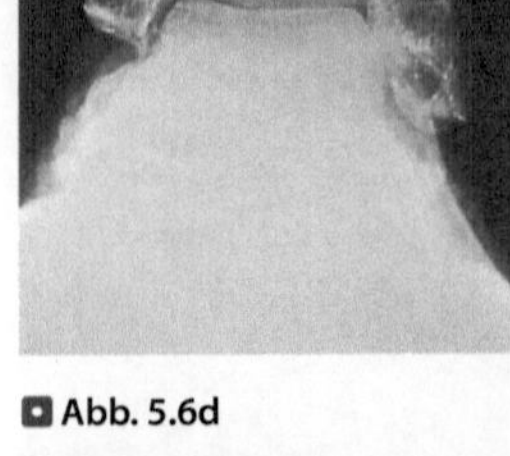

Abb. 5.6d

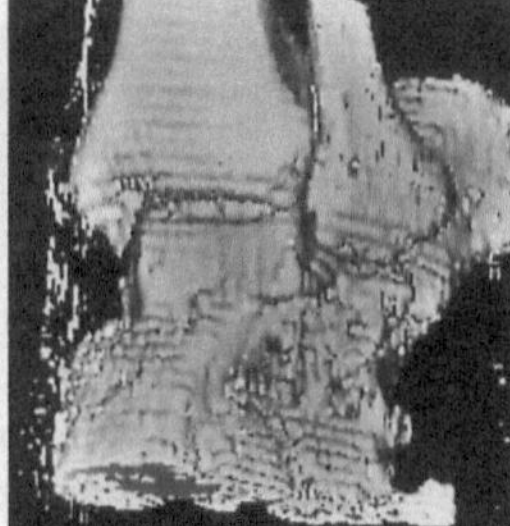

Abb. 5.6e

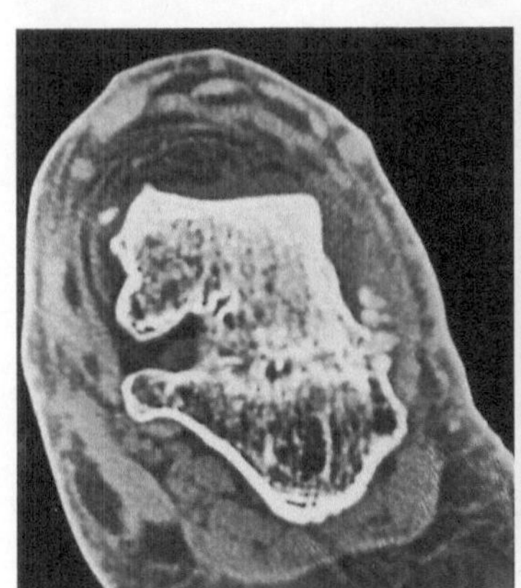

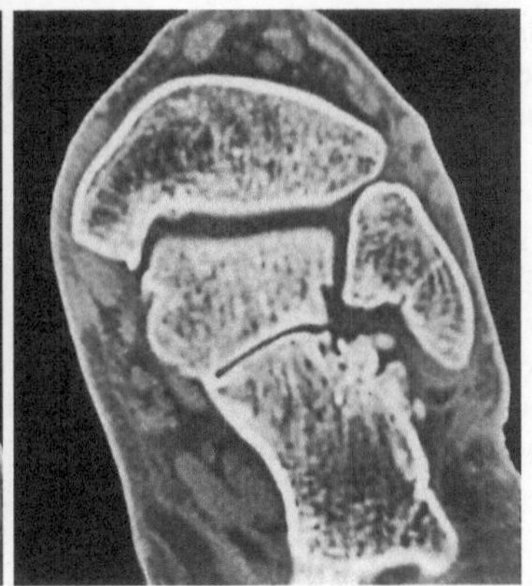

Abb. 5.6f

Fall 7: Plattfuß bei Insuffizienz der Tibialis-posterior-Sehne

Problemstellung

Vollständig durchgetretener Knick-Senk-Fuß infolge totaler Ruptur der Tibialis-posterior-Sehne.

Anamnese

1984 wird eine beidseitige wenig symptomatische leichte Knick-Senk-Füßigkeit festgestellt. Durch Einlagenversorgung mit medialer Abstützung des Längsgewölbes ist die Patientin 6 Jahre lang beschwerdefrei. Im Frühjahr 1990 linksseitige Beschwerden bei Belastung, die nicht mehr auf eine orthopädietechnische Versorgung ansprechen.

Klinik

58-jährige Patientin mit linksbetonter ausgeprägter Knick-Senk-Füßigkeit. Der »too many toes-test« und der »single heel rise test« sind links positiv. Druckdolenz und Schwellung sind retromalleolär medial links vorhanden. Der klinische Verdacht einer Ruptur der Tibialis-posterior-Sehne kann im Ultraschall nicht sicher bestätigt werden; die zusätzliche MRI-Untersuchung zeigt die totale Ruptur der Sehne des M. tibialis posterior an der üblichen retromalleolären Lokalisation.

Therapie

Zuerst (1990) wird die Revision der Sehne des M. tibialis posterior und die Ersatzplastik durch die Sehne des M. flexor digitorum longus vorgenommen. Bereits 4 Monate postoperativ treten die gleichen Symptome wieder auf.
Als Zweiteingriff (1991) wurde dann eine isolierte korrigierende Interpositionsarthrodese des subtalaren Gelenkes durchgeführt.

Ergebnis

Nach Durchbau der subtalaren Arthrodese in regelrechter physiologischer Valgusstellung des Rückfußes ist die Patientin beschwerdefrei geblieben. Uneingeschränkte Gehfähigkeit, auch auf unebenem Terrain, ist gegeben.

Anmerkung

Dieser Fall demonstriert klassischerweise, dass rekonstruktive Sehneneingriffe bei einer vollständigen oder partiellen Ruptur der Sehne des M. tibialis posterior mit bereits kontraktem Knick-Senk-Fuß nur vorübergehend zu einer Beschwerdeverbesserung, und dies ohne komplette Korrektur des einseitigen Knick-Platt-Fußes, führen. Es muss deswegen die primäre korrigierende subtalare Arthrodese (Johnson 1990; Mann u. Baumgarten 1988; Exner u. Gampp 1993) angestrebt werden.

Abbildung 5.7

a, b Füße, d.p., seitlich: Links betonte Knick-Senk-Füßigkeit; zu beachten ist das »talonaviculare sag«. Links größerer talokalkanearer Divergenzwinkel als Ausdruck der Valgusstellung des Rückfußes.

c MRI, Rückfuß, beidseits: fehlende Tibialis-posterior-Sehne links, regelrechter Sehnenverlauf rechts.

d Linker Fuß, präoperativ und postoperativ, seitlich: zu beachten ist das talonavikulare Gelenk; postoperativ ist keine Unterbrechung mehr zu sehen, die Rückfußkorrektur hat vollständig stattgefunden

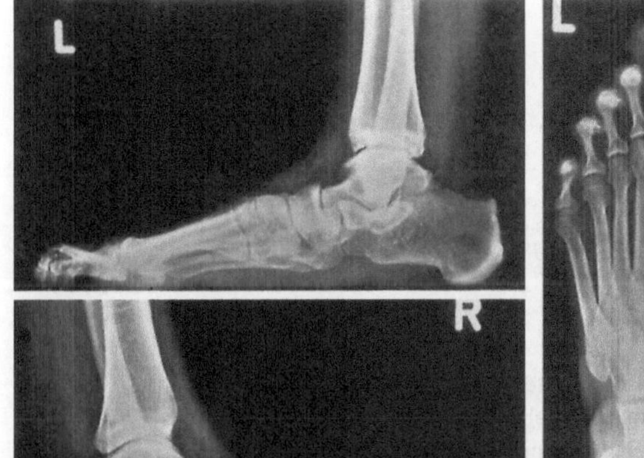

Abb. 5.7a

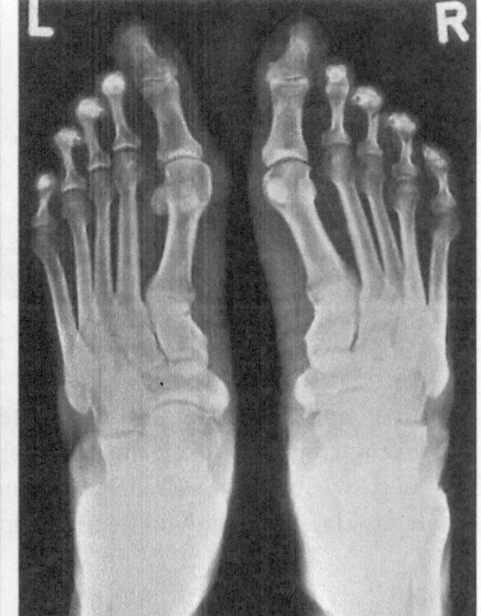

Abb. 5.7b

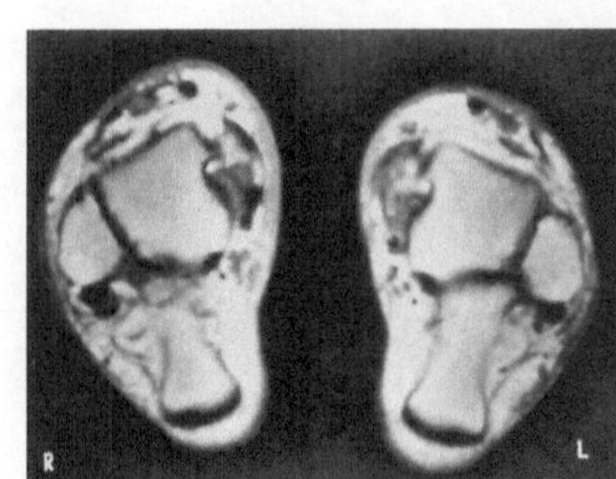

Abb. 5.7c

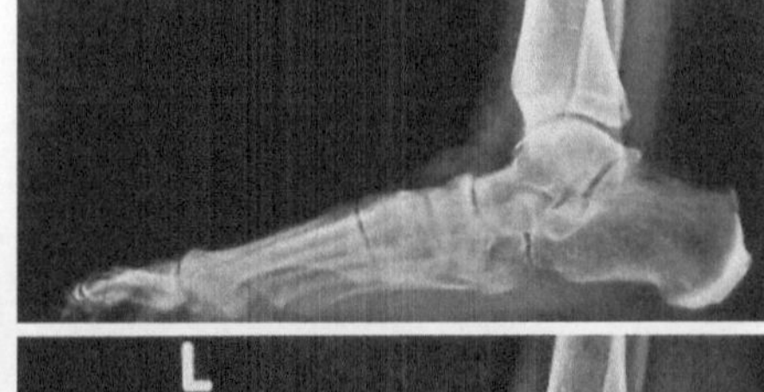

Abb. 5.7d

Fall 8: Neurogener Hohlfuß

Problemstellung

Neurogener Hohlfuß mit fortgeschrittener Spitzfußdeformität bei spastischer Paraparese (M. Little).

Anamnese

über Jahre nimmt die Spitzfüßigkeit und Schmerzhaftigkeit des USG allmählich zu.

Klinik

Vollbild eines neurogenen Hohlfußes mit verstärkter und verkürzter kontrakter Längswölbung. Eine ausgeprägte Spitzfüßigkeit mit Überbelastung des Vorfußes und entsprechender Beschwielung sowie Krallenzehen mit Clavi über den Mittelgelenken ergänzen das klassische Bild des neurogenen Hohlballenfußes.

Therapie

Die spitzfußkorrigierende und stabilisierende USG-Arthrodese nach Lambrinudi (1933) ist das geeignete Korrekturverfahren.

Ergebnis

Schmerzfreiheit wird erst nach 1 Jahr erreicht. Das Gangbild hat sich nach dem Korrektureingriff und einer orthopädietechnischen Versorgung mit Abrollrampe, Sohlenversteifung und Fußbettung stark verbessert.

Abbildung 5.8

a Rechter Fuß, seitlich: spastische Paraparese mit Spitzfußstellung von 30° und neurogenem Hohlfuß, sekundäre degenerative Veränderungen, v.a. im talokalkanearen Gelenk.

b Rechter Fuß, seitlich, intraoperativ: regelrechte Korrektur der Spitzfüßigkeit mit der korrigierenden Arthrodese nach Lambrinudi. Ein rechter Winkel zwischen Tibiaachse und Belastungsachse des Fußes wurde nach keilförmiger Resektion des Taluskopfes und nach dessen Verzahnung in eine Nut des Os naviculare erreicht.

c, d Rechter Fuß, seitlich, 1 Monat und 1 Jahr postoperativ: Erhaltung der Korrektur der Fehlstellung, kompletter Durchbau der Arthrodese des USG

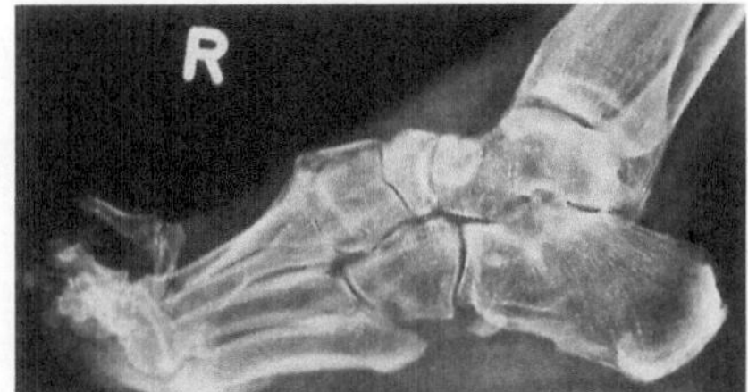

Abb. 5.8a

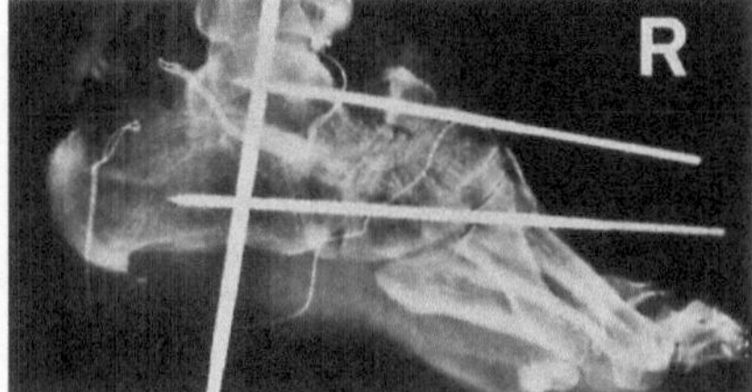

Abb. 5.8b

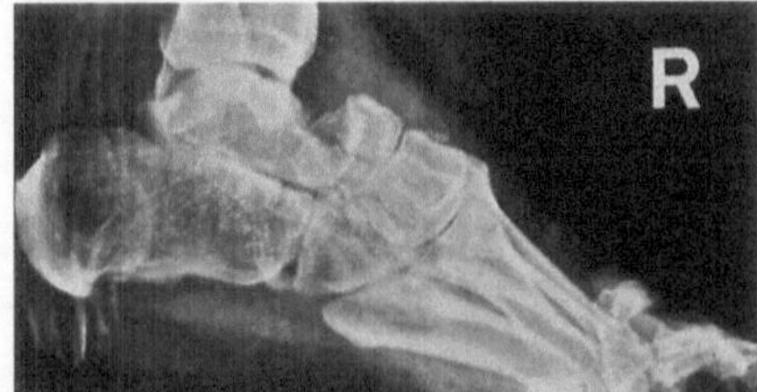

Abb. 5.8c

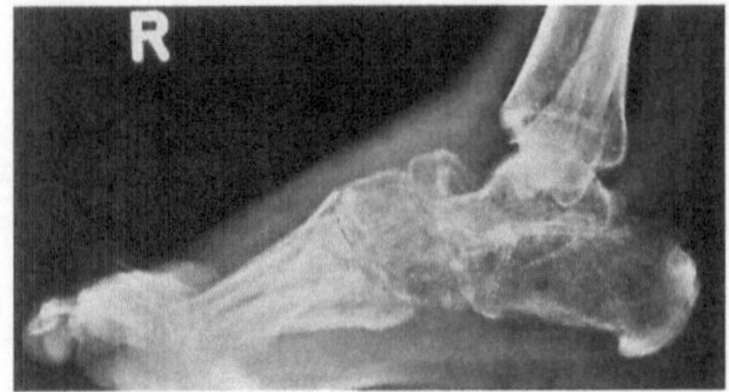

Abb. 5.8d

5

Traumatische und posttraumatische Veränderungen

Fall 9: Osteochondrale Fraktur des Kalkaneus

Problemstellung

Osteochondrale Fraktur des Kalkaneus (Typ: Osteochondrosis dissecans).

Anamnese

Unbehandelte rezidivierende Supinationstraumen beidseits.
1990 klagt der Patient erstmalig über belastungsabhängige Beschwerden im linken subtalaren Gelenk. Seit 1993 besteht ein persistierender subtalarer lateraler Belastungsschmerz mit einer vollständigen fußbedingten Einschränkung der sportlichen Aktivität.

Klinik

Verstrichene Kontur der linken Ferse, Druckdolenz im Sinus tarsi, schmerzhafte Hypomobilität des subtalaren Gelenkes. Die Beweglichkeit im Chopart-Gelenk hingegen ist frei.
Im CT des Rückfußes wird eine osteochondrale Fraktur mit Einbruch der Kortikalis der posterioren Facette des Kalkaneus und freien Gelenkkörpern dokumentiert. Dieser Typ der osteochondralen Fraktur entspricht einer Osteochondrosis dissecans.

Therapie

Eine talokalkaneare Arthrodese wurde bei Nichtansprechen auf konservative Maßnahmen (Ruhigstellung, Fußbettung) durchgeführt.

Ergebnis

3 Monate postoperativ wird eine schmerzfreie Situation und eine volle symmetrische Beweglichkeit im Chopart-Gelenk und im OSG vorgefunden. Klinisch und radiographisch kann ein vollständiger knöcherner Durchbau nachgewiesen werden. 6 Monate nach dem subtalar versteifenden Eingriff war der Patient wieder voll sportfähig (Fußball, Jogging).

Abbildung 5.9
- a Fuß, seitlich: Vermehrte Sklerosierung des Kalkaneus im Bereich der hinteren Facette.
- b CT des Rückfußes, präoperativ: Einbruch der Kortikalis des Kalkaneus bei zystischer Veränderung umgeben von einer ausgeprägten Randsklerose, und freie Gelenkkörper.
- c CT des Rückfußes, 3 Monate postoperativ: durchgebaute talokalkaneare Arthrodese in regelrechter Stellung

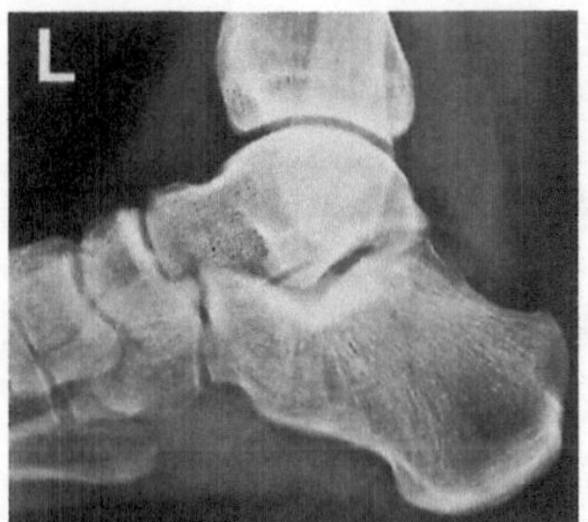

Abb. 5.9a

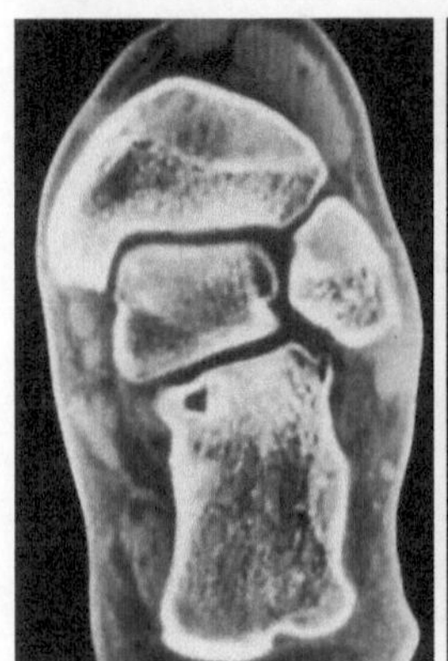

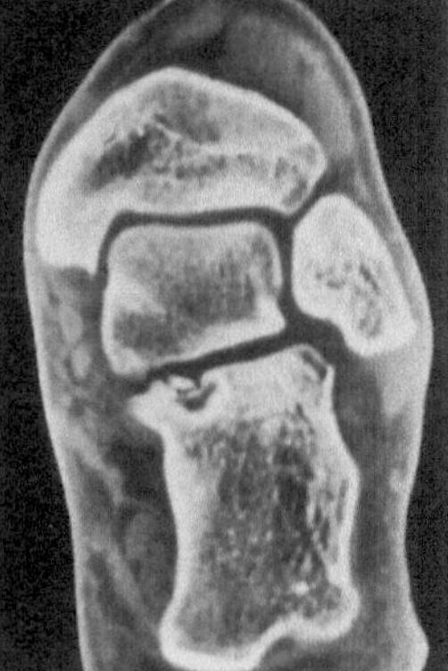

Abb. 5.9b

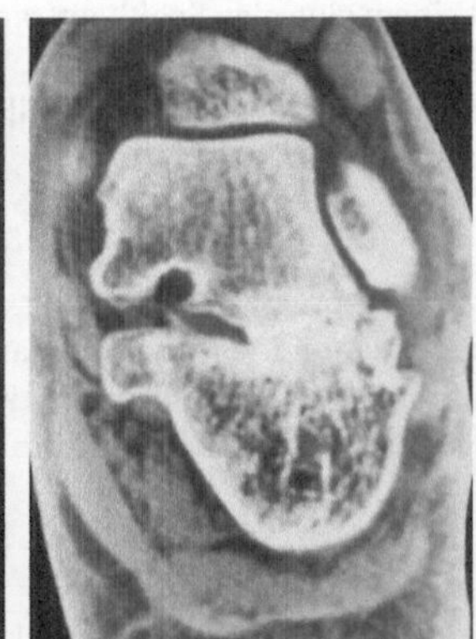

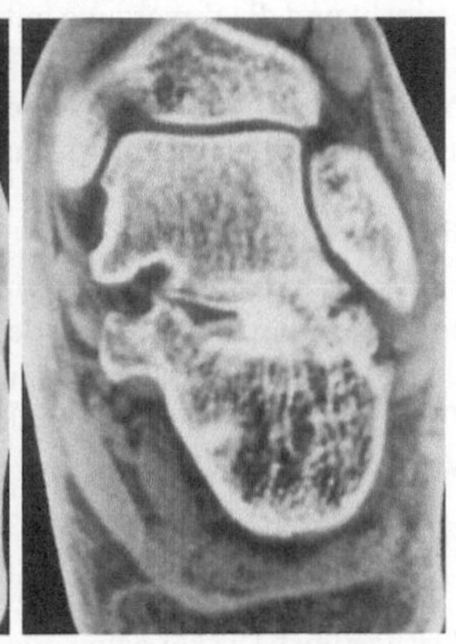

Abb. 5.9c

Fall 10: Posttraumatische talokalkaneare Synostose

Problemstellung

Posttraumatische Synostose mit Supinations- und Adduktionsfehlstellung des Fußes.

Anamnese

Im Alter von 4 Jahren wurde der linke Fuß des Kleinkindes bei einem Verkehrsunfall von einem Autoreifen überrollt. Das Kind zog sich dabei eine tiefe Abscherwunde mit Eröffnung des OSG und des USG, eine Läsion der Sehne des M. peronaeus longus und der Sehne des M. extensor digitorum longus zu. Ein Débridement mit Knochensplitterentfernung vom Kalkaneus, eine Sehnennaht und die Versorgung mit einem glutealen Spalthauttransplantat wurde durchgeführt.
Postoperativ fand eine allmähliche Entwicklung zur Varusstellung des Rückfußes und zur Supinationsstellung des Fußes statt.

Klinik

3 Jahre nach dem Unfall wird eine ausgeprägte Varusstellung des Rückfußes und eine Supinationsstellung des Mittel- und Vorfußes mit daraus folgender Überbelastung des lateralen Fußrandes festgestellt. Im nativen seitlichen Röntgenbild konnte eine sekundäre posttraumatische Coalitio diagnostiziert werden.

Therapie

1 Jahr nach dem Unfall wird eine Narbenkorrektur des linken Rückfußes durchgeführt. Die korrigierende pronierende Osteotomie proximal des Chopart-Gelenks folgte erst im 11. Lebensjahr, 7 Jahre nach dem Unfall.

Ergebnis

4 Jahre postoperativ sehen wir eine 15-jährige subjektiv zufriedene aktive Adoleszentin mit regelrechter Vorfuß-Mittelfuß-Achse, jedoch mit einer residuellen Varusstellung des Rückfußes.

Abbildung 5.10

a Füße seitlich, beidseits nach dem Unfall: *links* Kalkaneus mit unregelmäßiger Gelenkfläche nach Débridement mit Entfernung von Kalkaneusknochensplittern; *rechts* physiologischer Fuß.

b Linker Fuß, seitlich 1 Jahr und 4 Jahre nach Unfall: Entstehung der posttraumatischen sekundären Coalitio.

c, d Füße, beidseits, d.p., seitlich: infolge der sekundären Coalitio links Entwicklung einer Supinationsfehlstellung des Mittel- und Vorfußes sowie Hohlfußtendenz.

e Fuß links, seitlich und schräg: Status nach korrigierender pronierender Rückfußosteomie

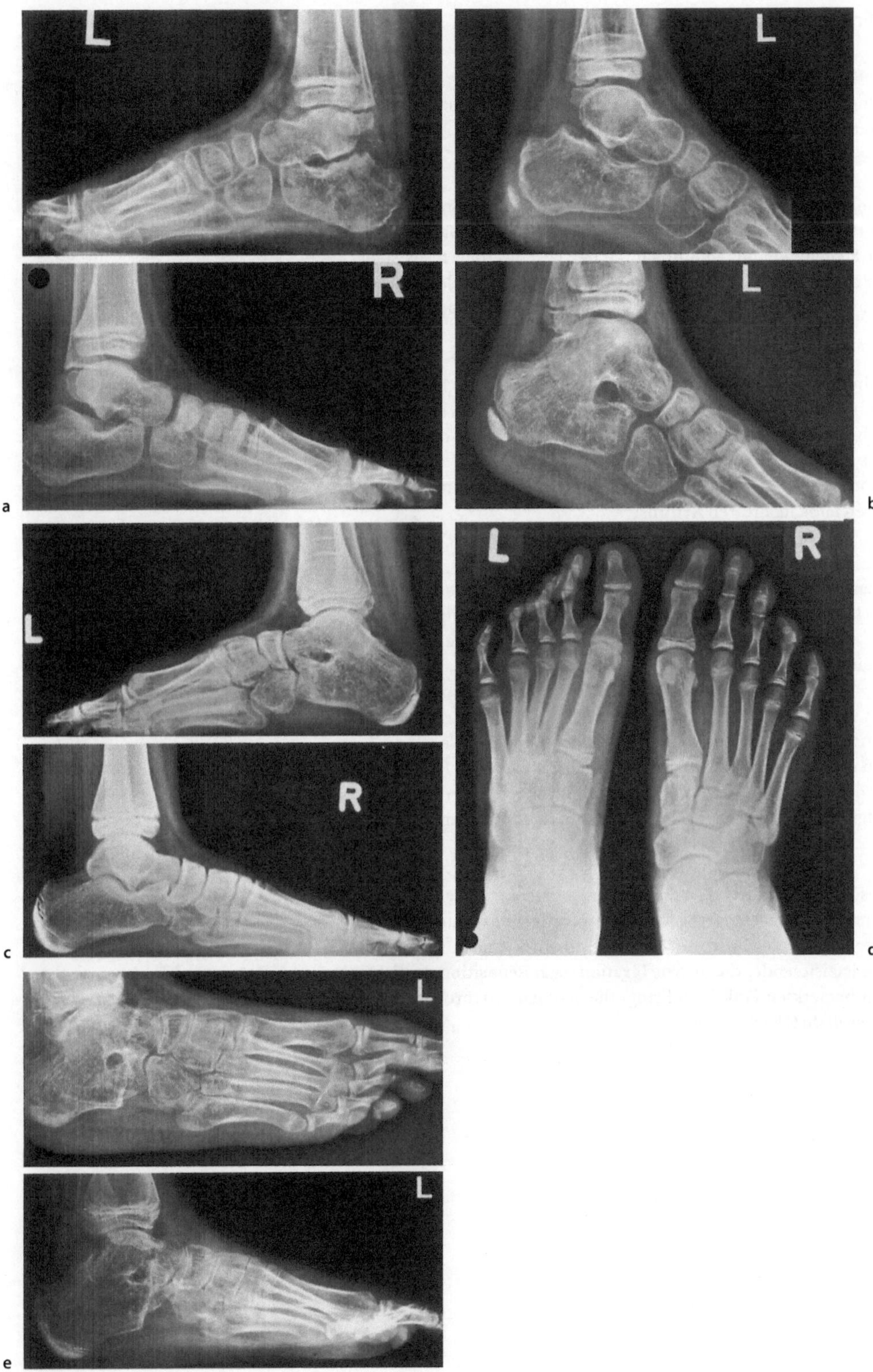

Abb. 5.10

5

Fall 11: Fraktur des Processus lateralis tali

Problemstellung

Starke belastungsabhängige Schmerzen im subtalaren Gelenk nach einem Distorsionstrauma des linken Fußes beim Snowboardfahren.

Anamnese

Hyperextensions- und Inversionstrauma des linken Fußes beim Snowboardfahren mit sofortiger Schwellung und starker Schmerzhaftigkeit. Nach Ruhigstellung in der Schiene konnte eine Abnahme der Beschwerden festgestellt werden. Nach Erstbehandlung traten bei Belastung, speziell beim Jogging auf unebenem Boden, immer wieder Schwellungen und Schmerzen auf.

Klinik

Schonhinken links, schmerzhafter Fersengang, Varusstellung des Rückfußes von 5°, Schwellung über dem Sinus tarsi, Hypomobilität des linken subtalaren Gelenkes, weniger ausgeprägte Fußbeschwielung und Atrophie des Unterschenkels links.
Rückfuß-CT und -MRI: Abrissfraktur des Processus tali lateralis und Zeichen einer sekundären talokalkanearen Arthrose.

Therapie

Da es sich um eine ältere, nicht komplett durchgebaute Abrissfraktur des Processus lateralis tali mit bereits sekundären talokalkanearen Arthrosezeichen handelt, wurde als therapeutische Maßnahme die isolierte subtalare Arthrodese durchgeführt.

Ergebnis

Der postoperative Verlauf war komplikationslos. Der Steinmann-Nagel wurde nach 6 Wochen entfernt; die Gipsbehandlung dauerte 12 Wochen (6 Wochen Liege- und 6 Wochen Gehgips). 1 Jahr nach dem Eingriff verspürt der Patient lediglich leichtgradige Schmerzen nach 6- bis 7-stündigen Wanderungen.

Anmerkung

Die Fraktur des Processus lateralis ist nicht selten, und trotzdem wird die Diagnose meist erst sekundär verzögert gestellt. Bei sofortiger posttraumatischer Feststellung der Fraktur des Processus lateralis tali wird je nach Größe des Fragmentes die Exzision oder die interne Fixation nach Reposition durchgeführt. Bei nicht bemerkten Frakturen bringt die subtalare Arthrodese optimale Langzeitresultate (Hawkins 1965).

Abbildung 5.11

a Fuß, seitlich und schräg: fraglich nachweisbare Fraktur des Processus lateralis tali.
b MRI des Fußes: Bestätigung der Abrissfraktur des Processus lateralis tali.
c, d CT des Rückfußes: durchgehende Darstellung der Abrissfraktur des Processus lateralis tali (Stadium III nach Hawkins), beginnende talokalkaneare Arthrose im Bereich der Fraktur.
e Fuß, seitlich: direkt postoperative Abbildung mit Steinmann-Nagel-Fixation und subtalarer Füllung mit Beckenkammspongiosa: Dreimonatskontrolle mit talokalkanearem Durchbau

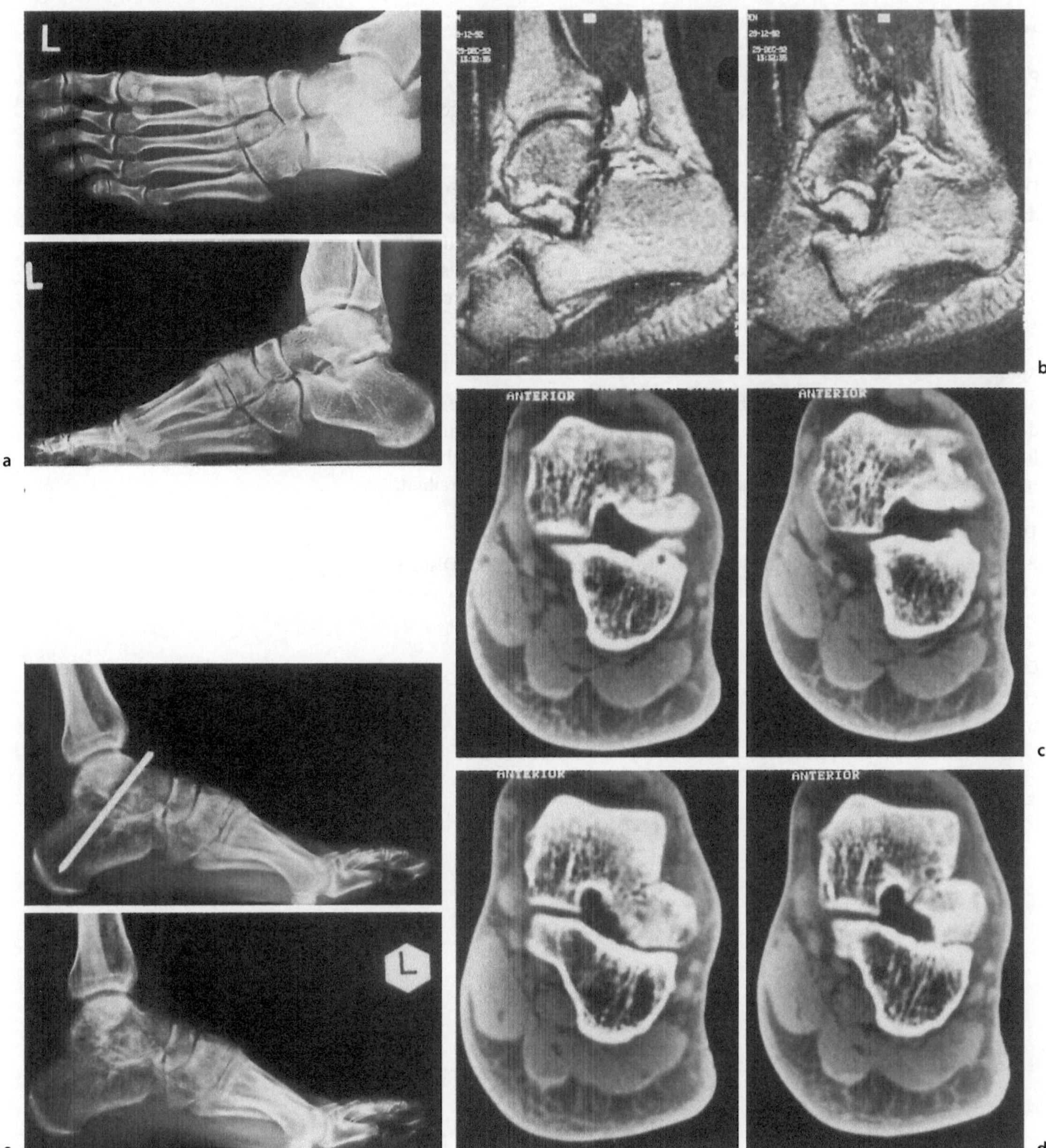

Abb. 5.11

Fall 12: Fraktur des Processus anterior calcanei

Problemstellung

Anhaltende Beschwerden nach Distorsionstrauma des linken Sprunggelenkes.

Anamnese

Die Patientin stürzte im April 1993 eine Treppenstufe hinunter; der Fuß wird dabei plantar flektiert und invertiert. Bei der Erstkonsultation wurde die Diagnose einer Distorsion im OSG links gestellt. Die Ruhigstellung in der dorsalen Gipsschiene brachte keine Beschwerdefreiheit. Zusätzlich angefertigte Schrägaufnahmen brachten dann die Fraktur des Processus anterior calcanei zum Vorschein.

Klinik

Starker Bewegungsschmerz im subtalaren und im Chopart-Gelenk. Druckdolenz und Schwellung über dem Chopart-Gelenk, v.a. kalkaneokuboidal. Radiographisch ossärer Ausriss des Lig. bifurcatum. Die probatorische Infiltration brachte, wie zu erwarten war, nur eine kurzfristige Schmerzfreiheit.

Therapie

Bei verzögerter Diagnosestellung konnte erst 11 Monate nach dem Distorsionstrauma die Entfernung des Fragmentes des Processus anterior calcanei vorgenommen werden.

Ergebnis

Die sofortige postoperative anhaltende Schmerzfreiheit konnte erreicht werden.

Abbildung 5.12
- a Fuß, schräg und seitlich: Abrissfraktur des Processus anterior calcanei, Darstellung nur auf der Schrägaufnahme einwandfrei möglich.
- b Fuß, schräg, postoperativ: Zustand nach Entfernung des Fragmentes des Processus anterior calcanei

5

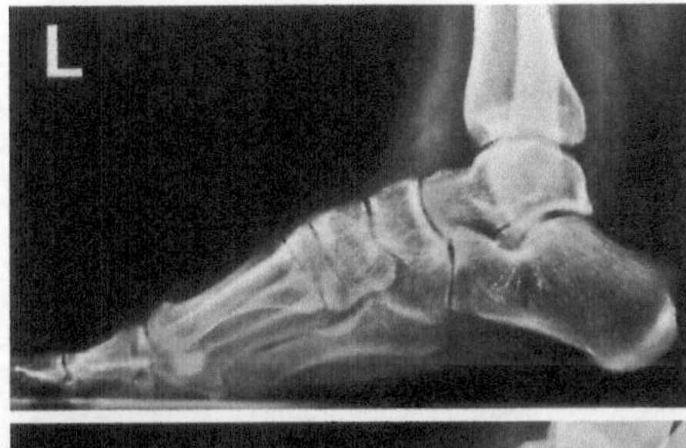

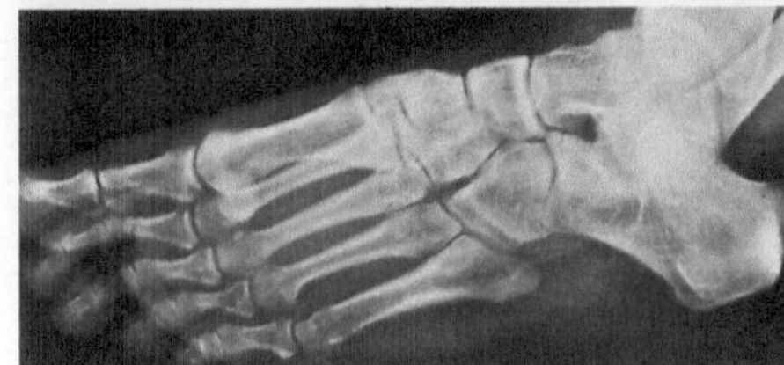

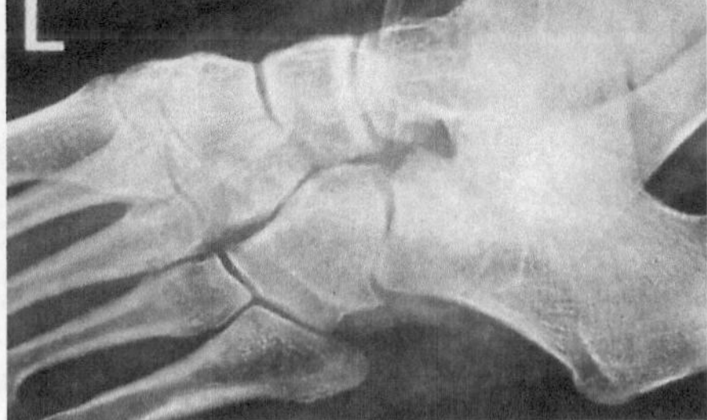

Abb. 5.12a

Abb. 5.12b

Häufige Tumoren

Fall 13: Enchondrom des Taluskopfes

Problemstellung

Belastungsabhängige progrediente Beschwerden im Rückfuß ohne oder nur mit wenigen klinischen Befunden.

Anamnese

Mit 23 Jahren bestehen zunehmende belastungsabhängige Schmerzen im linken Fuß v.a. auf unebenem Boden.

Klinik

Außer der Schmerzprovokation im Chopart-Gelenk bei Supination und Pronation sind keine weiteren pathologischen klinischen Befunde zu erheben. Die Nativröntgenbilder weisen eine Zyste direkt subchondral am Taluskopf auf.

Therapie

Bei diesem Befund wurde eine Zystenausräumung und Spongiosaplastik vorgenommen. Die Histologie bestätigte die Verdachtsdiagnose eines Enchondroms. Der Fuß ist in 7% der Fälle die bevorzugte Lokalisation der Enchondrome (Huvus 1979).

Ergebnis

Die Kontrolle 30 Jahre nach diesem Eingriff ergab eine uneingeschränkte Gehfähigkeit; ein klinisch und radiologisch pathologischer Befund fehlt.

Abbildung 5.13
a Fuß, links, d.p. und seitlich: zystische subchondrale Veränderung im Taluskopf: Enchondrom.
b Fuß, links, d.p. und seitlich: 18 Jahre nach Zystenausräumung und Spongiosaplastik.
c Fuß, links, d.p. und seitlich: 30 Jahre nach Enchondromausräumung und Spongiosaplastik: leichte osteophytäre Ausziehung im talonavikularen Bereich

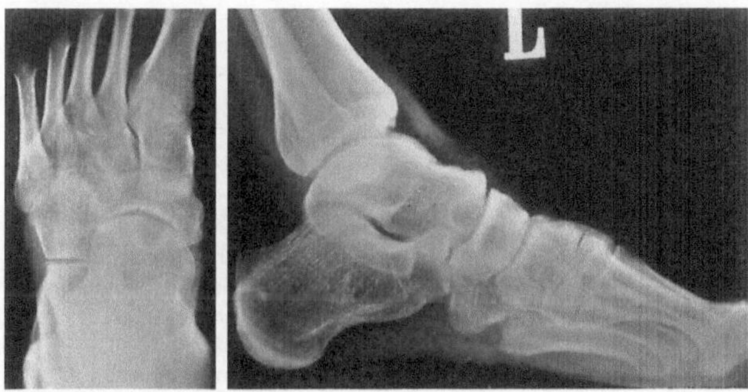

Abb. 5.13a

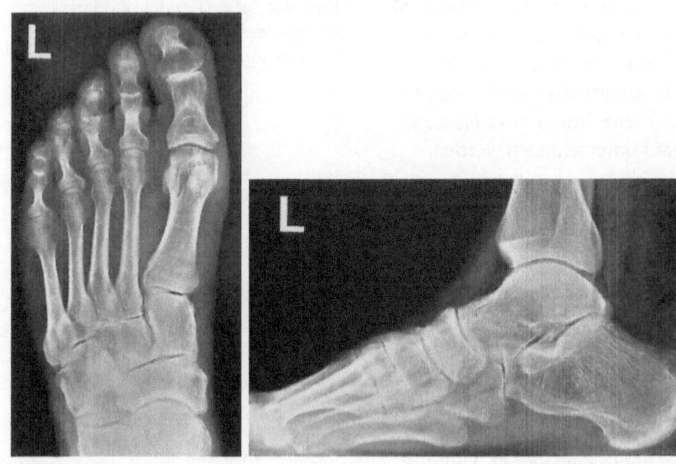

Abb. 5.13b

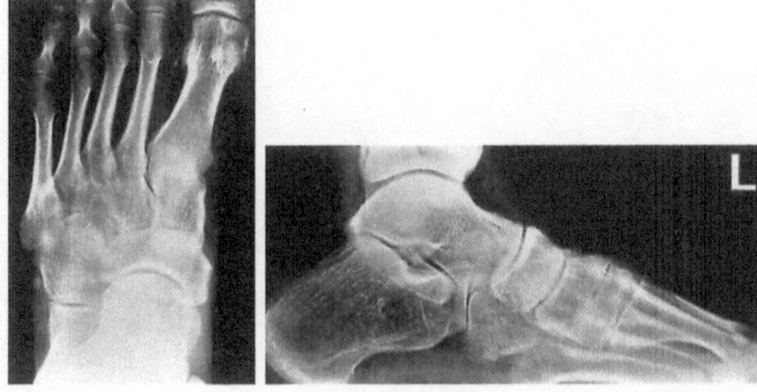

Abb. 5.13c

Fall 14: Aneurysmatische Knochenzyste

Problemstellung

Konstante Bewegungsschmerzen des Rückfußes, v.a. auf unebenem Boden.

Anamnese

Beim Fußballspielen, beim Aufsetzen nach Sprung in die Luft starke Schmerzen im rechten Fuß. Der Spieler entschloss sich aus eigenem Antrieb zu einer 3-monatigen Trainingspause. Beim Wiederaufnehmen des Trainings erneut Schmerzen, v.a. auf dem Feld.

Klinik

Diskrete Beschwerden bei der In- und Eversion des rechten Fußes. Das seitliche Röntgenbild des Fußes stellt eine ausgedehnte mehrkompartimentäre wabenartige Knochenzyste mit teilweisem Durchbruch der Kortikalis dar. Die Szintigraphie reichert im dorsokranialen Bereich des Kalkaneus an. Differentialdiagnostisch muss zwischen einer aneurysmatischen Knochenzyste, einem Riesenzelltumor des Kalkaneus, einem Riesenzelltumor der Flexorenloge und einem aggressiven periostalen Desmoid unterschieden werden.

Therapie

Zystenausräumung und Spongiosaplastik wurden sowohl diagnostisch wie therapeutisch durchgeführt. Die histologische Untersuchung ergab eine aneurysmatische Knochenzyste mit wenigen riesenzelltumorähnlichen Anteilen, ein Befund, der in ca. 10% der Fälle am Fuß lokalisiert ist (Mirra 1980).

Ergebnis

Der weitere beschwerdefreie Verlauf und das unveränderte radiographische Bild unterstützen die Diagnose der aneurysmatischen Knochenzyste. Der Patient war mit der Behandlung zufrieden und konnte wieder als Aktivfußballer spielen.

Abbildung 5.14
- **a** Rechter Fuß, seitlich: wabenartig zystischer Befund dorsokranial im Kalkaneus.
- **b** Rechter Fuß, seitlich, intraoperativ: Kürettage des zystischen Befundes.
- **c** Rechter Fuß, seitlich, postoperativ: Zustand nach vollständiger Ausräumung und Spongiosaplastik der aneurysmatischen Knochenzyste.
- **d** Rechter Fuß, seitlich, Fünfjahreskontrolle: regelrechtes Remodelling, keine Hinweise auf ein Rezidiv. Die hintere Facette des subtalaren Gelenkes zeigt keine degenerativen Veränderungen

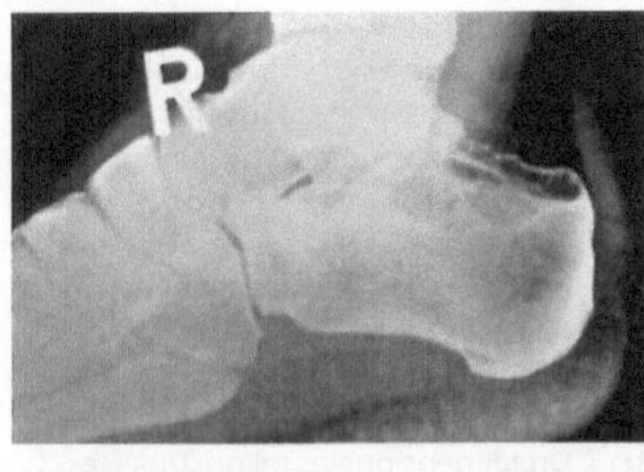

Abb. 5.14a

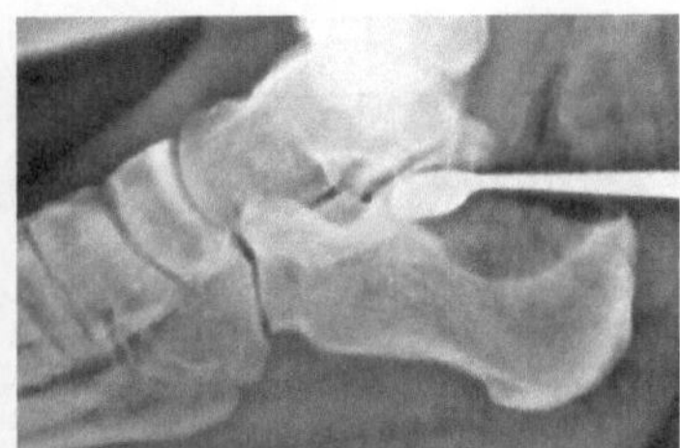

Abb. 5.14b

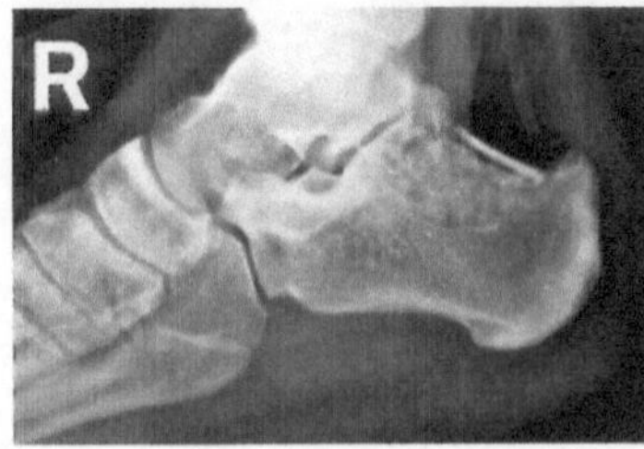

Abb. 5.14c

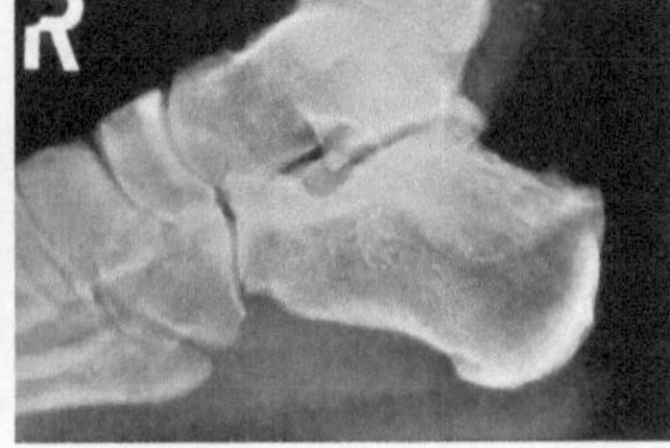

Abb. 5.14d

5

Stoffwechselbedingte Veränderungen

Fall 15: Diabetische Osteoarthropathie

Problemstellung

Schaukelfuß mit therapieresistentem Malum perforans der Planta pedis.

Anamnese

Die Diagnose eines insulinpflichtigen Diabetes mellitus (IDD) wurde erst vor 3 Monaten gestellt. Die Schmerzen im rechten Fuß und die groteske Fehlstellung führten zur Diagnose des Diabetes mellitus.

Klinik

Ein Schaukelfuß mit schwerer Valgusstellung des Rückfußes imponierte als Hauptbefund. Im Zentrum der Fußsohle war ein Malum perforans pedis, ca. 4 cm im Durchmesser, übelriechend (Pseudomonas), belegt, mit starker entzündlicher Umgebungsreaktion. Die Unterschenkel waren stark ödematös. Eine diabetische sockenförmige Neuropathie wurde nachgewiesen. Die Nativröntgenbilder zeigen eine schwerste diabetische neuropathische Osteoarthropathie, Typ III–IV nach Frykberg (1987).

Therapie

Bei der diabetischen Osteoarthropathie soll möglichst lang konservativ behandelt werden. Es wurde eine Unterschenkelentlastungsorthese rechts angefertigt. Die Abheilung des Malum perforans pedis wurde durch diese konsequente Entlastung und die säubernde lokale und systematische Antibiotikabehandlung erreicht. Der Diabetes mellitus konnte nach einer initialen schwierigen Phase mit Insulin gut eingestellt werden.

Ergebnis

Die diabetische Osteoarthropathie als solche kann nicht saniert werden. Die konservativen, v.a. orthopädietechnischen Maßnahmen versuchen, das Auftreten von Ulzera zu verhindern oder zum Abheilen zu bringen. Das letztere Ziel konnte in unserem Fall erreicht werden.

Abbildung 5.15
- **a** Fuß, d.p. und seitlich, rechts: diabetische Osteoarthropathie (Frykberg III–IV). Schaukelfuß. Vollständige Talusnekrose.
- **b, c** CT des rechten Rückfußes: Osteonekrosen der talokalkanearen, tibiotalaren, talonavikularen, talomalleolären lateralen und medialen Gelenke.
- **d** Dreidimensionales rekonstruiertes CT der Füße: rechts ausgeprägte Valgusstellung des Rückfußes und Plattfüßigkeit

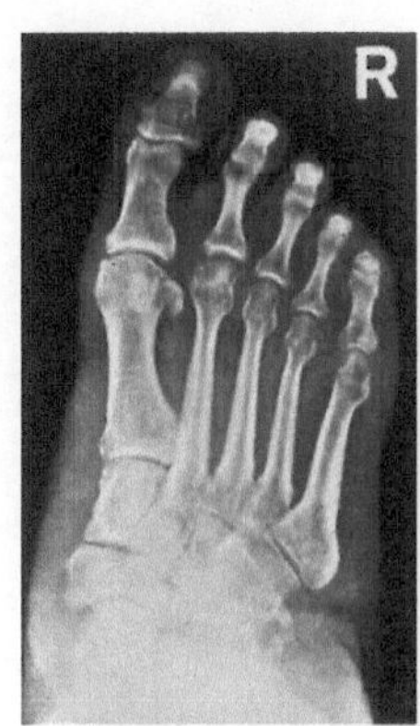

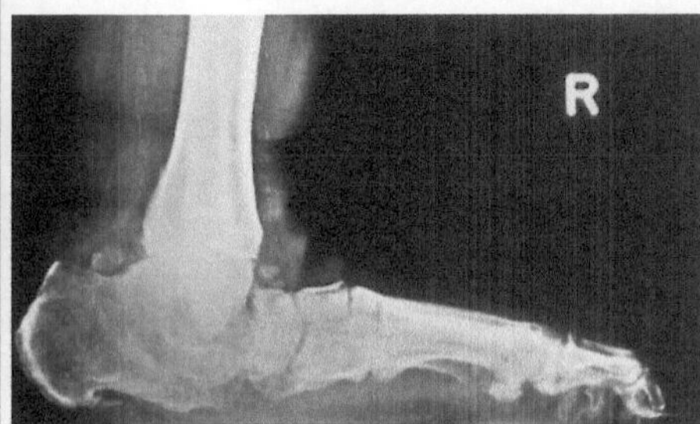

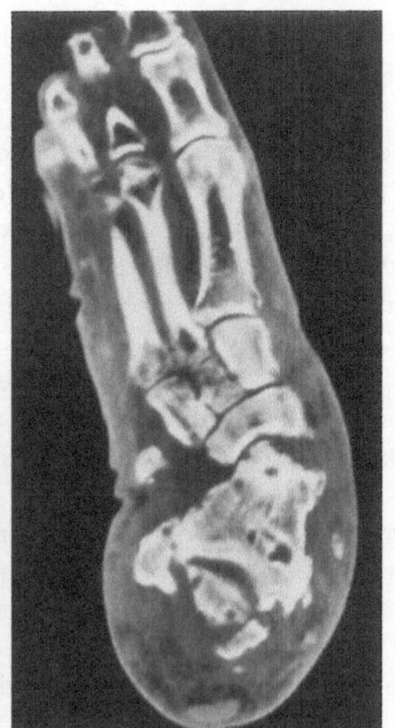

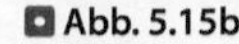

Abb. 5.15a

Abb. 5.15b

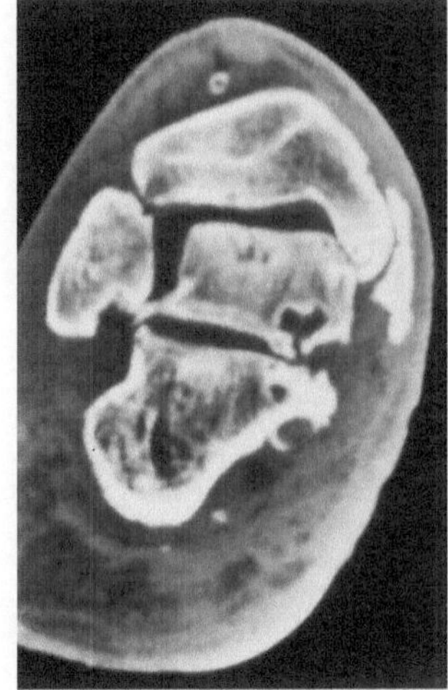

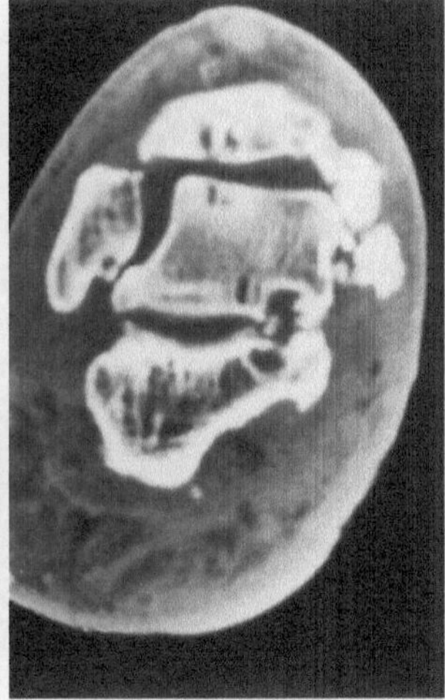

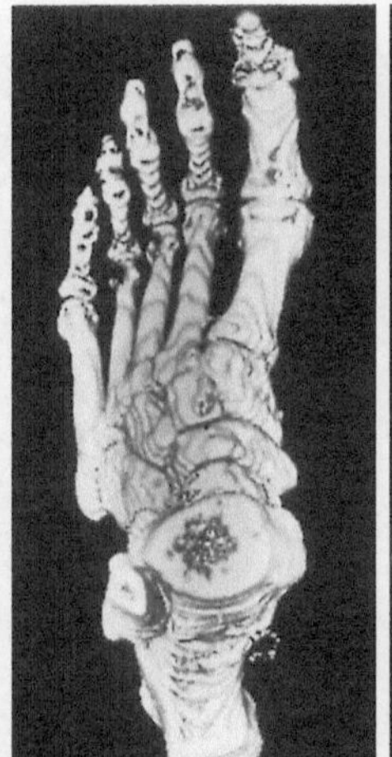

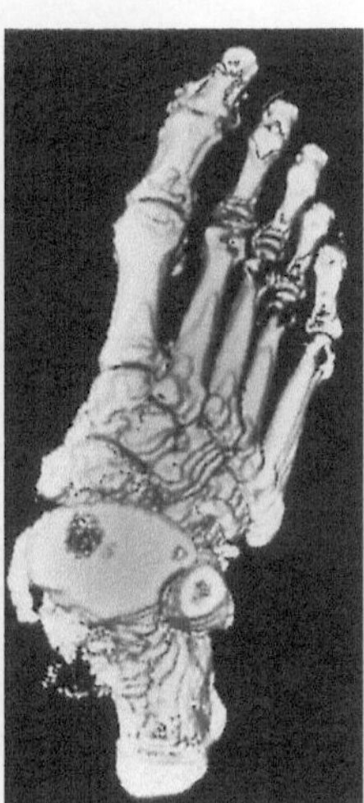

Abb. 5.15c

Abb. 5.15d

Anmerkung: Stadieneinteilung der diabetisch neuropathischen Osteoarthropathie nach Frykberg u. Sanders (1991):

Typ I: Befall der Interphalangeal- und Metatarsophalangealgelenke
Typ II: Osteonekrose und Destruktion des Fußwurzelskeletts mit Abrutschen des Talus, Zusammensinken des Längsgewölbes und Entwickeln eines sog. Rocker-bottom-Fußes mit zentralem Malum perforans pedis in der Mitte der Fußsohle
Typ III: Osteonekrose des talonavikularen und talokalkanearen Gelenks
Typ IV: Osteonekrose und Destruktion des OSG mit Zerstörung der distalen Tibia, Fibula und des Talus
Typ V: Osteonekrose und Destruktion des Kalkaneus: selten

Die operative Methode der Wahl ist bei der diabetischen neuropathischen Osteoarthropathie Frykberg I und II die Osteotomie mit Teilresektion entzündlich veränderter oder mechanisch störender Mittelfußknochen, bei den Stadien III, IV und V jedoch fast immer die Amputation im Unterschenkelbereich in nicht mehr konservativ zu behandelnden Fällen (Wetz 1993).

6 Krankheiten des Vorfußes

H.-R. Meyer

Hallux valgus

Die häufigste Deformität, die der fußspezialisierte Orthopäde zu behandeln hat, ist wohl der Spreizfuß mit Schiefstellung der Großzehe. Dies betrifft v.a. das weibliche Geschlecht (über 80%).
Hereditäre, konstitutionelle, rheumatische Krankheiten und evtl. sogar Systemerkrankungen spielen in der Ätiologie eine entscheidende Rolle. Schlecht sitzende Schuhe fördern noch die Deformität, die z.T. so schmerzhaft wird, dass eine Behandlung unumgänglich wird. Es ist sicher nicht sinnvoll, den Patientinnen vorzuwerfen, sie trügen zu modische Schuhe. Der Ratschlag, Schuhe nach dem Fuß und nicht nach der Mode zu kaufen, zeugt allerdings von mangelndem Einfühlungsvermögen.
Es muss aber auch nicht in jedem Fall sofort operiert werden, denn es ist erwiesen, dass auch schwere Hallux-Patientinnen ohne größere Probleme und ohne chirurgische Maßnahmen ein Leben lang mit ihrer Deformität leben können. Für Männer gilt diese Einstellung ebenso. Wir sehen tagtäglich in der Fußsprechstunde, dass sich der maskuline Fuß viel länger einem operativen Prozedere widersetzen kann, da Herrenschuhe weniger modischen Einflüssen unterworfen sind. In einem voroperativen Gespräch gilt es, fein abzuwägen, ob die Operation jetzt notwendig ist oder ob man noch abwarten kann. Im Zweifelsfall sollte man eine Röntgendokumentation erstellen und die Patientin 1–2 Jahre später wieder bestellen. Bei Zunahme der Beschwerden oder der Deformität ist die Operation immer noch möglich.
Es gibt eine Unzahl von Hallux-valgus-Operationsmethoden und es kommen immer noch neue dazu. Das mag daher rühren, dass keine dieser Methoden ideal ist oder aber, dass alle etwa die gleichen Chancen auf ein zufriedenstellendes Resultat haben. Ich meine, dass die Schwierigkeiten bei der Indikationsstellung in der Wahl der Methode liegen. Es ist sicher nicht sinnvoll, bei allen Patienten die gleiche Methode anzuwenden, aber auch eine zu starke Variationsfreude ist gefährlich, da die Erfahrung dann fehlt und für die Nachkontrolle zu wenige Fälle vorhanden sind. Es ist auch immer wichtig, vor einer Operation die Wünsche der Patientinnen zu berücksichtigen. Sind diese rein ästhetischer Art, ist von vornherein Vorsicht geboten. Die Lebensumstände der Patientinnen, wie z.B. das Alter, der Beruf, die sportliche Betätigung, gesellschaftliche Verpflichtungen sowie die Sensibilität, sind wichtige Kriterien für die Wahl der Operationsmethode und auch für die Entscheidung, ob überhaupt operiert werden sollte.
Hat man sich für den operativen Eingriff entschieden, gilt es, den Eingriff der Fußform anzupassen und eine Methode zu wählen, die man technisch beherrscht.
Es gibt zwar eine unendliche Zahl von verschiedenen Füßen, aber es gibt auch gewisse Gemeinsamkeiten, die bei einer Operation berücksichtigt werden müssen.

Fußformen und Metatarsalindizes

Die Länge des Fußes und damit die Schuhgröße ist das erste wichtige Kriterium, um die Operationsmethode zu bestimmen. Die morphologische Form stellt ein weiteres Kriterium für die Wahl der Methode dar. Der sog. ägyptische Fuß zeigt eine Großzehe, die länger ist als alle übrigen Zehen. Der sog. griechische Fuß hat das Bild einer kurzen Großzehe, und beim quadratischen Fuß sind die ersten 3 Zehen ungefähr gleich lang (■ Abb. 6.1a). Es ist nun sicher nicht sinnvoll, bei einer sehr langen Großzehe eine Operation durchzuführen, die sie noch weiter verlängert. Man muss sich vorstellen, dass eine Zehe nur verkürzt werden kann, indem man sie in Valgus drückt oder im Hammerzehensinn deformiert. Wenn man den Valgus dann korrigiert, wird die Zehe eben relativ länger und die Schuhnummer dadurch größer. Eine Frau, die vor der Operation die Schuhgröße 40 hatte, und nach der Operation die Schuhgröße 41 tragen muss, wird für die Operation niemals dankbar sein, auch wenn der Fuß postoperativ noch so schön aussieht. Man sollte also bei einer langen Großzehe eher eine Verkürzungsoperation durchführen, das Umgekehrte gilt bei der kurzen Großzehe. Hier sollte nicht noch weiter verkürzt, sondern mindestens in der gleichen Länge belassen, wenn nicht sogar verlängert werden.

Die Metatarsaleindizes (▶ s. Abb. 6.1b) haben nichts mit der Großzehenlänge zu tun. Ein kurzes Metatarsale I, d.h. eine Minusvariante heißt nicht, dass die Großzehe dann entsprechend kürzer ist. Das Gleiche und das Umgekehrte gilt auch für eine Plusvariante (■ Abb. 6.1b). Es ist wichtig, sich vor einer Operation dieser Möglichkeit bewusst zu werden, denn die Verkürzung einer Minusvariante oder die Verlängerung einer Plusvariante kann u.U. die größten postoperativen Probleme auslösen.

■ Abbildung 6.1
a Fußformen. (Aus: Viladot 1974).
b Metatarsaler Index. (Aus: Viladot 1974)

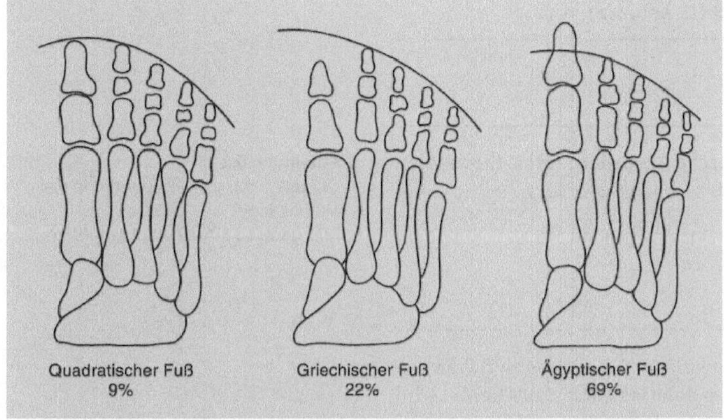

Abb. 6.1a

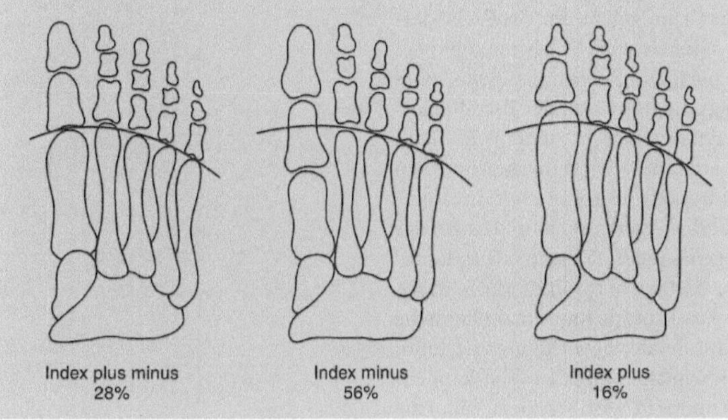

Abb. 6.1b

Operation nach Keller-Brandes (◼ Abb. 6.2)

Indikation

Der ältere Mensch ohne zu große kosmetische Ansprüche mit arthrotischen Veränderungen im Grundgelenk. Beidseits gleichzeitiges Vorgehen ist möglich.

◼ **Abbildung 6.2**
a Operation nach Keller-Brandes in der Modifikation nach Lelièvre.
b Röntgenbild, 6 Wochen postoperativ

Operationstechnik

6

Der Zugang erfolgt am besten von einem medialen Schnitt aus zwischen den sensiblen Ästen des N. dorsalis und des N. plantaris hallucis. Die Kapsel wird dargestellt und die Nervenäste werden weggehalten. Von einem geraden Schnitt aus wird die Kapsel eröffnet und das Grundgelenk der Großzehe dargestellt. Je nach Größe des Hallux-valgus-Winkels wird $^1/_3$ bis maximal die Hälfte der Großzehengrundphalanx reseziert. Die Resektionsfläche sollte senkrecht zur Grundphalanx stehen. Es folgt die Resektion der Pseudoexostose, wobei darauf geachtet werden muss, dass man nicht zuviel vom Metatarsaleköpfchen wegnimmt, damit später eine breite Nearthrose entstehen kann. Durch Weghalten des unteren Wundrandes und Anheben des Köpfchens des Metatarsale I durch einen Einzinkerhaken erreicht man sehr gut das laterale Sesambeinchen, dessen Verbindungen mit dem Metatarsale II durchtrennt werden. Meist lässt sich danach der Metatarsus primus varus durch Druck auf den 1. Strahl korrigieren. Durch eine kräftige Kapselnaht kann die Korrektur gehalten werden. Wenn gutes Kapselmaterial vorhanden ist, lohnt es sich, die Kapsel zwischen Metatarsale-I-Köpfchen und Resektat kappenförmig einzunähen. Das überflüssige Kapselmaterial wird reseziert. Wenn die Zehe nach diesem Prozedere hochsteht, muss die Strecksehne verlängert werden. Durch einen paraossären Kirschner-Draht kann die Stellung der operierten Großzehe gehalten werden. Es ist aber auch möglich, mit einem fixierenden Verband das Gleiche zu erreichen.

Postoperatives Prozedere

Der Patient kann postoperativ schnell mobilisiert werden. Die Fäden sollten 14 Tage postoperativ entfernt werden, anschließend ist ambulante Bewegungstherapie angezeigt.

Komplikationen

Die wohl häufigste Komplikation ist der Übergang in einen schmerzhaften Hallux rigidus. Diese Komplikation kommt am häufigsten vor, wenn zu wenig reseziert wird.

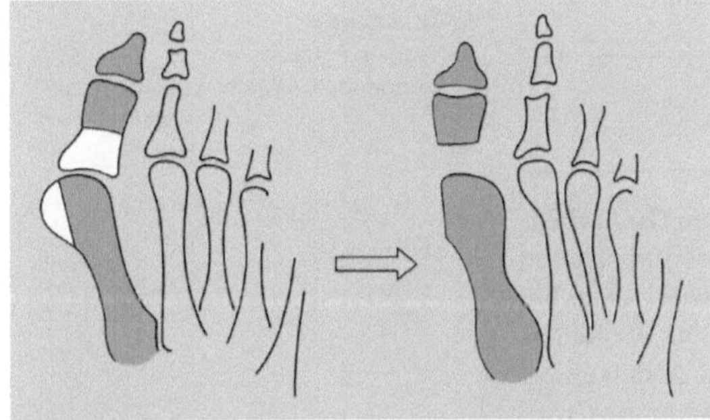

■ Abb. 6.2a

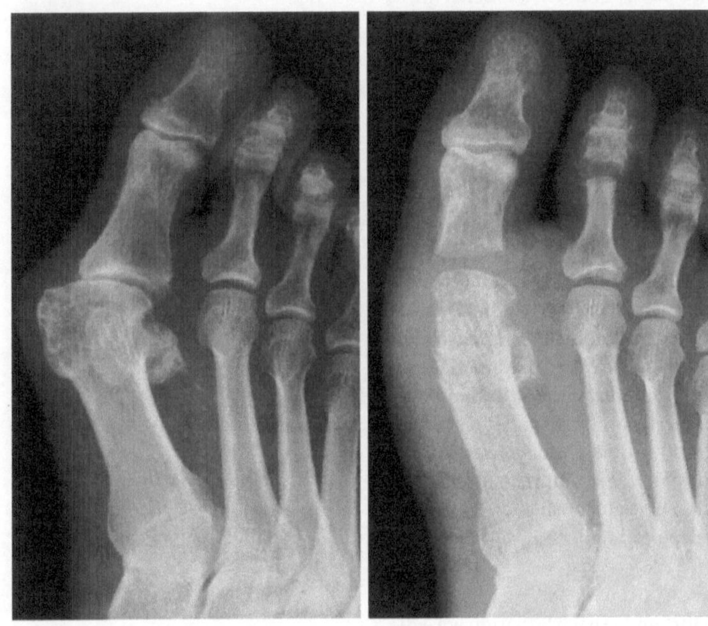

■ Abb. 6.2b

Regnauld-Prozedere (Abb. 7.3)

Abbildung 6.3
a Regnauld-Prozedere.
b Röntgenbild, 4 Wochen postoperativ

Indikation

Jüngere Patienten, mit ganz leichter oder ohne Arthrose in den Großzehengrundgelenken. Beidseitiges Vorgehen ist möglich, aber bei der Mobilisation ist äußerste Vorsicht geboten. Meist ist der Verlauf etwas langwieriger als bei der gewöhnlichen Resektionsarthroplastik. Der Vorteil gegenüber der Keller-Brandes-Operation besteht v.a. darin, dass die kosmetischen Resultate wesentlich besser sind. Durch das Einsetzen eines Platzhalters kann die Großzehenlänge ziemlich genau vorausberechnet und auch realisiert werden. Die postoperativ erreichte Länge wird sich kaum mehr verändern, es sei denn, es kommt zur Resorption des Transplantates. Die postoperative Beweglichkeit, auch auf lange Sicht gesehen, ist nicht unbedingt besser als bei der Keller-Brandes-Operation. Bei älteren osteoporotischen Patienten sollte sehr vorsichtig vorgegangen werden, da ein Knorpel- bzw. Knochenzapfen wegen der Weichheit des Markes nicht mehr stabil aufgesetzt werden kann.

Operationstechnik

Der Zugang erfolgt wie bei der Operation nach Keller-Brandes (Meyer 1990; Regnauld 1974). Das Grundgelenk der Großzehe wird dargestellt und je nach der Größe des Hallux-valgus-Winkels kann wieder $^1/_3$ bis die Hälfte der Grundphalanx reseziert werden. Das Resektat wird dann wieder verwendet. Durch zapfenförmiges Zuschneiden und Erhaltung des Knorpelteils wird ein Platzhalter hergestellt, der nach Aushöhlen der Restgrundphalanx wieder stabil aufgesetzt werden kann. Es ist wichtig, dieses Knorpel-/Knochenresektionsstück so wieder aufzusetzen, dass es der normalen Anatomie entspricht. Dieses Knorpel-/Knochenstück hat die Funktion eines Platzhalters und kann je nach Situation etwas vorstehend oder knorpel-/knochenbündig eingesetzt werden. Wichtig ist die Stabilität! Das weitere Prozedere gestaltet sich wie bei der Keller-Brandes-Operation. Nach Befreiung des lateralen Sesambeinchens wird eine kräftige Kapselraffnaht durchgeführt und je nach Situation wird die Strecksehne der Großzehe verlängert.

Postoperatives Prozedere

Bei dieser Operation ist die rasche Mobilisation nur bei einzeitigem Vorgehen möglich. Die Patienten können 24 h nach der Operation aufstehen, auf Fersen- oder Fußaußenkanten belasten, und je nach Stabilität des Transplantates kann etwas früher oder später die Vollbelastung erlaubt werden. Das Abrollen sollte aber bis zum Einheilen des Transplantates nicht gestattet werden. Normalerweise dauert die Konsolidation 6 Wochen. Nach dieser Zeit wird ein Röntgenbild angefertigt, damit man dem Patienten das Abrollen erlauben kann. Aktive und passive Bewegungen sind schon 14 Tage postoperativ nach Fadenentfernung indiziert.

Komplikationen

Bei unstabilem Aufsetzen des Knorpel-/Knochenstückes kommt es zu anatomischen Abweichungen oder zu Frührezidiven. Die Nekrose des Knorpel-/Knochenstückes führt selten zu größeren Komplikationen. Nur bei längerdauernden anhaltenden Beschwerden oder bei Sequestrierung müsste dieses entfernt werden.

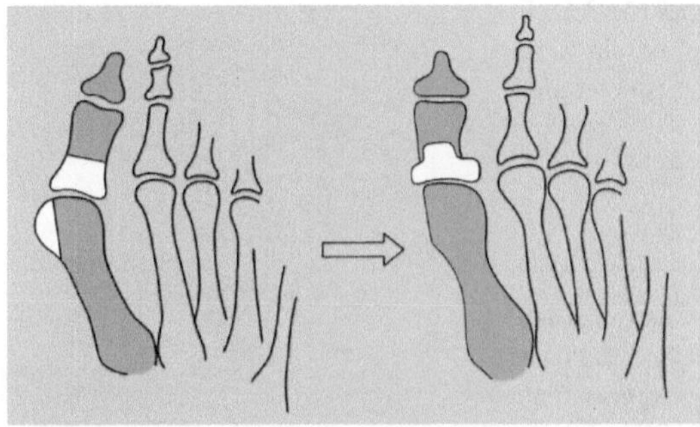

■ Abb. 6.3a

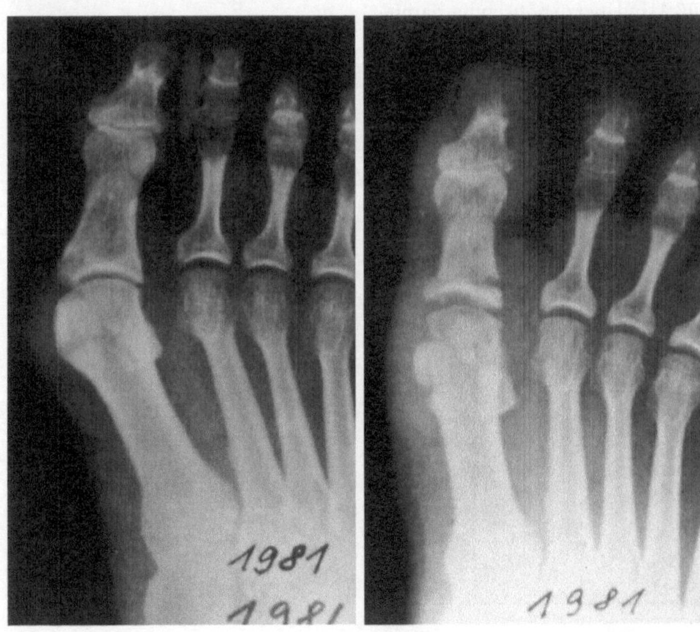

■ Abb. 6.3b

Metatarsale-I-Osteotomie nach Hohmann-Kramer (◘ Abb. 6.4)

◘ Abbildung 6.4
a Metatarsale-I-Osteotomie nach Hohmann und Kramer.
b Röntgenbild, 2 Wochen postoperativ.
c Grenzen des Verfahrens. (Aus: Meyer 1993)

Indikation

Junge Patienten ohne Arthrose, mit guter Beweglichkeit im Grundgelenk und kosmetisch hohen Ansprüchen. Der Operation sind Grenzen gesetzt in Bezug auf das Ausmaß der Korrektur. Bei einem Hallux-valgus-Winkel von über 30° ist diese Operation nur in Ausnahmefällen indiziert. Es ist äußerste Vorsicht geboten bei beidseits gleichzeitiger Operation. Es ist ratsam, einen Fuß nach dem anderen zu operieren. Wenn Komplikationen auftreten, ist ein Bein problemlos zu gipsen. Müssen beide Seiten eingegipst werden, bedeutet dies eine außerordentliche Behinderung für den Patienten.

Operationstechnik (Lamprecht et al. 1990)

Der Zugang erfolgt wie bei der Operation nach Keller-Brandes. Durch einen medial geführten 6–8 cm langen Schnitt wird die Gelenkkapsel des MTP-Gelenkes dargestellt. Am proximalen Ansatz wird das Metatarsale I deperiostiert und mit Hohmann-Haken umfahren (Hohmann 1922). Je nach Schwere des Halluxwinkels sollte ein medialer Keil, der ungefähr seiner Größe entspricht, entnommen werden. Scharf geschliffene Meißel sind hierzu notwendig, damit es nicht zur Splitterung des Schaftes kommt. Nach Entnahme des Keiles wird das distale Fragment nach lateral verschoben und die Osteotomie mit einem 2-mm-Kirschner-Draht fixiert, der möglichst distal paraossär durch die Großzehe geführt und in den Metatarsale-I-Schaft eingetrieben wird. Es ist darauf zu achten, dass die Osteotomie Knochenkontakt hat, d.h. man darf nicht zu viel verschieben, sonst kommt es u.U. zum Abgleiten und zu einer Dislocatio ad latus, die später zur Pseudarthrose führt. Die Osteotomie sollte bewegungsstabil sein, sonst muss u.U. ein zweiter Kirschner-Draht eingeführt werden.

Postoperatives Prozedere

Der Patient kann sofort aufstehen und Fersen oder Fußaußenkanten belasten. Wenn die Osteotomie nicht stabil ist, ist es ratsam, 14 Tage nach dem Eingriff einen Gehgipsverband für mindestens 4 Wochen anzufertigen. 4 Wochen nach der Operation kann der Kirschner-Draht entfernt werden.

Komplikationen

Die häufigste Komplikation ist das Abgleiten der Fragmente bei Instabilität oder die verzögerte Knochenheilung und die Pseudarthrose.

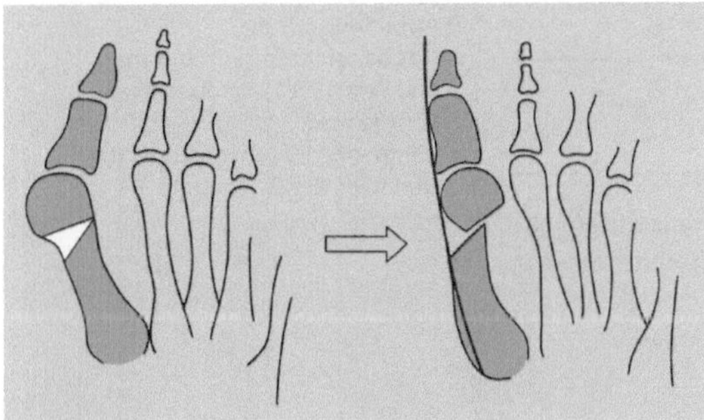

▪ Abb. 6.4a

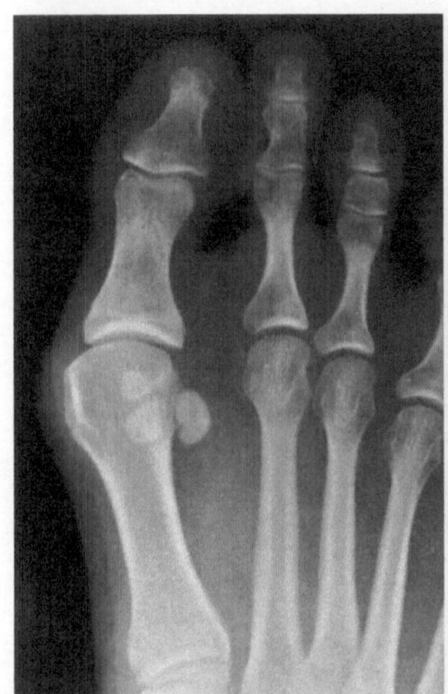

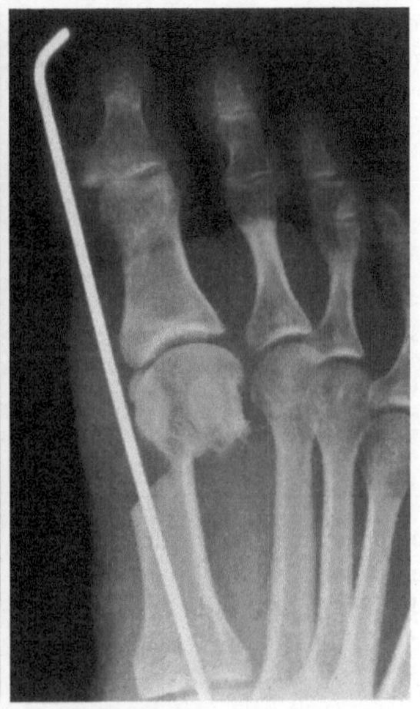

▪ Abb. 6.4b

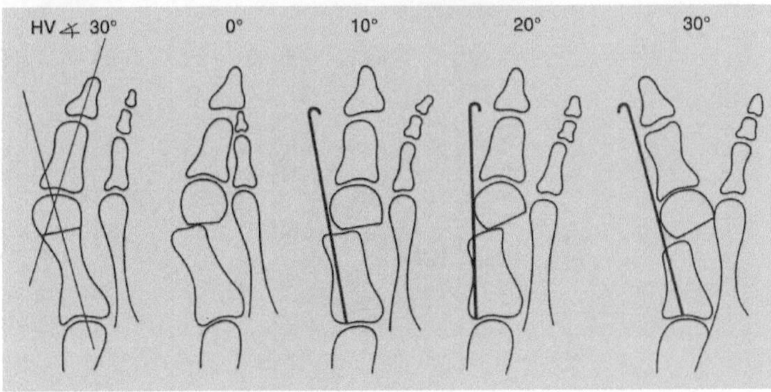

▪ Abb. 6.4c

Doppelosteotomie nach Magerl-Pelet (Abb. 6.5)

Abbildung 6.5
a Doppelosteotomie nach Magerl und Pelet (1981): Präoperatives Röntgenbild.
b Röntgenbild, 1 Jahr postoperativ, Durchbau der Osteotomie

Indikation

Junge Patienten mit sehr hohen kosmetischen Ansprüchen. Beidseits gleichzeitiges Operieren ist möglich, aber wegen der Komplikationen mit sehr großer Vorsicht durchzuführen. Schwierige Technik!

Operationstechnik

Gleicher Zugang wie bei der Hohmann-Osteotomie, aber mit Verlängerung des Schnittes nach distal. Korrektur durch eine distale Osteotomie mit Keilentnahme und Fixation der Osteotomie mit einer Schraube. Bei Nichtgenügen der Korrektur wird eine weitere Osteotomie der Grundphalanx mit Entnahme eines medialen Keiles durchgeführt, Schraubenfixation.

Postoperatives Prozedere

Die Patienten dürfen rasch mobilisiert werden, mit Belastung der Fußaußenkanten, aber Abrollverbot für mindestens 4 Wochen. Die Osteotomien sollten nach 6 Wochen durchgebaut sein.

Komplikationen

Bei absolut sauberer Technik ist das Komplikationsrisiko niedrig, es kann aber zu Abgleiten und verzögerten Heilungen sowie Pseudarthrosen kommen wie bei der Hohmann-Osteotomie. Auch hier ist gleichzeitig beidseitiges Vorgehen nur in Idealfällen zu empfehlen (technisch absolut versierter Operateur, Kooperation des Patienten).

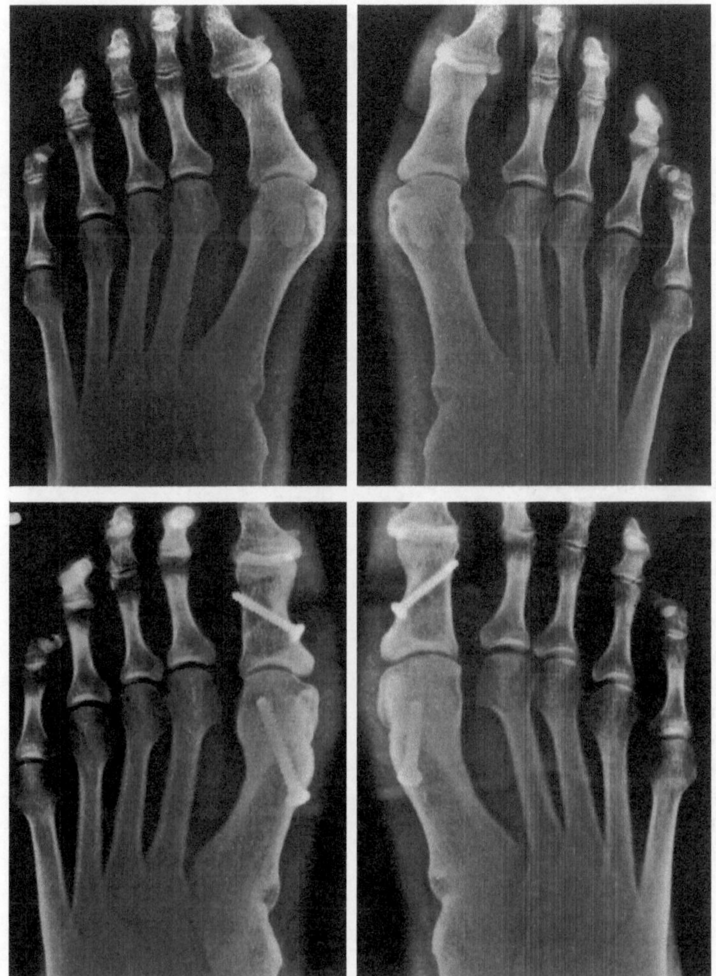

■ Abb. 6.5a

■ Abb. 6.5b

McBride-Prozedere (◘ Abb. 6.6)

◘ **Abbildung 6.6**
a McBride-Verfahren: Anatomie.
b Status nach Resektion und Verlagerung des M. abductor hallucis.
c Röntgenbild, 1 Jahr postoperativ

Indikation

Jüngere Patienten mit sehr guter Beweglichkeit in den Großzehengrundgelenken bei weichem Vorfuß, der sich leicht durch seitlichen Druck korrigieren lässt. Die Großzehe sollte kürzer sein oder maximal die gleiche Länge haben wie die 2. Zehe (griechischer oder quadratischer Fuß). Beidseits gleichzeitiges Vorgehen ist gut möglich.

Operationstechnik

Bei dieser Operation (McBride 1963) sind 2 separate Hautschnitte nötig. Der Zugang zum Grundgelenk erfolgt wie bei den vorhergehenden Operationen. Durch Längsöffnung der Kapsel wird das Grundgelenk dargestellt und die Pseudoexostose abgemeißelt. Es ist wichtig, die Resektion nicht exzessiv durchzuführen, sonst reitet das mediale Sesambeinchen auf der plantaren Knochenkante, was zu Schwierigkeiten führen kann. Dann wird das Gelenk inspiziert und eventuelle dorsale Osteophyten werden entfernt. Von einem weiteren 3 cm langen Schnitt zwischen Metatarsale I und II aus wird in der Tiefe die Sehne des M. abductor hallucis aufgesucht. Diese setzt an der proximalen Grundphalanx an und läuft entlang des lateralen Sesambeinchens. Die Sehne wird scharf abgelöst und das Sesambeinchen belassen. Die Sehne muss dann mobilisiert und angeschlungen werden. Durch einen Kanal im Bereich des Halses des Metatarsale I wird die Abduktorsehne durchgezogen und mit der medialen Kapsel unter Korrektur des Metatarsus primus varus vernäht. Es erfolgt dann eine kräftige Kapselnaht. Am Schluss der Operation sollte der Hallux-valgus-Winkel etwa 5–10° betragen. Eine Überkorrektur ist zu vermeiden.

Postoperatives Prozedere

Mobilisation eher etwas langsam wegen der Sehnennaht. 14 Tage postoperativ ist nach Fadenentfernung das Abrollen erlaubt. Die Mobilisation der Grundgelenke durch Physiotherapie ist dringend notwendig.

Komplikationen

Die häufigste Komplikation ist die Einsteifung des Grundgelenkes, v.a. in der Frühphase. Sehr häufig dauert es einige Monate, bis die Grundgelenkbeweglichkeit wieder in vollem Umfang möglich ist. Bei exzessiver Exostosenabmeißelung kommt es zu Problemen mit dem medialen Sesambeinchen. Bei Überkorrektur kann es zum Hallux varus kommen, deswegen sollte möglichst immer das laterale Sesambeinchen erhalten bleiben. Bei 30% der Patienten mit Hallux varus entstand dieser nach McBride-Operationen, bei denen das laterale Sesambeinchen entfernt wurde.

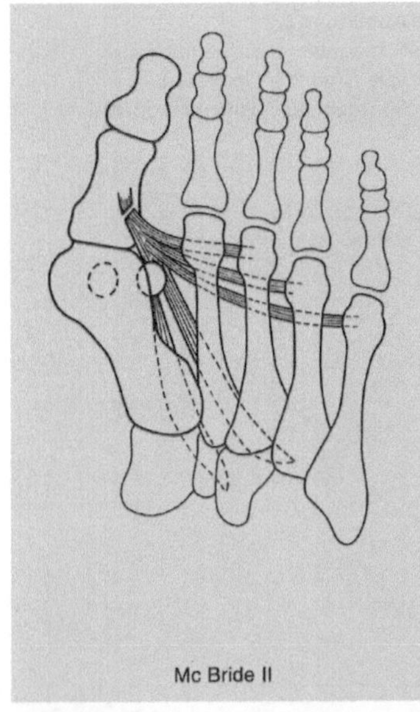

Abb. 6.6a

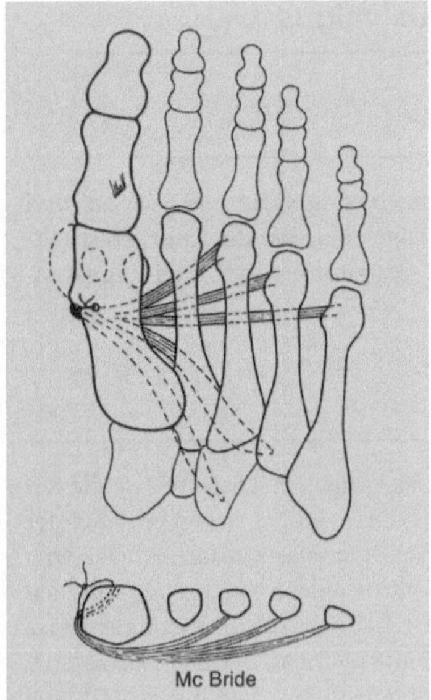

Abb. 6.6b

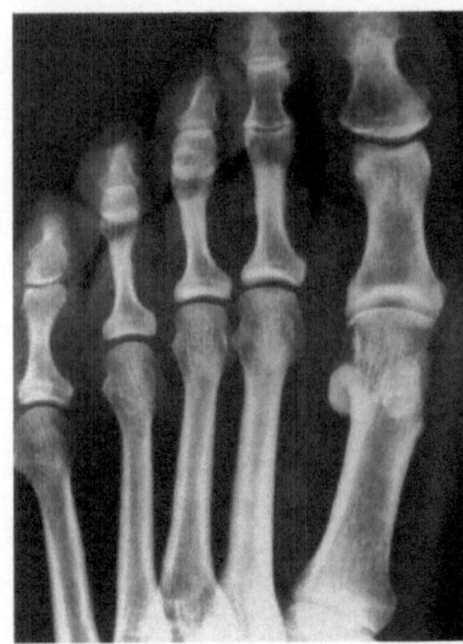

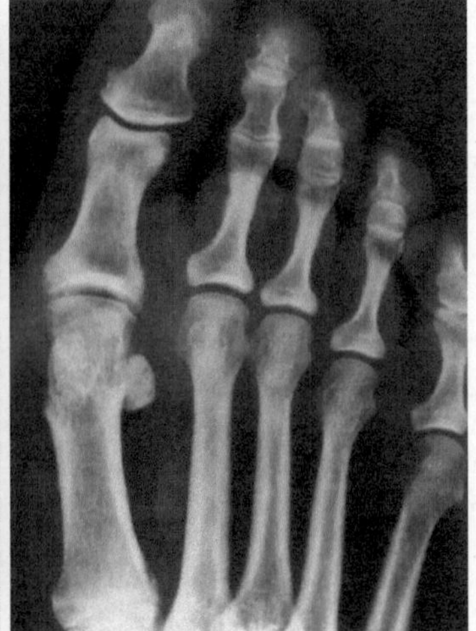

Abb. 6.6c

Schwerster Spreizfuß mit Hallux valgus (◘ Abb. 6.7)

◘ **Abbildung 6.7**
a Schwerster Spreizfuß mit Hallux valgus, vor der Operation.
b Röntgenbild, 5 Jahre postoperativ

Indikation

Schwerste Spreizfüße mit einem Metatarsus primus varus von über 20° und schlechten Knorpelverhältnissen im Grundgelenk. Sind die Knorpelverhältnisse noch gut, könnte distal auch eine Osteotomie oder eine Regnauld-Arthroplastik durchgeführt werden.

6

Operationstechnik

In diesem Fall wurde distal und proximal vorgegangen. Distal wurde die Resektionsarthroplastik nach Keller-Brandes durchgeführt wegen bestehender Arthrose, und es wurde die Hälfte der Grundphalanx reseziert. Der vorliegende vergrößerte Metatarsus primus varus wurde durch eine öffnende Basisosteotomie am Metatarsale I korrigiert. Dabei wurde die Pseudoexostose keilförmig zugeschnitten und in die klaffende Lücke an der Basis eingesetzt. Zusätzlich musste die Extensor-hallucis-longus-Sehne verlängert und eine Kapselraffung durchgeführt werden. Die Fixation erfolgt mit einem zentralen Kirschner-Draht. Die Luxation der 2. Zehe wurde durch Tenotomie der kurzen und Verlängerung der langen Strecksehne behoben, sowie einer dorsalen Kapsulotomie mit Reposition. Um die Reposition zu halten, musste eine Verkürzungsosteotomie im distalen Metatarsale II durchgeführt werden. Zusätzlich wurde die Hammerzehe im Mittelgelenk arthrodesiert und ein zentraler Kirschner-Draht eingeführt, der bis zum Tarsometatarsale-II-Gelenk reicht und über 2 $^1/_2$ Wochen belassen wurde.

Postoperatives Prozedere

Sofortige Mobilisation ist angezeigt, da es sich meistens um ältere Patienten handelt. Bei guter Stabilität ist es nicht unbedingt nötig zu gipsen. Die Patienten können mit einem steifsohligen Schuh gehen. Der Kirschner-Draht muss je nach Verträglichkeit 3–4 Wochen belassen werden.

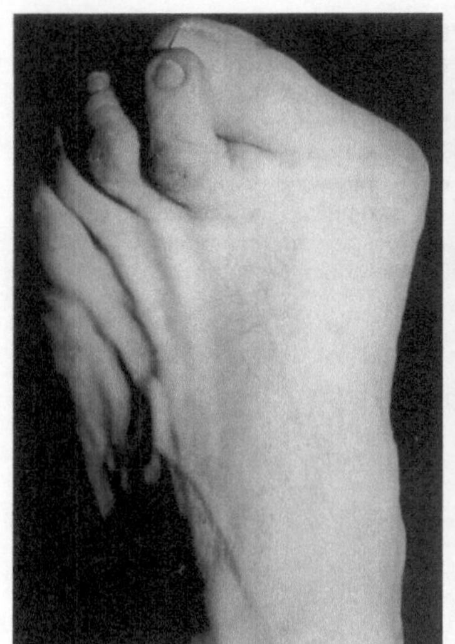

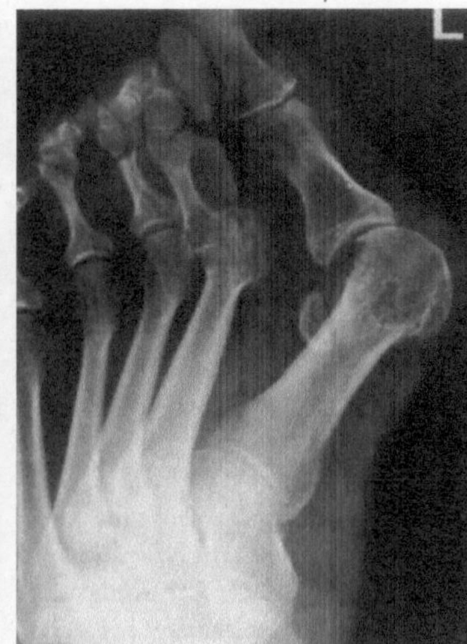

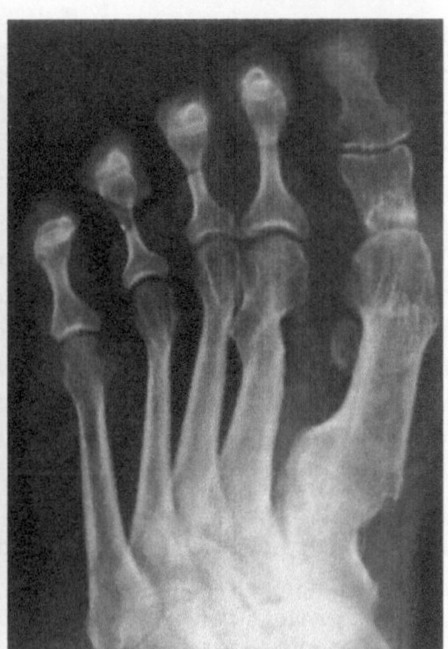

■ Abb. 6.7a

■ Abb. 6.7b

Hallux rigidus (■ Abb. 6.8)

■ **Abbildung 6.8**
a Hallux rigidus, Stellung. (Zeichnung von Jürg Knessl, Zürich).
b Operationstechnik. (Zeichnung von Jürg Knessl, Zürich).
c, d Röntgenbild eines primären und sekundären Hallux rigidus, 2 Jahre postoperativ (Komplikation nach Keller-Brandes-Resektion)

Operationstechnik

Stadium I (nur leichte arthrotische Veränderungen, v.a. störende Osteophyten): In diesem Stadium ist die sog. Cheilektomie oder Gelenktoilette indiziert. Von einem dorsalen oder medialen Schnitt aus wird das Gelenk eröffnet, und die Osteophyten werden soweit sie gut erreichbar sind, in toto entfernt. Vor allem der dorsale Knochenhöcker, der am meisten stört, muss radikal abgemeißelt werden. Die Gelenkbeweglichkeit sollte postoperativ deutlich verbessert sein, v.a. in Bezug auf die Dorsalextension.

Stadium II (Osteophytenbildungen mit starker Gelenkspalteinschränkung und Bewegungsstörung): Je nach Länge der Großzehe kommt die Arthroplastik nach Keller-Brandes oder die Arthrodese in Frage. Bei der Arthroplastik geht man genauso vor wie beim Hallux valgus. Die Gelenkkapsel bei den Arthrosen ist meistens recht gut ausgebildet und es lohnt sich auf jeden Fall, diese zu präparieren und zwischen Resektat und Metatarsale-I-Köpfchen einzunähen. Dieses Prozedere hat den Vorteil, dass so die Weichteile entspannt werden und nur selten eine Strecksehnenverlängerung durchgeführt werden muss. Bei langer Großzehe (ägyptischer Fuß) stellt die Resektionsarthroplastik eine sehr gute Methode dar, um die Beschwerden der Patienten deutlich zu verringern. Durch die Verkürzungen der Zehe, die man ungefähr auf die Länge der 2. Zehe bringen sollte, wird auch der Hebelarm verkürzt und damit das Abrollen deutlich erleichtert. Bei kurzer Großzehe (griechischer Fuß) und schweren Gelenkveränderungen ist die Arthrodesierung die Methode der Wahl.

Arthrodesierung des MTP-I-Gelenkes

Eingehen durch einen dorsalen oder medialen Schnitt, Entfernung sämtlicher Osteophyten, Entknorpelung der distalen Grundphalanx und des Metatarsaleköpfchens, Adaptieren der Fragmente und Fixation mit 1 oder 2 Schrauben. Arthrodesenstellung: Die Großzehe sollte nach der Operation einen leichten Valgus von ca. 10° haben und etwa 20° Dorsalextension. Postoperativ sollte er in der gleichen Ebene liegen wie die Kleinzehen.

Postoperatives Prozedere

Je nach Stabilität der Arthrodesierung wird man für 3–4 Wochen einen Gehgipsverband anlegen, wenn die Fäden entfernt sind. Der Durchbau dieser Arthrodese dauert etwa 6–8 Wochen.

Komplikationen

Wenn die Stabilität der fixierten Fragmente gut ist, und wenn man sicherheitshalber sogar einen Gehgipsverband anlegt, ist die Pseudarthroserate außerordentlich gering. Die Arthrodese dieses Gelenkes sollte bei kleinen Frauen, die auf hochhackiges Schuhwerk angewiesen sind, nicht durchgeführt werden, denn postoperativ können höchstens Absätze von ca. 3–4 cm Höhe getragen werden.

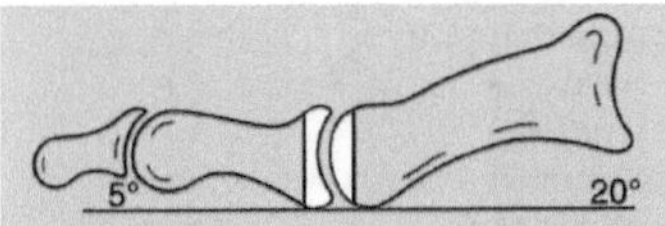

Abb. 6.8a

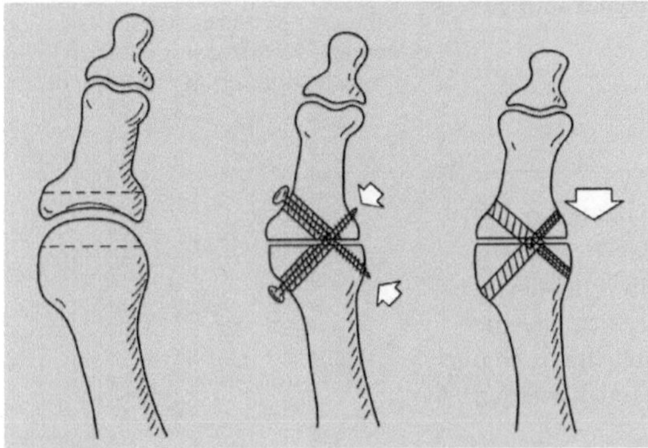

Abb. 6.8b

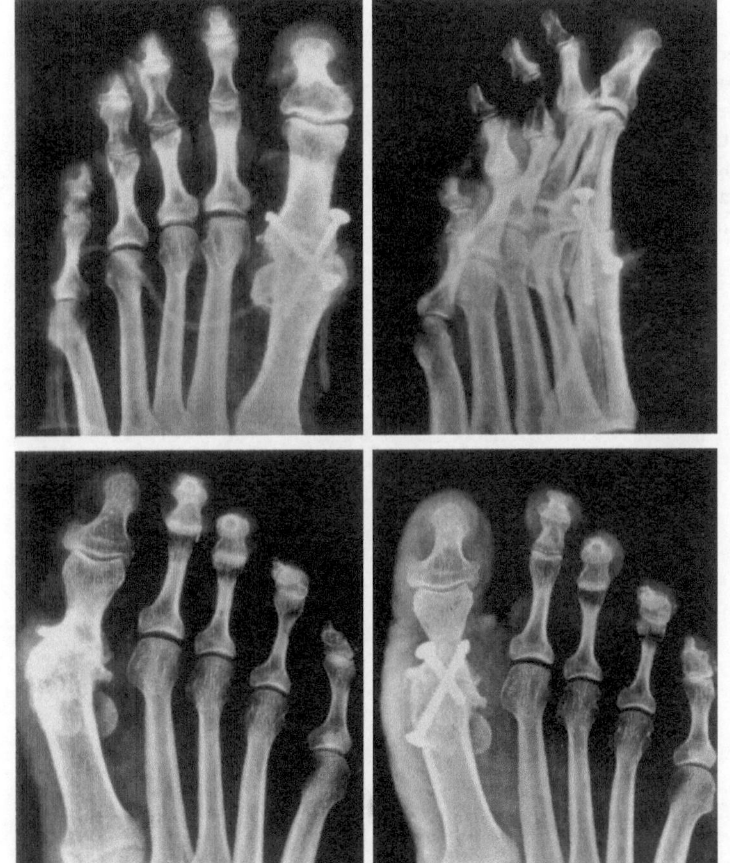

Abb. 6.8c

Abb. 6.8d

Hallux malleus, Hallux valgus interphalangeus mit Endgelenkarthrose (◼ Abb. 6.9)

◼ Abbildung 6.9
a Hallux malleus bei Kompartmentsyndrom.
b Kombination eines distalen Hallux valgus (Hallux valgus interphalangeus) mit einem Hallux malleus.
c Arthrodesentechnik. (Zeichnung von Jürg Knessl, Zürich).
d Arthrodese mit Kortikalisschraube.
e Montage der Arthrodese mit Spongiosaschraube und kurzem Gewinde

Indikation

Fehlstellungen des Endgelenks der Großzehe bei Kompartmentsyndrom, neurologischen Störungen und angeborenen Formvarianten.

Operationstechnik

Beide Deformitäten können durch eine Arthrodese des Endgelenks behandelt werden. Beim Hallux malleus ist u.U. noch die Verlagerung des M. extensor hallucis longus auf das Metatarsale I angezeigt, v.a. wenn ein inflektierter 1. Strahl besteht. Beim Hallux valgus interphalangeus handelt es sich um eine Fehlstellung des Endgelenks, die durch eine Arthrodese oder durch eine Keilosteotomie im Bereich der distalen Grundphalanx behandelt werden kann.

Arthrodese des Endgelenks

Türflügelförmiger Schnitt über dem Endgelenk mit lateraler oder medialer Verlängerung gegen das Grundgelenk. Aufklappen der Haut, Durchtrennung der Strecksehne, Entknorpelung der Gelenkflächen, Adaptieren derselben und Einführen einer Kleinfragmentkortikalisschraube, die als Zugschraube verwendet wird. Es kann auch eine Spongiosaschraube mit kurzem Gewinde gebraucht werden. Dabei ist aber darauf zu achten, dass die Schraube nicht zu lange liegen bleibt, da sonst die Entfernung außerordentlich mühsam ist.

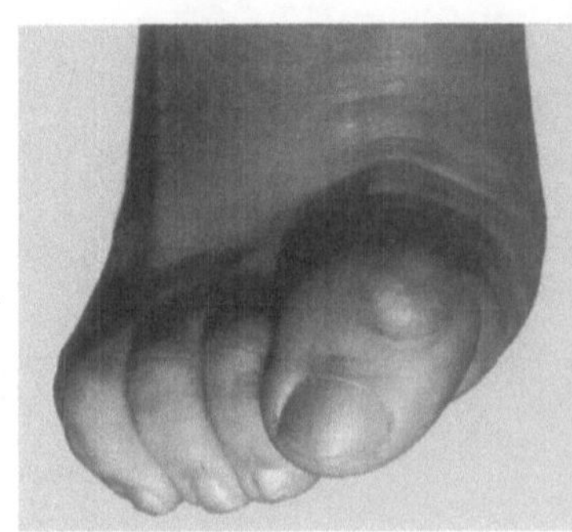

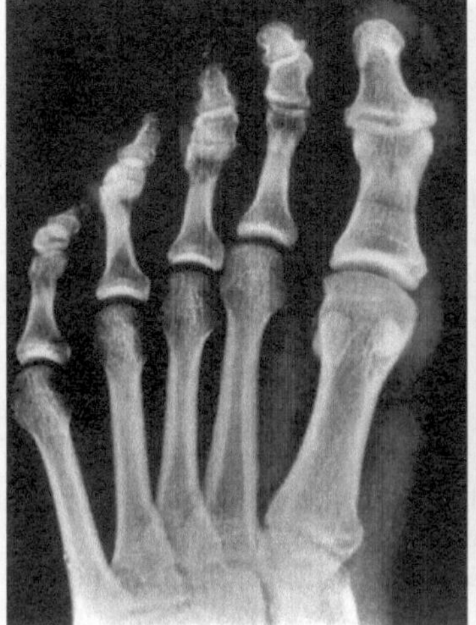

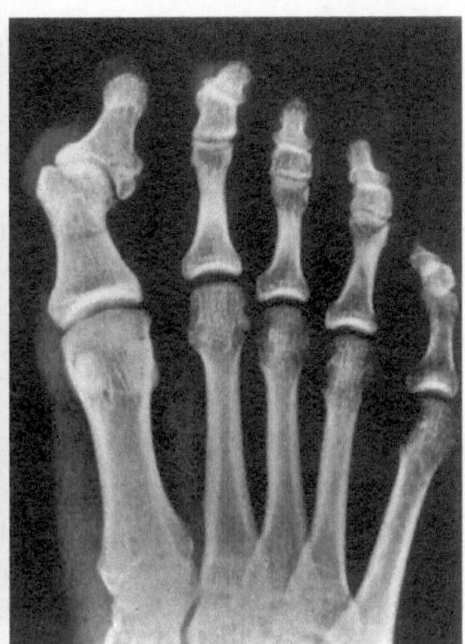

Abb. 6.9a

Abb. 6.9b

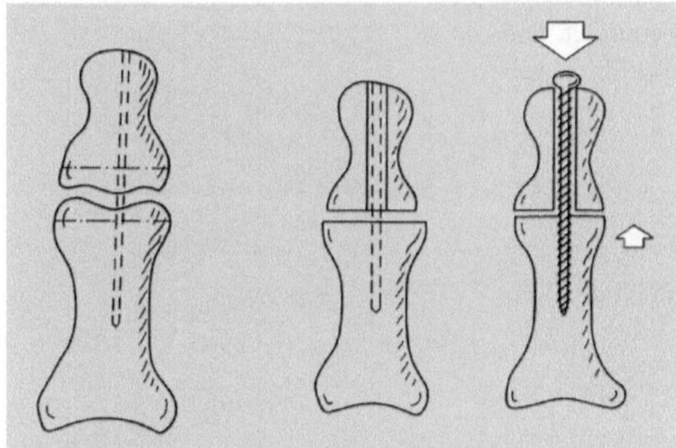

Abb. 6.9c

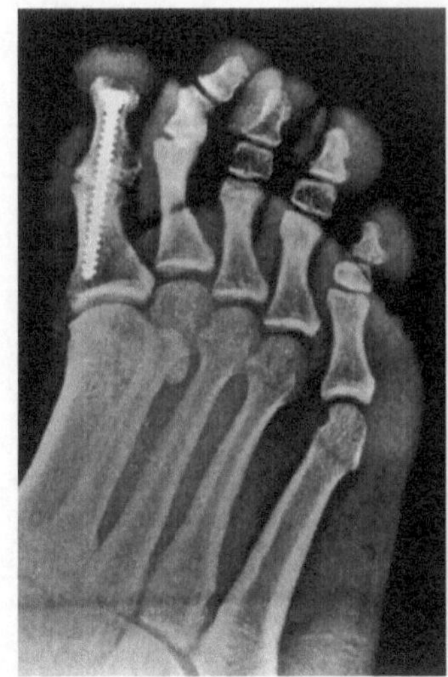

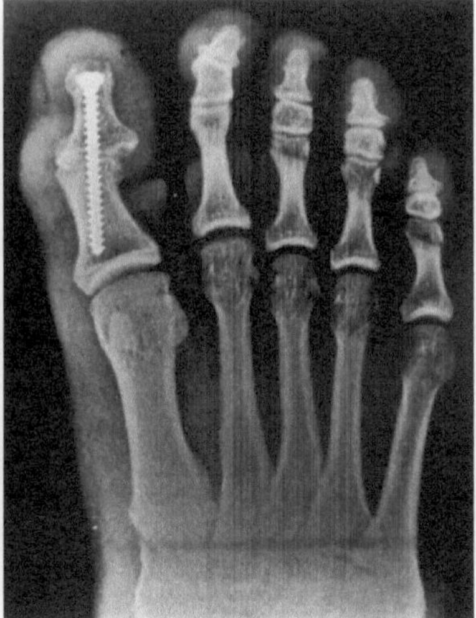

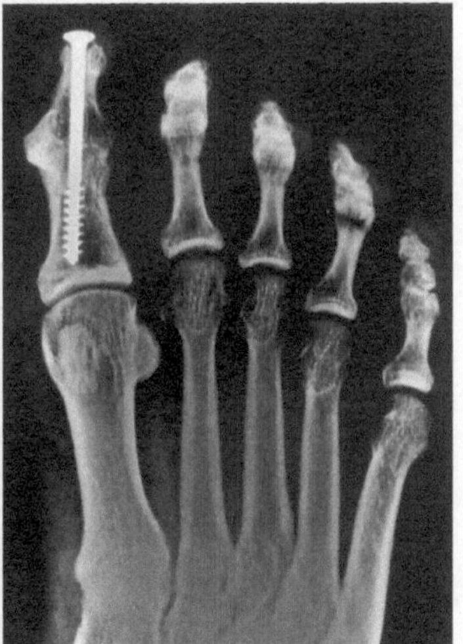

Abb. 6.9d

Abb. 6.9e

Subunguale Exostosen (■ Abb. 6.10)

■ **Abbildung 6.10**
a Großzehenexostose.
b Röntgenbild vor und nach Entfernung der Exostose

Indikation

Die operative Entfernung der subungualen Exostose hängt vom Beschwerdebild ab. Ist die Exostose sehr klein und verursacht sie unter dem Nagel keine Beschwerden, muss sie nicht unbedingt entfernt werden. In den meisten Fällen aber wird die Exostose wachsen und bringt dann den Nagel zum Bersten.

Operationstechnik

Je nach Größe der Exostose muss entweder der ganze Nagel entfernt oder teilreseziert werden. Durch Umschneiden des Knochenvorsprungs kann die Basis leicht dargestellt werden, dann wird die Exostose mit der Luer-Zange entfernt. Es ist eine radikale Exzision notwendig, sonst kommt es zum Rezidiv. Es lohnt sich, die »Wurzel« der Exostose mit dem Kugelbohrer auszumulden und etwas zu vertiefen. Im vorliegenden Fall handelt es sich um eine 25-jährige Patientin mit einer Endgliedexostose unter dem Großzehennagel. Die Exostose wurde abgetragen und die Basis mit dem Bohrer ausgemuldet. Die ■ Abb. 6.10a zeigt eine subunguale Exostose der Großzehe, die ■ Abb. 6.10b zeigt den Befund vor der Operation und 2 Monate später.

Postoperatives Prozedere

Es sind keine speziellen Maßnahmen erforderlich, meistens muss bei dieser Operation auch nicht genäht werden.

Komplikationen

Die häufigste Komplikation ist das Rezidiv; wenn die Basis der Exostose gut ausgemuldet wurde, ist die Rezidivgefahr auf ein Minimum reduziert.

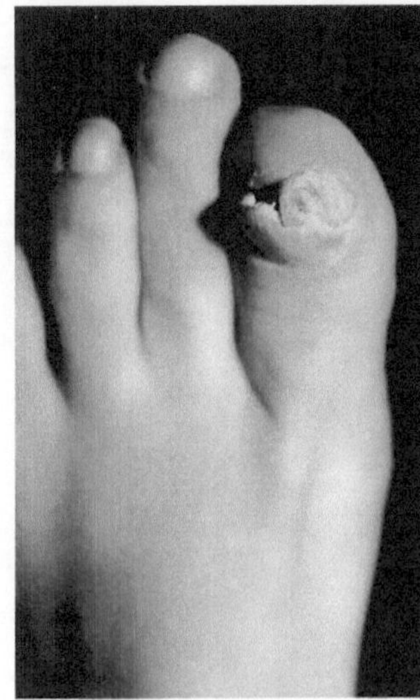

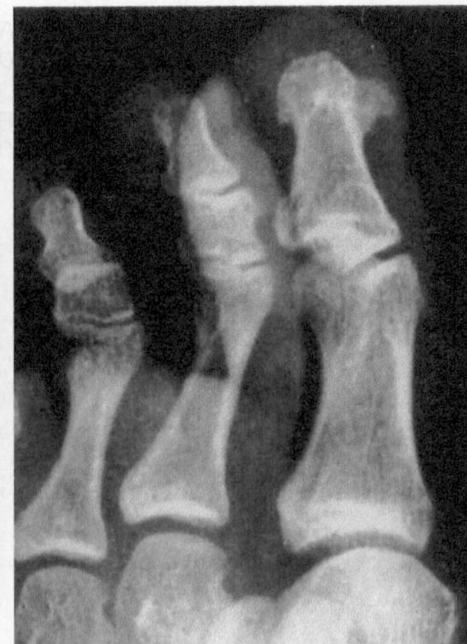

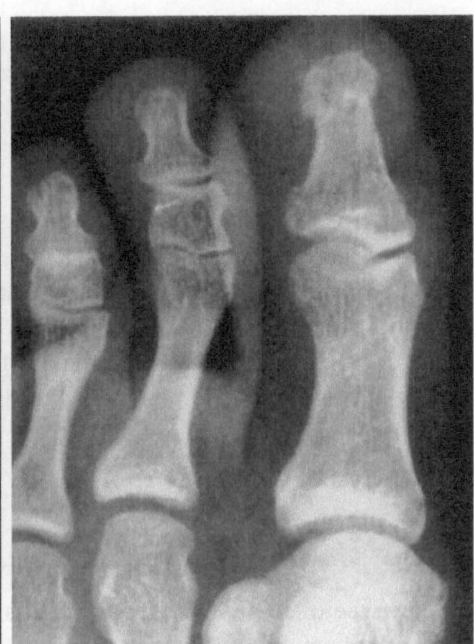

■ Abb. 6.10a

■ Abb. 6.10b

Digitus V varus (◘ Abb. 6.11)

◘ **Abbildung 6.11**
a Digitus V varus.
b Osteotomie mit Kirschner-Draht-Fixation.
c Osteotomie mit Schraubenfixation

Indikation

Der Digitus V varus ist das Spiegelbild des Hallux valgus. Lateral des Metatarsale-V-Köpfchens bildet sich eine Schwellung mit Rötung. Schmerzen entstehen v.a. in engem Schuhwerk oder im Skischuh. Ab und zu kommt es zum Abweichen der 5. Zehe nach medial und zu vermehrtem Druck auf das Grundgelenk der 5. Zehe. Dabei wird das Metatarsale V vermehrt nach lateral gedrängt, durch zunehmenden Druck kommt es zu einer Art Pseudoexostose wie beim Hallux valgus (◘ Abb. 6.11a).

Operative Therapie

Von einem seitlichen lateralen Schnitt aus ist das Metatarsaleköpfchen sehr gut zu erreichen. Nach Deperiostierung und Umfahren des Halses mit Hohmann-Haken kann man eine quere oder eine V-förmige Osteotomie machen und das Köpfchen nach medial verschieben. Die Osteotomie sollte mit einem Kirschner-Draht, wie bei der Hohmann-Operation des Hallux valgus, fixiert werden. Dabei sollte die Kleinzehe etwas in Valgusstellung gedrückt werden, um eine möglichst gute Stabilität zu erreichen (◘ Abb. 6.11b). Bei ganz leichten Fällen kann man eine Exostosektomie durchführen. Es ist sorgfältig darauf zu achten, nicht zuviel von der Exostose zu entfernen. Außerdem ist nach der Operation eine kräftige Cerclage anzulegen, da es sonst im Gelenk zur Subluxation kommt. Dadurch werden dann meistens größere Beschwerden verursacht als vor der Operation. Diese Operation ist nur bei leicht vorstehender Exostose zu empfehlen.

Postoperatives Prozedere

Die durch einen Kirschner-Draht fixierte Osteotomie ist keinesfalls belastungsstabil. Es lohnt sich 14 Tage postoperativ einen Gehgipsverband anzufertigen. Dies bedeutet, dass ein einzeitig beidseitiges Vorgehen eher zu vermeiden ist, es sei denn, der Patient kann sich sehr lange schonen. Es gelten die gleichen Vorsichtsmaßnahmen wie bei der doppelseitigen Osteotomie des 1. Strahles beim Hallux valgus.

Komplikationen

Es dauert manchmal sehr lange, bis die Osteotomie durchgebaut ist. Der verzögerte Knochendurchbau hängt von der Kontaktfläche der Fragmente ab. Die Pseudarthroserate ist relativ gering, wenn postoperativ ausreichend fixiert wurde.

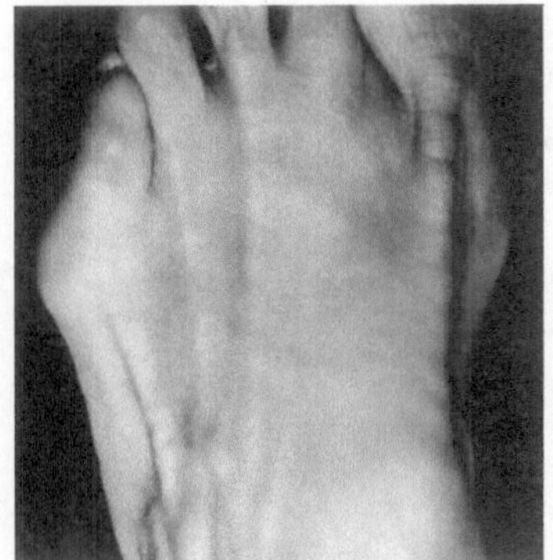

■ Abb. 6.11a

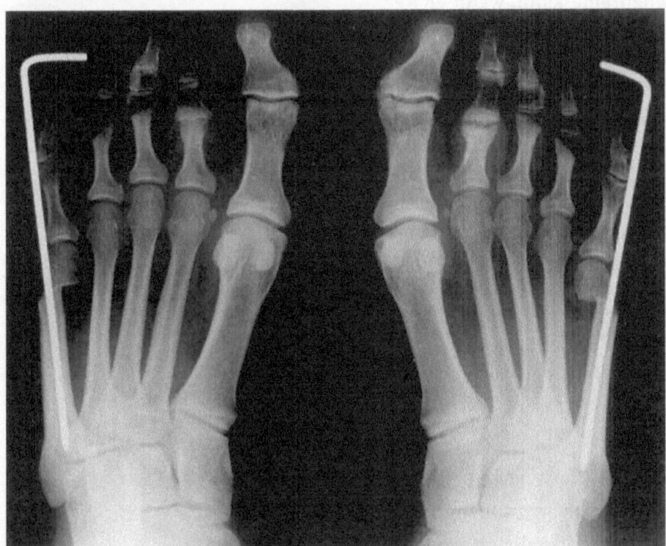

■ Abb. 6.11b

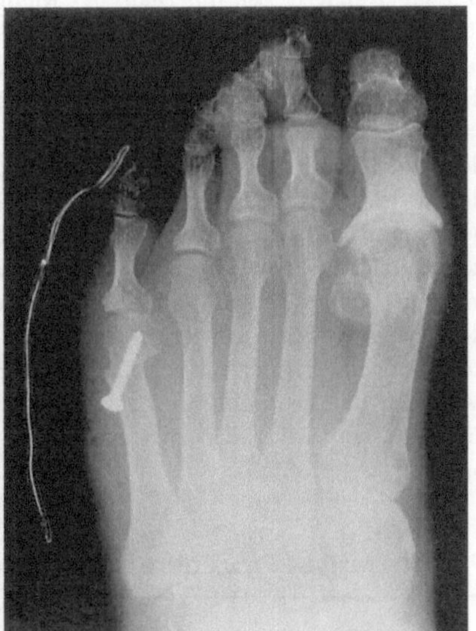

■ Abb. 6.11c

Digitus superductus (■ Abb. 6.12)

■ **Abbildung 6.12**
a Digitus superductus IV bei verkürztem IV. Metatarsale.
b Korrektur, 3 Wochen postoperativ

Indikation

In den vielen Fällen, in denen kosmetische Gründe die Indikation für eine Operation sind, muss das Operationsverfahren ganz besonders sorgfältig ausgewählt werden. Eine Verlängerungsoperation eines Metatarsale sollte beispielsweise nur dann vorgenommen werden, wenn die Verkürzung ausgeprägt ist. Man kann in den meisten Fällen nicht mehr als 10 mm verlängern.

Operationstechnik

Der superduzierte Zeh innerhalb der Kleinzehenreihe kann, wenn er Beschwerden verursacht, durch Verlängerung des Streckapparates, breiter dorsaler Kapsulotomie und Flexor-extensor-Transfer angegangen werden. Es ist dabei zu beachten, dass man bei der chirurgischen Therapie den Streckapparat nicht einfach durchtrennt, sondern den M. extensor brevis tenotomiert und den M. extensor longus Z-förmig verlängert. Dann kann man von plantar her den M. flexor digitorum longus seitlich der Grundphalanx nach dorsal bringen und mit dem M. extensor vernähen. Sehr häufig handelt es sich um ein kongenitales Problem mit einer Minusvariante des Mittelfußknochens. Eine Verlängerung des Mittelfußknochens kann ebenfalls durchgeführt werden, doch ist das ein recht schwieriges und lang dauerndes Prozedere, das nur bei kooperativen Patienten mit sehr hohen kosmetischen Ansprüchen gemacht werden sollte. Die ■ Abb. 6.12a zeigt den Digitus IV superductus einer 20-jährigen Frau bei verkürztem 4. Strahl und die Korrektur 3 Wochen postoperativ (■ Abb. 6.12b).

Postoperatives Prozedere

Je nach der Operationstechnik mit Gipsverband oder steifsohligem Schuh.

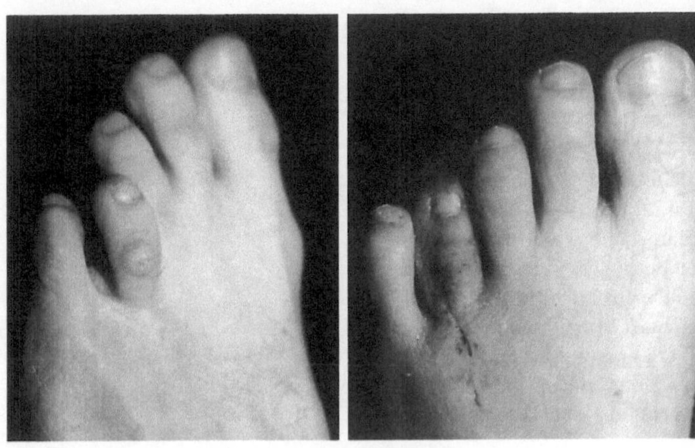

Abb. 6.12a Abb. 6.12b

Digitus V varus et superductus (◘ Abb. 6.13)

◘ **Abbildung 6.13**
a Anoperierter Digitus V varus et superductus rechts.
b Status, 3 Jahre postoperativ

Indikation

6

Die superduzierte 5. Zehe ist häufig kongenital bedingt. Durch Verkürzung eines Mittelfußknochens kommt es zur Kontraktur im Bereich des Grundgelenkes. Der Zeh wird hyperextendiert und hat dann häufig kaum mehr Bodenkontakt. Die Operationsindikation muss hier besonders vorsichtig gestellt werden, denn es gelingt nicht immer, die Zehe auch postoperativ in eine ideale Stellung zu bringen, da man die Verkürzung eines Mittelfußknochens nur unter großem Aufwand beseitigen kann. Eine Verlängerungsosteotomie eines Mittelfußknochens ist ein recht kompliziertes Unterfangen und sollte nur dann durchgeführt werden, wenn der Patient kooperativ ist und der Fuß lange Zeit ruhiggestellt werden kann.

Operationstechnik

Wenn keine Kontrakturen bestehen, ist es u.U. möglich durch Verlängerung des Streckapparates und breite dorsale Kapsulotomie die Zehe in Normalstellung zu bringen. Wenn nach diesem Eingriff die Zehe nicht zwanglos auf Höhe der übrigen Zehen zu liegen kommt, sind weitere Eingriffe notwendig. Eine gute Methode, die Zehe nach plantar zu bringen, ist der Flexor-extensor-Transfer. Der M. flexor digiti quinti wird von plantar her in der Mitte aufgespalten, um die Grundphalanx herumgeführt und in Rechtwinkelstellung des oberen Sprunggelenkes mit dem dorsalen Streckapparat vernäht. Gelingt es auch so nicht, die Zehe zu redressieren, dann ist in diesem Fall die Debasierung angezeigt oder sogar die totale Phalangektomie. Dazu muss eine Syndaktylie der Zehe mit der 4. Zehe durchgeführt werden, da sonst die 5. Zeh nach dorsal abweicht und im Schuh wieder Probleme macht. Die ◘ Abb. 6.13a (30-jährige Patientin) zeigt einen bereits anoperierten Digitus superductus V. Die Nachkorrektur erfolgt durch einen Y-förmigen Schnitt mit Strecksehnenverlängerung, Debasierung der Grundphalanx und plantarer Hautplastik. Die ◘ Abb. 6.13b zeigt den Zustand 3 Jahre nach der Operation. Die ◘ Abb. 6.13c, d zeigen zwei weitere Möglichkeiten zur Korrektur dieser Deformität. In beiden Fällen wurde die gesamte Grundphalanx herausgenommen, einmal von einem plantaren und einmal von einem interdigitalen Schnitt aus. Einmal wurde eine plantare Hautplastik (◘ Abb. 6.13c) gemacht und einmal eine Syndaktylie (◘ Abb. 6.13d). In beiden Fällen wurde die gesamte Grundphalanx reseziert. Das ist nicht immer nötig, es reicht sehr oft eine mindestens $^1/_3$-Debasierung.

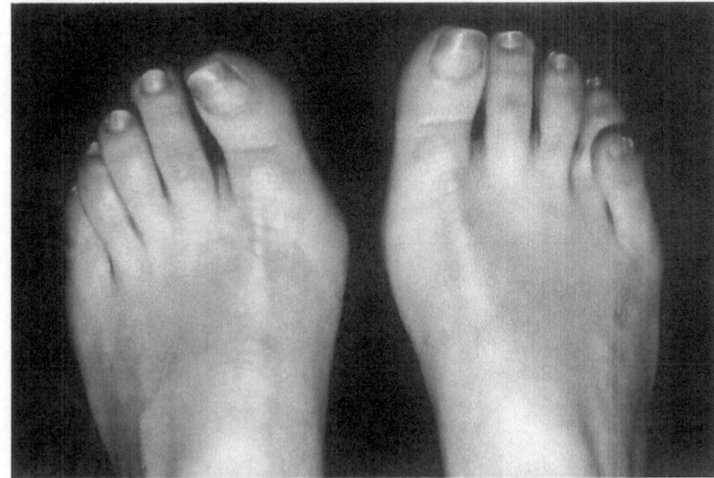

Abb. 6.13a

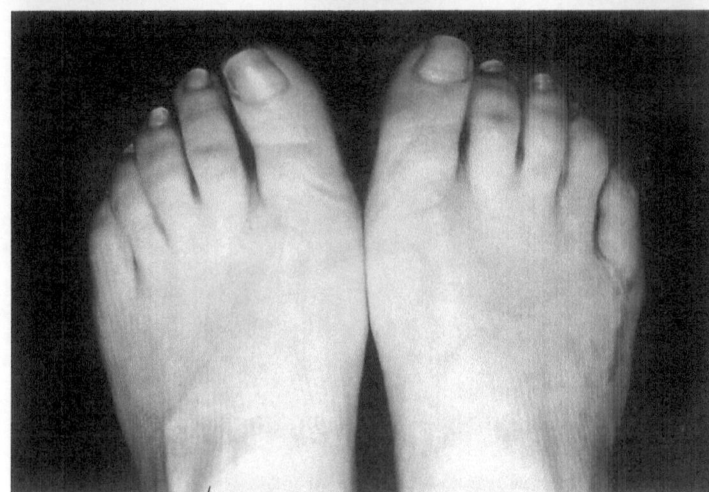

Abb. 6.13b

Postoperatives Prozedere

Bei diesen Operationsmethoden ist keine Fixation erforderlich. Die Patienten können sofort in einem dicksohligen Schuh gehen, und sie sollten nach einem Flexor-extensor-Transfer das Abrollen für mindestens 4 Wochen vermeiden.

Abbildung 6.13
c Entfernung der Grundphalanx und plantare Hautplastik (*A–D*). (Aus: Wu 1986).
d Entfernung der Grundphalanx und Syndaktylie (*A–E*). (Aus: Wu 1986)

Komplikationen

Die Rezidivgefahr ist relativ groß, v.a. bei schweren kongenitalen Fällen.

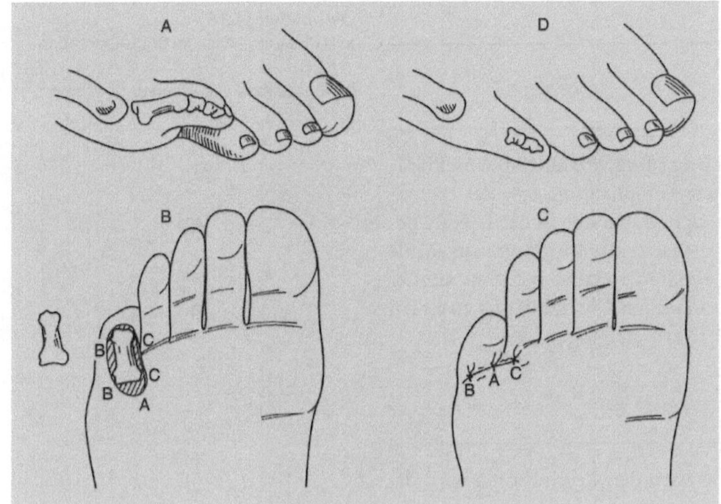

■ Abb. 6.13c

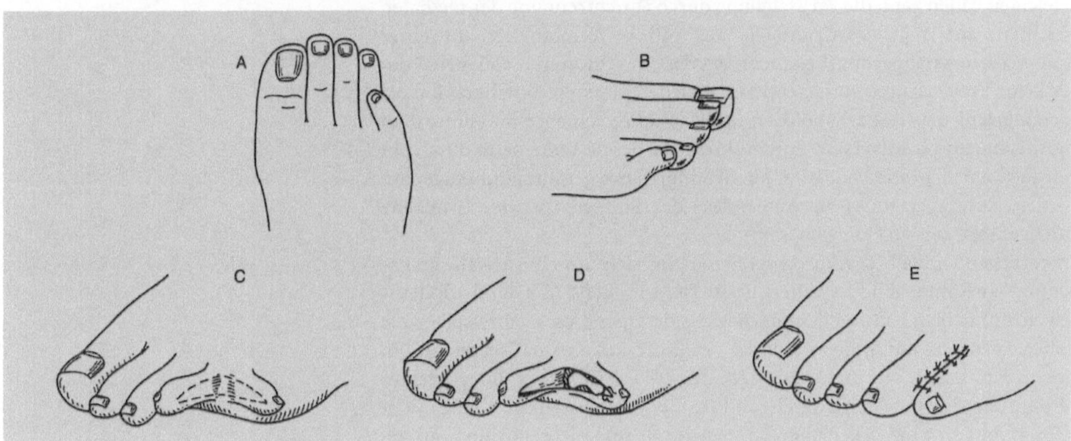

■ Abb. 6.13d

Hallux varus (◘ Abb. 6.14)

◘ Abbildung 6.14
a Hallux varus nach McBride-Operation links.
b Röntgenbild des linken und rechten Fußes

Indikation

Der Hallux varus ist meistens iatrogenen Ursprungs. Vor allem bei McBride-Operationen ist diese Form eine gefürchtete Komplikation. 30% der Hallux-varus-Fälle gingen McBride-Operationen voraus, bei denen das laterale Sesambeinchen entfernt wurde. Es gibt aber auch Resektionsarthroplastiken, die zu einem Hallux varus führen, die aber, da die Großzehe meistens stärker verkürzt ist, nicht immer Beschwerden verursachen. Die Indikation zu einem Eingriff ist abhängig vom Schweregrad der Varusstellung.

Operationstechnik

Je nach Schwere der Varusstellung und je nach den Beschwerden wird die Technik ausgewählt werden müssen.
In leichten Fällen kann die Varusstellung durch Durchtrennung der medialen Weichteile auf Höhe des Grundgelenkes, evtl. in Kombination mit einer Strecksehnenverlängerung, behandelt werden. In schwereren Fällen, bei denen keine Kontrakturen vorliegen, kann man den M. extensor hallucis longus am Endgelenk des Großzehs ablösen, nach lateral verschieben und unter dem Lig. metatarsum transversum durchführen. Die Sehne sollte dann durch ein Bohrloch auf der lateralen Seite der Grundphalanx geführt und eingenäht werden. Zusätzlich muss die Arthrodese des Endgelenkes der Großzehe durchgeführt werden (Johnson 1989).
Im vorliegenden Fall (◘ Abb. 6.14a) handelt es sich um eine 45-jährige Patientin. Das Röntgenbild zeigt die schwere Deformität (◘ Abb. 6.14b). Es handelt sich um einen Fall, bei dem nach McBride-Operation 2 Jahre später ein Hallux varus entstand, der v.a. links ein groteskes Ausmaß erreichte. In diesem Fall haben wir die Arthrodese des MTP-I-Gelenkes unter leichter Verkürzung der Großzehe durchgeführt. Eine Rekonstruktion kam nicht mehr in Frage, da das Gelenk bereits stark rigide und die Reposition nur gegen starken Widerstand möglich war.

Postoperatives Prozedere

Bei leichten Fällen kann die korrigierte Stellung durch einen zentralen oder paraossären Kirschner-Draht für 14 Tage gehalten werden. Die Sehnentransplantation benötigt einen Gehgipsverband 14 Tage postoperativ und es lohnt sich auch bei der Arthrodese, eine postoperative Gipsbehandlung durchzuführen.

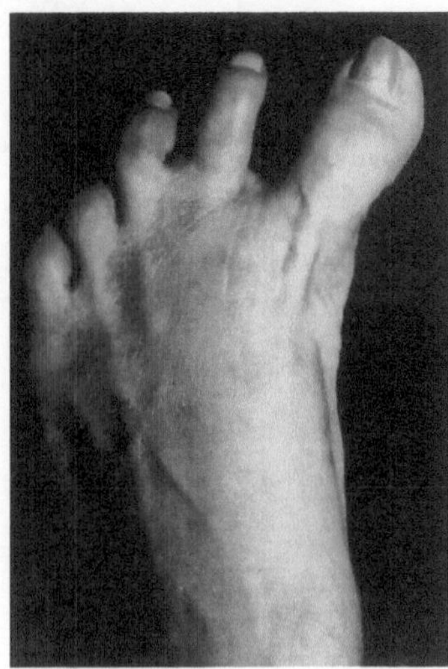

■ Abb. 6.14a

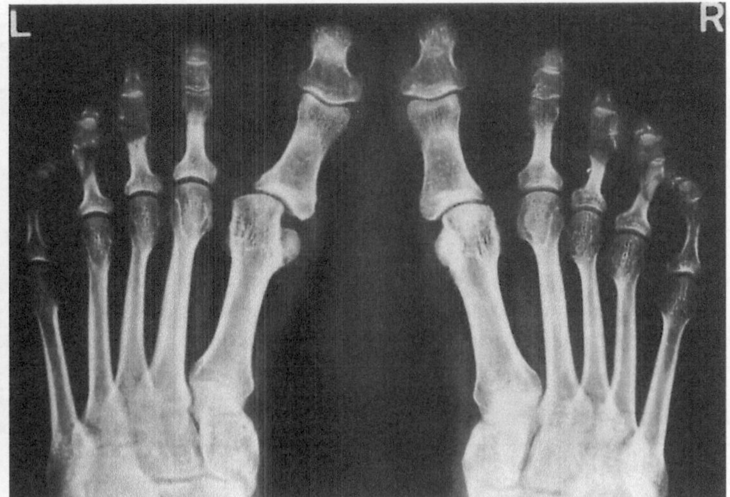

■ Abb. 6.14b

Morbus Köhler II (◘ Abb. 6.15)

◘ **Abbildung 6.15**
a, b Röntgenbilder, d.p. und schräg: Morbus Köhler II am rechten Fuß.
c, d Röntgenbilder d.p. und schräg: Status nach Korrekturosteomie, 1 Jahr postoperativ

Indikation

Die Indikation richtet sich nach dem Beschwerdebild. Häufig verursachen Köhler-II-Veränderungen keine Beschwerden. Man spürt zwar die Osteophyten und kann die Bewegungseinschränkung feststellen, die Patienten haben aber wenige bis keine Beschwerden, v.a. dann nicht, wenn relativ grobes Schuhwerk getragen werden kann. Erst beim Tragen von hohen Absätzen und feinsohligen Schuhen kommt es zu Überlastungsproblemen. Die Operationstechnik richtet sich nach der Schwere der Veränderungen.

Operationstechnik

Bei leichteren Fällen mit noch guter Gelenkbeweglichkeit kann eine Gelenktoilette durchgeführt werden. Von einem dorsalen, über dem Gelenk bogenförmigen Schnitt aus kann eine Synovektomie mit Entfernung des Dissekates und sämtlicher Osteophyten durchgeführt werden. Eine Debasierung der Grundphalanx sollte möglichst vermieden werden, da später wegen der Verkürzung und evtl. wegen Superduktion der Zehe eine Überlastung des Metatarsale-II-Köpfchens resultiert, die schwer zu beheben ist.
Häufig ist nur die obere Hälfte des Metatarsaleköpfchens degenerativ verändert und der plantare Kondylus noch mit gutem Knorpel bedeckt. Es lohnt sich dann, eine dorsale Keilosteotomie durchzuführen, unter Entnahme eines 60–90° Keiles und Fixation der Osteotomie mit 2 transossären Nähten oder mit einem Kirschner-Draht. Bei dem vorliegenden Fall handelt es sich um eine 23-jährige Patientin, die seit 5 Jahren rezidivierende Schmerzen im rechten Vorfuß angibt mit exquisiter Druckdolenz unter dem Metatarsale-II-Köpfchen.

Postoperatives Prozedere

Nach einer einfachen Gelenktoilette kann der Patient relativ rasch wieder belasten. Nach der Korrekturosteotomie ist die Entlastung des Fußes für mindestens 4 Wochen angezeigt. Je nach Stabilität der Fixation muss entsprechend geschont oder mit einem Gehgipsverband behandelt werden. Die ◘ Abb. 6.15a, b zeigen die schwere Gelenkzerstörung, die ◘ Abb. 6.15c, d den Status 1 Jahr nach der Operation der 23-jährigen Patientin.

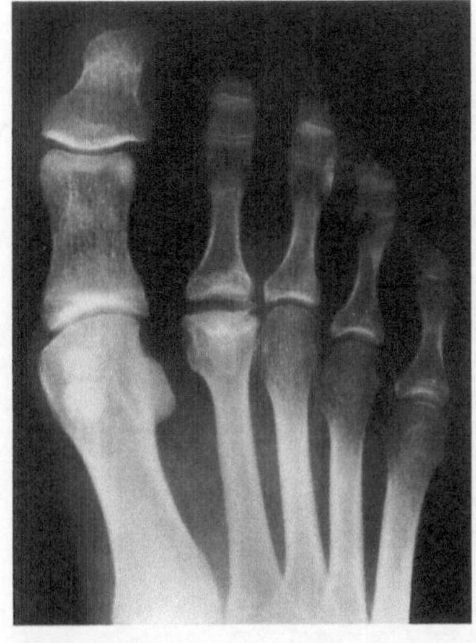

Abb. 6.15a

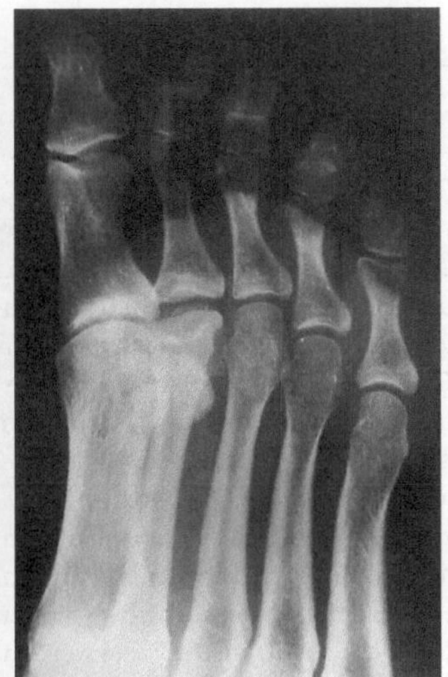

Abb. 6.15b

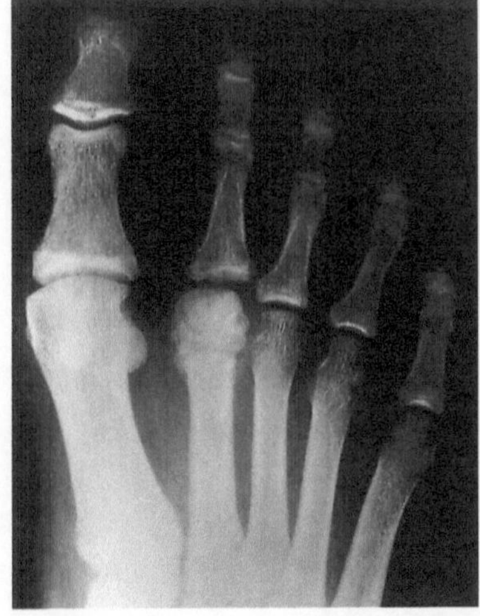

Abb. 6.15c

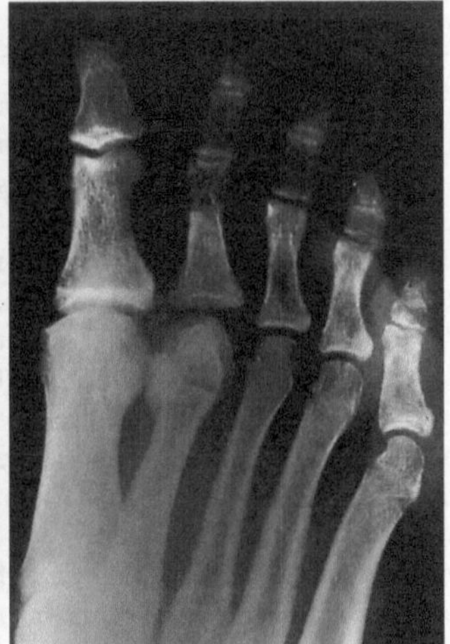

Abb. 6.15d

Metatarsalgien (◘ Abb. 6.16)

◘ **Abbildung 6.16**
a Metatarsalgien: Verkürzungsosteotomie.
b Helal-Osteotomie.
c DuVries-Prozedere. (Aus: Kelikian 1965)

Diagnostik

Überlastungsbeschwerden des Vorfußes betreffen v.a. die Metatarsaleköpfchen II, III und IV. Am häufigsten betroffen ist das Metatarsale-II-Köpfchen. Metatarsalgien können verschiedene Ursachen haben. Hammerzehen können durch Druck der subluxierenden Grundphalanx auf die Grundgelenke sehr schmerzhafte plantare Periostosen und Keratosen auslösen (plantarer Clavus über den Metatarsaleköpfchen). Nach Halluxoperationen mit Schwächung des Bodenkontaktes der Großzehe kommt es zu vermehrter Außenkantenbelastung und entsprechenden Schmerzen an den Metatarsaleköpfchen. Die Luxation einer Zehe im Grundgelenk kann ebenfalls einen schweren plantaren Schmerz verursachen. Interdigitalneurome sind häufiger als man denkt. Wenn man dem Patienten genau zuhört und den Fuß genau untersucht, bevor man Röntgenbilder macht, sieht man schnell, in welche Richtung die Beschwerden gehen.

6

Operationstechnik

Sehr häufig kann schon eine Hammerzehenkorrektur die Metatarsalgie zum Verschwinden bringen. Liegt eine luxierte Zehe vor, kann man diesen durch Resektion der Kapsel und Seitenbänder sowie mittels Verlängerung des Streckapparates reponieren. In den meisten Fällen ist allerdings eine Verkürzung des Mittelfußknochens erforderlich, um die Reposition langfristig zu halten. 2 cm hinter dem Grundgelenk kann um 2–5 mm verkürzt werden, wobei diese Verkürzungsosteotomie entweder mit einem Kirschner-Draht oder einem kleinen Plättchen stabilisiert werden sollte (◘ Abb. 6.16a). Distal muss dann zusätzlich die Hammerzehe im Mittelgelenk durch Arthrodese korrigiert werden; man kann den Kirschner-Draht durch die korrigierte Zehe bis in den Mittelfußknochen über die Verkürzungsosteotomie hinaus führen. Die Schrägosteotomie nach Helal ist eine weitere Möglichkeit, die Überlastungsbeschwerden des Mittelfußköpfchens zu verringern. Es ist aber darauf zu achten, dass diese Operation nur in genau indizierten Fällen durchgeführt wird (◘ Abb. 6.16b). Die Helal-Osteotomie hat den Nachteil, dass die distale Fragmentverschiebung nach dorsal manchmal so exzessiv ausfällt (gipslose Behandlung), dass sich die Fragmente zu stark nach dorsal verschieben, dann kommt es zu schweren Transferläsionen. Es resultiert eine übertriebene Querwölbung des Vorfußes mit Überlastung der Metatarsaleköpfchen I und V. Wenn der Vorfuß relativ weich ist, wird er sich u.U. noch weiter aufspreizen und es kommt zu einer zunehmenden Hallux-valgus-Stellung der Großzehe und evtl. sogar zu einem Digitus V varus. Es ist also darauf zu achten, dass nach der Osteotomie nur eine leichte Dorsalverschiebung des distalen Fragmentes stattfindet. Die Basisosteotomie knapp distal vom Lisfranc-Gelenk hat ebenfalls ihren Stellenwert, v.a. wenn keine Gelenkluxationen vorliegen.
Man muss darauf achten, dass nur wenig dorsaler Keil entnommen wird (maximal 2 mm). Es ist wichtig, dass nach der Operation die Osteotomien sich schließen. Dies ist evtl. mit Agraffen zu erreichen oder durch einen straffen Verband mit einer retrokapitalen Pelotte. Diese Osteotomien können auch vorübergehend mit Kirschner-Drähten fixiert werden. Es ist ratsam, immer alle 3 Strahlen zu osteotomieren, es sei denn, es liegt eine klare einstrahlige Überlastung vor.

Eine weitere Möglichkeit, eine isolierte Metatarsalgie zu beheben oder mindestens zu verbessern, ist die plantare Kondylektomie des Metatarsaleköpfchens nach DuVries (◘ Abb. 6.16c). Sie ist allerdings nur bei einem hypertrophen plantaren Metatarsaleköpfchen geeignet. Man richtet mit dieser Operation wenig Schaden an, und die Möglichkeit der Osteotomie ist immer noch gegeben, falls die plantare Kondylektomie nicht gelingen sollte.

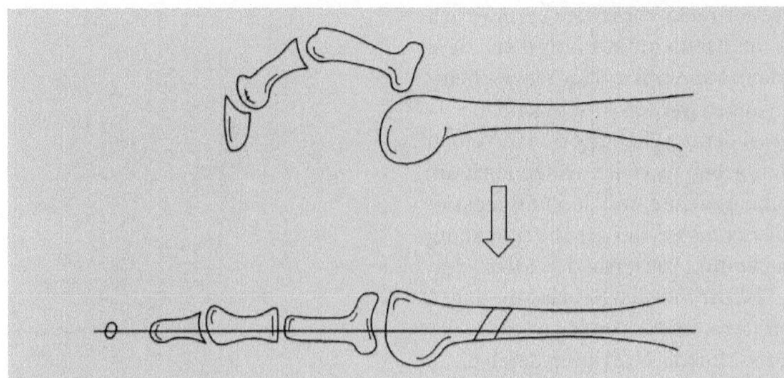

◘ Abb. 6.16a

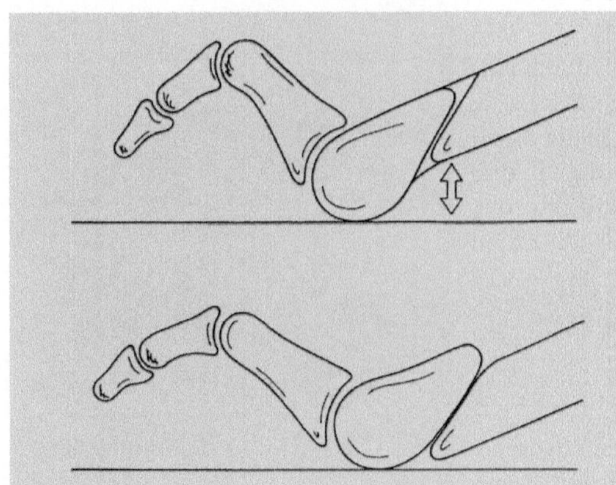

◘ Abb. 6.16b

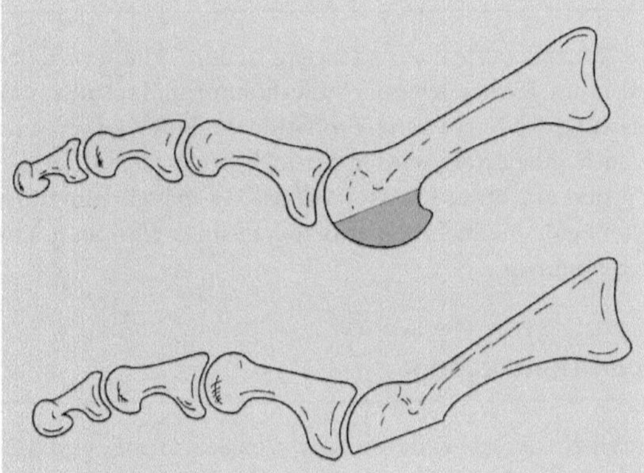

◘ Abb. 6.16c

Morton-Neuralgie (◘ Abb. 6.17)

Diagnostik

Das Kompressionssyndrom des N. digitalis plantaris communis zwischen den Metatarsaleköpfchen II und III oder III und IV stellt ein Krankheitsbild dar, das relativ einfach, manchmal aber auch sehr schwierig zu diagnostizieren ist. Besonders wichtig ist die Erhebung der Anamnese. Werden unerträgliche Vorfußschmerzen angegeben, die attackenweise auftreten, von einem brennenden Gefühl begleitet sind und in die Zehen ausstrahlen, und kommen diese Schmerzen über Jahre immer wieder vor, dann kann mit großer Wahrscheinlichkeit von einer Morton-Neuralgie ausgegangen werden. Es gibt keinen vergleichbaren Schmerz im Vorfußbereich, es sei denn, es handelt sich um einen akuten arteriellen Verschluss. Die Patienten geben in vielen Fällen auch an, dass sie auf der Straße anhalten, den Schuh ausziehen und den Fuß massieren müssten. Danach könnten sie wieder besser gehen. Bei der Untersuchung des Fußes findet man einen typischen Druckpunkt zwischen den Metatarsaleköpfchen II und III oder zwischen III und IV. Die meisten Neurinome liegen zwischen der 3. und der 4. Zehe. Zwischen der 1. und 2. sowie zwischen der 4. und 5. Zehe habe ich noch nie ein primäres Morton-Neurinom gesehen.

◘ Abbildung 6.17
a Plantare sensible Nerven: Anatomie. (Aus: Kelikian 1965).
b Aufspreizung des 2. und 3. Zehs bei Morton-Neurinom.
c Operationsbild des Morton-Neurinoms am 3. und 4. Zeh.
d Operationsbild des Morton-Neurinoms (► s. *Abb. 6.17 b*).
e Größe eines Neurinoms

Konservative Therapie und Indikation zur Operation

Die Therapie besteht aus 3 Phasen: In der 1. Phase wird versucht, durch eine Einlage mit leichter lateraler Fußerhöhung und retrokapitaler Abstützung die Belastung des Nervs durch Pronation des Fußes zu vermindern. Bleibt dieser Versuch ohne Erfolg, wird in der 2. Phase von dorsal her der Interdigitalraum infiltriert und etwas Kortison vor das Lig. metatarsum transversum gespritzt. Wenn beide Maßnahmen erfolglos bleiben, wird als 3. Phase die Operation vorgenommen.

Operationstechnik

Von einem dorsalen intermetatarsalen Schnitt aus wird das Neurinom dargestellt. Um das Neurinom ins Operationsfeld zu bringen, ist es hilfreich, wenn der Assistent plantar zwischen den Metatarsaleköpfchen Druck ausübt. Der Nerv ist im Gesunden zu resezieren. Falls das Neurinom vor der Operation nicht genau lokalisiert werden konnte, lohnt es sich, von einem plantaren queren Schnitt aus, beide Nerven zu explorieren. Sind beide Nerven verdickt, müssen beide Nerven reseziert werden. Findet man kein Neurinom, wird der Nerv nicht einfach durchgeschnitten, sondern es sollte höchstens eine Tenotomie des Lig. metatarsum transversum durchgeführt werden.

Postoperatives Prozedere

Die Patienten können nach der Operation relativ rasch mobilisiert werden. Es ist angezeigt, vorerst Fersen oder Fußaußenkanten zu belasten, erst wenn die Schmerzen abgeklungen sind, soll der Fuß voll belastet werden. Im Normalfall dauert es 6–8 Wochen, bis die Beschwerden ganz verschwunden sind.

Komplikationen

Die Rezidivrate ist relativ gering (persönlich habe ich unter meinen nachkontrollierten Fällen nur einmal ein Rezidiv gesehen). Bei den anderen, weiterhin schmerzhaften Fällen ist die Operation nicht an korrekter Stelle erfolgt. Es ist manchmal recht schwer, das Segment zu definieren. Die Patienten geben Schmerzen am Vorfuß an, können aber nicht sagen, ob zwischen III und IV oder II und III. Aus diesem Grunde lohnt es sich u.U., beide Segmente zu explorieren.

Abb. 6.17a

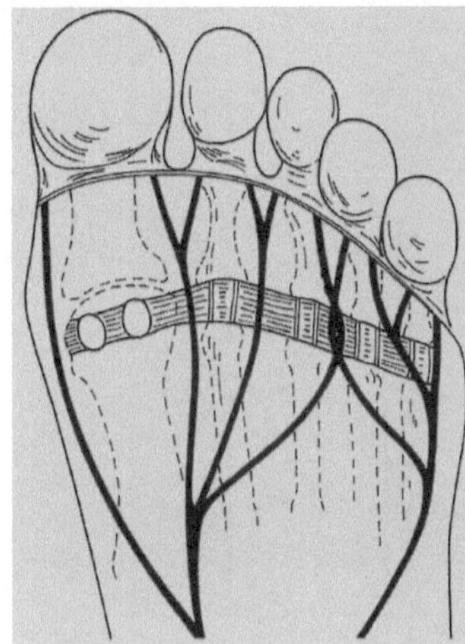

Abb. 6.17b

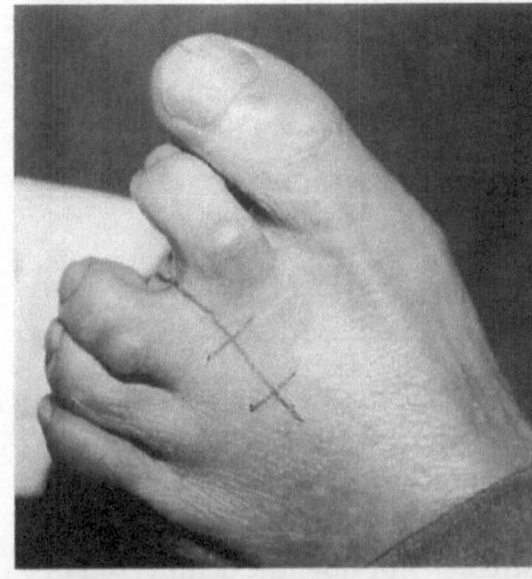

Abb. 6.17c

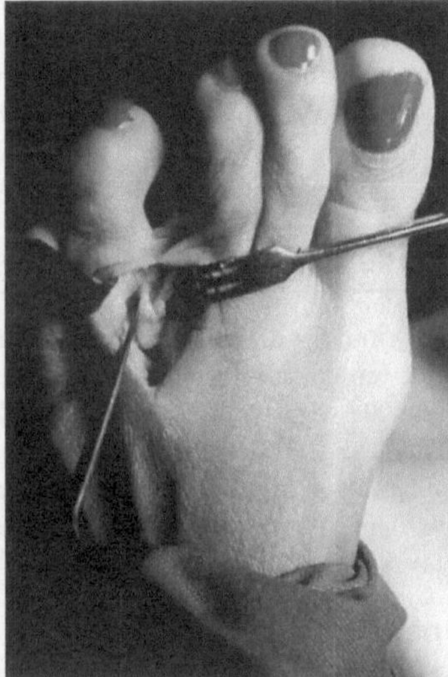

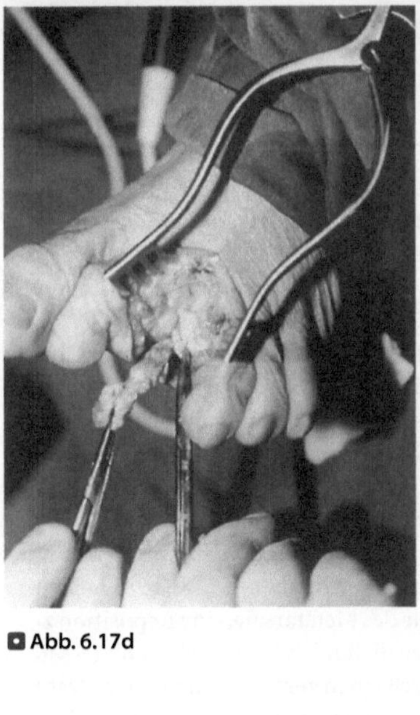

Abb. 6.17d

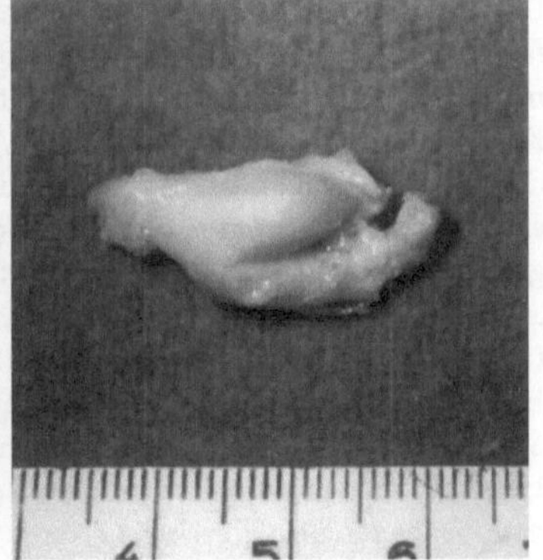

Abb. 6.17e

Instabilität und Luxation einer Kleinzehe im Grundgelenk (◘ Abb. 6.18)

◘ Abbildung 6.18
Schwerster Spreizfuß mit Luxation der 2. Zehe (1987) und Korrektur, sowie 2 Jahre postoperativ (1989) (► s. auch Abb. 6.16 a)

Diagnostik

Eines der schwierigsten Probleme in der Vorfußchirurgie stellt die Behebung der Kleinzeheninstabilität (vorwiegend der 2. Zehe) im Grundgelenk dar. Die Patienten klagen über Schmerzen im Bereich des Grundgelenkes, bei der Inspektion ist meistens das Gelenk geschwollen und außerordentlich stark druckdolent. Manchmal ist es gerötet und überwärmt. Es bestehen die typischen Zeichen einer Flüssigkeitsansammlung im Gelenk mit entsprechender Entzündung. Sehr häufig werden die Hauptschmerzen auch von plantar angegeben bei Druck auf das Metatarsaleköpfchen. Wenn man den Vorfuß mit einer Hand umfasst, kann man die Instabilität der Zehe durch das Verschieben der Grundphalanx nach dorsal und plantar sehr gut fühlen. Das Röntgenbild zeigt anfänglich einen eher verbreiterten Gelenkspalt, wenn die Deformität fortschreitet, kommt es zur Subluxation bis Luxation.

Ätiologie

Der Grund für diese sehr schmerzhaften und z.T. beinahe invalidisierenden Beschwerden ist sehr häufig eine Schwächung der plantaren Kapselsehnenplatte, die sogar rupturieren kann. Die Stabilität im Grundgelenk ist dann nicht mehr gewährleistet. Sehr häufig ist die Deformität verbunden mit einem Hallux valgus, und ab und zu klagen die Patienten nur über die Schmerzen in den Kleinzehen, nicht aber im Hallux valgus.

Operationstechnik

Die chirurgische Therapie richtet sich nach dem Grad der Instabilität. Im Anfangsstadium, wenn noch keine Instabilität oder Luxation vorhanden ist, kann man durch eine Synovektomie in Kombination mit einer kräftigen dorsalen Kapselnaht und Lösung von plantaren Adhäsionen Beschwerdefreiheit erreichen. Besteht bereits eine Instabilität im Grundgelenk, kommt der Flexor-extensor-Transfer in Frage, d.h. es muss die Sehne des M. flexor digitorum longus von plantar her aufgesucht werden, in der Mitte gespalten, seitlich medial und lateral nach dorsal gezogen und mit dem Streckapparat vernäht werden (► s. Therapie des Digitus superductus, S. 140). Ab und zu muss dazu noch die Hammerzehe korrigiert werden, was am besten durch Arthrodesierung im Mittelgelenk geschieht, damit man nicht zu stark verkürzen muss.
Ist bereits eine Luxation vorhanden, die nicht mehr reponiert werden kann, dann ist es möglich, durch Tenotomie der Weichteile um das Grundgelenk herum und durch Verkürzungsosteotomie des Metatarsale, eine Reposition zu erreichen; die reponierte Zehe kann zusätzlich noch im Mittelgelenk (► vgl. Metatarsalgie) arthrodesiert werden. Durch einen zentralen Kirschner-Draht, der bis zum Tarsometatarsalgelenk geführt wird, kann die Osteotomie stabilisiert werden. Bei alten Patienten, die rasch beschwerdefrei sein müssen und die man kaum immobilisieren kann, darf auch die Debasierung einer Kleinzehe durchgeführt werden. Prinzipiell aber sollte die Debasierung einer Zehe nur in Notsituationen gemacht werden, weil man häufig nach der Debasierung eine funktionslose und verkürzte Zehe zurücklässt, die auch kosmetisch stört. Wenn zusätzlich ein schwerer Hallux valgus vorhanden ist, sollte

dieser korrigiert werden, auch wenn wenig oder gar keine Beschwerden bestehen. Bei einer 65-jährigen Patientin mit luxiertem 2. Zeh im Grundgelenk und schwerstem Hallux valgus wurde eine Arthroplastik nach Lelièvre des 1. Strahles durchgeführt sowie eine Verkürzungsosteotomie des 2. Strahles mit Reposition der Luxation und Arthrodese des Mittelgelenks der 2. Zehe (■ Abb. 6.18).

Postoperatives Prozedere

Je nach operativem Vorgehen kann mit einem dicksohligen Schuh oder mit einem Gehgips stabilisiert werden.

Komplikationen

Komplikationen entstehen meistens durch die Kirschner-Drähte, die an der Zehenkuppe vorstehen und ab und zu Infekte verursachen können. Eine sorgfältige Überwachung der Patienten ist angezeigt, bei geringstem Verdacht ist sofort antibiotisch und durch Ruhigstellung zu behandeln.

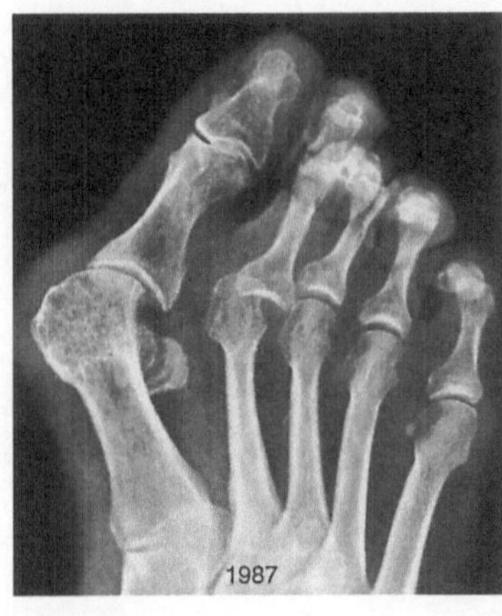

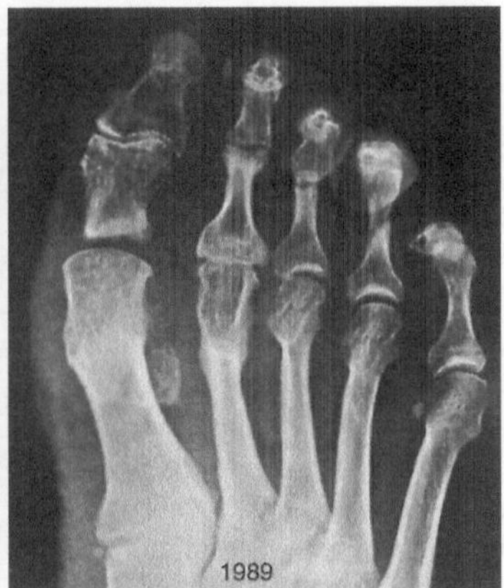

■ Abb. 6.18

Probleme der Sesambeinchen (◻ Abb. 6.19)

◻ **Abbildung 6.19**
a Geteiltes mediales Sesambeinchen.
b Fragmentiertes Sesambeinchen (axial).
c Status nach Entfernung des medialen Sesambeinchens 2 Jahre postoperativ

Diagnostik

Die Sesambeinchen haben eine wichtige biomechanische Funktion, bei ihrer Erkrankung oder Verletzung kann es zu ausgesprochen unangenehmen Beschwerden kommen. Es gibt verschiedene Anomalien der Sesambeinchen. Am bekanntesten ist das Bipartitum und das Multipartitum, wobei das mediale Sesambeinchen in Bezug auf Variationen deutlich mehr betroffen ist als das laterale. Bei Sportlern kann es zu Frakturen des Sesamoids kommen, und es sind degenerative und rheumatische Veränderungen der Sesambeinchen bekannt. In der Adoleszenz kommt es manchmal zu Tendoperiostosen und Bursabildungen. Der Großzehenballen ist dann stark geschwollen und das Sesambeinchen außerordentlich druckdolent. Überwärmung und Rötung deuten auf eine Entzündung hin. Durch schräge und axiale Aufnahmen, evtl. in Kombination mit einem Szintigramm, kann man differentialdiagnostisch herausfinden, worum es sich handeln könnte. In ◻ Abb. 6.19a ist das Vorfußskelett einer 25-jährigen Frau mit einem geteilten medialen Sesambeinchen links dargestellt. Als Nebenbefund besteht auf der rechten Seite ein Morbus Köhler II. Die Patientin hat keinerlei Beschwerden von seiten des Sesambeinchens.

Operationstechnik

An den Sesambeinchen sollte nur dann chirurgisch interveniert werden, wenn alle konservativen therapeutischen Maßnahmen versagt haben, denn die Exzision eines Sesambeinchens ist eine Maßnahme, die wirklich nur als Ultima ratio in Frage kommt. Ein total zerstörtes, fragmentiertes Sesambeinchen, das chronische Beschwerden verursacht, v.a. lateralseits, kann relativ gefahrlos entfernt werden. Beim medialen Sesambeinchen muss die Indikation zur Exstirpation weit strenger gestellt werden. Es gibt Sesambeinchen, die auf der axialen Aufnahme sehr stark zugespitzt erscheinen, aber sonst morphologisch in Ordnung sind. Wenn sich durch eine Lokalanästhesie ergeben hat, dass das Sesambeinchen für die Beschwerden verantwortlich gemacht werden muss, lohnt sich eine operative Revision und Glättung des Sesambeinchens, ohne dass es entfernt wird. Da der Knochen außerordentlich hart ist, ist eine oszillierende Säge erforderlich. Der Zugang zum Sesambeinchen erfolgt am besten von einem medialen Schnitt aus (Cave: N. hallucis plantaris). Man sollte bei der Operation darauf achten, dass die Weichteilstrukturen um das Sesambeinchen herum scharf abgelöst werden, damit man sie wieder nähen kann, sonst schwächt man den M. flexor hallucis brevis. Die ◻ Abb. 6.19b, c zeigen auf den Axialaufnahmen ein schmerzhaftes, mediales fragmentiertes Sesambeinchen einer 40-jährigen Frau, das wegen Versagens der konservativen Therapie entfernt werden musste. Die Patientin ist beschwerdefrei.

Postoperatives Prozedere

Nach der Glättung oder Entfernung eines Sesambeinchens können die Patienten relativ rasch wieder gehen. Sie sollten allerdings 3–4 Wochen den Fuß schonen und nicht allzu fest abrollen. Eine Gipsfixation ist nicht nötig.

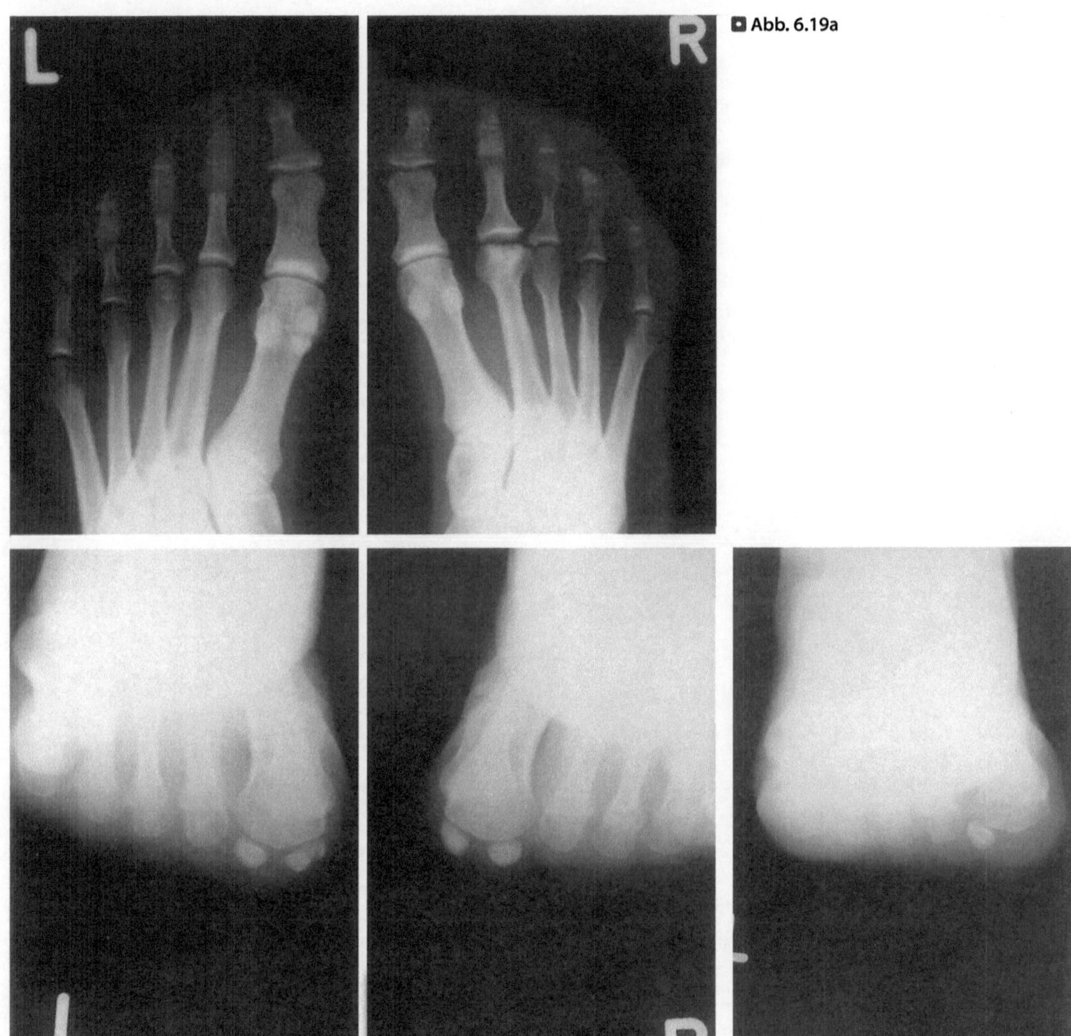

Abb. 6.19a

Abb. 6.19b

Abb. 6.19c

7 Hallux valgus

Analyse und Evaluation der möglichen Operationsverfahren

P. Rippstein, M. Huber

Wo liegt das Problem?

Die Hallux-valgus-Deformität ist dadurch gekennzeichnet, dass das 1. Metatarsale im Sinne eines Metatarsus primus varus nach medial und die Großzehe im Sinne eines Hallux valgus nach lateral kippen. Diese Fehlstellung bedingt ein Ungleichgewicht am ganzen 1. Strahl, sowohl statisch durch die pathologischen Skelettachsen wie auch dynamisch durch den dezentrierten Zug der Extensoren und Flexoren der Großzehe. Dieses aus dem Lot geratene System zeigt eine mehr oder weniger rasche Tendenz, sich im Laufe der Zeit weiter zu deformieren und kann zunehmend symptomatisch werden, einerseits durch den Druck des Schuhwerkes an der medialen Pseudoexostose, anderseits durch die verminderte Stützfunktion des 1. Strahls (»Pseudoinstabilität«), die zu einer chronischen Überbelastung des 2. und allenfalls weiterer Strahlen (Metatarsalgien, Hammerzehen, Stressfrakturen, Lisfranc-Arthrose) führt.

Wie soll das Problem angegangen werden?

Die Fehlstellung des 1. Metatarsale und der Großzehe bedingt die Vorfußbeschwerden. Diese Fehlstellung muss korrigiert werden, wenn das Problem kausal, d.h. möglichst definitiv gelöst werden soll. Die Korrektur erfolgt von proximal nach distal mit Aufrichtung zuerst des Metatarsus primus varus und dann des Valgus der Großzehe.
Das Metatarsale deformiert sich nicht, sondern kippt als Ganzes nach medial ab. Dementsprechend wäre auch die Aufrichtung des ganzen Metatarsale die logische Lösung für die Korrektur der Fehlstellung, was einer proximalen Korrektur (Basisosteotomie oder Lapidus-Eingriff) gleichkommt. Diese proximalen Korrekturen sind allerdings sowohl für den Patienten wie auch für den Chirurgen recht aufwändig, weswegen die distalen Korrekturen, wenn immer möglich, vorgezogen werden.
Durch die langjährige Hallux-valgus-Fehlstellung haben sich die Weichteile um das 1. metatarsophalangeale Gelenk im Sinne einer Überdehnung medialseits und einer Kontraktur lateralseits verändert. Eine alleinige Aufrichtung der Knochenelemente ohne Korrektur dieser Weichteile würde für die definitive Aufrichtung des 1. Strahls nicht genügen, bzw. ein Rezidiv der Hallux-valgus-Fehlstellung wäre vorprogrammiert. Die Weichteile um das 1. metatarsophalangeale Gelenk müssen also unbedingt ausbalanciert werden, was durch einen lateralen Release und eine mediale Raffung erfolgt. Ein ungenügender lateraler Release darf nicht durch eine verstärkte mediale Raffung kompensiert werden, sondern muss durch einen weiteren Release vervollständigt werden, bis sich die Großzehe (nach erfolgter Knochenaufrichtung) spontan auf dem Metatarsalekopf in der korrekten Stellung einstellt. Die gedehnte mediale Kapsel wird dann nur um ihre Überlänge reduziert und »neutral« ohne Spannung zugenäht. Keinesfalls soll die mediale Raffung die

Valgusdeformität korrigieren. Es ist illusorisch zu glauben, eine geraffte mediale Kapsel könne die Deformität langfristig korrigieren. Der Eingriff sollte grundsätzlich nicht beendet werden, bevor ein Gleichgewicht zwischen den medialen und lateralen Weichteilen erreicht wurde.
Wenn der Metatarsus primus varus vollständig aufgerichtet ist, und die Basis der Großzehengrundphalanx bei gut zentrierten Sesambeinen und ausbalancierten Weichteilen reponiert auf dem Metatarsalekopf liegt, kann manchmal eine Krümmung der Grundphalanx für eine residuelle distale Valgusfehlstellung verantwortlich sein (sog. »Hallux interphalangeus«). Eine solche Fehlstellung sollte grundsätzlich auch korrigiert werden, einerseits, um die perfekte Balancierung um das 1. metatarsophalangeale Gelenk erreichen zu können, und anderseits, um einem Konflikt zwischen der Großzehe und der 2. Zehe vorzubeugen. Diese Achsenkorrektur erfolgt an der Grundphalanx durch eine varisierende Osteotomie nach Akin.

Abbildung 7.1a,b
Bei den in den beiden Teilabbildungen gezeigten Hallux-valgus-Deformitäten sind die intermetatarsalen Winkel 1–2 genau gleich vergrößert (Winkel in **a** = Winkel in **b**). Der einzige Unterschied liegt in der Breite des 1. Metatarsale. Diese unterschiedliche Breite bedingt, dass eine distale Korrektur im ersten Fall (**a**) noch möglich ist, aber nicht mehr im zweiten Fall (**b**). Dieses Beispiel zeigt, dass der intermetatarsale Winkel 1–2 viel weniger als die Breite des 1. Metatarsale geeignet ist, um entscheiden zu können, ob eine distale Korrektur bei einer bestimmten Deformität noch möglich ist oder nicht

Distale oder proximale Korrektur?

Grundsätzlich ist die distale Korrektur vorzuziehen, weil sie sowohl für den Patienten (Rehabilitation, Komplikationen) wie auch für den Chirurgen (Technik) wesentlich einfacher als die proximale Korrektur ist. Bei der Frage, ob die Korrektur einer Hallux-valgus-Deformität noch distal durchgeführt werden kann oder proximal erfolgen soll, wird in der Regel allein der intermetatarsale Winkel 1–2 als Entscheidungskriterium berücksichtigt. Es ist jedoch interessant festzustellen, wie unterschiedlich die angegebenen Werte für den Winkel sind, der die Grenze für eine noch mögliche distale Korrektur bestimmen soll. Diese markanten Unterschiede deuten darauf hin, dass der intermetatarsale Winkel 1–2 nicht als einziges zuverlässiges Entscheidungskriterium dienen kann, sondern dass weitere Faktoren eine Rolle spielen müssen. Folgende Überlegungen führen uns zu dieser Betrachtungsweise:
Bei einer distalen Korrektur muss das osteotomierte Metatarsalefragment so weit nach lateral verschoben werden, bis das erste Metatarsale vollständig aufgerichtet bzw. bis der intermetatarsale Winkel 1–2 korrigiert ist. Das Metatarsalefragment kann jedoch nicht beliebig weit nach lateral verschoben werden, weil ab einem gewissen Punkt keine genügende Überlappungsfläche mit dem restlichen Metatarsale für eine stabile Fixation übrig bleiben wird. Die Korrektur einer Hallux-valgus-Deformität durch einen distalen Eingriff ist also nur begrenzt, bis nach erfolgter Verschiebung noch eine genügende Überlappungsfläche zur stabilen Fixation bleibt. Diese Möglichkeit der Verschiebung hängt nicht primär vom intermetatarsalen Winkel 1–2 ab, sondern von der Breite des 1. Metatarsale. Je breiter ein 1. Metatarsale, desto größer kann die Hallux-valgus-Deformität bzw. der intermetatarsale Winkel 1–2 sein, um noch durch einen distalen Eingriff korrigiert werden zu können. Die distale Technik bestimmt ihrerseits, wie groß die Überlappungsfläche sein muss, um dem osteotomierten Fragment genügende Stabilität bis zur Heilung zu gewährleisten. Je schmaler die Überlappungsfläche sein darf, desto größer ist die mögliche Korrektur. Wenn aufgrund der oben erwähnten Kriterien keine distale Korrektur mehr möglich ist (ungenügende Überlappungsfläche), dann muss die Korrektur proximal erfolgen (Abb. 7.1a, b).

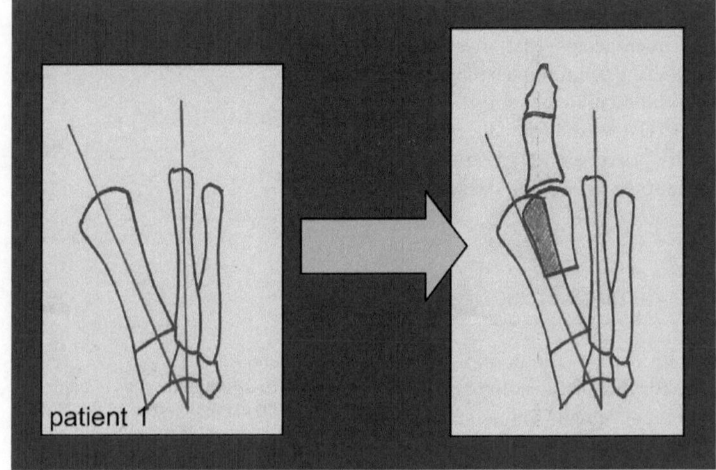

Abb. 7.1a

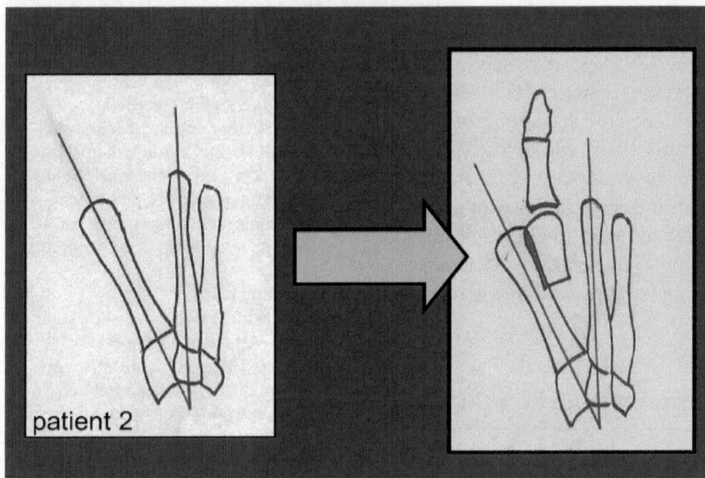

Abb. 7.1b

Für die Korrektur eines bestimmten Hallux valgus muss also grundsätzlich entschieden werden, ob ein distaler Eingriff noch geeignet ist oder ob ein proximaler Eingriff vorgesehen werden muss. Welche der multiplen möglichen Techniken dafür angewandt werden soll, ist schlussendlich eine Ermessenssache. An unserer Klink haben wir die Scarf-Osteotomie für die distalen Korrekturen und den Lapidus-Eingriff für die proximalen Korrekturen als Standardtechniken gewählt, ohne damit behaupten zu wollen, dass andere Techniken nicht ebenso korrekt wären.

Die Scarf-Osteotomie als Technik für distale Korrekturen

Die Scarf-Osteotomie ist eine breitflächige, sehr stabile Osteotomie, die nur eine entsprechend kleine Überlappungsfläche für ihre Stabilisation benötigt. Um zu bestimmen, ob eine Scarf-Osteotomie eine gegebene Halluxdeformität korrigieren kann oder ob ein proximaler Eingriff dafür notwendig wird, gehen wir folgendermaßen vor: Auf einer durchsichtigen Folie wird das zu osteotomierende Metatarsalefragment aufgezeichnet und so weit nach lateral verschoben, bis der intermetatarsale Winkel 1–2 vollständig korrigiert ist. Wenn nach dieser »simulierten« Korrektur eine Überlappungsfläche von noch mindestens einem Drittel (oder einem Viertel für einen mit der Scarf-Osteotomie gut vertrauten Chirurgen) mit dem restlichen Metatarsale besteht, dann kann die Indikation für eine Scarf-Osteotomie gestellt werden (◘ Abb. 7.2a). Mit einer Überlappungsfläche von weniger als einem Drittel (beziehungsweise einem Viertel) bei stark vergrößertem intermetatarsalem Winkel 1–2 und/oder bei sehr schmalem erstem Metatarsale wird die Fixation instabil werden und die Korrektur muss deswegen proximal erfolgen (◘ Abb. 7.2b). Eine distale Osteotomie beziehungsweise eine Scarf-Osteotomie wird in unserer Klinik in ca. 80% der Fälle durchgeführt.

◘ Abbildung 7.2
a Die Scarf-Osteotomie wird auf dem Röntgenbild »simuliert« und das Metatarsalefragment bis zur vollständigen Korrektur des intermetatarsalen Winkels 1–2 nach lateral verschoben. Falls eine Überlappungsfläche von noch mindestens einem Drittel mit dem restlichen Metatarsale übrig bleibt, dann kann eine Scarf-Osteotomie durchgeführt werden.
b Wenn die Überlappungsfläche weniger als ein Drittel beträgt, dann wird eine Fixation des osteotomierten Metatarsalefragments nach einer Scarf-Osteotomie nicht mehr möglich. Die Korrektur wird proximal durchgeführt

◘ Abbildung 7.3
Ähnlich wie für den Turm von Pisa steht das ganze Metatarsale beim Hallux valgus schräg. Eine Aufrichtung am Apex der Deformität, d.h. im tarsometatarsalen Gelenk, verändert nicht die Knochenachsen (Metatarsale 1) und ist somit physiologischer

Der Lapidus-Eingriff als Technik für proximale Korrekturen

Eine proximale Korrektur kann entweder durch eine basisnahe Osteotomie oder durch eine achsenkorrigierende Arthrodese des 1. tarsometatarsalen Gelenkes (Lapidus-Eingriff) erfolgen. In unserer Klinik haben wir den Lapidus-Eingriff als Technik der Wahl für die proximalen Korrekturen aus den im Folgenden aufgeführten Gründen gewählt.

- *Korrektur an der Basis der Deformität*: Bei jedem Hallux valgus steht das 1. Metatarsale als Ganzes »schräg« (Metatarsus primus varus). Der Apex dieser Fehlstellung liegt somit nicht im Metatarsale selbst, sondern an dessen Basis, d.h. im tarsometatarsalen Gelenk. Eine Aufrichtung in diesem Gelenk ist aufgrund der proximalen Lage sehr wirkungsvoll (je proximaler die Korrektur, desto wirkungsvoller; ◘ Abb. 7.3).

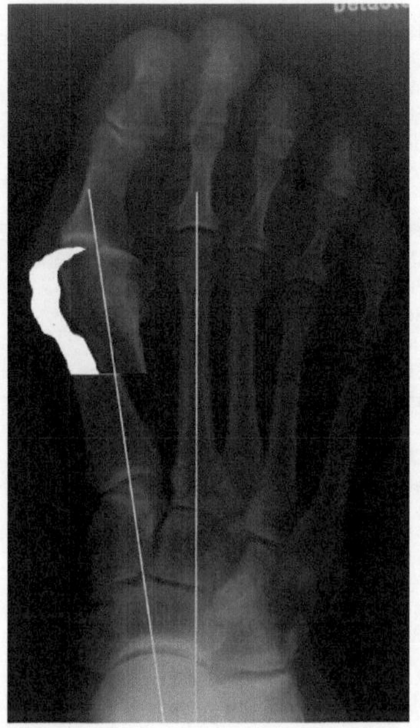

Abb. 7.2a

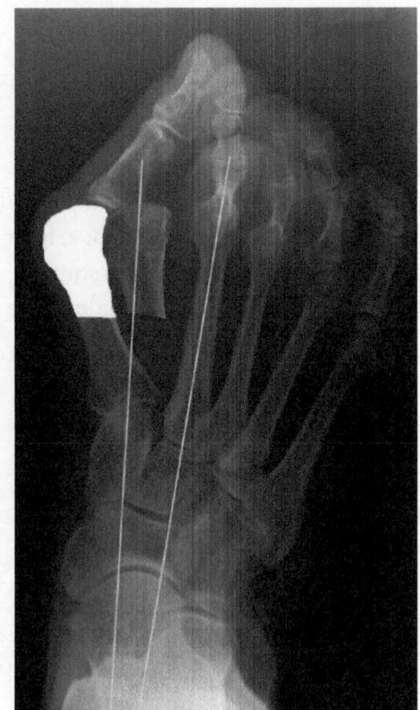

Abb. 7.2b

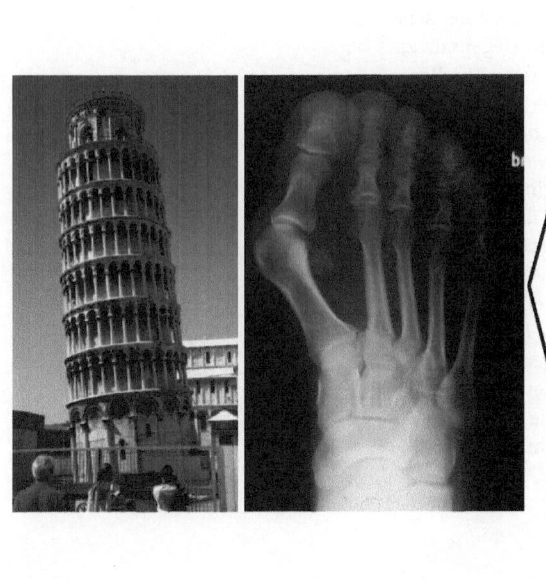

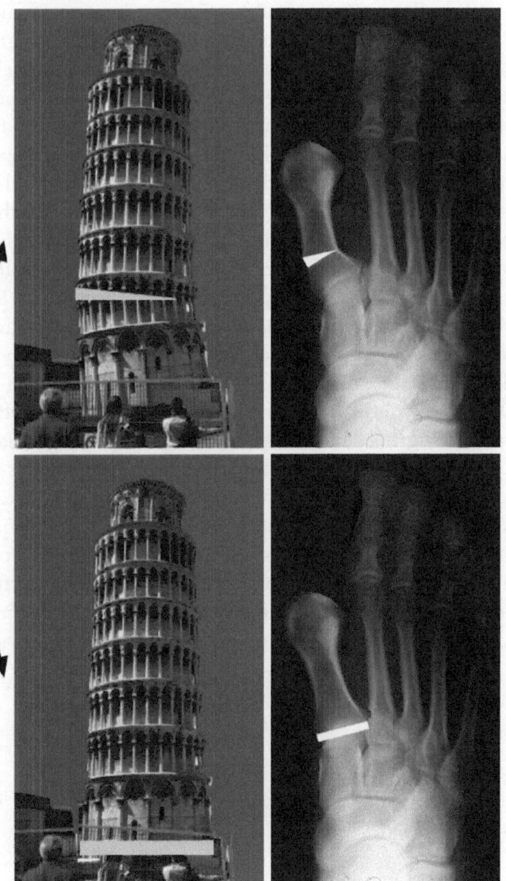

Abb. 7.3

- *Größere Kontaktfläche für den Durchbau:* Die Kontaktfläche ist im tarsometatarsalen Gelenk ungefähr doppelt so groß wie auf Höhe der proximalen Metaphyse, wo die meisten Basisosteotomien durchgeführt werden. Weil die Heilung auf dieser größeren Fläche erfolgt, sind die Heilungschancen dort auch entsprechend größer (◘ Abb. 7.4).
- *Stabilere Fixation:* Die Schraubenlänge bei einer Basisosteotomie ist proximal zwischen der Osteotomie und dem tarsometatarsalen Gelenk sehr kurz (in der Regel nicht länger als 10 mm). Für die Fixation des tarsometatarsalen Gelenks steht hingegen das ganze Os cuneiforme mediale mit einer Länge von ungefähr 25 mm zur Verfügung (◘ Abb. 7.5). Die stabile Fixation der Basisosteotomien ist bekanntlich recht schwierig, was für den Lapidus-Eingriff nicht zutrifft.

Kritiker werfen dem Lapidus-Eingriff vor, er führe zu einer funktionellen Bewegungseinschränkung am 1. Strahl. Dieser Vorwurf ist aber keineswegs gerechtfertigt. Der Bewegungsumfang des 1. Strahls besteht hauptsächlich aus einer Extensions-Flexions-Bewegung, welche nicht im tarsometatarsalen Gelenk stattfindet, sondern zwischen dem 1. und dem 2. Strahl (Os cuneiforme mediale und intermedium). Das 1. tarsometatarsale Gelenk ist ein in der frontalen Ebene gelegenes praktisch flaches Gelenk, das dementsprechend auch keine Extension-Flexion des 1. Metatarsale ermöglicht. Dies wurde an anatomischen Präparaten gezeigt, kann aber auch sehr schön intraoperativ und postoperativ beobachtet werden. Erst die Fixation des 1. Strahls auf dem stabilen 2. Strahl durch eine zusätzliche Arthrodese zwischen den Basen der Metatarsalia 1 und 2 und/oder zwischen Cuneiforme mediale und intermedium wird die Extension-Flexion des 1. Strahls im Lisfranc-Gelenk blockieren (◘ Abb. 7.6b). Diese ausgedehntere Arthrodese entspricht der Originaltechnik, wie sie von Lapidus beschrieben wurde und sollte deswegen als »originaler Lapidus«, im Gegensatz zum »modifizierten Lapidus« (Arthrodese des 1. tarsometatarsalen Gelenkes allein; ◘ Abb. 7.6a), bezeichnet werden. Der »originale Lapidus« dient der Stabilisation des 1. Strahls im Falle einer sehr selten zu findenden echten Hypermobilität des 1. Strahls, im Gegensatz zu der Pseudoinstabilität des 1. Strahls, die durch das Versagen des »Windlass-Mechanismus« aufgrund der Hallux-valgus-Deformität häufig gefunden wird und die durch die Aufrichtung des Hallux valgus (Wiederherstellung des »Windlass-Mechanismus«) aufgehoben wird. Interessanterweise bemerken selbst junge und sportlich aktive Patienten mit einem »originalen Lapidus« die Blockierung der Extensions-Flexions-Bewegungen des 1. Strahls nicht. Der »modifizierte Lapidus« stellt in unserer Klinik ungefähr 15% aller Hallux-valgus-Eingriffe dar, der »originale Lapidus« weniger als 5%.
Zusammengefasst dürfte also der »modifizierte Lapidus« als eine »verbesserte Basisosteotomie« bezeichnet werden, welche die proximale Hallux-valgus-Korrektur mit wirkungsvoller und physiologischer Aufrichtung des 1. Metatarsale (Korrektur am Apex der Deformität) mit größerer Kontaktfläche für den Durchbau und mit stabilerer Fixationsmöglichkeit für die Schrauben erlaubt, ohne eine signifikante zusätzliche Funktionsbeeinträchtigung.

◘ Abbildung 7.4
Die Kontaktfläche für den Durchbau ist im tarsometatarsalen Gelenk (Lapidus-Eingriff) ungefähr doppelt so groß wie in der proximalen Metaphyse (Basisosteotomie)

◘ Abbildung 7.5
Der proximal von der durchzubauenden Fläche gelegene Bohrkanal für die Schraube ist im Cuneiforme mediale ungefähr doppelt so lang (Lapidus-Eingriff) wie in der Basis des Metatarsale 1 (Basisosteotomie)

◘ Abbildung 7.6
a Der »modifizierte« Lapidus-Eingriff arthrodesiert allein das 1. tarsometatarsale Gelenk und führt zu keiner signifikanten Bewegungseinschränkung am 1. Strahl.
b Der »originale« Lapidus-Eingriff arthrodesiert zusätzlich den 1. Strahl mit dem 2. Strahl (Basis MT1–2 und/oder Cuneiforme 1–2) und hebt die Extensions-Flexions-Bewegung des 1. Strahls im Mittelfuß vollständig auf

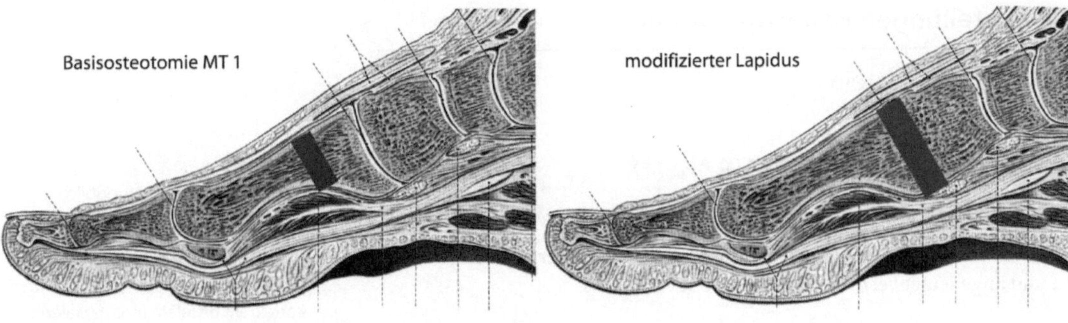

■ Abb. 7.4

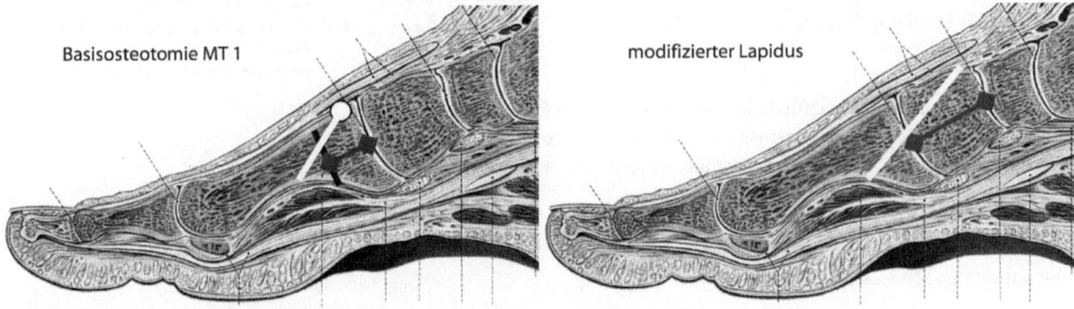

■ Abb. 7.5

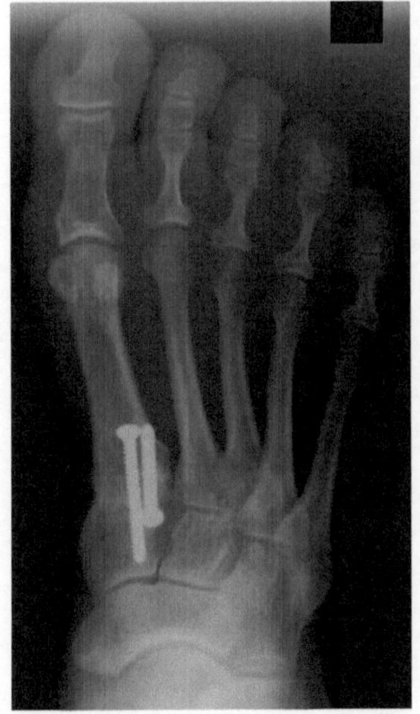

■ Abb. 7.6a

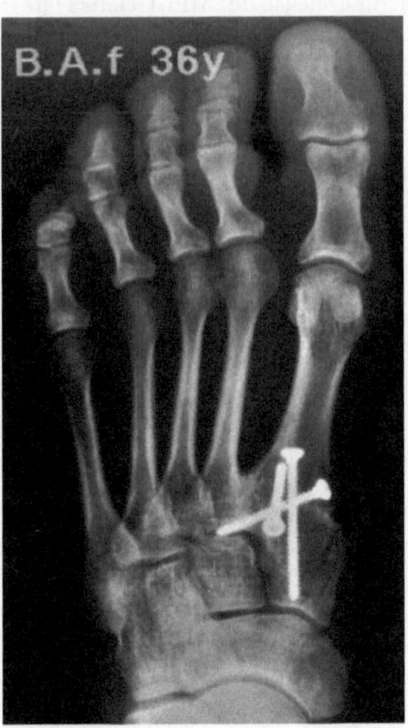

■ Abb. 7.6b

Fallvorstellungen Halluxoperationen

M. Huber, P. Rippstein

Scarf Fall 1 – Der Klassiker (Abb. 7.7)

Problemstellung

Progredienter Hallux valgus mit mäßig vermehrtem Intermetatarsalwinkel 1–2 und angedeutet vermehrter Mobilität des 1. Strahls.

Anamnese

Seit Kindheit Spreizfußdeformität beidseits. Progrediente Schmerzen über der Pseudoexostose an beiden MP-1-Gelenken medialseits. Positive Familienanamnese für Spreizfußdeformität bei der Mutter.

Klinik

26-jährige Patientin mit Spreizfuß beidseits sowie Valgusdeformität der Großzehen mit Rötung der Pseudoexostose medial beidseits. V. a. links besteht eine Hypermobilität des 1. Strahls, welche rechts nur angedeutet besteht.

Röntgenbefund

Radiologisch findet sich rechts eine Valgusfehlstellung von 30° mit leichter Subluxation des MP-Gelenks.

Therapie

Rechts erfolgt die Korrektur mittels »kurzer« Scarf-Osteotomie. Der ossäre Eingriff wurde kombiniert mit einem Weichteilrelease des MP1-Gelenks lateral. (Links erfolgte die Korrektur mittels Lapidus-Operation zur Stabilisierung des hypermobilen Strahls.)

Ergebnis

Ein Jahr postoperativ ist die Patientin mit dem Resultat sehr zufrieden, sie ist schmerz- und beschwerdefrei. Es besteht keine Einschränkung in der Schuhwahl. Die Patientin ist wieder voll sportfähig.

Abbildung 7.7

a Das präoperative Röntgenbild dokumentiert die Valgusfehlstellung von 30° bei einem Intermetatarsalwinkel von 12°. Leichte Inkongruenz des MP-Gelenks bei korrektem distalem metatarsalen Gelenkwinkel (DMAA).

b Die postoperative Kontrolle zeigt korrekt zentrierte Sesamoide und ein gutes Alignement der Großzehe.

c, d Ein Jahr postoperativ konsolidierte Osteotomie. Reponiertes MP-Gelenk und zentrierte Sesamoide

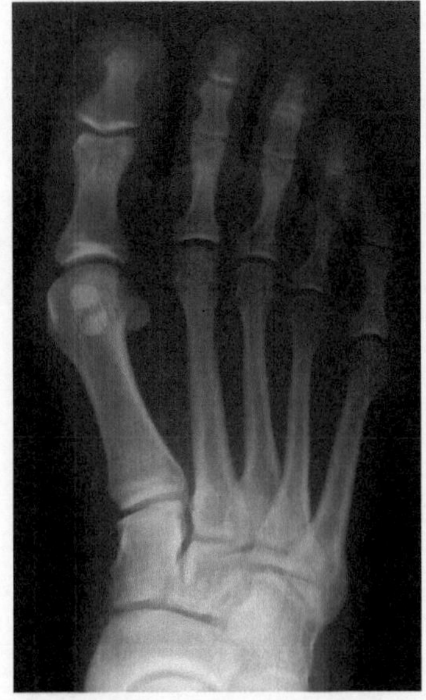

Abb. 7.7a

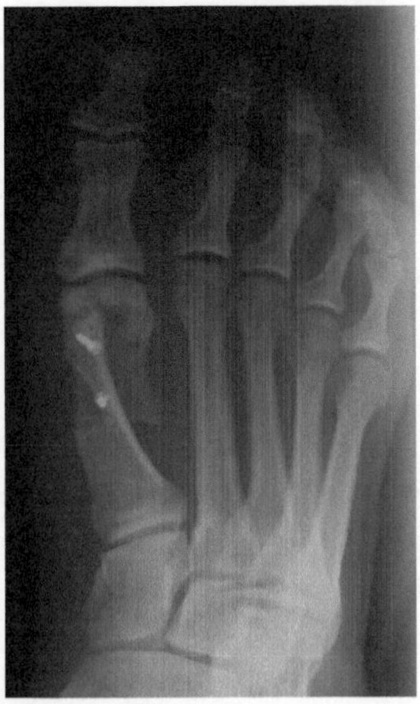

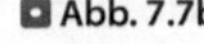

Abb. 7.7b

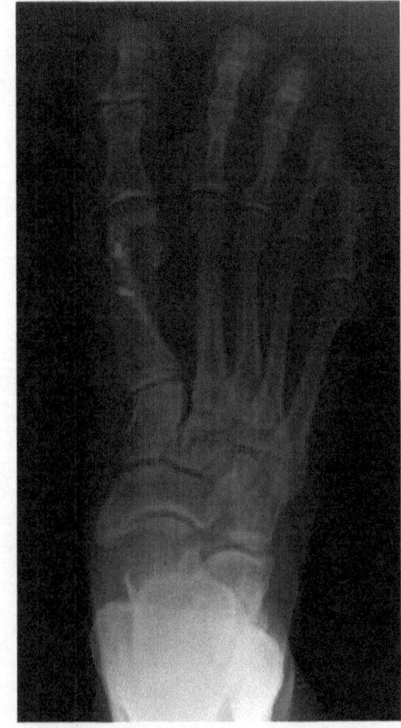

Abb. 7.7c

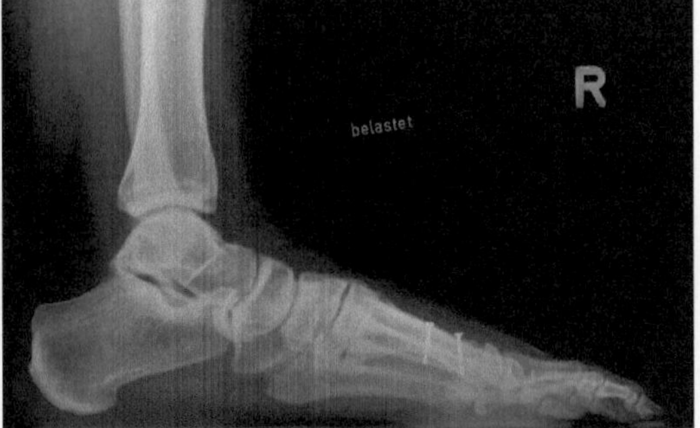

Abb. 7.7d

Scarf Fall 2 – Juveniler Hallux valgus (Abb. 7.8)

Problemstellung

Schmerzhafter Hallux valgus mit Metatarsus primus varus beidseits. Radiologisch vermehrter distaler metatarsaler Gelenkwinkel (DMAA).

Anamnese

19-jährige Frau mit zunehmenden Schmerzen über beiden Großzehengrundgelenken v.a. bei sportlicher Betätigung. Ätiologisch besteht eine familiäre Komponente mit ähnlichen Beschwerden der Eltern und Großeltern.

Klinik

Hallux-valgus-Fehlstellung mit Spreizfußtendenz. Großzehengrundgelenk frei beweglich. Große Pseudoexostose, rechts ausgeprägter als links.

Röntgenbefund

Radiologisch besteht eine Valgusdeformität von 32°. Außerdem vermehrter DMAA von 17°.

Therapie

Metatarsale Osteotomie Typ Scarf zur Medialisierung des Köpfchens und Alignement des 1. Strahls. Gleichzeitig wird das Kopffragment rotiert zur Korrektur des DMAA.

Ergebnis

3½ Jahre postoperativ ist die Patientin schmerz- und beschwerdefrei, voll sportfähig. Keine Einschränkung in der Schuhwahl.

Abbildung 7.8

a, b Präoperative Röntgenbilder zeigen einen Hallux valgus von 32° beidseits. Der distale metatarsale Gelenkwinkel (DMAA) ist mit 17° beidseits deutlich erhöht. Dies ist der Grund, dass trotz Valgusfehlstellung der Großzehe das Gelenk nur minimal inkongruent ist.

c, d Postoperativ findet sich eine korrigierte Zehe sowie ein DMAA von 0° beidseits. Dieses Ziel wurde durch eine Rotation des »Scarf-Fragments« erzielt. Die Fixation erfolgte im linken Fuß bei kräftigem jugendlichem Knochen mit lediglich einer Schraube

7

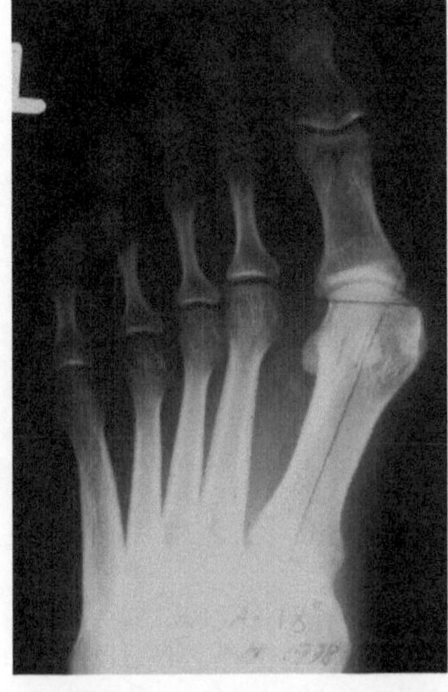

Abb. 7.8a

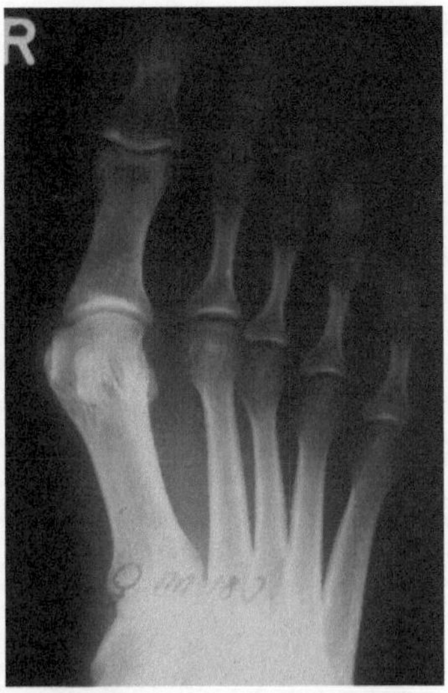

Abb. 7.8b

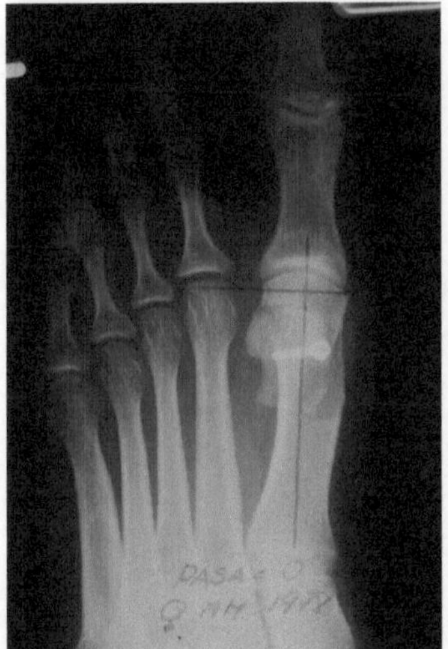

Abb. 7.8c

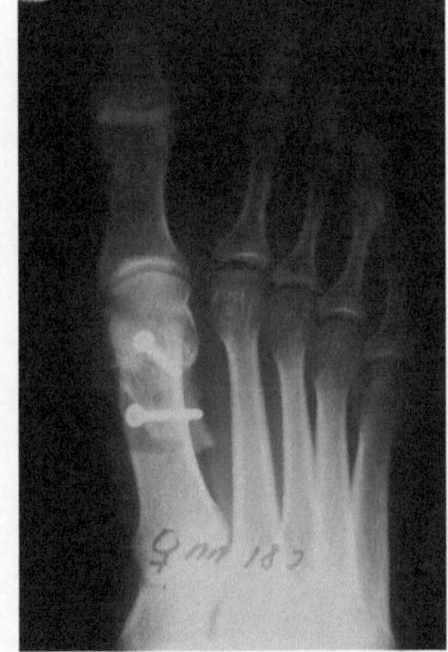

Abb. 7.8d

Scarf Fall 3 – Schwere Valgusdeformität (Abb. 7.9)

Abbildung 7.9
a Präoperativer Hallux valgus 30°, dezentrierte Sesamoide. Subluxation des MP-Gelenks. Status nach PIP-Gelenksresektion.
b Maximale Lateralisation. Zentriertes MP-Gelenk sowie zentrierter Sesambeinapparat.
c, d Ein Jahr postoperativ vollständig zentrierte Zehe. Weitgehendes Remodelling des Metatarsaleschaftes

Problemstellung

Schwere Hallux-valgus-Deformität sowie Metatarsalgie 2.

Anamnese

Bei positiver Familienanamnese entwickelt die Patientin eine zunehmende Hallux-valgus-Deformität mit Schmerzen v.a. über der Pseudoexostose. Zusätzlich Metatarsalgie 2. Keine Hypermobilität des 1. Strahls. Bei Zustand nach Voroperation einer Hammerzehe 2 besteht eine schmerzhafte Friktion mit der Großzehe.

Klinik

Typische Spreizfußdeformität mit Hallux valgus und großer Pseudoexostose medial, keine pathologische Beschwielung. Freie Beweglichkeit. Im Bereich der 2. Zehe findet sich eine gut palpable Exostose auf Höhe des PIP-Gelenks medialseits.

Röntgenbefund

Die belastete Röntgenaufnahme zeigt eine Valgusdeformität der Großzehe von 28°, keine Arthrosezeichen. Subluxation des MP-Gelenks sowie des Sesambeinapparats. Zustand nach PIP-Resektion 2. und 3. Zehe.

Therapie

Distale Metatarsaleosteotomie Typ Scarf inklusive lateralem Weichteilrelease. Lateralisation um ca. $^2/_3$ der Schaftbreite.

Ergebnis

Ein Jahr postoperative ist die Patientin mit dem Resultat sehr zufrieden, sie ist bis auf eine leichte Wetterfühligkeit schmerzfrei. Klinisch zeigen sich korrekte Achsenverhältnisse am 1. Strahl und eine freie Beweglichkeit des MP1-Gelenks.

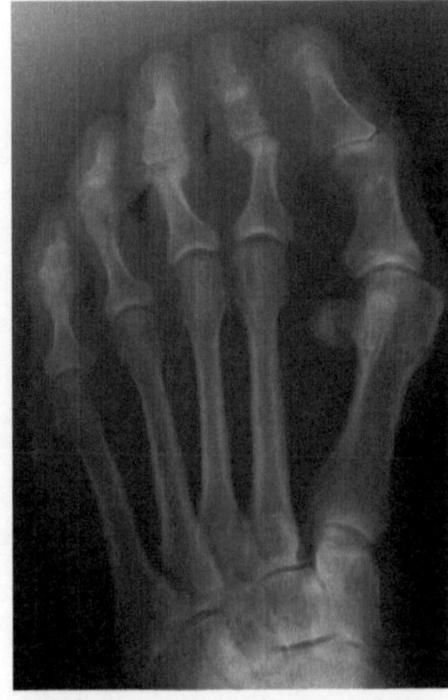

Abb. 7.9a

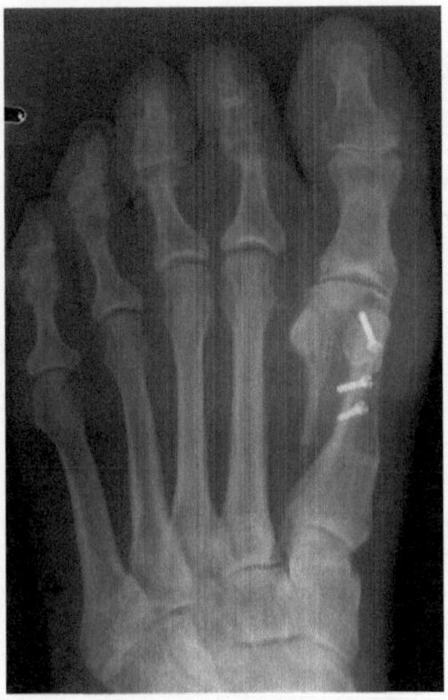

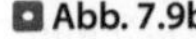

Abb. 7.9b

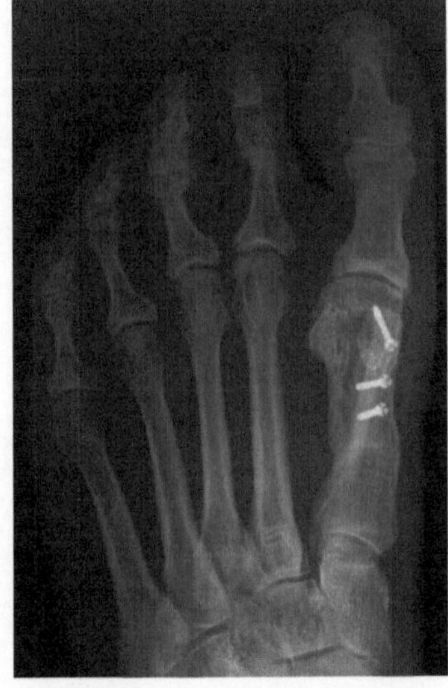

Abb. 7.9c

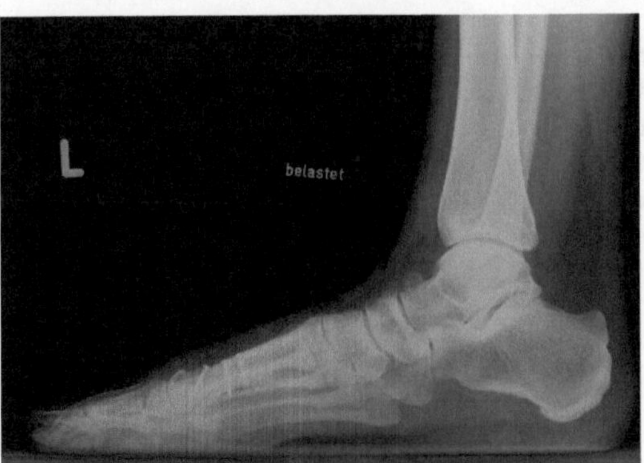

Abb. 7.9d

Lapidus Fall 1 (Abb. 7.10)

Problemstellung

Hallux-valgus-Deformität mit schwerer Knick-Senkfuß-Fehlstellung mit Hypermobilität des 1. Strahls sowie posttraumatischer Partialinsuffizienz der Tibialis-posterior-Sehne bei einer 22-jährigen Patientin.

Anamnese

Vorbestehende Knick-Senkfüßigkeit beidseits. Vor 3 Jahren Turnunfall mit progredienter Fehlstellung im Rückfuß links. Schmerzen bestehen v. a. über der Pseudoexostose am Großzehengrundgelenk links.

Klinik

7

Knick-Senkfüßigkeit links ausgeprägter als rechts. Links fehlende Rückfußvarisierung im Zehenstand als Zeichen einer Tibialis-posterior-Sehneninsuffizienz. Extreme Hypermobilität des 1. Strahls mit schwerer Hallux-valgus-Deformität und großer Pseudoexostose.

Röntgenbefund

Die dp-Projektion zeigt die ausgeprägte Hallux-valgus-Deformität (48°) mit Pronationsfehlstellung der Zehe bei einem Intermetatarsalwinkel von 20°. Die partielle Inkongruenz des Talonavikulargelenks ist Ausdruck einer Insuffizienz der Tibialis-posterior-Sehne. (NB: Durch aktive Flexion der Großzehe zur Verbesserung der medialen Abstützung kommt es zur partiellen Aufrichtung während der Röntgenaufnahme.)

Therapie

Die Hallux-valgus-Deformität wird mittels achsenkorrigierender Arthrodese des TMT-1-Gelenks nach Lapidus korrigiert, verbunden mit einem lateralen Release des MP-1-Gelenks. Die Tibialis-posterior-Sehneninsuffizienz entpuppt sich intraoperativ als veralteter Ausriss der Sehne und wird raffend an anatomischer Stelle refixiert. Zusätzlich wir eine medialisierende Calcaneusosteotomie durchgeführt zur weiteren Aufrichtung der Längswölbung.

Ergebnis

Ein Jahr postoperativ ist die Patientin sehr zufrieden und im Alltag beschwerdefrei, beim Sport verspürt sie jedoch noch eine raschere Ermüdung. Das Podogramm zeigt symmetrische Belastung, die Rückfußachsen sind symmetrisch. Der 1. Strahl ist korrekt aligniert, das MP-1-Gelenk frei beweglich.

Abbildung 7.10

- **a,b** Hallux valgus von 48°, große Pseudoexostose bei subluxiertem MP-1-Gelenk. Sesambeinkomplex lateralisiert, entsprechende Pronationsfehlstellung der Großzehe. Partielle Inkongruenz talonavicular. Steilstellung des Talus mit Abflachung der Längswölbung.
- **c** Klinisch lässt sich die Hypermobilität des 1. Strahls gut dokumentieren.
- **d** Das Podogramm präoperativ zeigt die vermehrte Einknickung links mit Rückfußvalgisierung.
- **e, f** 3 Monate postoperativ sind Großzehe und Talonaviculargelenk zentriert. Die Calcaneusosteotomie wird zur Unterstützung der Weichteilrekonstruktion der Tibialis-posterior-Sehne durchgeführt.
- **g** Ein Jahr postoperativ findet sich im Podogramm eine symmetrische Belastung. Klinisch korrekte Stellung der Großzehe

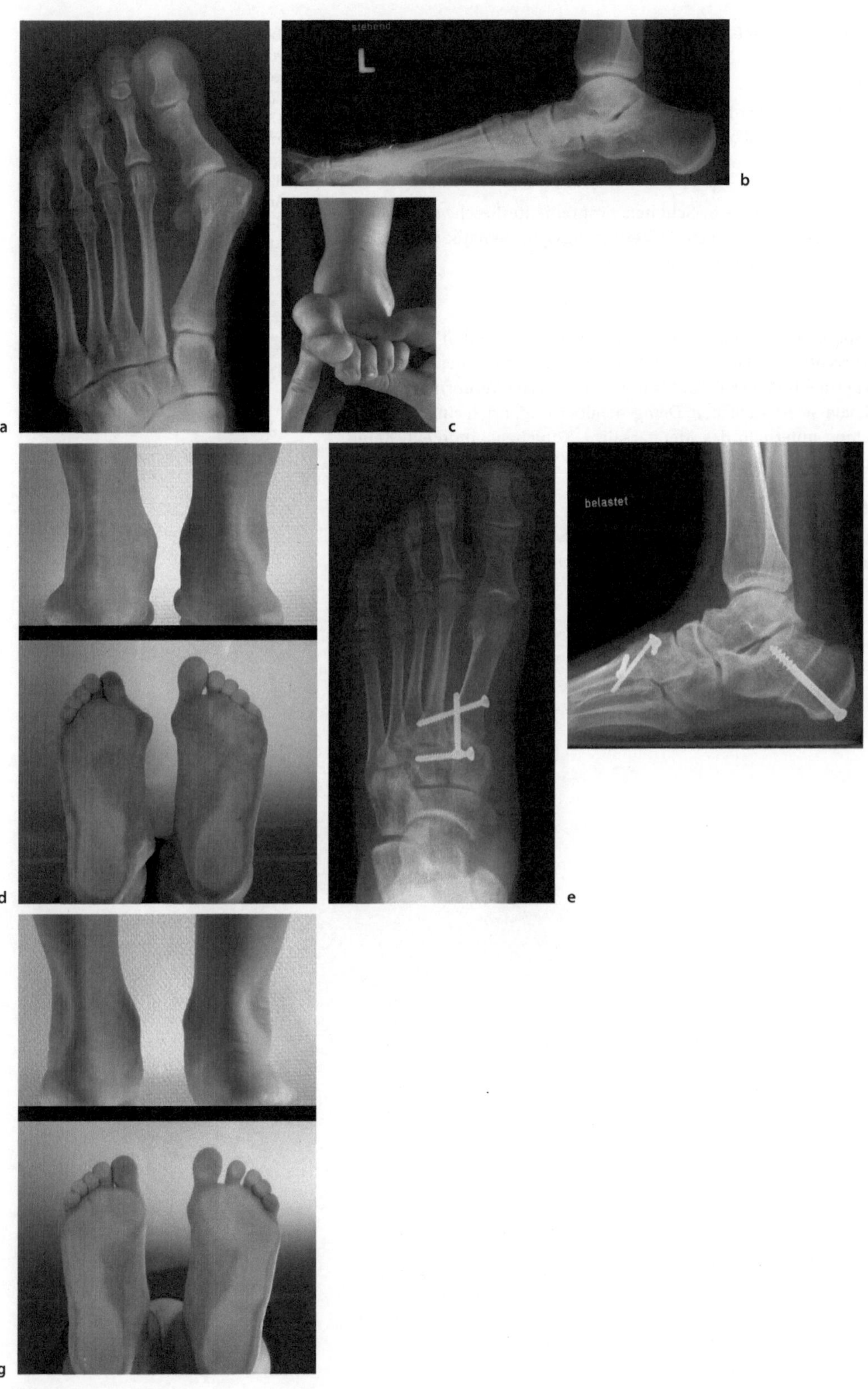

Abb. 7.10a–g

Lapidus Fall 2 (Abb. 7.11)

Problemstellung

Zunehmende Hallux-valgus-Deformität beidseits bei allgemeiner Bandlaxität mit hypermobilem 1. Strahl bei einer 34-jährigen Patientin.

Anamnese

Vor allem beim Sport sowie in Schuhen progrediente Beschwerden über dem Hallux valgus. Subjektiv keine Überlastungssymptomatik plantar des 2. Strahls. Positive Familienanamnese für Hallux valgus.

Klinik

Im Stehen Spreizfuß beidseits mit Hallux-valgus-Deformität links ausgeprägter als rechts. Druckdolente, gerötete Pseudoexostose beidseits. Ausgeprägte Hypermobilität des 1. Strahls mit verminderter Verhornung unterhalb dem Metatarsale-1-Köpfchen. Demgegenüber findet sich eine vermehrte Beschwielung unterhalb des Metatarsale-2-Köpfchens, indolent. Keine Hammerzehenfehlstellung. Keine Verkürzung der Wadenmuskulatur.

Röntgenbefund

Hallux valgus links 35°, rechts 30°. Intermetatarsalwinkel beidseits 9°. Dezentrierter Sesambeinkomplex und subluxiertes MP-1-Gelenk beidseits.

Abbildung 7.11

a Präoperative Röntgendokumentation zeigt die Valgusdeformität der Großzehe beidseits.

b–d 12 bzw. 22 Monate nach Korrektur mittels Lapidus-Operation sind sowohl die Sesamoide als auch die MP-1-Gelenke zentriert, die Arthrodesen vollständig konsolidiert. Die Calcaneuszyste rechts ist asymptomatisch.

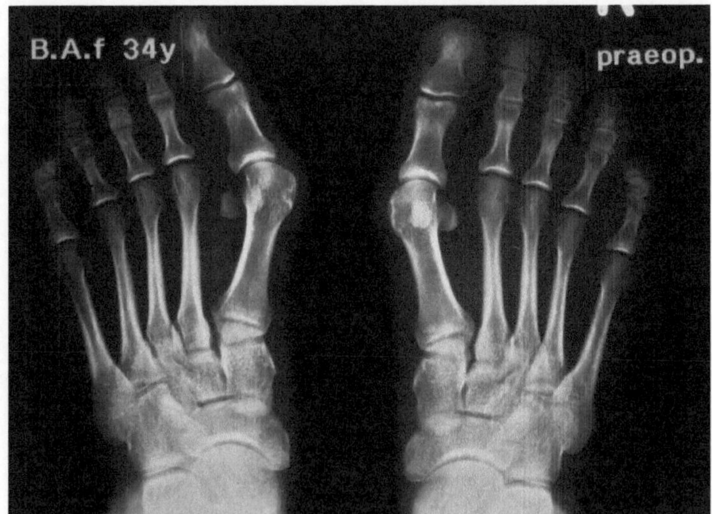

Abb. 7.11a

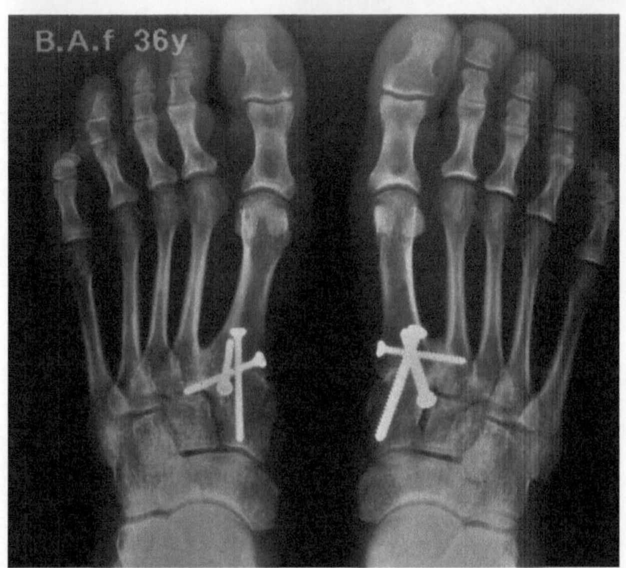

Abb. 7.11b

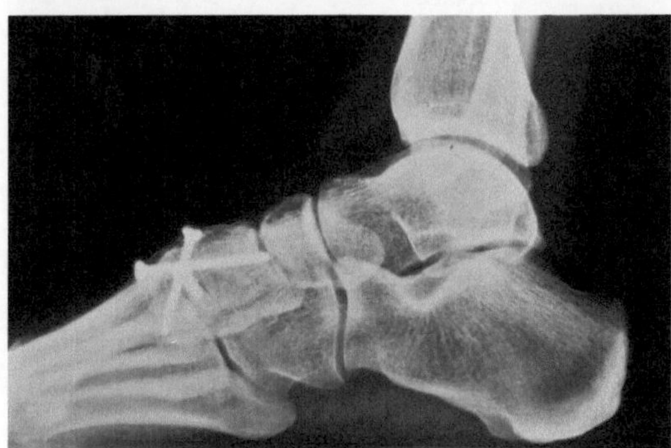

Abb. 7.11c

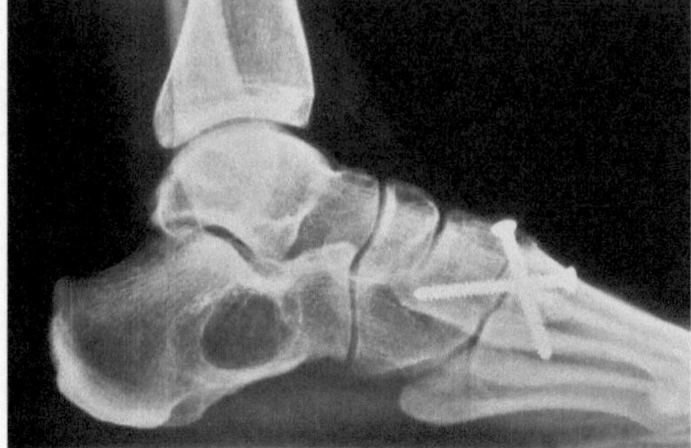

Abb. 7.11d

Therapie

Bei Hypermobilität des 1. Strahls wurde eine kausale Therapie mittels achsenkorrigierender Arthrodese nach Lapidus durchgeführt. Das Ziel ist in diesem Fall nicht primär die Korrektur eines vermehrten Intermetatarsalwinkels, sondern die Stabilisierung bei Hypermobilität. Kombiniert wird die Arthrodese proximal mit einem distalen Release des MP-Gelenks mit Abtragen der Pseudoexostose. Die Eingriffe erfolgen im Abstand von 10 Monaten, zuerst links, dann rechts.

Ergebnis

Ein bzw. 1 1/2 Jahre postoperativ ist die Patientin mit dem Verlauf sehr zufrieden. Sie verspürt lediglich links eine vermehrte Druckbelastung unter dem Metatarsale-1-Köpfchen.

Erst 5 1/2 Jahre postoperativ wird dies symptomatisch. Klinisch findet sich ein etwas stärker plantarisiertes Metatarsale-1-Köpfchen. Nach einer extendierenden Osteotomie des Metatarsale-1-Schaftes links ist die Patientin vollständig beschwerdefrei.

Abbildung 7.11
e, f Nach partieller Metallentfernung und Extensionsosteotomie des Metatarsale 1 links 6 Jahre nach dem Ersteingriff

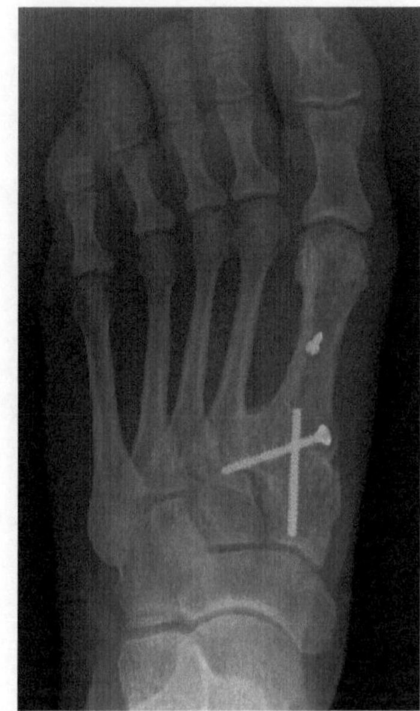

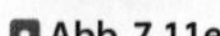
Abb. 7.11e

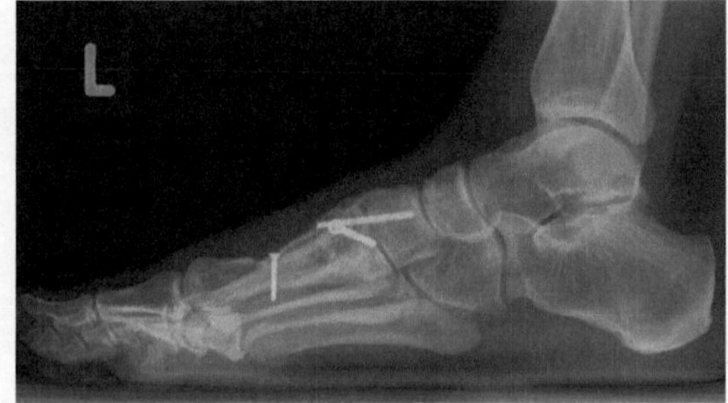

Abb. 7.11f

Lapidus Fall 3 (Abb. 7.12)

Problemstellung

Ausgeprägter Hallux valgus beidseits bei 51-jähriger Patientin. Die Grenzen für eine Korrektur distal sind überschritten.

Anamnese

Seit Jahren zunehmende Hallux-valgus-Beschwerden beidseits mit Problemen in Schuhen. Zusätzlich schmerzhafte Hammerzehe 2 am linken Fuß.

Klinik

Fortgeschrittene Hallux-valgus-Deformität links ausgeprägter als rechts. Beidseits Rötung über der großen Pseudoexostose. Freie, indolente Bewegung im MP-1-Gelenk beidseits. Keine vermehrte Mobilität des 1. Strahls, keine Transfermetatarsalgie. Hammerzehe 2 am linken Fuß mit Clavus über dem PIP-Gelenk, eine vollständige Redression dieses Gelenks ist nicht mehr möglich.

Röntgenbefund

Hallux valgus links 45°, rechts 38°. Intermetatarsalwinkel 1–2 links 20°, rechts 16°. Dezentrierter Sesambeinkomplex beidseits.

Therapie

Da bei dem ausgeprägten Befund beidseits eine Korrektur distal nicht mehr möglich ist, wurde die Indikation zur Korrektur proximal gestellt im Sinne einer achsenkorrigierenden Arthrodese des Tarsometatarsalgelenks. Verbunden wird diese Modifikation der Lapidus-Operation auch mit einem lateralen Release des MP-1-Gelenks und Resektion der Pseudoexostose. Der Eingriff wurde beidseits in der gleichen Sitzung durchgeführt.

Ergebnis

Die Patientin ist 1 Jahr postoperativ beidseits beschwerdefrei. Sie verspürt keinerlei Einschränkung der Mobilität des Mittelfußes. Keine Einschränkung in der Schuhwahl.

Abbildung 7.12

a Radiologisch bestätigt sich der klinische Eindruck der ausgeprägten Valgusdeformität der Großzehen beidseits mit großem Intermetatarsalwinkel. Eine vollständige Korrektur dieser Fehlstellung ist distal nicht mehr möglich.

b–d Nach achsenkorrigierender Arthrodese des TMT-1-Gelenks beidseits kombiniert mit dem distalen Weichteilrelease sind die Großzehen sowie die Sesamoide wieder zentriert

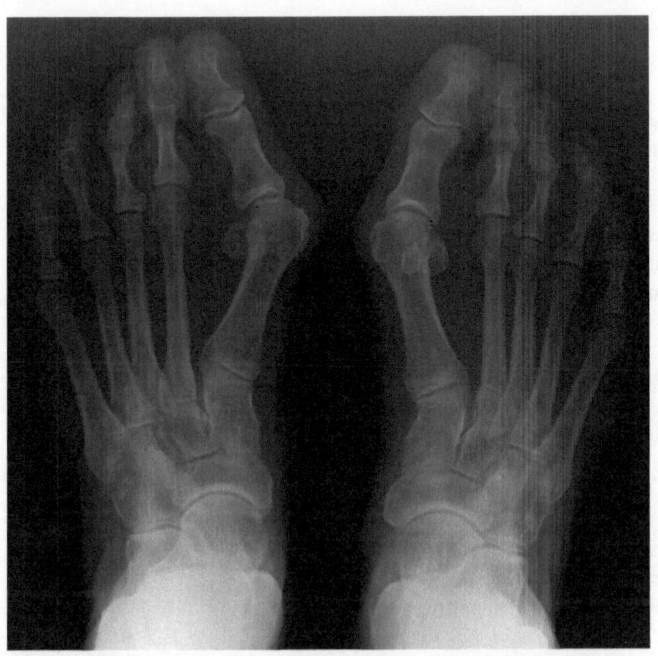

Abb. 7.12a

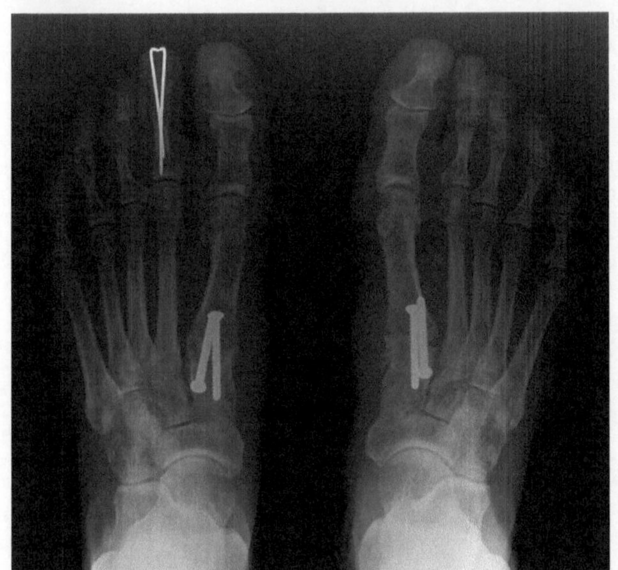

Abb. 7.12b

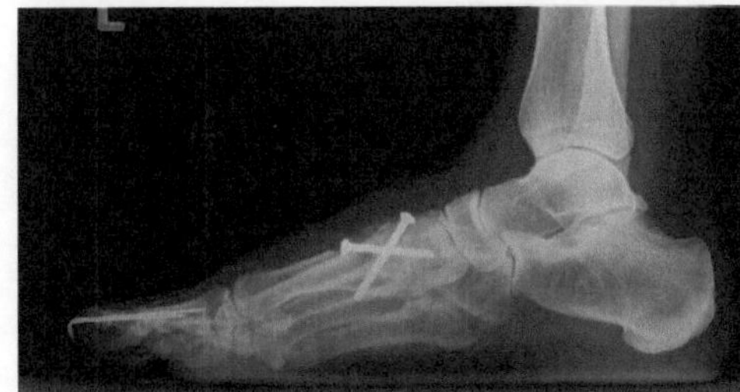

Abb. 7.12c

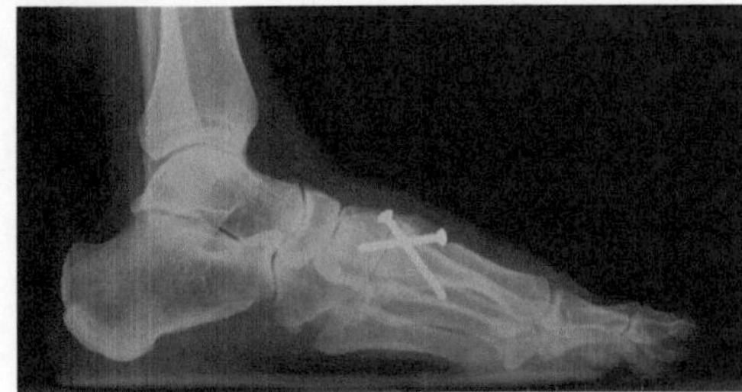

Abb. 7.12d

Akin Fall 1 – Scarf-Akin (Abb. 7.13)

Problemstellung

Hallux valgus et interphalangeus, bei dem eine alleinige Korrektur auf metatarsalem Niveau nicht ausreicht, die Fehlstellung zu korrigieren.

Anamnese

Seit Jahren Beschwerden mit beiden Großzehen. Probleme beim Schuhkauf, chronische Druckprobleme medial mit neuropathischen Beschwerden an der Großzehe rechts. Zunehmende Schmerzen seit ungefähr 1 Jahr.

Klinik

Klassische Hallux-valgus-Konfiguration mittleren Ausmaßes mit großer Pseudoexostose mit entsprechender Rötung. Sensibilitätsverminderung der Großzehe rechts dorsomedial. Senkfußtendenz beidseits mit physiologischen Rückfußachsen.

Röntgenbefund

Hallux valgus links 37°, rechts 40°. Intermetatarsalwinkel 1–2 bds. 15°. Dezentrierung des Sesambeinkomplexes, Subluxation des MP-Gelenks. Die interphalangeale Komponente zeigt sich in der Divergenz der distalen zur proximalen Gelenkfläche der Grundphalanx.

Therapie

Scarf-Osteotomie beidseits zur Korrektur der Fehlstellung im MP-Gelenk. Ein persistierender Hallux interphalangeus wird mittels Akin-Osteotomie im Bereich der Grundphalanx korrigiert.

Ergebnis

Ein Jahr postoperative ist die Patientin völlig schmerzfrei. Keine Einschränkung in der Schuhwahl. Lokal reizlose Verhältnisse mit freier Beweglichkeit der MP-Gelenke, welche radiologisch zentriert sind.

Abbildung 7.13

- **a** Beidseitige Valgusdeformität, Sesamoide lateralisiert. Metatarsaleindex ±.
- **b** Nach operativer Korrektur sind die Sesamoide unterhalb der Metatarsale-I-Köpfchen zentriert. Die Gelenkflächen der Grundphalanx proximal und distal stehen parallel.
- **c** Klinischer Aspekt nach 1 Jahr.
- **d** Die radiologische Dokumentation 1 Jahr postoperativ bestätigt die einwandfreien Stellungsverhältnisse

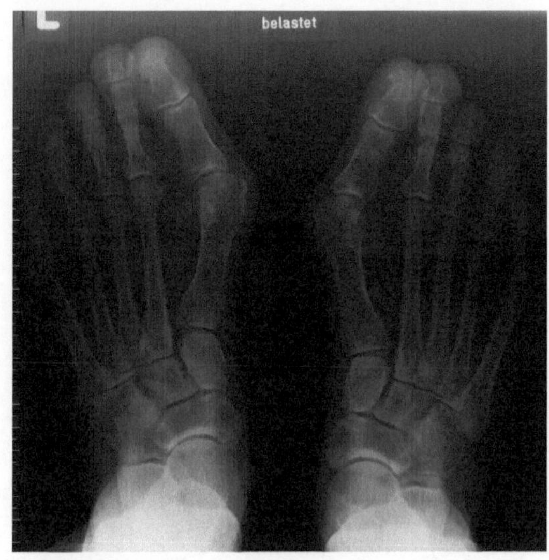

■ **Abb. 7.13a**

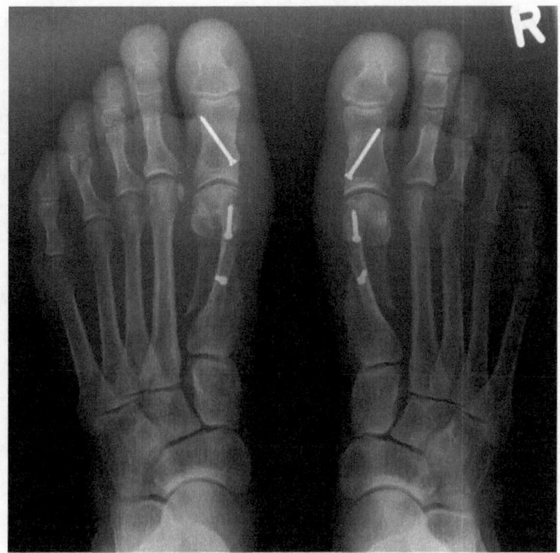

■ **Abb. 7.13b**

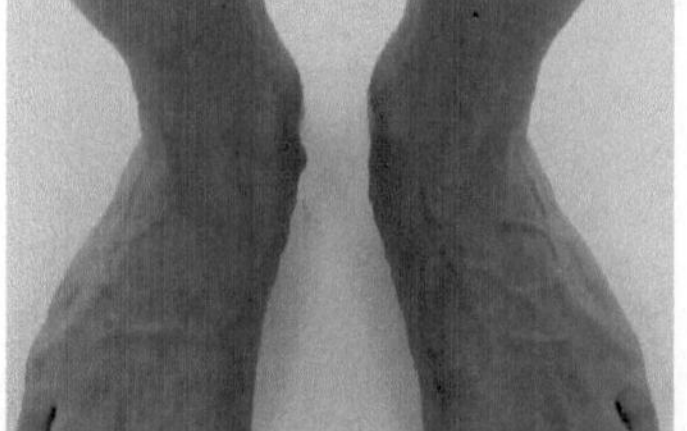

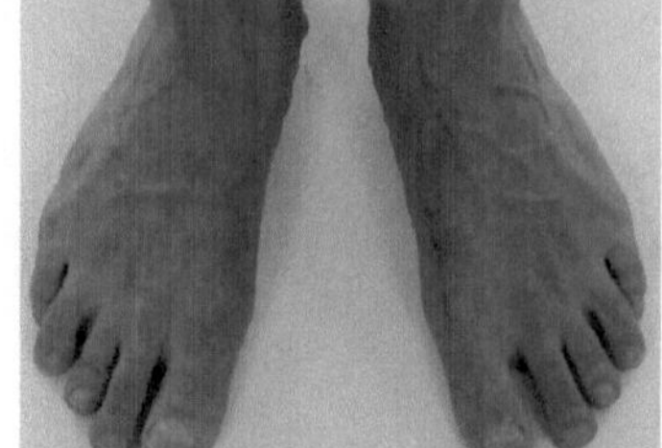

■ **Abb. 7.13c**

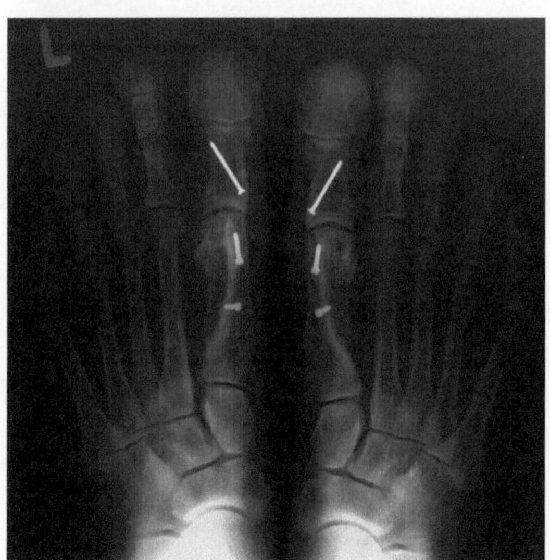

■ **Abb. 7.13d**

Akin Fall 2 – MP-1-Arthrodese-Akin (Abb. 7.14)

Abbildung 7.14
a, b Arthrose des MP1-Gelenks mit Osteophyten dorsal, weniger auch lateral. Ausgeprägte interphalangeale Valgusdeformität.
c, d Postoperativ ist die Großzehe radiologisch aligniert. Klinisch besteht keine Friktion zur 2. Zehe. Zur Förderung der Fusion wurde aus dem Calcaneus Spongiosa entnommen

Problemstellung

Fortgeschrittene Arthrose des Großzehengrundgelenks mit wesentlicher interphalangealer Komponente eines Hallux valgus. Diese Fehlstellung kann im Fall einer Arthrodese auf Höhe des MP-1-Gelenks nicht korrigiert werden, da dies nur durch eine Überkorrektur im MP-Gelenk möglich wäre.

Klinik

Bewegungsschmerzen im Großzehengrundgelenk sowie Druckschmerzhaftigkeit der Osteophyten. Auch klinisch imponiert eine interphalangeale Valgusdeformität.

Röntgenbefund

Fortgeschrittene Arthrose des MP-1-Gelenks mit großen Osteophyten. Grundphalanx mit Valgusabweichung von ca. 20°.

Therapie

Durch eine Arthrodese des MP-1-Gelenks können die Beschwerden zuverlässig beseitigt werden. Mit der gleichzeitig durchgeführten Akin-Osteotomie kann die persistierende Achsendeformität auf Niveau der Fehlstellung korrigiert werden.

Ergebnis

Das Ergebnis ist eine klinisch und radiologisch korrekt ausgerichtete Großzehe. Der Bewegungsverlust im MP-1-Gelenk stellt auch bei sportlicher Aktivität keine Behinderung dar.

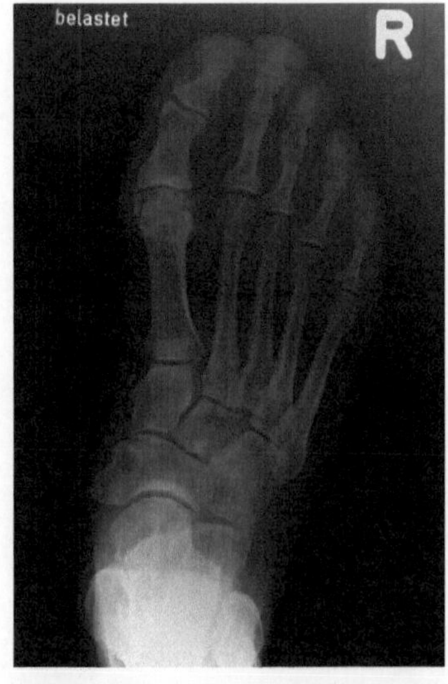

Abb. 7.14a

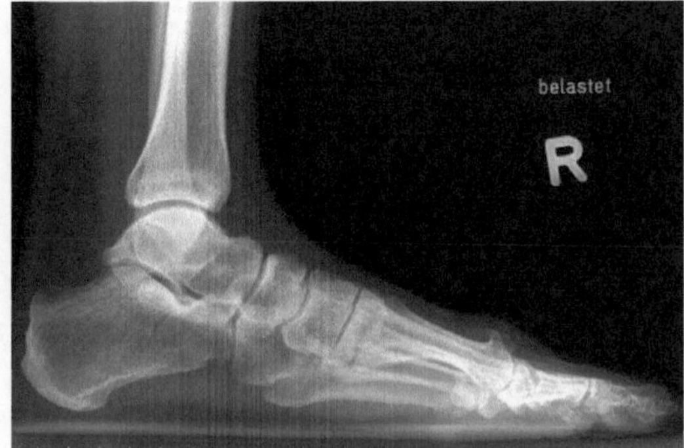

Abb. 7.14b

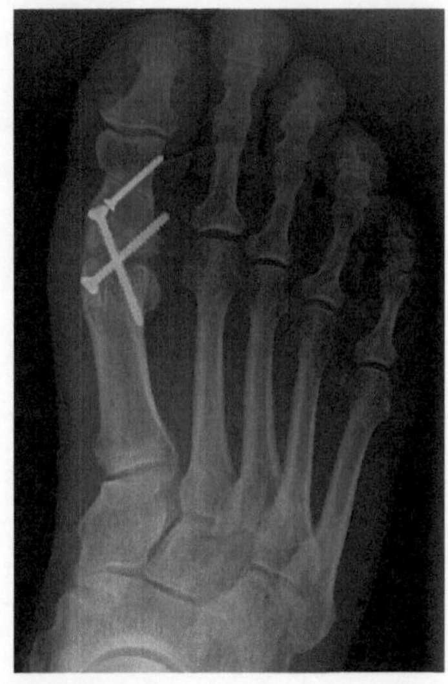

Abb. 7.14c

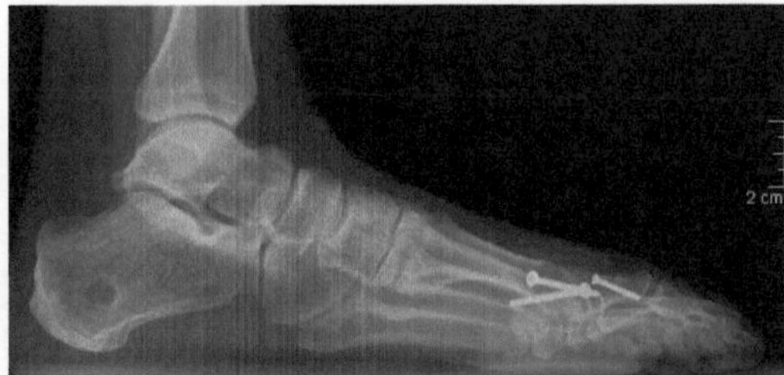

Abb. 7.14d

Akin Fall 3 – Scarf-Akin (Abb. 7.15)

Problemstellung

Symptomatischer Hallux valgus bei einer 34-jährigen Patientin mit Schmerzen v.a. über der Pseudoexostose. Keine Hypermobilität des 1. Strahls.

Klinik

Spreizfußdeformität rechts ausgeprägter als links. Druckschmerzhafte, große Pseudoexostose mit Rötung und Überwärmung. Freie Beweglichkeit des MP-1-Gelenks. Keine vermehrte Beweglichkeit des 1. Strahls. Keine Transfermetatarsalgie, keine pathologische Beschwielung plantar.

Röntgenbefund

Hallux-valgus-Deformität, vergrößerter Intermetatarsalwinkel 1–2, Subluxation im MP-1-Gelenk, dezentrierter Sesambeinkomplex. Nur minimale Fehlstellung interphalangeal.

Therapie

In einem Fußblock erfolgt die Korrektur mittels Scarf-Osteotomie. Diese wird bei leichter Überlänge des Metatarsale 1 (Index+) als verkürzende Osteotomie durchgeführt. Trotz radiologisch unauffälligen Verhältnissen persistiert ein Restvalgus, welcher mittels varisierender Osteotomie der Grundphalanx korrigiert wird.

Ergebnis

Sowohl klinisch als auch radiologisch vollständig wieder hergestellte Achsenausrichtung des 1. Strahls. Eineinhalb Jahre postoperativ ist die Patientin mit dem Resultat vollauf zufrieden. Sie beklagt lediglich eine leichte Schwellungstendenz nach 15- bis 16-stündigem Arbeitstag im Gastgewerbe.

Abbildung 7.15

a Die präoperative Röntgendarstellung zeigt eine Valgusfehlstellung im MP-Gelenk von 28° bei einem Intermetatarsalwinkel 1–2 von 16°. Auffällig ist die Überlänge des Metatarsale 1. Nur minimale interphalangeale Valguskomponente.

b Postoperativ sind die Sesamoide unter dem Metatarsale-1-Köpfchen zentriert, das MP-1-Gelenk wieder kongruent.

c, d Die Kontrolle nach $1^1/_2$ Jahren dokumentiert die unverändert zentrierte Lage des Sesambeinkomplexes sowie des MP-1-Gelenks. Der Metatarsale-1-Schaft ist weitgehend remodelliert

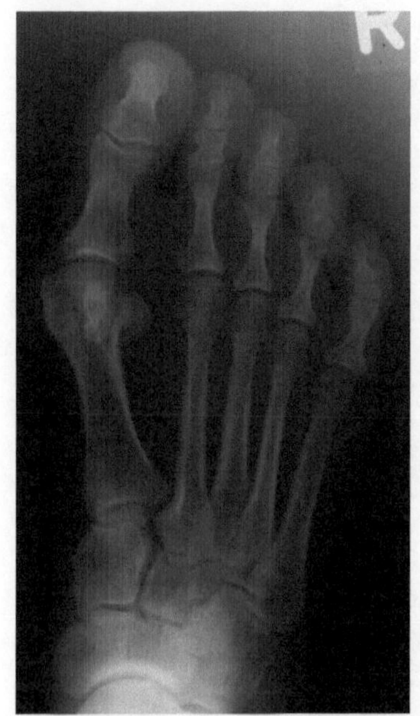

Abb. 7.15a

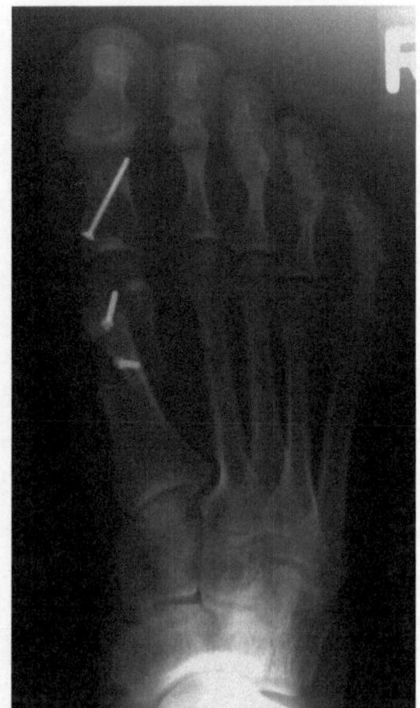

Abb. 7.15b

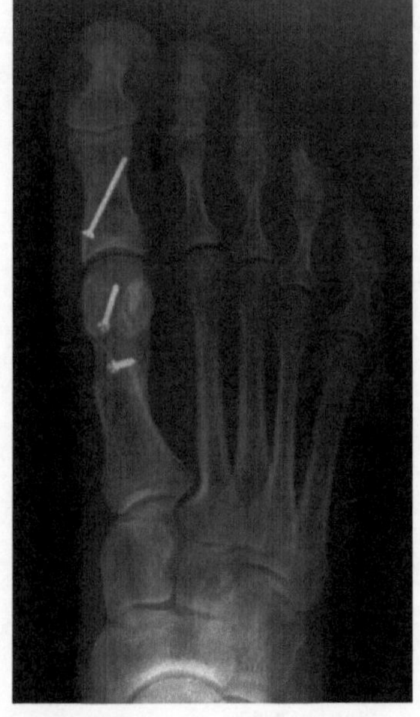

Abb. 7.15c

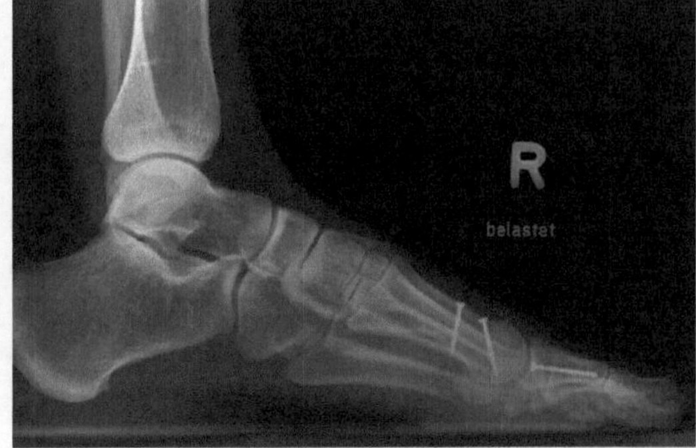

Abb. 7.15d

Hallux-valgus-Operation: Die retrokapitale Metatarsale-I-Osteotomie nach Kramer

E. Lamprecht

Einleitung

Unter den vielen Operationen zur Behandlung des Hallux valgus haben die Osteotomien ihren eigenen Stellenwert. In erster Linie kann damit das Metatarsophalangealgelenk erhalten bleiben. Voraussetzung dafür ist allerdings, dass dessen Zustand eine Erhaltung überhaupt sinnvoll erscheinen lässt. Metatarsalosteotomien können distal oder proximal oder als Doppelosteotomie geplant werden. Eine Schaftverlängerung oder -verkürzung ist möglich, gleichzeitig auch die Beeinflussung des Intermetatarsalewinkels. Dies alles setzt eine exakte Planung voraus. Wie bei anderen Osteotomien stellt sich immer wieder das Problem der Fixation, damit die vollständige Konsolidierung raschmöglichst erfolgt. Der Operationsaufwand soll in angemessenem Aufwand stehen zum erwarteten Endergebnis.

Fall 1: Hallus valgus (Abb. 7.16)

Problemstellung

Progredienter Hallux valgus.

Anamnese

Progrediente Valgusfehlstellung des Großzehs, schmerzhafter Schuhdruck.

Klinik

46-jährige Patientin mit Valgusstellung des Großzehs, frei beweglich im Grundgelenk, Valguswinkel von 27°, leichte Gelenkspaltverschmälerung.

Therapie

Gelenkerhaltender Eingriff der retrokapitalen Metatarsale-I-Osteotomie.

Ergebnis

8 Jahre postoperativ Beschwerdefreiheit, erhaltene Stellungskorrektur, keine Einschränkung bezüglich Schuhwerk und Gehleistung.

Abbildung 7.16

- **a** Operationsplanung und Durchführung. Der Eingriff ist auch in Leitungsanästhesie möglich. Dorsomedialer Hautschnitt, ausgiebiges Mobilisieren der Sesamoide, v.a. lateral. Vorlegen des 2-mm-Kirschner-Drahtes paraossär in den Großzeh bis Höhe Grundgelenk. Retrokapitale Keilentnahme entsprechend dem Valguswinkel.
- **b** Lateralisation des distalen Fragmentes, gleichzeitig Plantarverschiebung (Bodenkontakt des Metatarsaleköpfchens). Der vorgelegte Kirschner-Draht wird mit seitlichem Druck intraossär bis zur Metatarsalebasis vorgeschoben. Quere Kompression der Metatarsalia (Verringern des Intermetatarsalwinkels), Weitertreiben des Kirschner-Drahts bis ins Cuneiforme. Elastisches Bandagieren mit 4-cm-Binde. Nachbehandlung: Drahtentfernung 4–5 Wochen, Röntgenkontrolle postoperativ, sorgfältige Mobilisation des Gelenks.
- **c** Linker Fuß, d.p., stehend: Hallux valgus, mäßige Dislokation des lateralen Sesamoides, leichte Gelenkspaltverschmälerung.
- **d** Linker Fuß, 4 Wochen postoperativ: verringerter Intermetatarsalewinkel, voll reponierte Sesamoide.
- **e, f** Linker Fuß d.p. und seitlich stehend: Verkürzung des Metatarsaleschaftes, Achsenkorrektur erhalten, gute Gelenkverhältnisse

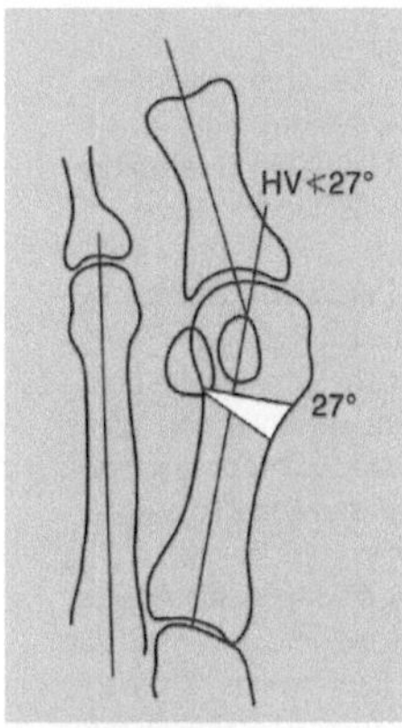

■ Abb. 7.16a

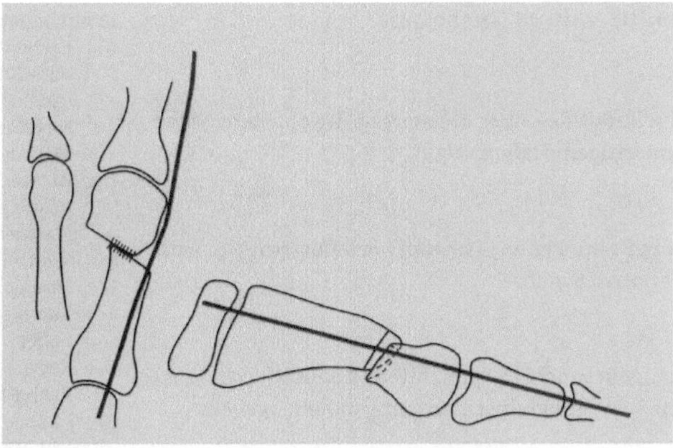

■ Abb. 7.16b

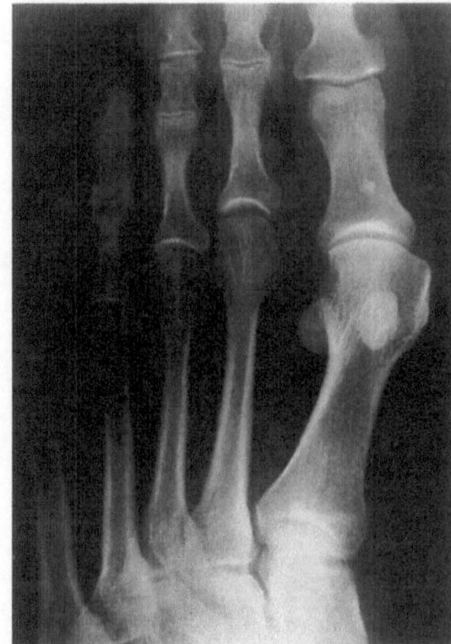

■ Abb. 7.16c

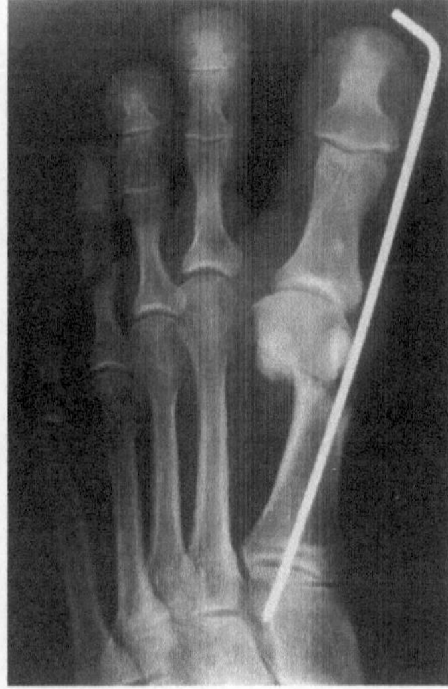

■ Abb. 7.16d

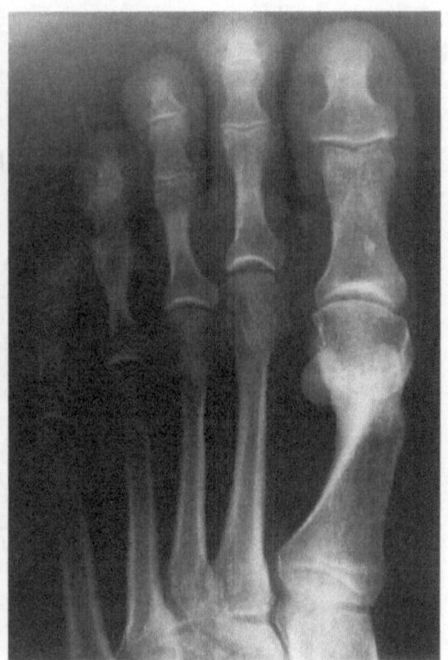

■ Abb. 7.16e

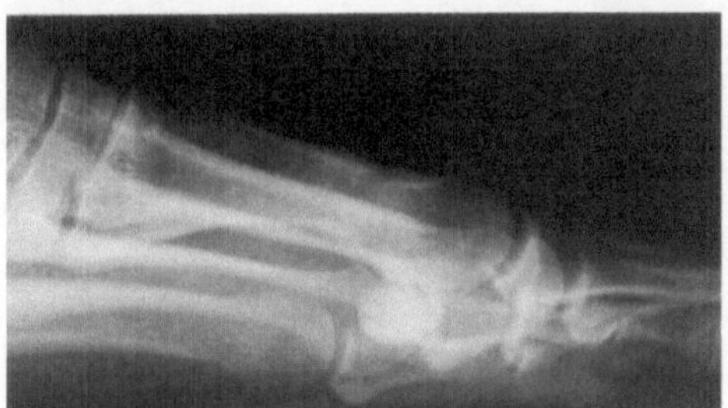

■ Abb. 7.16f

Fall 2: Juveniler Hallus valgus (Abb. 7.17)

Problemstellung

Rezidivierend schmerzhafte Bursitiden über Metatarsale-I-Köpfchen, Mühe mit Schuhversorgung bei einseitigem Hallux valgus.

Anamnese

Seit 1 Jahr einschränkender Fußschmerz rechts, kaum beeinflussbare Bursitis, häufig rezidivierend trotz breitem Schuh.

Klinik

14-jähriger Junge mit einseitigem weichem Spreizfuß und deutlicher Valgusstellung des Großzehs, keine Bewegungseinschränkung im Zehengelenk.

Therapie

Retrokapitale Metatarsale-I-Osteotomie. Der Intermetatarsalewinkel muss unbedingt verringert werden (weicher, breiter Fuß, Anpassen an schmalere Gegenseite).

Ergebnis

2 Jahre postoperativ ideale Vorfußverhältnisse, keine Bursitiden mehr.

Abbildung 7.17

a Rechter Fuß, d.p., stehend: Breiter Vorfuß, Hallux valgus mit $^2/_3$-Dislokation des lateralen Sesamoids. Metatarsale II ist länger als das Metatarsale I.

b, c Rechter Fuß, d.p., seitlich stehend, postoperativ: Lateralisierung des Fragmentes um Schaftbreite und leichte Plantarverschiebung. Die Sesamoide sind voll reponiert, der Intermetatarsalewinkel ist aufgehoben.

d, e Rechter Fuß, d.p., seitlich stehend: 2 Jahre postoperativ gute Modellierung des Schaftes mit erhaltener Länge, kongruente Gelenkflächen

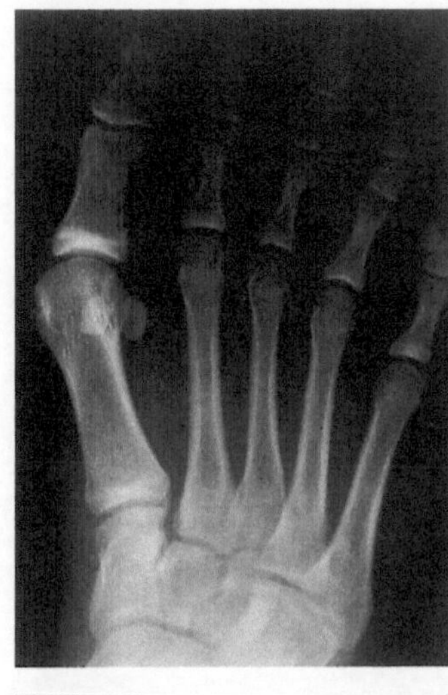
Abb. 7.17a

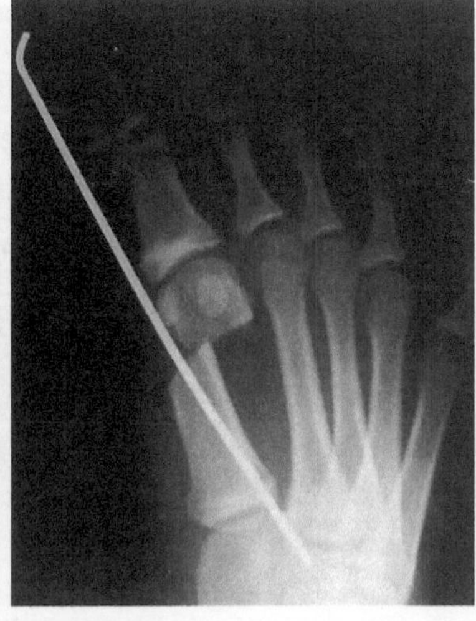
Abb. 7.17b

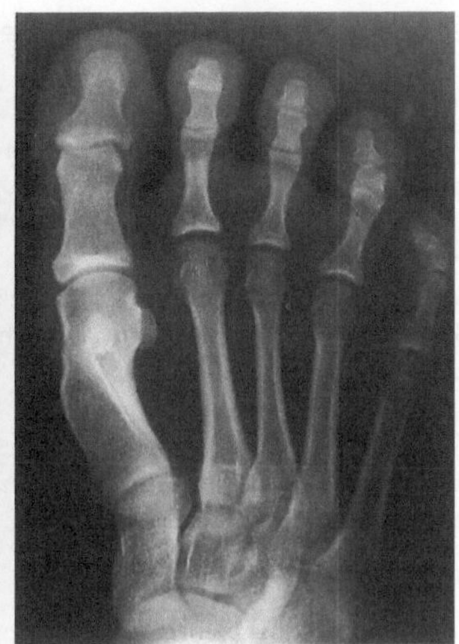
Abb. 7.17c

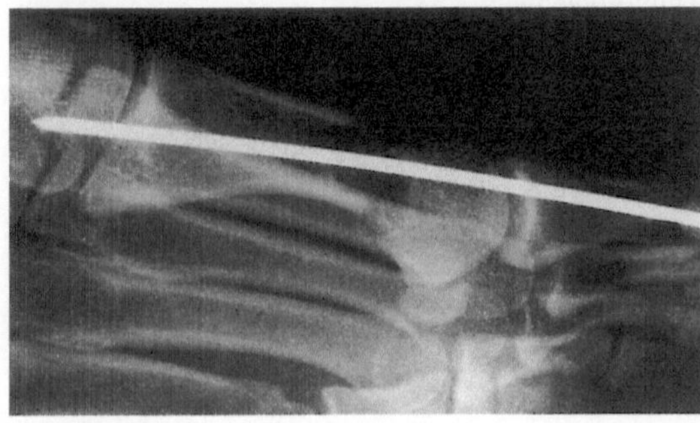
Abb. 7.17d

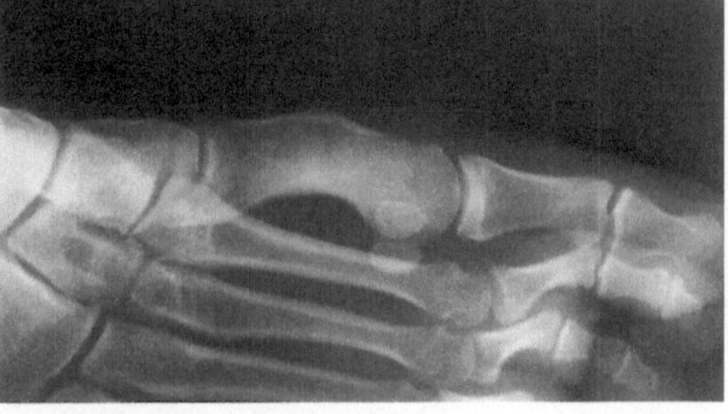
Abb. 7.17e

Fall 3: Juveniler kongenitaler Hallus valgus (Abb. 7.18)

Problemstellung

Ausgeprägte Vorfußverbreiterung mit Hallux valgus im frühen Jugendlichenalter.

Anamnese

Seit Kindesalter Mühe mit Schuhwerk wegen ausgeprägter Vorfußbreite. Schmerzen bei sportlicher Aktivität, gehäuft Bursitis über Metatarsaleprominenz.

Klinik

14-jähriges Mädchen: massiv breite, kurze Füße, beidseits Hallux valgus, rechts stärker, leichte Überlänge des 1. Strahls; freie Grundgelenkbeweglichkeit.

Therapie

In gleicher Sitzung beidseits retrokapitale Metatarsale-I-Osteotomie.

Ergebnis

10 Jahre postoperativ deutlich schmalerer Fuß, keinerlei Schuhprobleme, sportlich voll leistungsfähig. Erhaltene Korrekturstellung des Großzehs.

Abbildung 7.18

a Beide Füße, d.p., stehend: Überlänge von Metatarsale I, deutliche Vorfußverbreiterung, Hallux valgus.

b, c Beide Füße, d.p., 4 Wochen postoperativ, direkt nach Drahtentfernung: starke Lateralisierung, keine Kallusbildung sichtbar.

d, e Beide Füße, d.p., 9 Monate postoperativ: vollständige ossäre Konsolidierung, gute Modellierung des Schaftes, kongruente Gelenkflächen

7

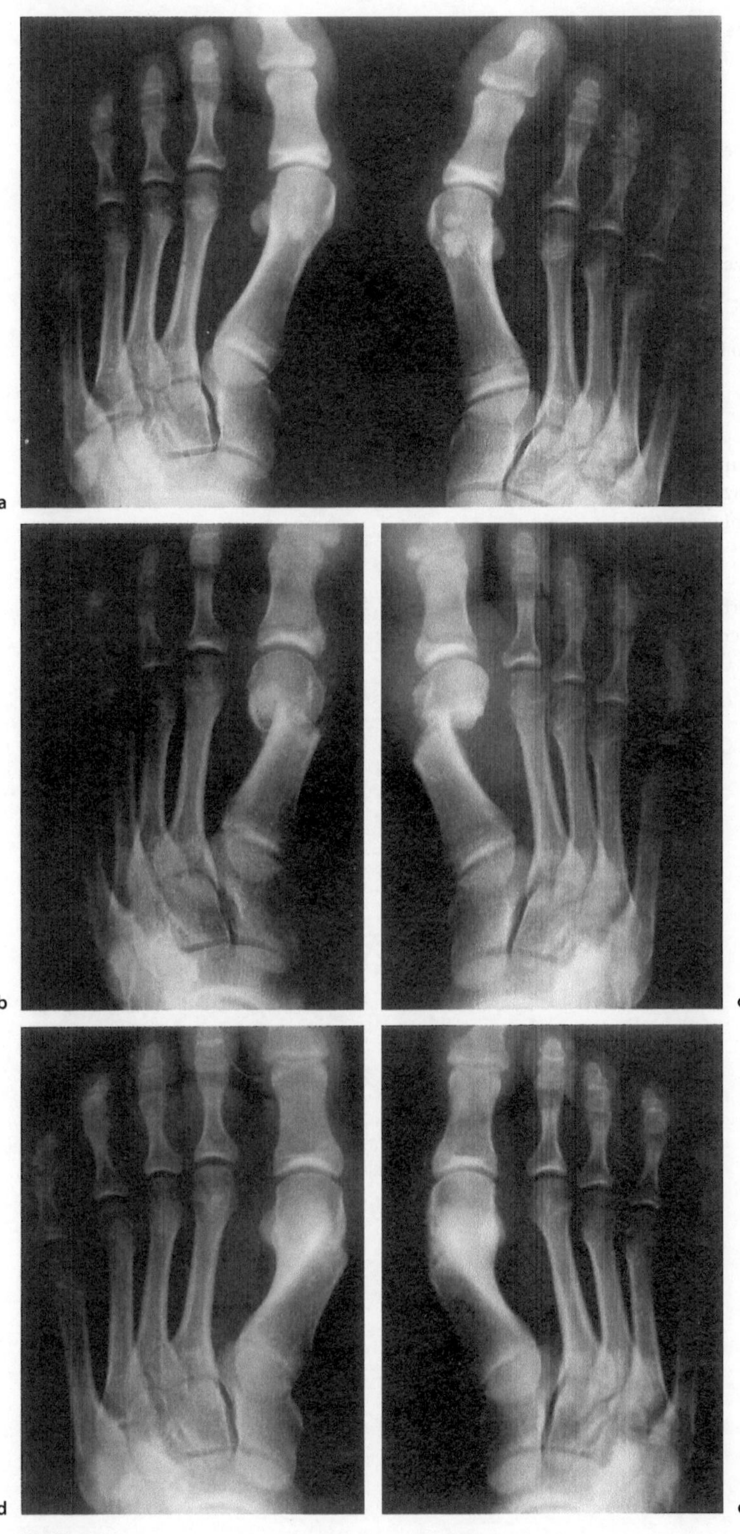

Abb. 7.18

Fall 4: Juveniler Hallus valgus mit Überlänge des 1. Strahls (Abb. 7.19)

Problemstellung

Störender, schmerzhafter Hallux valgus bei ausgeprägter Zehenüberlänge und deutlicher Vorfußverbreiterung.

Anamnese

Sehr frühe Valgusabweichung des Großzehs mit Schuhproblemen beidseits.

Klinik

11-jähriges Mädchen mit langem, breitem Fuß, Hallux valgus von 35° bei Überlänge des 1. Strahls.

Therapie

Primär reguläre Metatarsale-I-Osteotomie mit erhaltener Überlänge. Nach Valgusrezidiv (durch erhöhten Sehnenzug bei Überlänge?) Verkürzungsosteotomie am Metatarsale (Schrägosteotomie).

Ergebnis

2 Jahre postoperativ günstige Längenverhältnisse am 1. Strahl, freie Gelenkbeweglichkeit, schmaler Fuß bei korrigiertem Valguswinkel.

Abbildung 7.19

a Rechter Fuß, d.p., stehend: langes Metatarsale I, langer Großzeh mit Valgusabweichung von 35°; die Wachstumsfugen sind noch weit offen.

b Rechter Fuß, d.p., 4 Wochen postoperativ: Die Überlänge von Metatarsale I bleibt trotz nur geringer Lateralisierung des distalen Fragmentes bestehen.

c Rechter Fuß, d.p., 1 Jahr postoperativ: Valgusrezidiv durch erhöhten Sehnenzug bei Überlänge.

d, e Rechter Fuß, d.p., seitlich stehend: postoperativ nach schräger Verkürzungsosteotomie. Stabilisierung der Osteotomie mit Schraube (freie Gelenksbeweglichkeit), korrekte Achsen- und Längenverhältnisse

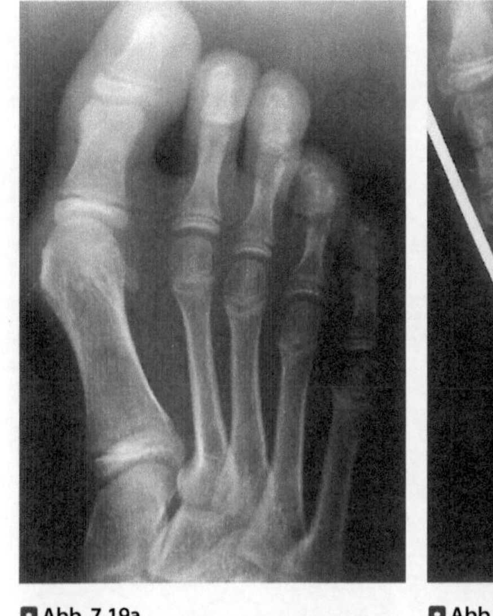

■ Abb. 7.19a

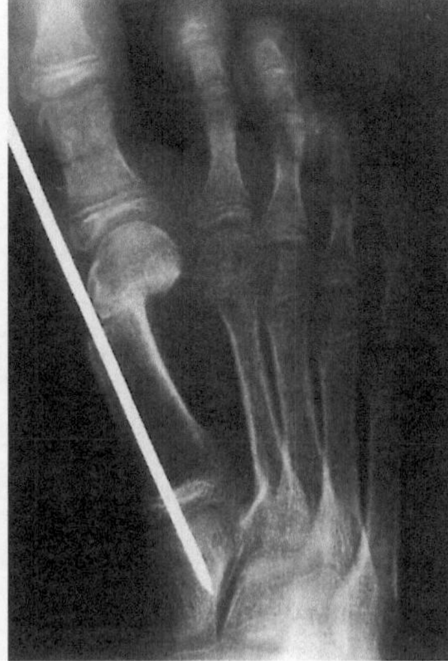

■ Abb. 7.19b

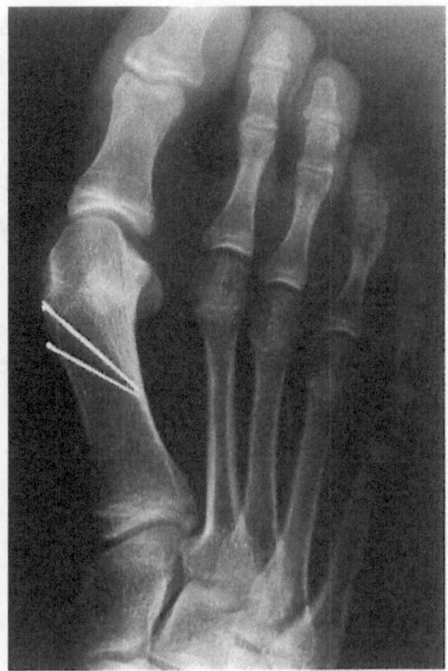

■ Abb. 7.19c

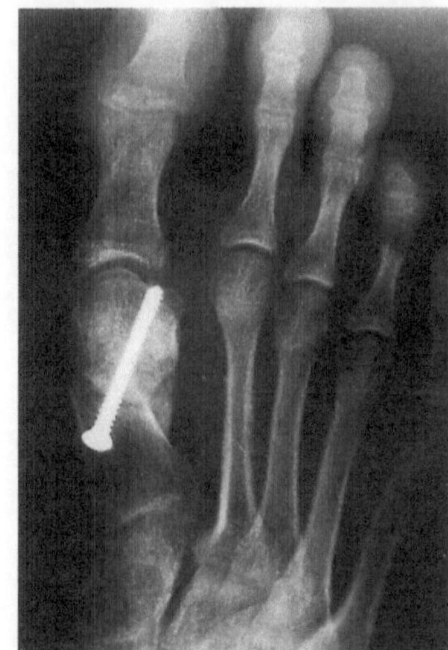

■ Abb. 7.19d

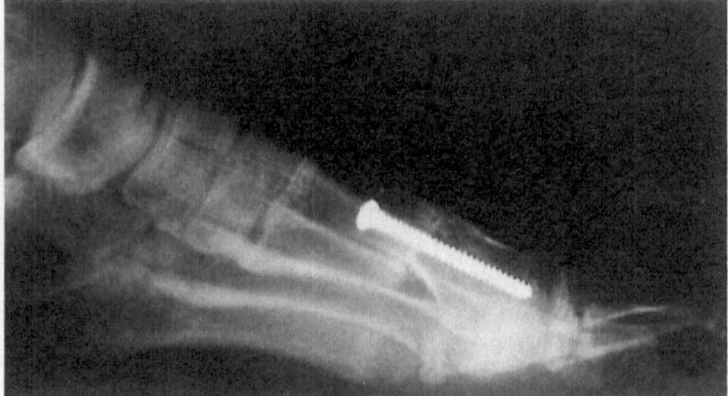

■ Abb. 7.19e

Fall 5: Adulter Hallux valgus mit überlangem 1. Strahl und Digitus V varus (Abb. 7.20)

Problemstellung

Rasch progredienter Hallux valgus mit schmerzhaftem Großzehengrundgelenk, deutliche Überlänge des Metatarsale I beidseits, Digitus V varus.

Anamnese

Störender Hallux valgus, starke Schmerzhaftigkeit mit Geheinschränkung, schmerzhafte Bursitis über prominentem Metatarsale-V-Köpfchen. Berufsausübung erschwert.

Klinik

28-jährige Frau mit deutlichem Spreizfuß beidseits, Beschwielung unter dem Metatarsale-Köpfchen. Überlänge des 1. Strahls bei einem Valguswinkel von 30°, Beweglichkeit im Großzehengrundgelenk leicht vermindert. Digitus V varus mit Bursa über Metatarsale-V-Köpfchen.

Therapie

Retrokapitale Verkürzungsosteotomie mit Entnahme eines Trapezoides anstelle eines reinen Keils. Wichtig ist hier die sichere Stabilisierung, da der Kontaktdruck auf die Osteotomieflächen durch die Verkürzung verringert ist. Deshalb Fixation mit 2 Kirschner-Drähten. Gleichzeitig retrokapitale Schrägosteotomie an Metatarsale V, Fixation mit 2-mm-Kirschner-Drähten.

Ergebnis

4 Jahre postoperativ, achsenkorrigierter 1. Strahl mit Vorfußverschmälerung; die Beweglichkeit im Großzehengrundgelenk gleich wie präoperativ, indolent.

Abbildung 7.20

a Rechter Fuß, d.p., stehend: deutliche Überlänge des Metatarsale I, Hallux valgus mit eher geringer Dislokation der Sesamoide nach lateral.

b Operationsplanung: Zur Schaftverkürzung wird nicht der Keil-, sondern das Trapezoid entnommen.

c Rechter Fuß, d.p., postoperativ: Zur Stabilitätssicherung Fixation mit zwei 2-mm-Kirschner-Drähten. Wegen Digitus V varus gleichzeitig Metatarsale-V-Osteotomie

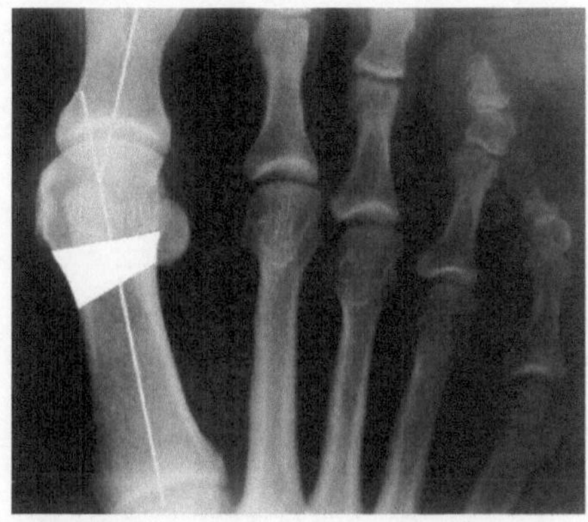

Abb. 7.20a

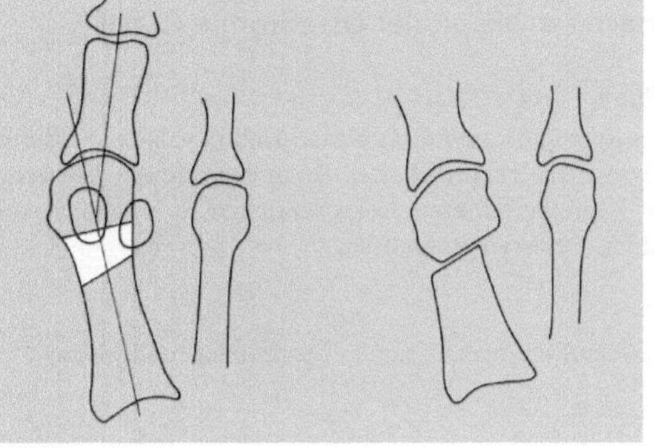

Abb. 7.20b

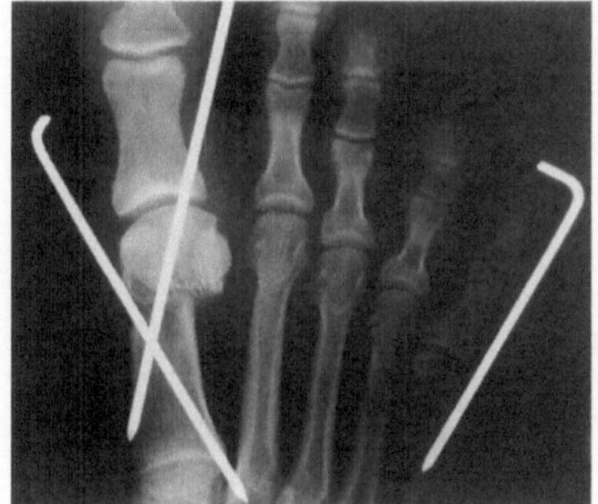

Abb. 7.20c

Fall 6: Hallux valgus, sekundäre Köpfchennekrose nach retrokapitaler Osteotomie (Abb. 7.21)

Problemstellung

10 Jahre nach Korrekturosteotomie wegen Hallux valgus symptomatische Köpfchennekrose mit schmerzhafter Sekundärarthrose im Großzehengrundgelenk. Radiologisch erste Nekrosezeichen 10 Monate postoperativ sichtbar klinisch, aber asymptomatisch.

Anamnese

Zunehmende Vorfußschmerzen, rigides Großzehengrundgelenk.

Klinik

7

26-jährige Patientin: kein Abrollen über Vorfuß möglich, das Großzehengrundgelenk ist schmerzhaft eingesteift, Achsenverhältnisse gut, keine sportlichen Ansprüche.

Therapie

Teilresektion der Grundphalanx mit Köpfchenmodellage.

Alternative: MP-I-Arthrodese. Dabei besteht aber ein erhebliches Risiko des verzögerten Durchbaus.

Ergebnis

6 Jahre nach Resektion weitgehend beschwerdefrei, keine Geheinschränkung, Beweglichkeit im Grundgelenk weitgehend frei. Deutliche Verkürzung der Phalanx.

Abbildung 7.21

- a Rechter Fuß, d.p., stehend: Nur geringer Hallux-valgus-Winkel von 15°.
- b Rechter Fuß, d.p., postoperativ: Metatarsale-I-Osteotomie weit distal, kräftige Lateralisierung; gleichzeitig Metatarsale-V-Osteotomie.
- c 10 Monate postoperativ beginnende Köpfchennekrose, asymptomatisch.
- d, e 10 Jahre postoperativ, Köpfchennekrose, symptomatisch, sekundäre Kopfdeformierung, keine Zehenfehlstellung.
- f Rechter Fuß, d.p., postoperativ: Drittelresektion der Grundphalanx mit Köpfchenmodellage, Anbohren des Köpfchens

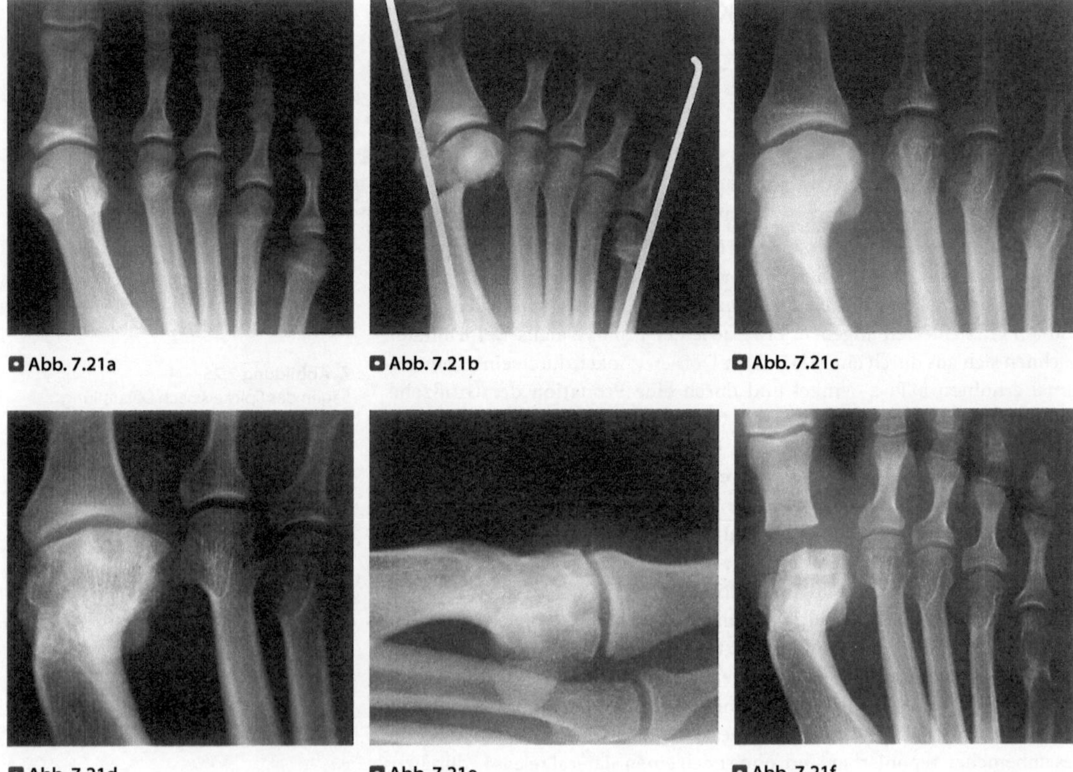

Abb. 7.21a

Abb. 7.21b

Abb. 7.21c

Abb. 7.21d

Abb. 7.21e

Abb. 7.21f

Die Magerl-Osteotomie zur Korrektur des Hallux valgus

Ch. Lampert

■ **Abbildung 7.22**
Die Kirschner-Drähte geben die Ausrichtung an, sodass die Parallelstellung und das Einstauchen die Korrektur ausmachen. Die Osteotomie liegt retrokapital, sodass die Gefäße nicht tangiert werden

■ **Abbildung 7.23**
Mit dem Osteotomiewinkel kann die Länge und Korrektur eingestellt werden

■ **Abbildung 7.24**
Die retrokapitale Osteotomie ist senkrecht zum Schaft und zum ersten KD

■ **Abbildung 7.25**
Sägen des Spickels nach Darstellung von unten und lateral

■ **Abbildung 7.26**
Der Spickel ist leicht schräg für die Abkippung, damit eine möglichst große Kontaktfläche resultiert

Biomechanische Grundlagen

Die einzelnen Ursachen, die zu einem Hallux valgus führen, sind heute weitgehend bekannt. Obwohl über 130 verschiedene Verfahren zur Korrektur publiziert sind, haben sich diejenigen durchgesetzt, die die Pathologien am Ort und am effizientesten angehen. Etwa 40% der Hallux-valgus-Deformitäten zeichnen sich aus durch einen erhöhten DMAA-Winkel, durch einen nur minimal erhöhten MT1-2-Winkel und durch eine Pronation der Großzehe. Während die bekannten subkapitalen Osteotomien (Chevron, Kramer etc.) eine Lateralisation und Plantarisation schön einstellen lassen, kann keines dieser Verfahren die Rotation korrigieren.

Fritz Magerl hatte Ende der 1970er-Jahre die Idee, mit einer dreidimensionalen, subkapitalen Osteotomie alle oben erwähnten Fehlstellungen zu korrigieren (Magerl 1982). Mit der nicht ganz einfach einzubauenden Stufe lateroplantar im Schaft hinter der Gefäßversorgung des Köpfchens kann dieses in praktisch jede beliebige Stellung gegenüber der Diaphyse platziert werden, ohne dass ein Risiko zur Kopfnekrose besteht. Da die Primärstabilität sehr hoch ist, kann mit einer ebenso hohen Durchbaurate gerechnet werden. Um eine gute Beweglichkeit zu erreichen, wird das Gelenk nur bei großen Pseudoexostosen aufgemacht. Es sollte jedoch sichergestellt sein, dass die Sesambeinchen reponierbar sind, ohne noch einen »lateral release« durchzuführen.

Technisches Vorgehen

Nach den üblichen Vorbereitungen wird der Hautschnitt medial vom Grundgelenk bis knapp ins hintere Drittel des Metatarsale 1 gezogen. Nun wird die Kapsel ventral und dorsal und v. a. proximal freipräpariert. Hinter der Kapsel wird dann subperiostal auf beiden Seiten des Metatarsale nach lateral präpariert. Nun wird ein Kirschner-Draht senkrecht zum Metatarsale 1 in den Schaft eingedreht. Ein zweiter KD wird ins Köpfchen eingedreht, sodass dieser parallel zur Sesambeinebene steht und den Korrekturwinkel der Osteotomie darstellt (■ Abb. 7.22). Es soll dabei weder die Rotation noch die Varisation übermäßig durchgeführt werden. Eine Überkorrektur hat ein viel schlechteres Resultat als eine Unterkorrektur!

Die Osteotomierichtung richtet sich nach der Planung: Wird eine Verlängerung erwünscht, sollte die Richtung nach distal sein, wird eine gleich bleibende Länge angestrebt, ist die Richtung senkrecht zum Schaft (■ Abb. 7.23). Die Osteotomie selbst wird unter viel Wasserkühlung mit der Säge gemacht (■ Abb. 7.24). Das Köpfchen wird jetzt mobilisiert, sodass der Schaft mit einem Doppelzinken-Hohmann-Retraktor von vorne her dargestellt werden kann (■ Abb. 7.25). Entsprechend der Planung wird jetzt ein schräger Anteil aus der plantaren und lateralen Kortikalis ausgesägt, was den heikelste Moment der Operation darstellt (■ Abb. 7.26). Wird eine Dorsalisation gewünscht, müsste der dorsale und laterale Anteil der Kortikalis entfernt werden. Nun kann das Köpfchen in diesen »Defekt« hineingestellt werden, sodass die Kirschner-Drähte sich parallel ausrichten. Es wird dabei schon eine gewisse Eigenstabilität erreicht. 1,5 cm proximal der Osteotomie wird am Schaft

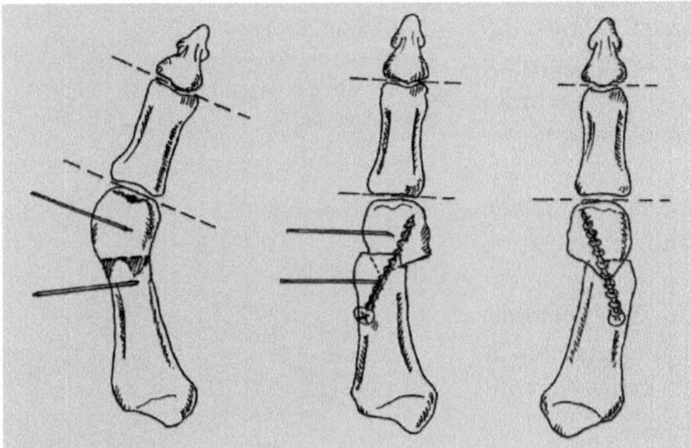

Abb. 7.22

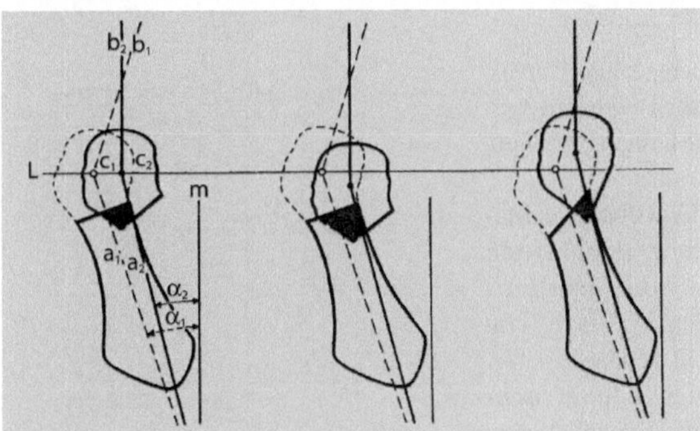

Abb. 7.23

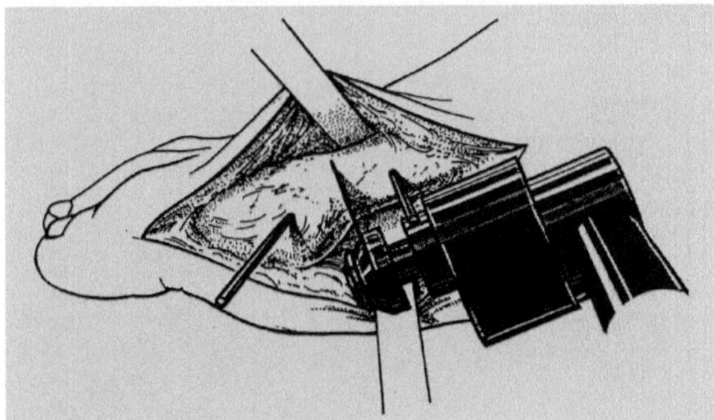

Abb. 7.24

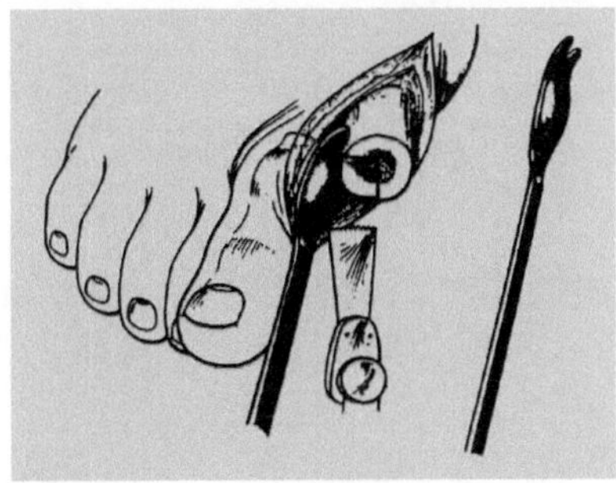

Abb. 7.25

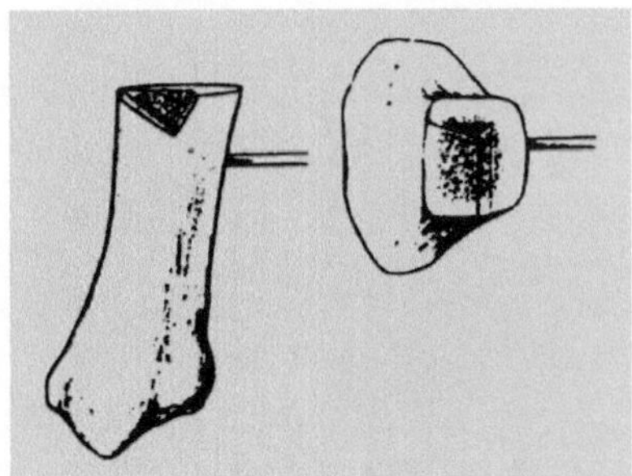

Abb. 7.26

eine Zugschraube von mediodorsal nach lateroplantar platziert. Es muss dabei unbedingt mit der Kopfraumfräse genügend eingekerbt werden, um ein Spalten des Schaftes zu verhindern. Im Normalfall wird eine 3,5-mm-Schraube verwendet, bei sehr schlanken Füßen hat sich eine 2,7-mm-Schraube besser bewährt.
Die anschließende Kontrolle im Bildverstärker muss neben der gewünschten Korrektur und der korrekten Schraubenlage auch die vollständige Reposition der Sesambeine zeigen.
Magerl hat in seiner Originalarbeit noch zusätzlich die Akin-P1-Osteotomie vorgeschlagen – mit oder ohne Korrektur eines Hallux valgus interphalangeus (◘ Abb. 7.27). Diese Osteotomie ist aber nur bei überlangen Zehen (ägyptischer Fuß) oder eben einem Valgus interphalangeus erforderlich.

◘ Abbildung 7.27
Eine P-1-Osteotomie ist in ca. 50% erforderlich, um die Sesambeine vollständig zu reponieren

Resultate

Fritz Magerl hat die Osteotomie erstmals 1982 beschrieben (Magerl 1982). Seitdem wurde diese Osteotomie wegen der Komplexität nur an einigen spezialisierten Zentren durchgeführt. Es existieren nur einzelne Langzeitstudien, die die Ergebnisse dieser Methode aufzeigen.
Nachkontrolliert wurden von der Autorenklinik 54 Patienten (Blatter u. Magerl 1991) mit einem Follow-up von durchschnittlich 7 Jahren (2–12 Jahre) und einem Durchschnittsalter von 38 Jahren (16–58 Jahre). Über die Korrekturwinkel gibt ◘ Tabelle 7.1 Auskunft. Pseudarthrosen wurden in dieser Serie nicht gefunden und nur 2 als objektiv und subjektiv schlecht beurteilt.
Die Studie aus Innsbruck mit insgesamt 118 nachkontrollierten Fällen (Frischhut et al. 1996) zeigte nur in 9 Fällen eine schlechte Kosmetik, in 13 Fällen eine schlechte Funktion und in 17 Fällen ein schlechtes subjektives Ergebnis. In 11 Fällen musste ein Rezidiveingriff durchgeführt werden. An Komplikationen wurde in 9 Fällen eine instabile Osteosynthese mit Stiften verstärkt und in 1 Fall eine partielle Nekrose des Köpfchens registriert.

◘ Tabelle 7.1 Korrekturwinkel, prä- und postoperativ

Winkel	Präoperativ	Postoperativ
Metatarsophalangealer Winkel	31° (22–53)	14° (2–28)
Intermetatarsaler Winkel	13° (8–21)	5° (2–16)

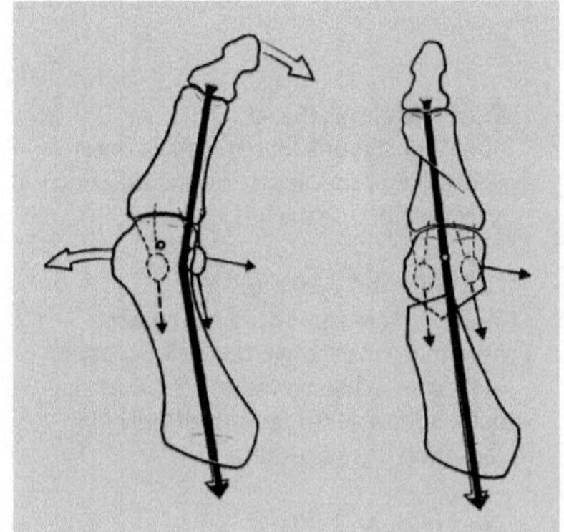

Abb. 7.27

Komplikationen

Die Pseudarthroserate ist vernachlässigbar klein bei korrekter Osteotomiehöhe. Diese darf nicht zu weit distal sein, also hinter dem Gefäßbündel der Kapsel, jedoch auch nicht zu weit proximal, um nicht in den Schaft zu gelangen. Das Hauptproblem stellt die Rotation dar. Es darf auf keinen Fall eine Überkorrektur erfolgen, sodass die Kanten der Sesambeintrochlea des Metatarsale auf den Sesambeinchen steht. Dies kann intraoperativ problemlos korrigiert und kontrolliert werden. Ebenso muss auf eine vollständige Reposition dieser Sesambeinchen geachtet werden.
Als Variante kann an der Ecke des weggenommenen Spickels ein Zapfen belassen werden, der nachher in die Spongiosa des Metatarsaleköpfchens eingeschlagen wird und damit die Stabilität erhöht.
Die Schraubenköpfe bei der Verwendung von AO-Schrauben sind wegen der sehr tangentialen Lage häufig störend, sodass sie meistens in Lokalanästhesie entfernt werden müssen. Abhilfe schaffen da neuere Schrauben, die sich vollständig versenken lassen.

Abbildung 7.28a–d
45-jährige Frau: 2 Jahre nach Osteotomie vollständig reponierte Sesambeine und gleichbleibende Winkel

Abbildung 7.29a–e
55-jähriger Mann: Osteomie zu weit proximal mit verzögerter Heilung, aber korrekten Achsenverhältnissen auch nach 3 Jahren. Zufriedenstellende Plantarisation des Köpfchens

Abbildung 7.30a–c
29-jährige Frau: Nach 9 Jahren gute Stellung mit kongruentem Gelenk ohne Arthrosezeichen, gut reponierten Sesambeinen und gleich bleibende Achsen. Zur Sicherung 2 Schrauben

Fälle

Siehe Abb. 7.28 bis 7.30.

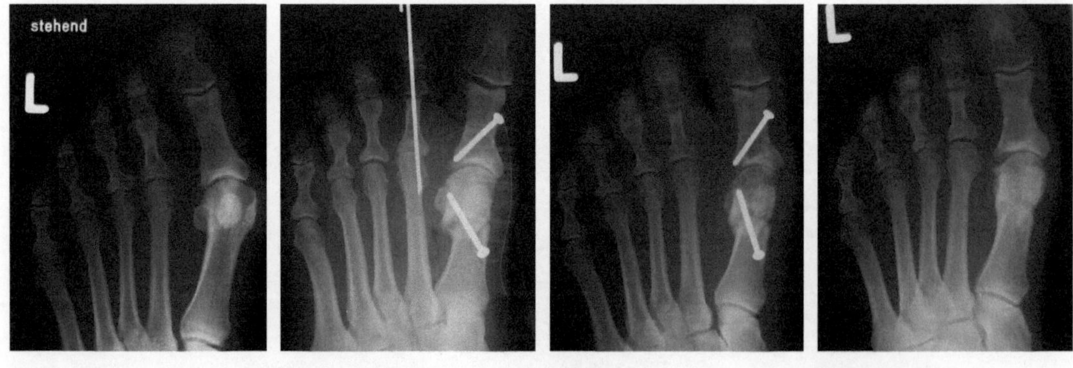

Abb. 7.28a Abb. 7.28b Abb. 7.28c Abb. 7.28d

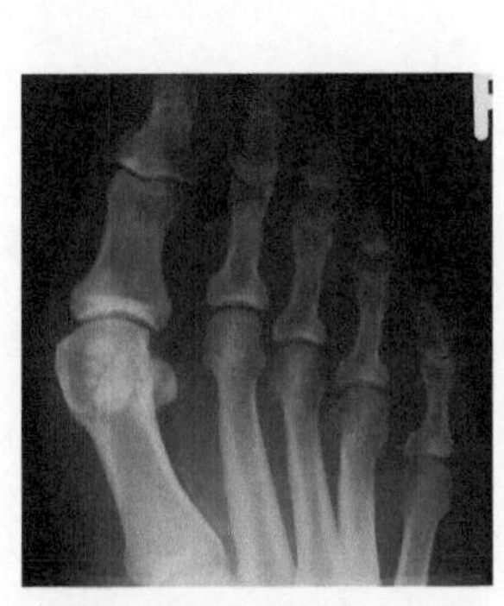

Abb. 7.29a

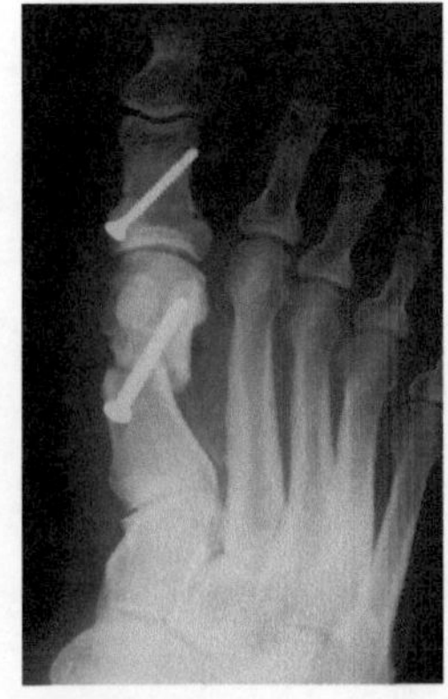

Abb. 7.29b

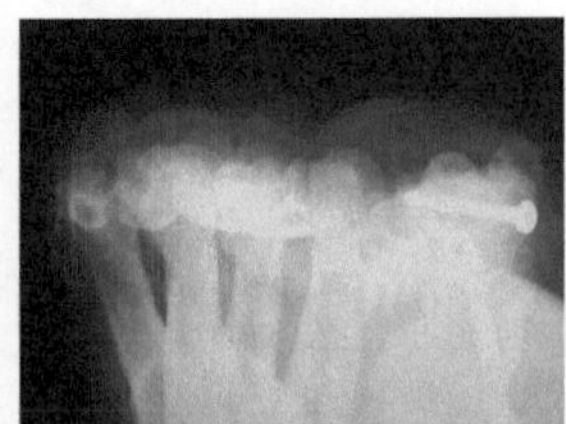

Abb. 7.29c

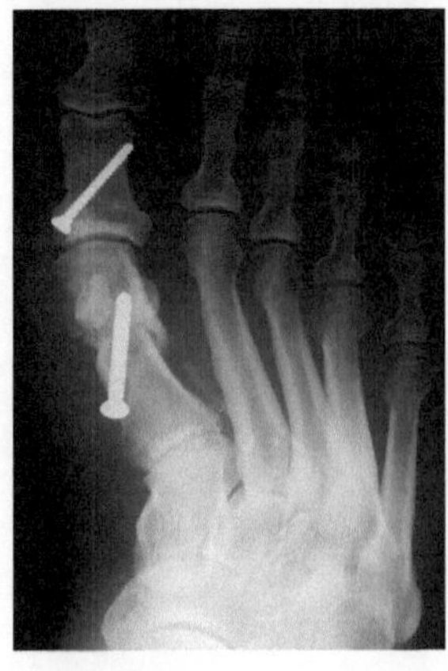

Abb. 7.29d

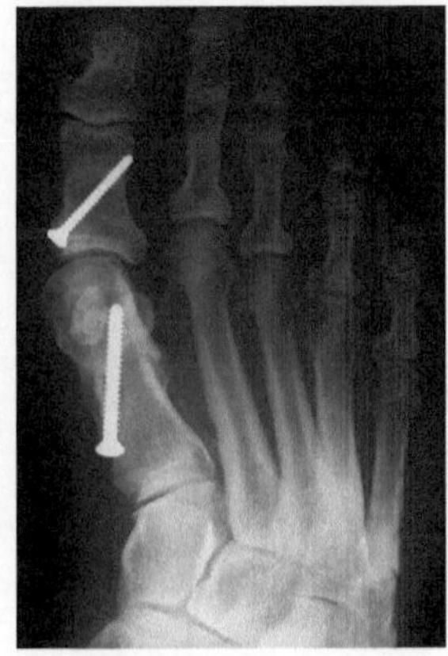

Abb. 7.29e

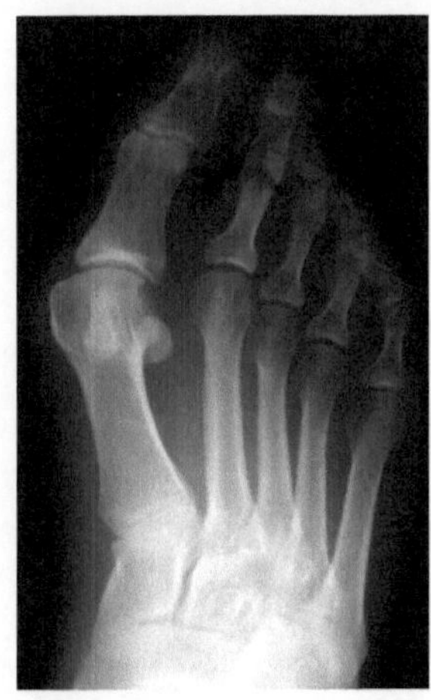

Abb. 7.30a

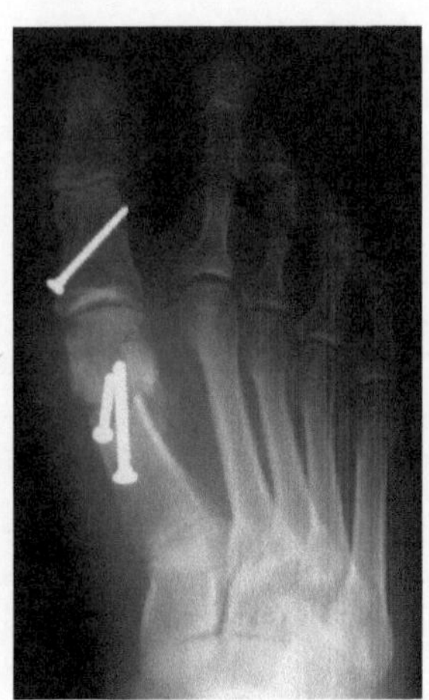

Abb. 7.30b

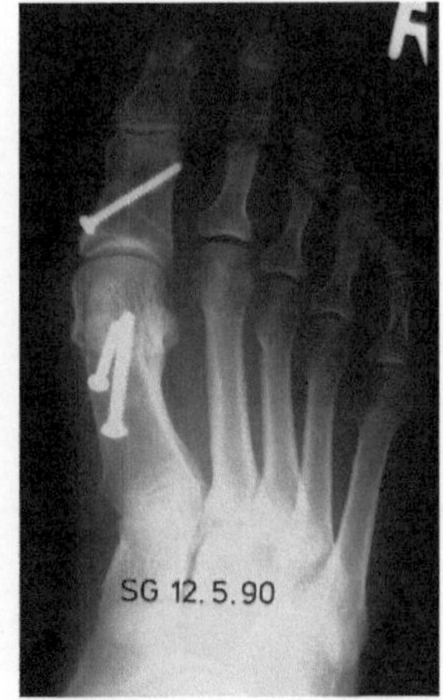

Abb. 7.30c

8 Korrekturmöglichkeiten für die Kleinzehen

M. Huber, P. Rippstein

Einleitung

Der häufigste Grund für Schmerzen oder eine isolierte Fehlstellung einzelner Zehen ist in der Anatomie des Vorfußes zu suchen. Eine Hallux-valgus-Deformität verdrängt die Kleinzehen nach lateral, welche dadurch verformt werden und durch Subluxation/Luxation im Metatarsophalangealgelenk (MP-Gelenk) der verdrängenden Kraft nach lateral oder dorsal ausweichen. Eine Überlänge einzelner Zehen im Vergleich zu den Nachbarzehen führt ebenfalls zu einer äußeren Krafteinwirkung durch Druck im Schuh, was eine aktive Retraktion zur Folge hat und schließlich zur fixen Fehlstellung führt.
Entzündliche Gelenkveränderungen, Trauma, kongenitale Faktoren oder neuromuskuläre Erkrankungen sind weitere wichtige Ursachen für die Entstehung von Fehlstellungen im Bereich der Kleinzehen. Der Einfluss des Schuhwerks ist insbesondere in der weiblichen Population nicht unerheblich.
Die bekannten Probleme sind Zehenfehlstellungen (Hammerzehen, Krallenzehe), Instabilität des MP-Gelenks mit Subluxation/Luxation und konsekutiven Problemen der Metatarsalia.

Definition der Zehenfehlstellungen

Diese wird leider nicht einheitlich gehandhabt, die Begriffe häufig synonym verwendet. Die im Folgenden aufgeführten Definitionen sind jedoch etabliert.
Die *Hammerzehe* präsentiert sich mit einer Flexionsstellung des proximalen Interphalangealgelenks (PIP-Gelenk), verbunden mit einer Extension des MP-Gelenks. Das DIP-Gelenk ist häufig hyperextendiert.
Eine *Krallenzehe* ist charakterisiert durch eine Flexionsstellung von PIP- und DIP-Gelenk verbunden mit einer Hyperextension im MP-Gelenk.
Der im angelsächsischen Sprachraum zusätzlich verwendete Begriff des »*Mallet-Toe*« bezeichnet eine isolierte Flexionsstellung des DIP-Gelenks. Die fixierte Fehlstellung wird unterschieden von der flexiblen, das heißt redressierbaren Fehlstellung.

Die operative Korrektur

Ein allfälliges operatives Vorgehen richtet sich nach Lokalisation und Ausmaß der Fehlstellung. Entsprechend wird oft erst intraoperativ, durch ein sequenzielles Release entschieden, wie ausgedehnt eine Korrektur erfolgen muss. Der Push-up-Test (der Vorfuß wird mit der flachen Hand unterstützt, sodass es zur Extension des Fußes und des oberen Sprunggelenks kommt) imitiert die belastete Situation des Fußes und erlaubt eine Beurteilung der Zehenstellung unter Belastung.

PIP-Gelenkresektion/-arthrodese (◘ Abb. 8.1a–c)
Die einfache Hammerzehe wird korrigiert durch eine Verkürzung durch Resektion des PIP-Gelenks. Durch diese Verkürzung kommt es zur Entlastung der funktionell verkürzten langen Beugesehne, sodass eine spannungsfreie Streckung der Zehe möglich wird. Für die 2. und 3. Zehe führen wir i. A. eine Arthrodese des PIP-Gelenks durch, indem nicht nur das Köpfchen der Grundphalanx reseziert, sondern auch die Basis der Mittelphalanx angefrischt wird. Der M. flexor digitorum longus (FDL) wirkt dadurch nicht mehr auf das PIP-Gelenk als deformierende Kraft, sondern als Flektor im Grundgelenk und trägt so zur Stabilisierung bei. Für die Zehen 4 und 5 reicht die Resektion des Köpfchens der Grundphalanx; es bildet sich meist ein straffes Neogelenk mit genügender Stabilität. Die temporäre Stabilisierung erfolgt mit einem axialen Kirschner-Draht bis in die Grundphalanx.

Strecksehnenverlängerung, dorsale Kapsulotomie (◘ Abb. 8.2a, b)
Widerspenstige Zehen benötigen meist eine zusätzliche Strecksehnenverlängerung. Die Extensor-digitorum-longus(EDL-)Sehne wird z-förmig verlängert, die Extensor-digitorum-brevis(EDB-)Sehne resezieren wir, da ihre Funktion vernachlässigbar ist und sie durch ihre laterale Lage eine deformierende Kraft ausübt. Häufig ist für eine spannungsfreie Reposition der Zehe auch ein Release der dorsalen Kapsel des MP-Gelenks nötig. Ein axialer Kirschner-Draht über das MP-Gelenk hinaus bis in die Basis des entsprechenden Metatarsale sorgt für eine stabile Fixation für 4–6 Wochen. Eine persistierende Kontraktur der Flexoren beim Krallenzeh oder beim »Mallet-Toe« kann durch eine perkutane Tenotomie auf Höhe des DIP-Gelenks behoben werden.

◘ Abbildung 8.1
a Die schematische Darstellung der PIP-Arthrodese. Das Ausmaß der Resektion bestimmt die Verkürzung der Zehe.
b Radiologische Kontrolle der korrekten Lage des Kirschnerdrahtes.
c Ein Jahr postoperativ ist das PIP-Gelenk vollständig fusioniert

◘ Abbildung 8.2
a Ein Schema der Krallenzehe zeigt die Verkürzung der dorsalen Strukturen (Strecksehnen und Kapsel). Die plantare Kapsel ist ausgedünnt, distalisiert und häufig insuffizient.
b Das Release umfasst die Verlängerung der Strecksehne sowie die Kapsulotomie. Auch die Mobilisation der plantaren Platte ist ein wichtiges Element des Weichteileingriffs, sodass die Kapsel-Sehnen-Einheit wieder nach proximal gleiten kann

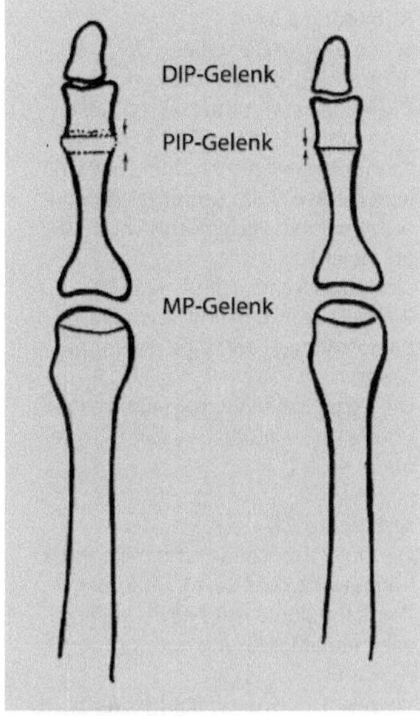

■ Abb. 8.1a

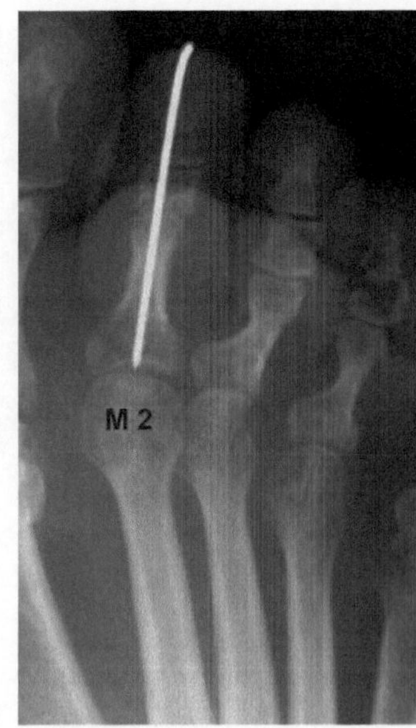

■ Abb. 8.1b

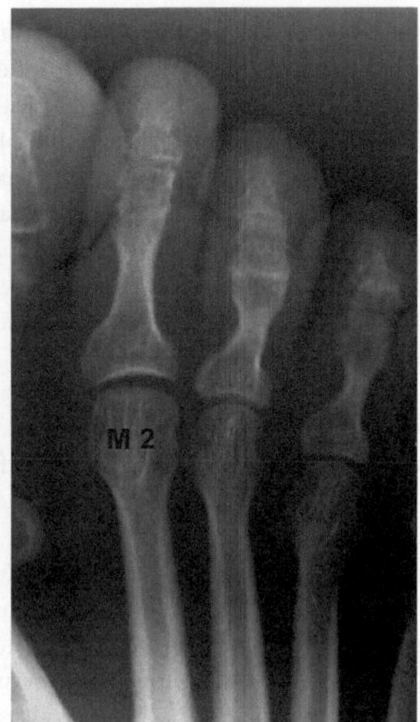

■ Abb. 8.1c

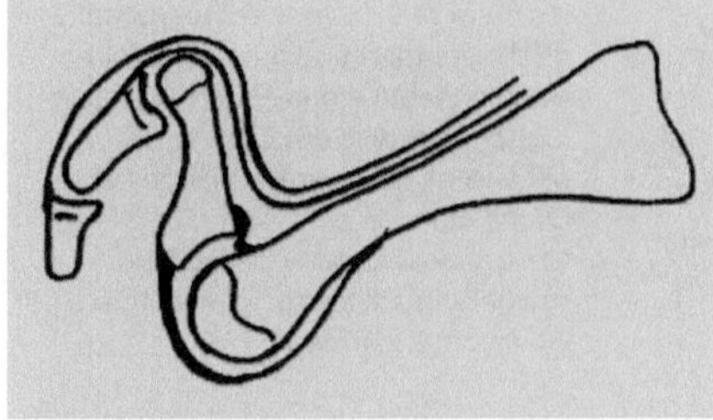

■ Abb. 8.2a

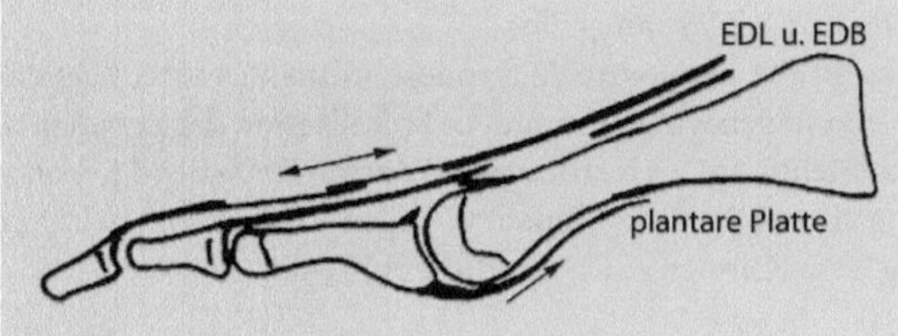

■ Abb. 8.2b

Beugesehnentransfer nach Girdlestone-Taylor (■ Abb. 8.3a–c)
Bei Instabilität des MP-Gelenks kann die Grundphalanx stabilisiert werden durch einen Sehnentransfer der FDL-Sehne auf die Streckseite der Zehe. Die FDL-Sehne wird um die Basis der Grundphalanx nach dorsal geschlungen und hier vernäht. Durch diese Maßnahme wird das MP-Gelenk einerseits stabilisiert als Schutz vor einer erneuten Dorsalluxation des Gelenks, andererseits setzt die Beugekraft direkt an der Grundphalanx an und kann nicht mehr verformend auf das PIP- und DIP-Gelenk einwirken. Auch hier stabilisiert ein axialer Kirschner-Draht für 4–6 Wochen und schützt die dorsale Naht der Beugesehne.

Weil-Osteotomie (■ Abb. 8.4a–c)
In Fällen, wo die Spannung auch nach erfolgtem Weichteilrelease persistiert, oder in Fällen von deutlicher Überlänge des entsprechenden Metatarsale ist die Rezidivgefahr erhöht. Es empfiehlt sich hier ein zusätzliches ossäres Release im Sinne einer verkürzenden Osteotomie des Metatarsale, um die Spannung im Gelenk zu reduzieren. Es handelt sich um eine distale Verkürzungsosteotomie, die Fixation der Osteotomie erfolgt mit einer Schraube. Begleiteingriffe wie Strecksehnenverlängerung und Kapselrelease werden ebenfalls mit einem axialen Kirschner-Draht stabilisiert.
Die Erfahrung hat uns gelehrt, dass durch die notwendige Freilegung und Mobilisation des MP-Gelenks leider oft eine erhebliche Vernarbung mit entsprechender Bewegungseinschränkung resultiert. Wir stellen die Indikation zur Weil-Osteotomie aus diesem Grund restriktiv.

Nachbehandlung der Zeheneingriffe
Im Anschluss an die temporäre Arthrodese mittels Drahtruhigstellung für 4–6 Wochen empfehlen wir eine manuelle Mobilisation der Zehen in die Plantarflexion zur Dehnung der Narbestränge dorsal. Ergänzend geben wir eine Nachtschiene ab, welche für 2 Monate getragen werden soll. Beide Maßnahmen sehen wir im Rahmen einer Rezidivprophylaxe.

■ Abbildung 8.3
- **a** Schematische Darstellung des Sehnentransfers nach Girdlestone-Taylor. Die lange Beugesehne wird distal tenotomiert und basisnah um die Grundphalanx geschlungen. Sie wirkt jetzt direkt auf das Grundgelenk und nicht mehr als verformende Kraft im PIP-Gelenk.
- **b** Der intraoperative Situs zeigt die 2 Zügel der FDL-Sehne bevor diese paraossär nach dorsal geschlungen werden.
- **c** Die Zügel werden anschließend dorsal unter einer »mittleren« Spannung vernäht

■ Abbildung 8.4
- **a** Die Weil-Osteotomie schematisch. Das Alignement, d. h. der Metatarsaleindex, kann durch isolierte Verkürzung auch nur eines Strahls harmonisiert werden.
- **b** Vor allem im Grundgelenk luxierte Zehen können durch die verkürzende Osteotomie des Metatarsale reponiert werden. Hier ist die Weil-Osteotomie indiziert; das Gelenk ist in diesen Fällen meist mehr oder weniger pathologisch verändert und muss zur Reposition ohnehin eröffnet werden. Radiologisch zeigt sich das luxierte MP-Gelenk bei einer Überlänge des Os metatarsale 2.
- **c** Ein Jahr postoperativ ist die Zehe sowohl klinisch als auch radiologisch einwandfrei zentriert

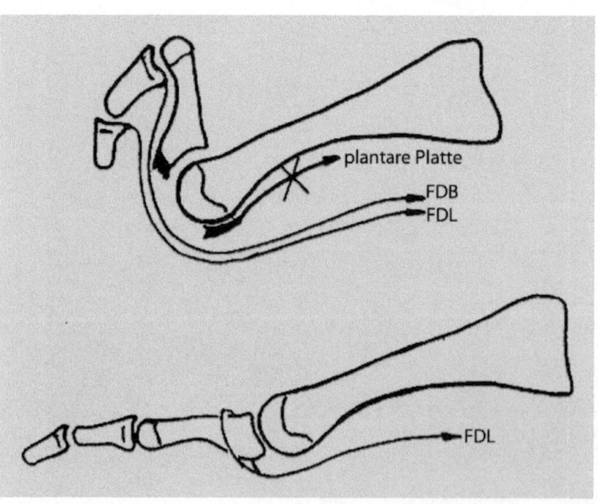

■ Abb. 8.3a

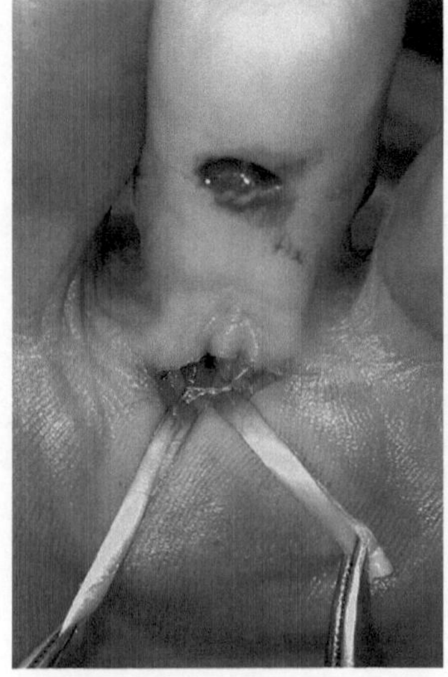

Abb. 8.3b

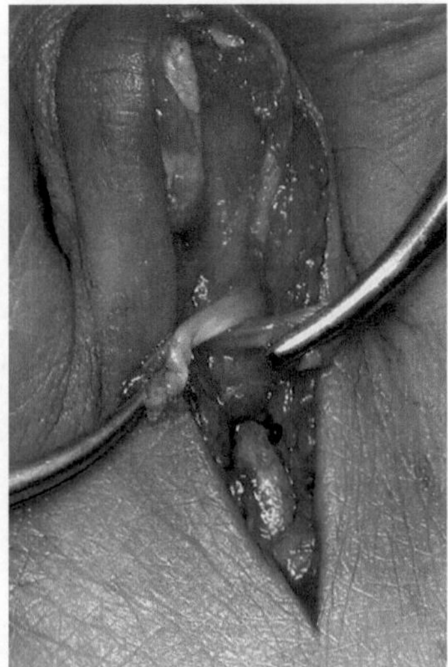

Abb. 8.3c

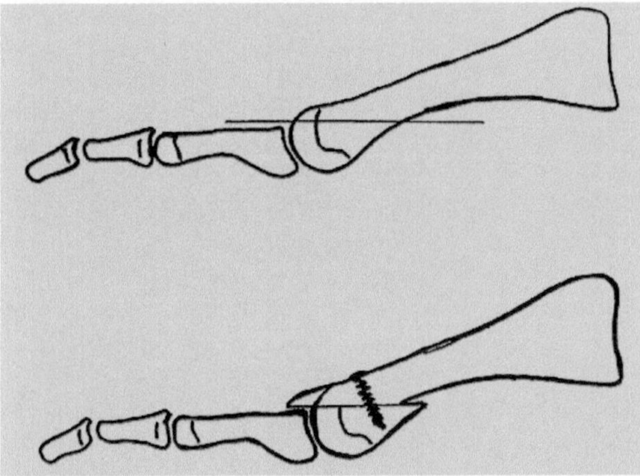

Abb. 8.4a

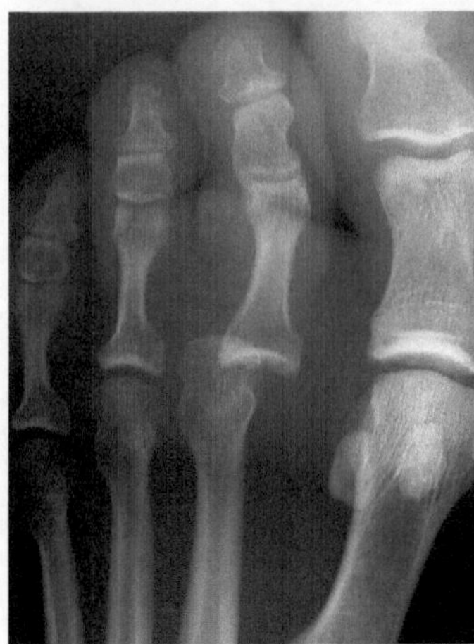

Abb. 8.4b

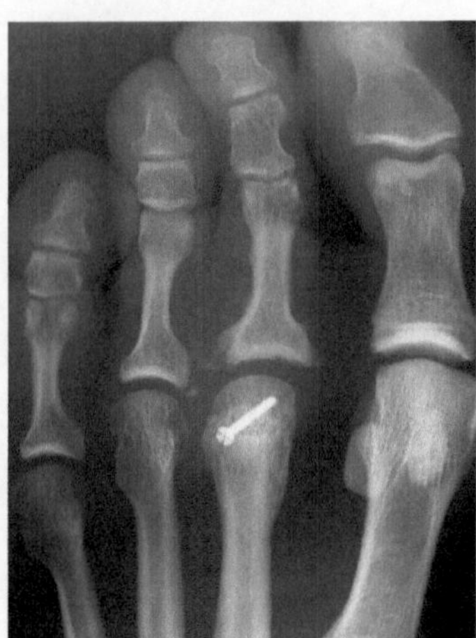

Abb. 8.4c

9 Osteotomien an den kleinen Metatarsalia

M. Huber, P. Rippstein

Einleitung

Pathologien des Vorfußes sind eng assoziiert mit anatomischen Varianten oder posttraumatischen Veränderungen des Mittelfußes. Eine Metatarsaleosteotomie ist deshalb indiziert zur Korrektur einer derartigen schmerzhaften Vorfußpathologie. Metatarsalgie, d. h. die schmerzhafte Überlastung eines einzelnen oder mehrerer Metatarsaleköpfchen, eine im MP-Gelenk luxierte/subluxierte Hammer- oder Krallenzehe, eine Bunionette-Deformität im Bereich der 5. Zehe oder die aseptische Knochennekrose eines Metatarsaleköpfchen (Morbus Köhler-Freiberg) sind die häufigsten Veränderungen, die durch eine Osteotomie der Metatarsalia behandelt werden können. Daneben sind kongenitale Deformitäten wie Makrodaktylie oder Brachymetatarsalia seltene Krankheitsbilder.

Die extendierende Metatarsaleosteotomie nach Barouk-Rippstein-Toulek (◘ Abb. 9.1)

Eine Metatarsalgie kommt vor im Rahmen einer übermäßigen Verbreiterung des Vorfußes, als Folge einer Insuffizienz des 1. Strahls (Transfermetatarsalgie), bei posttraumatischen oder auch iatrogen bedingten Fehlstellungen oder massiver Überlänge v. a. des 2. Metatarsale gegenüber dem Metatarsale 1 (Index minus). Das Ziel der operativen Behandlung ist, die Metatarsaleköpfchen in der Höhe anzugleichen, damit eine harmonische Belastung resultiert. Das anatomische Konzept der Querwölbung mit dem früher geprägten Begriff der 3-Punkte-Abstützung (Ferse–Metatarsaleköpfchen 1 und 5) hat im belasteten Fuß keine Bedeutung. Ideal ist eine ausgeglichene Belastung aller Köpfchen. Kann im schmerzhaften Fuß dieses Ziel nicht mit konservativen Maßnahmen wie einer Einlagenversorgung erreicht werden, sind operative Schritte angezeigt. Die kausale Therapie ist anzustreben, d. h. durch Achsenkorrektur eines Hallux valgus, Stabilisierung eines insuffizienten 1. Strahls, Reposition von Hammerzehen oder durch Extensionsosteotomie der Metatarsalia im Falle einer vermehrten Steilstellung eines einzelnen oder mehrerer Metatarsalia. Diese metatarsale Korrektur erfolgt bevorzugt proximal, d. h. basisnah. Dies erlaubt eine dosierte, gut kontrollierbare Korrektur mit ausgezeichneter Heilungstendenz im spongiösen Knochen der Metaphyse. Die distale Korrektur nach Helal ist wegen der häufigen Probleme durch die unkontrollierte Verschiebung oder Heilung heute verlassen.

◘ Abbildung 9.1
Die BRT-Osteotomie (Barouk-Rippstein-Toulek) eignet sich zur kontrollierten extendierenden Osteotomie eines einzelnen Os metatarsale oder auch mehrerer. Die basisnahe Osteotomie heilt rasch und zeigt durch ihren schrägen Verlauf eine gute intrinsische Primärstabilität. Die plantare Kortikalis bleibt als »Scharnier« intakt

◘ Abbildung 9.2a, b
Nachdem der Release der Weichteile erfolgt ist und eine spannungsfreie Reposition der Zehe nicht möglich ist, hilft die dosierte Verkürzung metatarsal. Eine im MP-Gelenk zentrierte Spontanstellung der Zehe ist Voraussetzung für ein gutes Langzeitergebnis. Etabliert ist die Methode nach Weil, welche für das Metatarsale 2 und 3 eine horizontale Osteotomie vorsieht, die lateralen Strahlen können aufgrund ihrer flacheren Neigung nur durch eine leicht nach plantar gerichtete Osteotomie versorgt werden. Um die durch die Verschiebung verursachte Plantarisation des Köpfchens zu kompensieren, wird eine dünne Scheibe entnommen

9

Die verkürzende Metatarsaleosteotomie nach Weil (◘ Abb. 9.2)

Eine weitere häufige Ursache der Metatarsalgie findet sich im Zusammenhang mit Zehenfehlstellungen: Eine im MP-Gelenk luxierter/subluxierter Zehe (ausgeprägte Hammer- oder Krallenzehe) führt zu einer bodenwärts gerichteten Kraft, die zur plantaren Überlastung des Metatarsaleköpfchens führt. Die kausale Therapie für diese Fällen besteht in der Korrektur der Zehenfehlstellung.

Die operative Behandlung von Hammer- oder Krallenzehen ist der Inhalt des vorangehenden Kapitels. Ausgeprägte Befunde mit Luxation/Subluxation im MP-Gelenk benötigen jedoch häufig eine Verkürzungsosteotomie des Os metatarsale mit dem Ziel, die Spannung im Gelenk zu reduzieren, wenn dies durch einen Weichteileingriff allein nicht in genügendem Ausmaß möglich ist. Etabliert ist die horizontal verlaufende, distale Osteotomie nach Weil. Diese erlaubt eine kontrollierte Verkürzung und eine stabile Fixation. Eine plantare Druckentlastung des Köpfchens kann mit dieser Technik, entgegen früherer Meinungen, jedoch nicht erreicht werden.

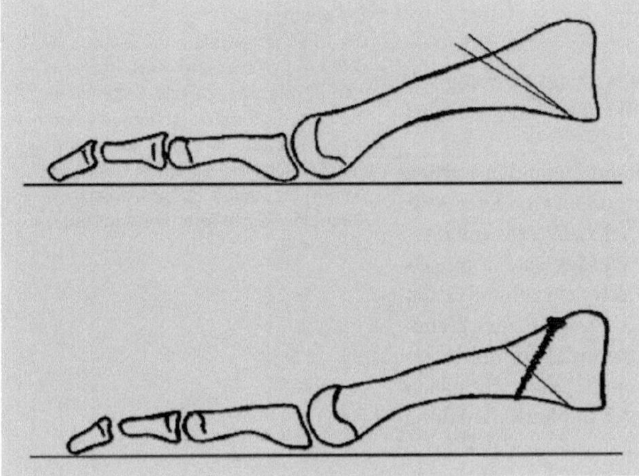

Abb. 9.1

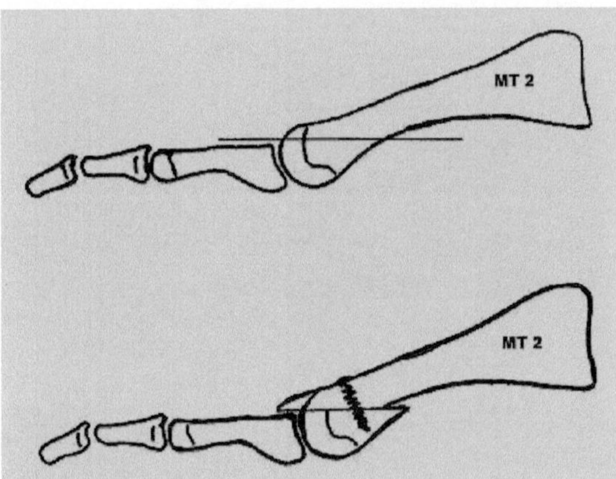

Abb. 9.2a

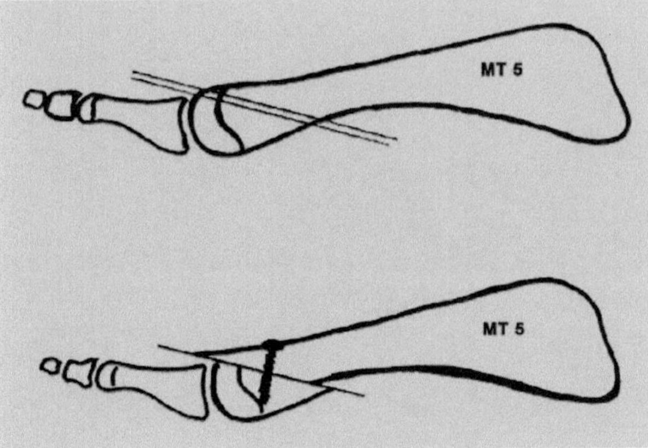

Abb. 9.2b

Die schräge Metatarsaleosteotomie

Eine Bunionette-Deformität mit Digitus quintus varus zeigt radiologisch verschiedene Varianten, entsprechend ist auch die Therapie variabel (◘ Abb. 9.3).

Während Typ-I-Deformitäten durch eine Glättung allein behandelt werden können, empfiehlt sich bei Typ-II- und Typ-III-Deformitäten eine Korrektur mittels Metatarsaleosteotomie. Diese Osteotomie kann distal/retrokapital erfolgen oder diaphysär. Wir bevorzugen die diaphysäre schräge Osteotomie, da sie eine gut dosierbare Verschiebung zulässt und durch Schraubenfixation eine gute Stabilität zeigt. Die alternativ mögliche retrokapitale Verschiebeosteotomie (Kramer-, Scarf- oder auch Chevron-Osteotomie) erlaubt in gewissen Fällen, d. h. bei sehr schlankem Metatarsaleschaft, eine nicht gleich effiziente Korrektur der Fehlstellung, führt bei korrekter Indikationsstellung jedoch ebenfalls zu guten Resultaten. Die Wahl des Eingriffs hängt vielfach von der Präferenz und der Erfahrung des Operateurs ab.

◘ Abbildung 9.3
Die Bunionette-Deformität kennt 3 Typen: Typ 1 ist charakterisiert durch ein vergrößertes Metatarsale-5-Köpfchen. Die Typ-2-Deformität ist definiert durch die bananenförmige Lateraldeviation des Metatarsale-5-Schaftes. Die Typ-3-Deformität schließlich ist definiert durch den vergrößerten Intermetatarsalwinkel 4–5.

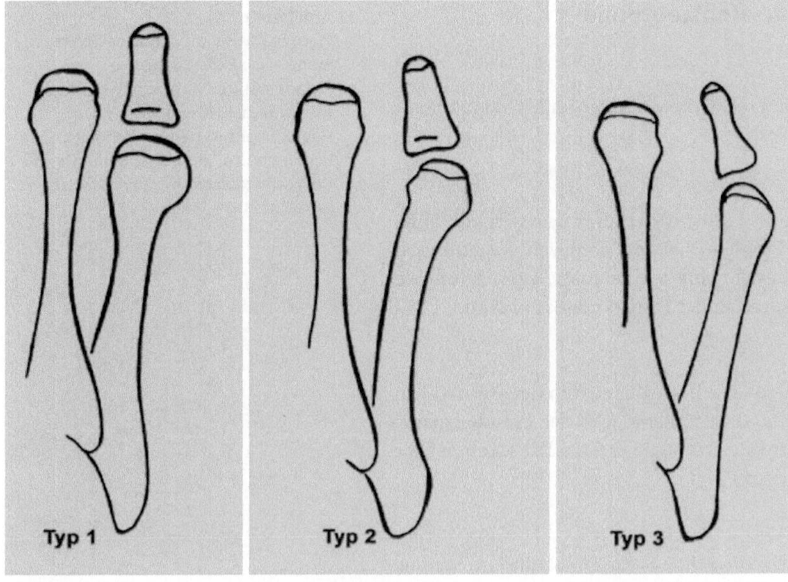

Abb. 9.3

Fall 1: Proximale Metatarsaleosteotomie

Problemstellung

Isolierte Metatarsalgie Metatarsale 3 rechts, beidseitiger Hallux valgus. Status nach Voroperation.

Anamnese

Bei Status nach Abtragen der Pseudoexostose des Hallux beidseits vor Jahren treten vermehrte Schmerzen auf. Probleme bei der Schuhwahl wegen zunehmender Valgusdeformität. Dazu besteht eine schmerzhafte Überlastung des Metatarsale-3-Köpfchens mit entsprechender Hyperkeratose plantar.

Klinik

Beidseitiger Hallux valgus von ca. 30°. Die Beweglichkeit in den MP-1-Gelenken mäßig eingeschränkt beidseits. Druckdolenz über der Pseudoexostose beidseits. Druckdolenter Clavus und Metatarsalgie 3 rechts. Die 3. Zehe ist korrekt aligniert, keine Luxationstendenz.

9

Röntgenbefund

Hallux valgus beidseits 34°, mit dezentriertem Sesambeinkomplex. Symmetrischer Metatarsaleindex.

Abbildung 9.4
a Präoperativ Hallux valgus beidseits, Status nach Exostosektomie.
b Intraoperativ erkennbare Hyperkeratose unterhalb Metatarsale 3. Der Hallux valgus ist bereits korrigiert.
c Postoperative Röntgendokumentation der korrekten Stellungsverhältnisse beidseits.

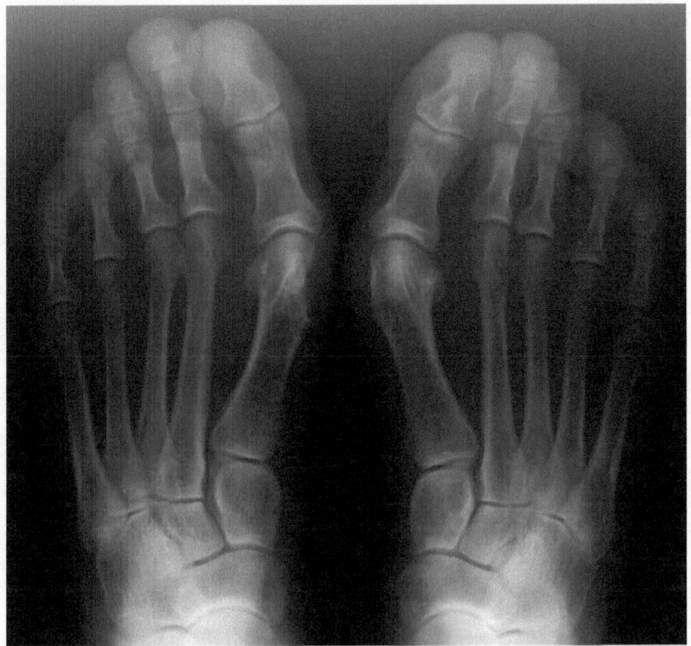

Abb. 9.4a

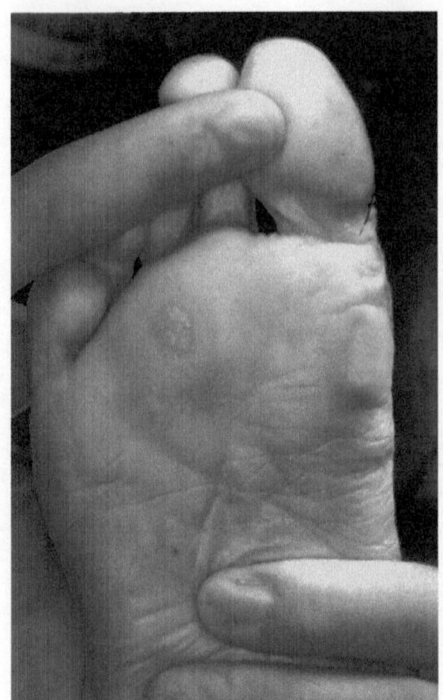

Abb. 9.4b

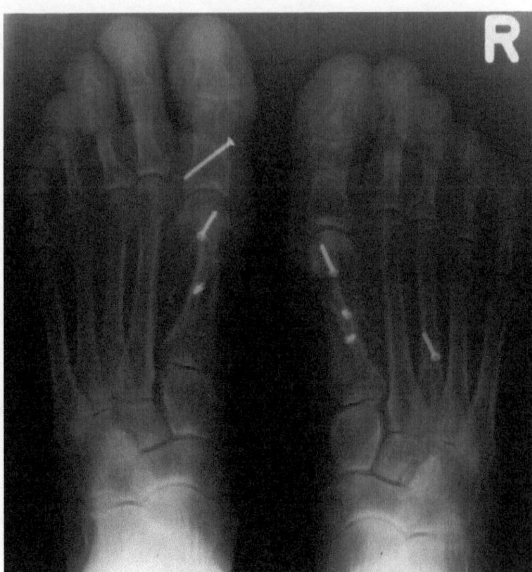

Abb. 9.4c

Therapie

Die Hallux-valgus-Deformität wird beidseits mittels Scarf-Osteotomie korrigiert. Die Metatarsalgie des 3. Strahls rechts wird korrigiert durch eine extendierende Osteotomie basisnah nach Barouk-Rippstein-Toulek. Die Osteotomie wird fast horizontal durchgeführt, die plantare Corticalis bleibt dabei intakt. Die Extension kann sehr fein reguliert werden und wird schließlich mit einer 2,0-mm-Schraube fixiert. Die Nachbehandlung erfolgt in einem Vorfußentlastungsschuh (Typ Barouk).

Ergebnis

Ein Jahr postoperativ ist die Patientin vollständig beschwerdefrei sowohl von Seiten der Großzehe als auch bezüglich der Metatarsalgie 3. Der störende Clavus plantar ist verschwunden, keine Druckdolenz.

Abbildung 9.4
d–f Ein Jahr postoperativ unverändertes Alignement, beachte das weitgehende Remodelling von Metatarsale 1. Klinisch unauffälliges plantares Beschwielungsmuster

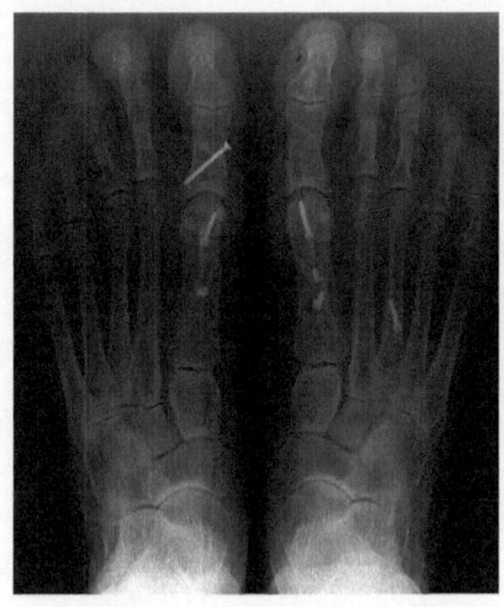

Abb. 9.4d

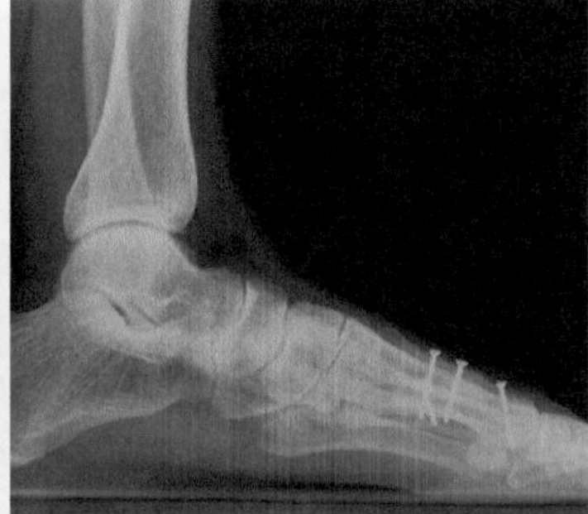

Abb. 9.4e

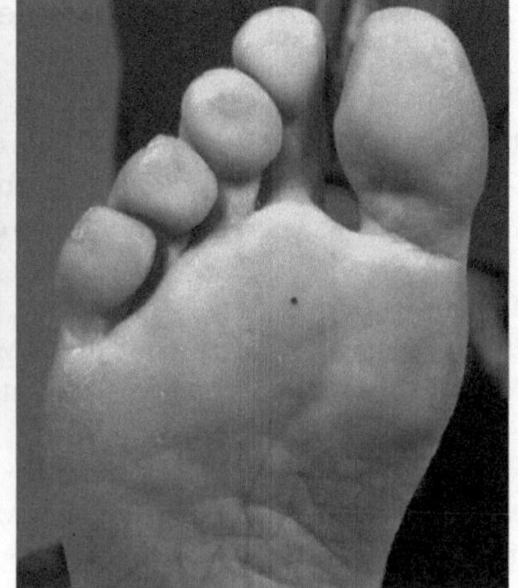

Abb. 9.4f

Fall 2: Proximale Metatarsaleosteotomie

Abbildung 9.5
a, b Nach Korrektur des Hallux valgus korrektes Alignement.
c, d Die postoperative Dokumentation zeigt das Alignement der Metatarsalia im dp-Bild und die extendierte Stellung von Os metatarsale 2 und 4

Problemstellung

Restbeschwerden im Vorfuß nach Hallux-valgus-Korrektur und Metatarsale-5-Osteotomie bei einer Bunionette-Deformität. Es besteht ein Tiefstand der Metatarsaleköpfchen 2 und 4 mit entsprechender Metatarsalgie.

Anamnese

Ein Jahr nach Scarf-Osteotomie sowie Metatarsale-5-Osteotomie beklagt die Patientin eine Hammerzehe 2 sowie Metatarsalgien 2 und 4.

Klinik

Palpatorisch besteht ein Tiefstand der Metatarsaleköpfchen 2 und 4 mit entsprechend pathologischer Beschwielung plantar. Hammerzehe 2.

Röntgenbefund

Scarf- und Akin-Osteotomie konsolidiert, ebenso die Metatarsale-5-Osteotomie. Metatarsaleindex minus.

Therapie

Zur Entlastung der plantarisierten Metatarsaleköpfchen 2 und 4 erfolgt die proximale extendierende Osteotomie (BRT-Osteotomie). Hammerzehenkorrektur 2 mittels dorsalem Release, Strecksehnenverlängerung und PIP-Gelenkresektion.

Ergebnis

Schmerzfreiheit auch nach längerem Gehen. Unauffälliges Beschwielungsmuster. Einschränkung der Beweglichkeit im MP-2-Gelenk.

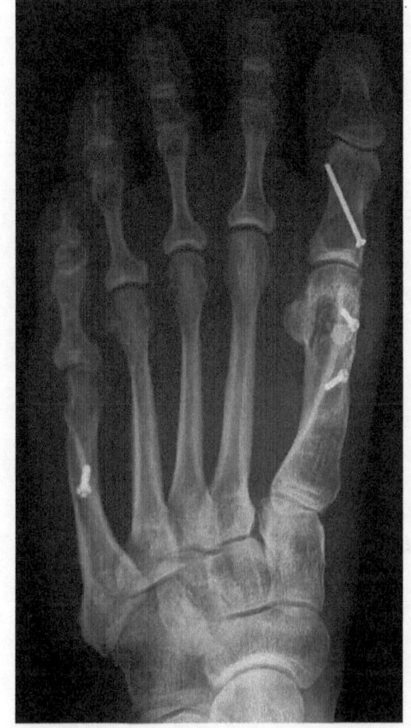

Abb. 9.5a

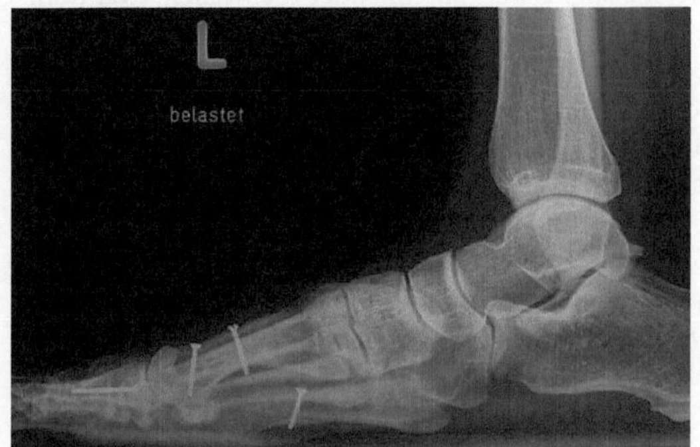

Abb. 9.5b

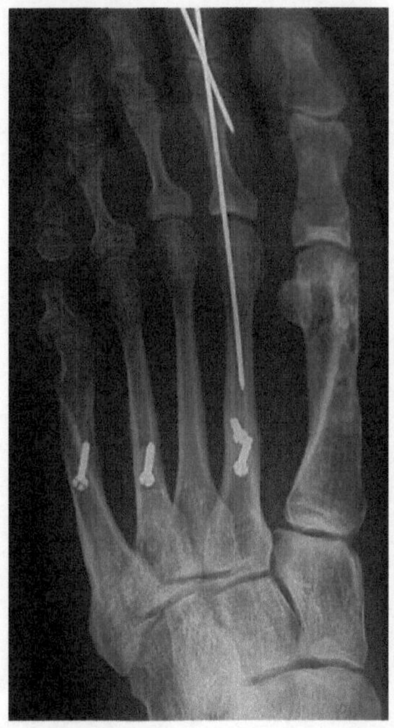

Abb. 9.5c

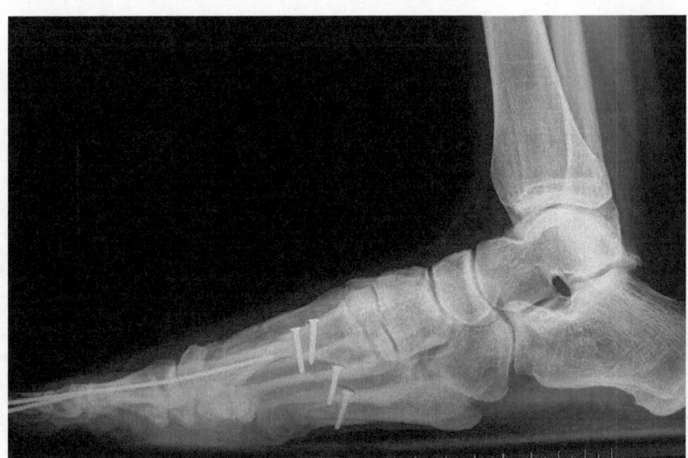

Abb. 9.5d

Fall 3: Weil-Osteotomie

Problemstellung

Vorfußdekompensation im Rahmen einer rheumatoiden Arthritis bei 27-jähriger Patientin

Anamnese

Die juvenile Polyarthritis wurde im Alter von 20 Jahren diagnostiziert. Befallen sind v. a. Hand- und Fußgelenke. Probleme bereitet die schmerzhafte Vorfußüberlastung mit Metatarsalgien bei zunehmender Kleinzehenretraktion.

Klinik

Krallenzehen 2–5 beidseits, welche keinen Bodenkontakt mehr zeigen. Eine passive Redression der Zehen ist nicht möglich. Ausgeprägte Metatarsalgien 2–5 beidseits. Erstaunlicherweise keine Fehlstellung für die Großzehen.

Röntgenbefund

Vollständige Luxation der MP-Gelenke sämtlicher Kleinzehen. Die Gelenke sind erhalten, keine Destruktion. Der Hallux ist zentriert. Links besteht eine asymptomatische Arthrose des IP-Gelenks.

Therapie

In 2 Sitzungen im Intervall von 6 Wochen wird zuerst der rechte Fuß, dann der linke operiert. Die Behandlung besteht in einem dorsalen Release mit Kapsulotomie, z-förmiger Verlängerung der Extensor-digitorum-longus-Sehne sowie Resektion der Extensor-digitorum-brevis-Sehne. Zur Verringerung des Drucks im MP-Gelenk und zur Verbesserung der intrinsischen Stabilität der MP-Gelenke erfolgt die verkürzende Weil-Osteotomie für Metatarsale 2–5. Zusätzlich aktive Stabilisierung mittels Sehnentransfer der langen Beugesehne auf die Streckseite der Grundphalanx (Transfer nach Girdlestone-Taylor).

Ergebnis

Rechts musste wegen eingeschränkter Beweglichkeit an der 4. Zehe eine geschlossene Mobilisation in Narkose anlässlich der 2. Sitzung erfolgen. Im Weiteren problemloser Verlauf. 4 Jahre postoperativ ist die Patientin mit dem Resultat sehr zufrieden. Die Zehen sind zentriert, die Metatarsalgien sind verschwunden. Die Stützfunktion der Kleinzehen ist tadellos, die plantaren Hyperkeratosen sind ebenfalls verschwunden. Progredient sind jetzt die Beschwerden im IP-Gelenk der linken Großzehe.

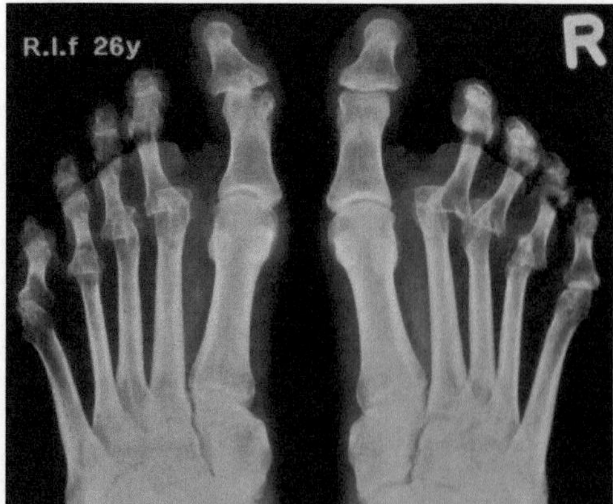

Abb. 9.6a

Abbildung 9.6

- **a, b** Die präoperative Situation mit Luxation der MP-Gelenke sämtlicher Kleinzehen bei jedoch noch gut erhaltenen Metatarsaleköpfchen. Die Großzehen mit ihren Sesambeinkomplexen sind zentriert.
- **c** Auf dem Podoskop zeigt sich die fehlende Abstützung der Kleinzehen, welche retrahiert und extendiert sind.
- **d** Vier Jahre postoperativ sind die MP-Gelenke zentriert. Beginnende arthrotische Veränderungen. Die Schraube im Metatarsaleköpfchen 5 des linken Fußes ist sekundär verschoben, jedoch asymptomatisch. Progrediente Arthrose des IP-Gelenks der linken Großzehe.
- **e** Das Podogramm nach 4 Jahren bestätigt die gute Abstützung der Kleinzehen

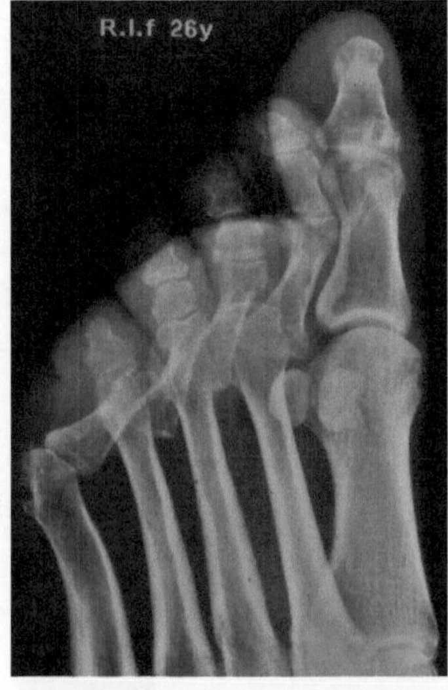

Abb. 9.6b

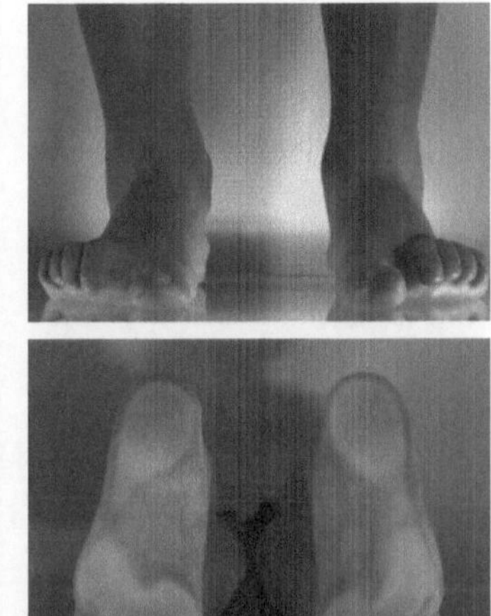

Abb. 9.6c

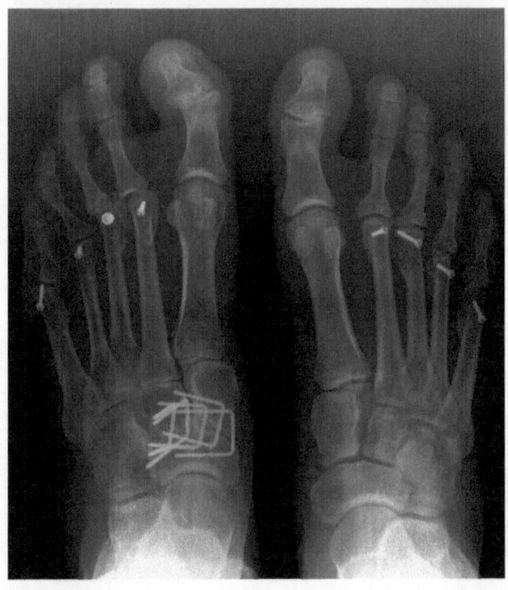

Abb. 9.6d

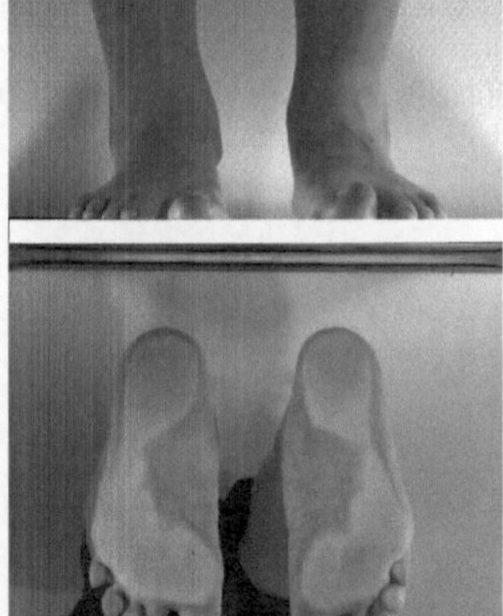

Abb. 9.6e

Fall 4: Weil-Osteotomie

Problemstellung

Traumatisch luxierte Zehe 2 mit persistierender Instabilität im Metatarsophalangealgelenk.

Anamnese

Beim Sport zog sich der 46-jährige Patient eine Luxation der 2. Zehe zu. Die Therapie bestand in der geschlossenen Reposition. In der Folge entwickelt sich eine schmerzhafte chronische Instabilität im MP-Gelenk.

Klinik

Schwellung und Rötung über dem klinisch nach dorsal subluxierten/luxierten MP-2-Gelenk. Passive Redression knapp möglich. Der übrige Fußstatus ist unauffällig.

Röntgenbefund

Bis auf die Luxation im MP-2-Gelenk finden sich unauffällige ossäre Verhältnisse.

Therapie

Die operative Sanierung erfolgte mittels ausgedehntem Kapselrelease des MP-2-Gelenks zur Reposition der Zehe. Trotzdem blieb die Zehe instabil wegen erhöhter Spannung im MP-Gelenk, weshalb eine verkürzende Weil-Osteotomie durchgeführt werden musste mit dem Ziel, die Spannung im Gelenk zu verringern und so die intrinsische Stabilität zu erhöhen. Gleichzeitig wurde eine Weichteilstabilisierung mittels Sehnentransfer der langen Beugesehne auf die dorsale Seite der Grundphalanx durchgeführt (vgl. auch Kap. 8).

Ergebnis

Ein Jahr postoperativ ist der Patient sehr zufrieden, er kann problemlos 2–3 h joggen und uneingeschränkt Rad fahren. Er bemerkt lediglich eine leichte Einschränkung der Zehenbeweglichkeit im MP-Gelenk.

Abbildung 9.7

a, b Sowohl in der dp-Projektion als auch in der lateralen Ansicht bestätigt sich die klinisch fassbare Luxation der 2. Zehe im MP-Gelenk. Eine Überlänge des Metatarsale 2 ist nicht offensichtlich. Da das Metatarsale 2 jedoch länger ist als 1 und 3, kann in die präoperative Planung die Verkürzungsosteotomie am 2. Strahl miteinbezogen werden.

c, d Ein Jahr postoperativ ist die Weil-Osteotomie verheilt, das MP-Gelenk zentriert.

e Klinisch ist die Zehe 1 Jahr postoperativ ebenfalls korrekt zentriert im MP-Gelenk. Es persistiert eine indolente Narbenplatte dorsal

9

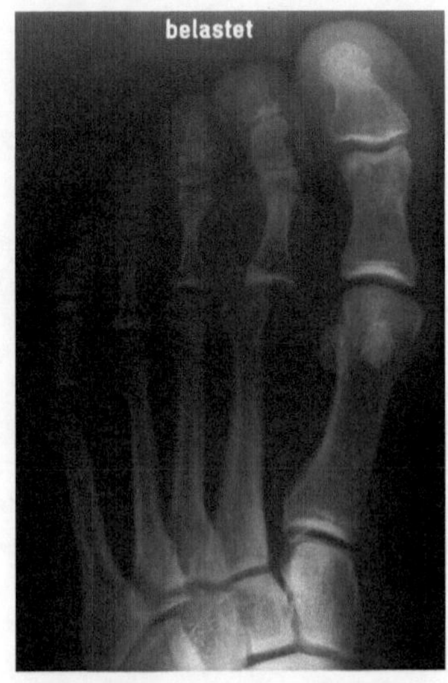

▪ Abb. 9.7a

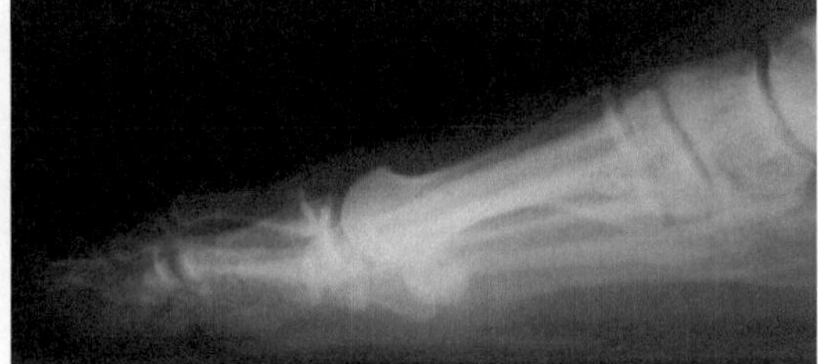

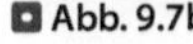
▪ Abb. 9.7b

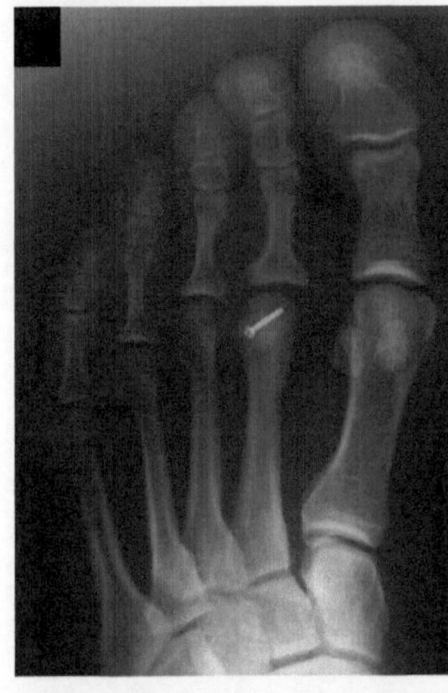

▪ Abb. 9.7c

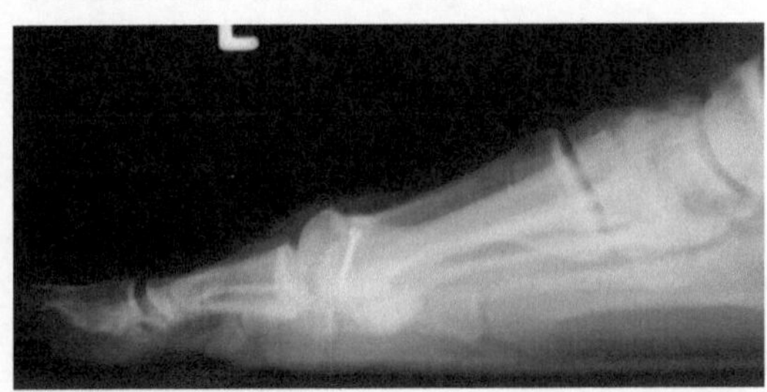

▪ Abb. 9.7d

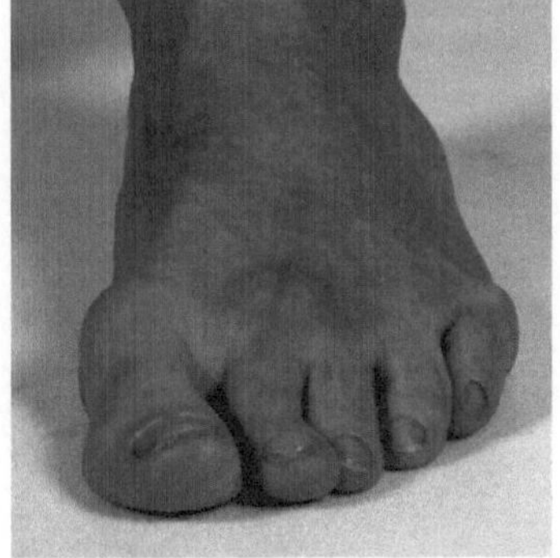

▪ Abb. 9.7e

Fall 5: Weil-Osteotomie

Problemstellung

Schwerste Hallux-valgus-Deformität sowie Hammerzehen 2 und 3 mit Luxation im MP-Gelenk mit konsekutiver Metatarsalgie 2 und 3 bei einem 71-jährigen Patienten.

Anamnese

Langsam zunehmende Fehlstellung der Großzehe und Höhertreten der Zehen 2 und 3. Im Vordergrund stehen die Überlastungsschmerzen plantar der Metatarsaleköpfchen 2 und 3.

Klinik

Ausgeprägte Hallux-valgus-Deformität, passiv nicht redressierbar, wenig Bewegungsschmerzen im Gelenk. Luxation der 2. und 3. Zehe mit Superduktion über die Großzehe. Hyperkeratose unterhalb der Metatarsaleköpfchen 2–4 mit entsprechender Druckdolenz der Metatarsaleköpfchen.

Röntgenbefund

Hallux valgus von 55° mit Subluxation des MP-Gelenks sowie des Sesambeinkomplexes. Der Intermetatarsalwinkel 1–2 beträgt 20°. Vollständige Luxation der MP-Gelenke 2 und 3.

Therapie

Die Problematik wird kausal behandelt mit einer achsenkorrigierenden Arthrodese des TMT-1-Gelenks sowie einer varisierenden Osteotomie der Großzehengrundphalanx. Die Fehlstellung der Kleinzehen wird durch ein ausgedehntes dorsales Release der MP-Gelenkkapsel, verbunden mit z-förmiger Verlängerung der Extensor-digitorum-longus-Sehne und Resektion der Extensor-digitorum-brevis-Sehne, korrigiert. Als weiterer Schritt wird eine verkürzende Osteotomie der Metatarsalia 2–4 durchgeführt zur weiteren Entlastung der MP-Gelenke der entsprechenden Zehen.

Ergebnis

Ein Jahr postoperativ ist der Patient zufrieden. Er trägt wieder normales Schuhwerk. Lediglich eine kleine Hyperkeratose unter dem Metatarsaleköpfchen 2 persistiert. Radiologisch ist die TMT-1-Arthrodese konsolidiert, ebenso die Weil-Osteotomien.

Abbildung 9.8
a, b Die groteske Fehlstellung ist radiologisch und klinisch dokumentiert.
c, d Konsolidation der Arthrodese sowie der Osteotomien 1 Jahr nach Operation. Das MP-1-Gelenk ist zentriert, die Sesamoide projizieren sich unterhalb des Metatarsaleköpfchens.
e Das klinische Bild bestätigt den radiologischen Eindruck 1 Jahr postoperativ

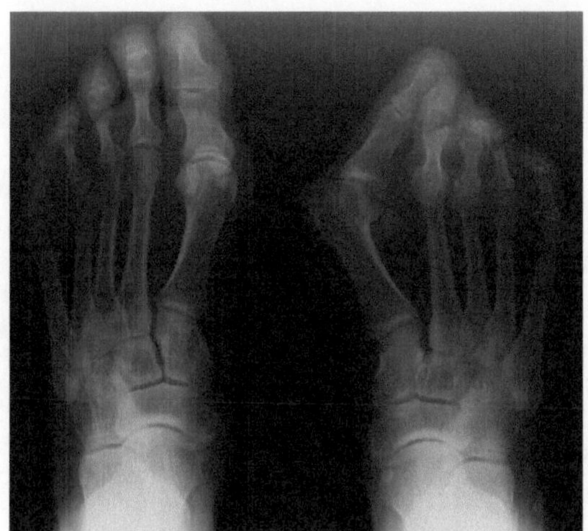

Abb. 9.8a

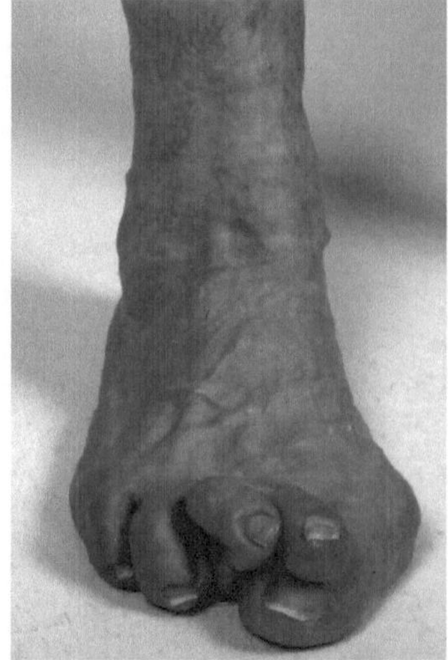

Abb. 9.8b

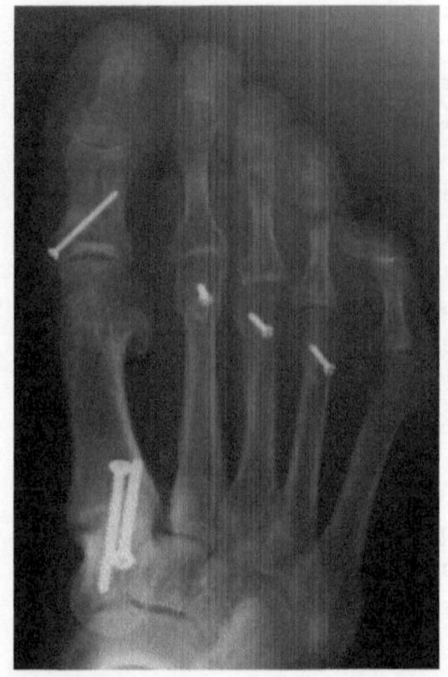

Abb. 9.8c

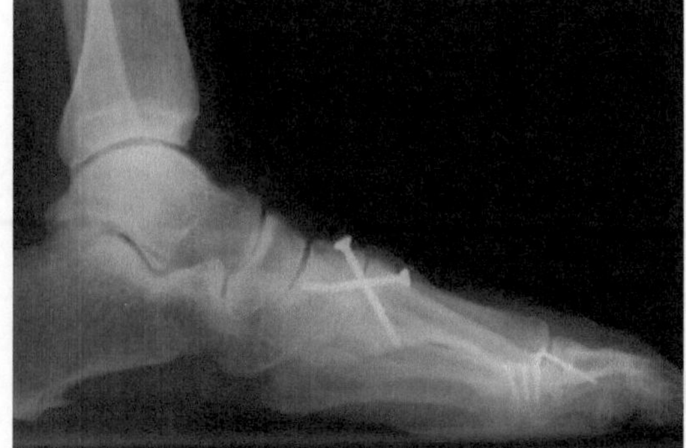

Abb. 9.8d

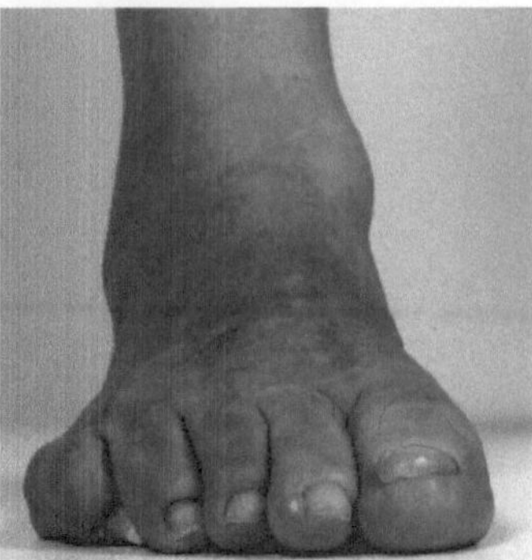

Abb. 9.8e

Fall 6: Metatarsaleschaftosteotomie

Problemstellung

Brachymetatarsalgie 1 und 4 beidseits bei 18-jähriger Patientin.

Anamnese

Kongenitale Fehlbildung beidseits mit Problemen v. a. im Bereich der 2. Zehe, wo Druckprobleme in Schuhen bestehen. Zudem Metatarsalgie unterhalb des Metatarsale 2.

Klinik

Physiologischer Rückfuß. Deutliche Überlänge der 2. Zehe, die beidseits im Sinne einer Krallenzehe deformiert ist. Zudem Verkürzung des 4. Strahls, welcher insgesamt kürzer ist als die Strahlen 3 und 5. Schmerzhafter Clavus unterhalb Metatarsale 2 und 3.

Röntgenbefund

Brachymetatarsale 1 und 4 bei normal konfigurierten Metatarsalia 2, 3 und 5.

9

Therapie

Da eine Verlängerung der Metatarsalia sehr schwierig und risikoreich ist, wird als Kompromiss mit der Patientin die Verkürzungsosteotomie Metatarsale 2 und 3 besprochen, kombiniert mit einer Verlängerung von Metatarsale 4. Durch 2 dorsale Zugänge werden die Osteotomien durchgeführt und schließlich mit $^1/_3$-Rohr-Plättchen stabilisiert. Das Metatarsale 2 wird um 14 mm, das Metatarsale 3 um 12 mm gekürzt. Ein Span aus dem Metatarsale 2 wird verwendet, um die Verlängerung des Metatarsale 4 um 10 mm zu vervollständigen. Zur Harmonisierung der Metatarsalelängen wird zusätzlich eine leicht verkürzende Weil-Osteotomie am 5. Strahl durchgeführt. Der Eingriff erfolgt zuerst auf der rechten Seite, 7 Monate später links.

Ergebnis

Auf der linken Seite musste 4 Monate postoperativ eine Extensionsfehlstellung der Zehe 2–4 erneut korrigiert werden. Rund 2 Jahre postoperativ wurde beidseits das Osteosynthesematerial entfernt. Seither ist die Patientin praktisch beschwerdefrei.

Abbildung 9.9

- **a** Radiologisch zeigt sich die Fehlbildung, welche weitgehend symmetrisch ist zur Gegenseite.
- **b** Klinisch störend sind v. a. die Überlastungsschmerzen plantar von Metatarsale 2 und 3.
- **c** Vollständig konsolidierte Osteosynthesen und ein ausgeglichenes Metatarsalealignement beidseits.
- **d, e** Vierundzwanzig bzw. 17 Monate postoperativ zeigt sich klinisch ebenfalls eine harmonische Zehenlänge. Podoskopisch haben alle Zehen Bodenkontakt

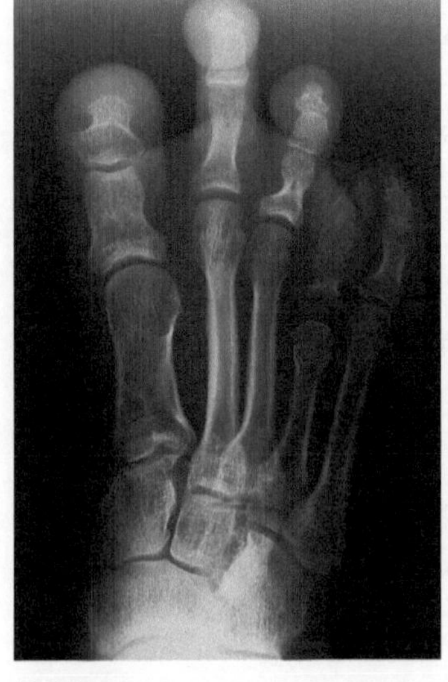

Abb. 9.9a

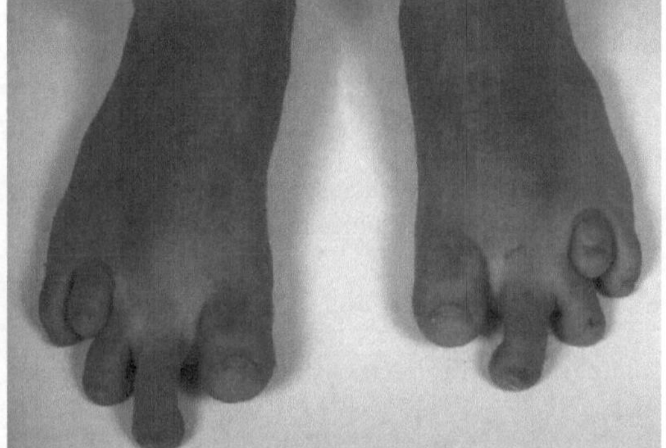

Abb. 9.9b

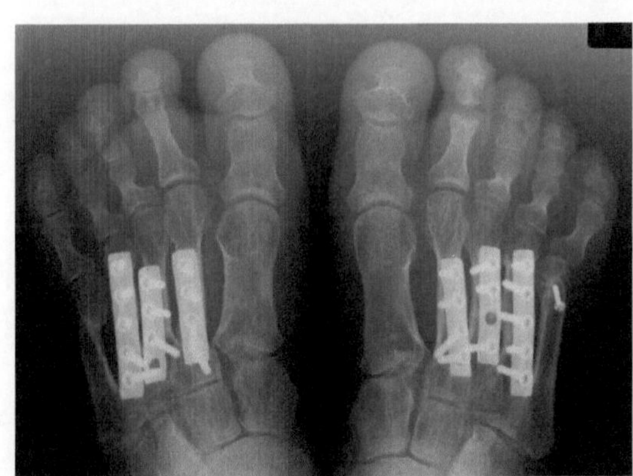

Abb. 9.9c

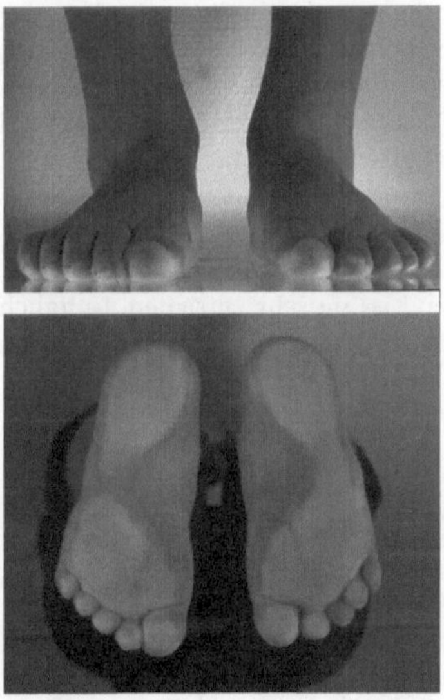

Abb. 9.9d

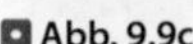

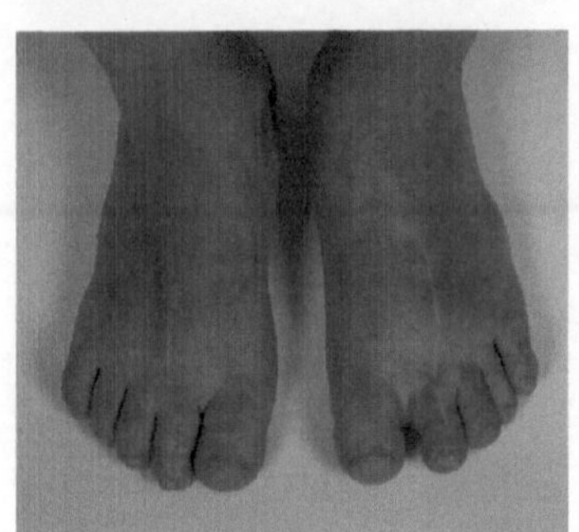

Abb. 9.9e

Fall 7: Metatarsaleschaftosteotomie

Problemstellung

Digitus quintus varus (Bunionette Typ 2) bei 15-jähriger Patientin.

Anamnese

In letzter Zeit zunehmende Schmerzen über einer Bunionette-Deformität am rechten Fuß. Vor allem Beschwerden in Snowboard- und Skischuhen.

Klinik

Im Stehen Bunionette beidseits, rechts deutlich ausgeprägter. Wenig Rötung und Druckdolenz auf der rechten Seite. Die Kleinzehe ist korrekt im MP-Gelenk zentriert, Funktion intakt.

Röntgenbefund

Bunionette Typ 2 mit Digitus quintus varus. Das MP-Gelenk ist jedoch zentriert. Keine Arthrosezeichen.

Therapie

Aufgrund der klinischen und radiologischen Befunde wurde bei entsprechendem Leidensdruck der Patientin die Indikation zur Operation gestellt. Durch eine dorsolaterale Inzision wird der Metatarsaleschaft dargestellt, die schräge Osteotomie wird mit der oszillierenden Säge durchgeführt. Nach Rotation erfolgt die Fixation mit einer 2,0 mm Schraube. Nachbehandlung in einem Vorfußentlastungsschuh für 5 Wochen.

Ergebnis

Ein Jahr postoperativ ist die Patientin in ihrer Schuhwahl nicht mehr eingeschränkt, entsprechend ist sie sehr zufrieden. Lediglich noch leichte Beschwerden im Bereich der Osteotomie bei sportlicher Belastung. Klinisch ist die Bunionette nicht mehr vorhanden.

Abbildung 9.10

- **a** Klinisch ausgeprägte Verbreiterung des Vorfußes mit typischer Bunionette-Deformität.
- **b** Radiologisch stellt sich eine Typ-2-Bunionette dar.
- **c** Der intraoperative Situs zeigt den Zustand nach Rotation des distalen Fragments. Der lateral überstehende Metatarsalevorsprung wird mit der Säge geglättet.
- **d, e** Ein Jahr postoperativ ist die Osteotomie kaum noch erkennbar. Die Achse des Metatarsaleschafts ist korrigiert

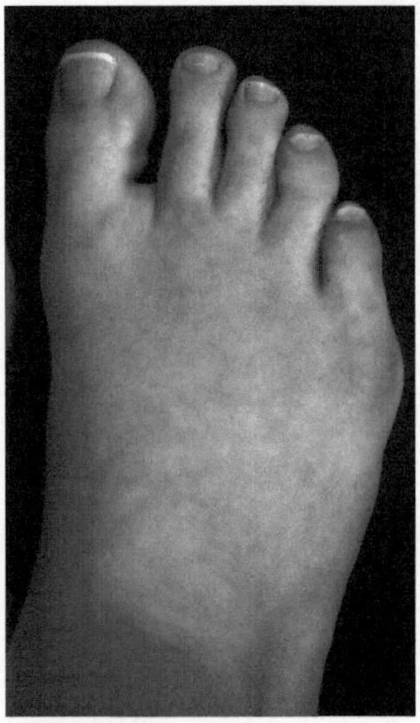

Abb. 9.10a

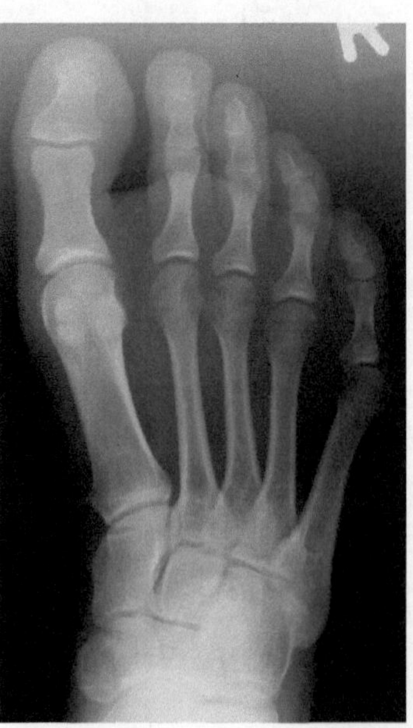

Abb. 9.10b

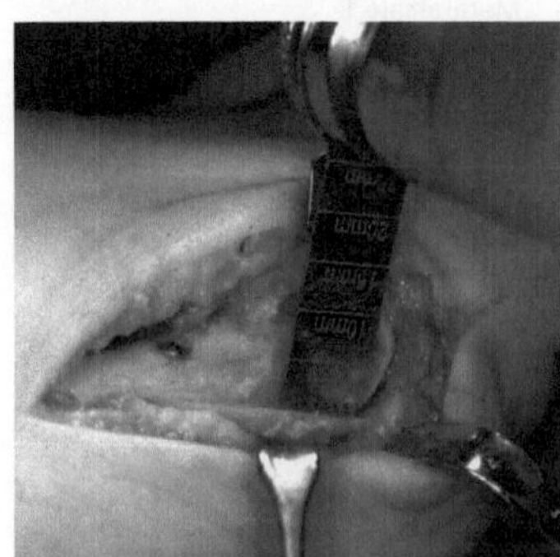

Abb. 9.10c

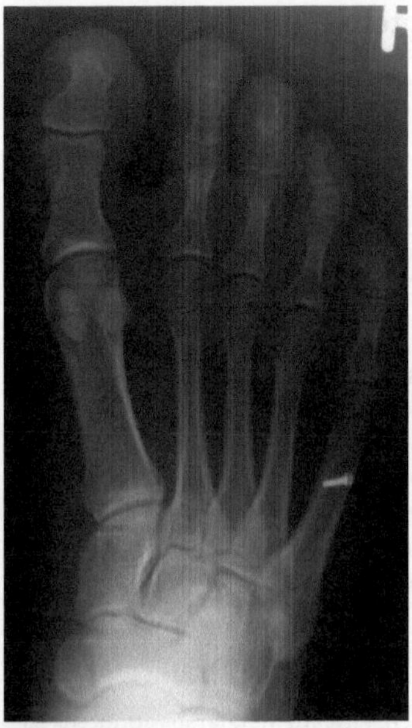

Abb. 9.10d

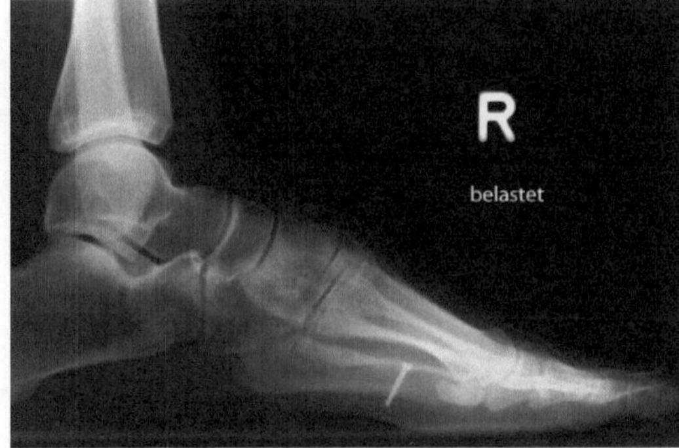

Abb. 9.10e

Fall 8: Metatarsaleschaftosteotomie

Problemstellung

Hallux-valgus-Deformität bei Metatarsus adductus.

Anamnese

Seit vielen Jahren Hallux valgus, welcher zunehmend symptomatisch wird. Schmerzlokalisation ausschließlich über der Pseudoexostose.

Klinik

Senkfüßigkeit bei normalen Rückfußachsen. Ausgeprägter Hallux valgus mit großer Pseudoexostose. Freie Beweglichkeit im MP-Gelenk. Keine Metatarsalgien.

Röntgenbefund

Hallux valgus von 32°, Intermetatarsalwinkel 1–2 von lediglich 7°. Subluxation des MP-1-Gelenks. Adduktusstellung v. a. von Metatarsale 2, welches zu Metatarsale 1 eine Überlänge zeigt.

Therapie

Die Korrektur eines Hallux valgus bei gleichzeitigem Metatarsus adductus ist eine große Herausforderung und muss durch eine Abduktionsosteotomie von Metatarsale 2, ggf. auch 3 und 4 eingeleitet werden. In diesem Fall erfolgte eine diaphysäre horizontale Osteotomie mit maximaler Rotation, welche mit 2 Schräubchen fixiert wurde. Anschließende Halluxkorrektur mittels Scarf- und Akin-Osteotomie.

Ergebnis

Die Patientin ist im Verlauf sehr zufrieden und ist in der Schuhwahl nicht eingeschränkt. Klinisch zeigen sich physiologische Achsen sowie eine freie Beweglichkeit für das MP-1- und MP-2-Gelenk. Symptomatischer Hallux auf der Gegenseite, die Patientin ist zur Operation vorgemerkt.

Abbildung 9.11

- **a** Präoperativ zeigt sich die Halluxdeformität bei Metatarsus adductus. Eine alleinige Korrektur des Großzehenstrahls würde nur eine ungenügende Korrektur erlauben, weshalb durch die vorausgehende Metatarsale-2-Osteotomie Platz geschaffen werden muss für eine achsengerechte distale Korrektur Metatarsale 1.
- **b** Die postoperative Aufnahme bestätigt die gute Korrektur mit zentrierten Sesamoiden und korrigiertem Valgus.
- **c, d** Ein Jahr postoperativ zeigen sich konsolidierte Verhältnisse und ein weit fortgeschrittenes Remodelling des Metatarsale 1

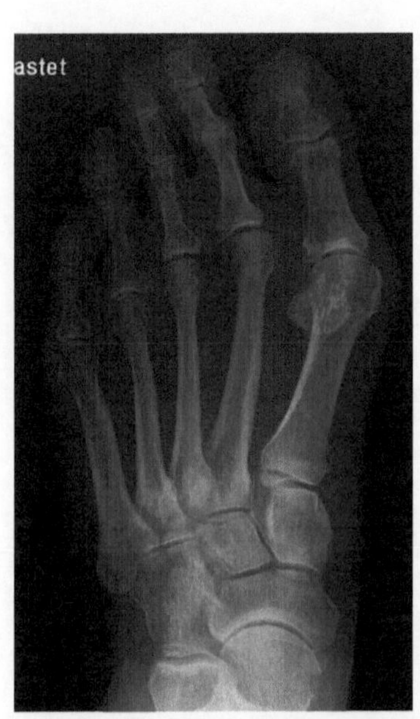

■ Abb. 9.11a

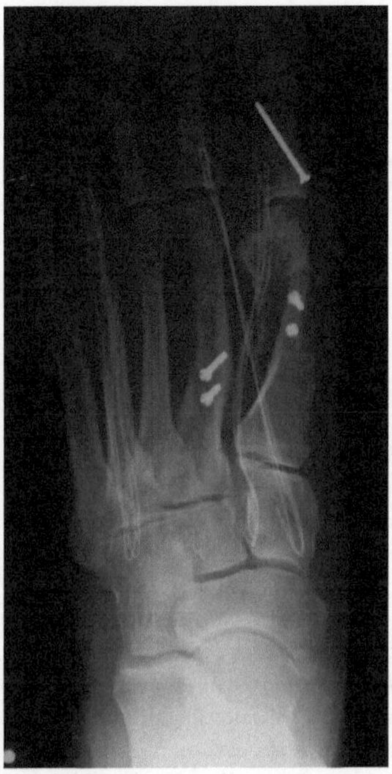

■ Abb. 9.11b

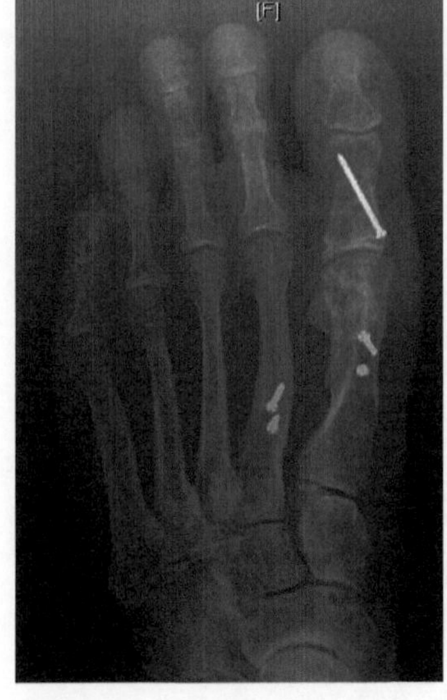

■ Abb. 9.11c

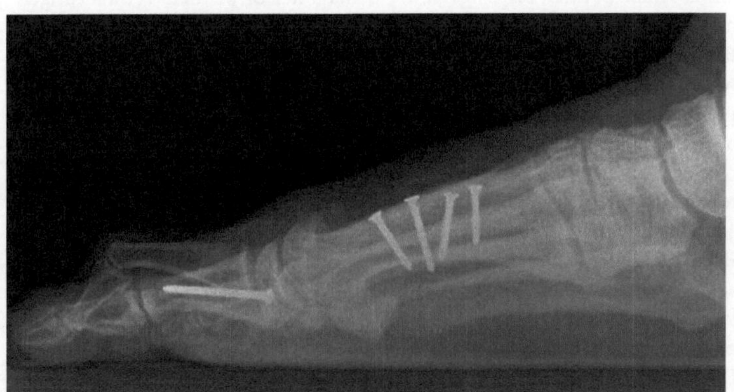

■ Abb. 9.11d

10 Fußprobleme bei Kindern und Jugendlichen

F. Hefti

Einleitung

10

Fußprobleme bei Kindern und Jugendlichen kommen als angeborene Deformitäten, als Wachstumsstörungen und als neurogene Veränderungen vor. Unter den angeborenen Deformitäten sind die Klumpfüße weitaus am häufigsten, auch wenn ihr Vorkommen in den letzten Jahrzehnten (wahrscheinlich aufgrund der größeren genetischen Durchmischung der Bevölkerung) rückläufig ist. Bei Klumpfüßen hat sich heute in den meisten Ländern folgendes Behandlungsschema durchgesetzt. Primär konservative Behandlung und Redression, v.a. der Vorfußkomponente. Im Alter von 4–6 Monaten dann operative Achillessehnenverlängerung, hintere Kapsulotomie und mehr oder weniger ausgedehntes mediales und laterales Release, evtl. auch mit Reposition des Talonavikulargelenkes. Auch wenn diese Behandlung optimal durchgeführt wird, sind Rezidive oft nicht zu vermeiden, da genetisch bedingte Veränderungen des Gewebes vorliegen. Für die Korrektur des »rebellischen Klumpfußes« wurde eine Vielzahl von Operationen vorgeschlagen. Verbreitet sind die Tibiaderotationsosteotomie und die Tibialis-anterior-Sehnen-Verlagerung. Da die Innenrotation aber meistens nicht im Unterschenkel, sondern im Fuß lokalisiert ist, stellt die Tibia-Derotations-Osteotomie eine Operation am falschen Ort dar, als Folge von Tibialis-anterior-Sehnen-Verlagerungen hingegen resultiert oft ein sekundärer Plattfuß. Wir zeigen deshalb in diesem Buch 2 Fälle mit Operationen, die sich beim »rebellischen« Klumpfuß bewährt haben, nämlich die gleichzeitige zuklappende Kuboid- und aufklappende Cuneiforme-mediale-Osteotomie (s. Fall 1; eine Operation, die wir bisher in 45 Fällen durchgeführt haben) sowie die Korrektur mit dem Ilisarow-Apparat (Fall 2; hier im Falle einer besonders schweren Klumpfußdeformität bei Arthrogrypose gezeigt). Mit dieser Methode haben wir bisher in 32 Fällen Erfahrungen gesammelt.
Echte kongenitale Plattfüße (»Talus verticalis«) sind glücklicherweise wesentlich seltener als Klumpfüße. Die offene Reposition des Talus und des Talonavikulargelenkes beim noch nicht zu alten Kind kann hier gute Resultate bringen (Fälle 3 und 4).
Ein nicht allzu seltenes Behandlungsproblem beim Kind stellt die Hexadaktylie dar. Auch hier handelt es sich um ein angeborenes Leiden; nach Gehbeginn kann die Schuhversorgung zu einem Problem werden. Wir zeigen ein Fallbeispiel (Fall 5), bei welchem nach Resektion der Hälfte eines doppelt angelegten Großzehen der verbliebene Zehen ein Fehlwachstum aufwies, das durch eine Osteotomie korrigiert werden musste.
In Fall 6 wird gezeigt, dass auch bei einem Jugendlichen mit angeborener Deformität einmal die Arthrodese die sinnvollste Lösung des Problems sein kann, wie im Falle der kongenitalen Flexionskontraktur im IP-Gelenk I.
Die nächste Gruppe der vorgestellten Fälle betrifft *Wachstumsstörungen*. Am häufigsten kommt der juvenile Hallux valgus vor. Eine Korrektur lohnt sich bei Jugendlichen bei schwerer Fehlstellung, da hiermit die Arthrose im Grund-

gelenk I vermieden werden kann. Es hat sich die Kombination einer Basisosteotomie des Metatarsale I mit einer Operation nach McBride und Pseudoexostosenabmeißelung bewährt (Fall 7).
Eine recht häufig übersehene Wachstumsstörung ist die Coalitio talocalcaneare, da sie radiologisch auf Standardaufnahmen oft nicht zu sehen ist, aber wegen der eingeschränkten Beweglichkeit im USG zu Beschwerden führen kann. Die Trennung der Synostose mit Fettinterposition ist eine erfolgreiche Methode, falls man unmittelbar postoperativ mit konsequent durchgeführten Bewegungsübungen beginnt (Fall 8).
Der Calcaneus varus kommt beim Klumpfuß, aber auch idiopathisch vor. Die durch die Varusstellung hervorgerufene Instabilität des Rückfußes führt zu häufigem Einknicken und zu Supinationstraumata. Hier hilft die valgisierende Kalkaneusosteotomie nach Dwyer (Fall 9).
Das letzte Beispiel zeigt schließlich eine neurogene Fußdeformität bei einem bereits ausgewachsenen Patienten, der sich nur auf den Zehenspitzen fortbewegen konnte. Eine Achillessehnenverlängerung hätte die Spitzfußstellung bei den vorhandenen schweren Weichteilkontrakturen niemals beheben können. Die Korrektur mit dem Ilisarow-Apparat und die anschließende intensive Physiotherapie haben dem Patienten einen normalen Gang mit flüssigem Abrollen ermöglicht (Fall 10).

Fall 1: Restadduktion des Vorfußes bei Status nach Klumpfuß

Problemstellung

Einwärtsgang und Adduktion des Vorfußes bei Zustand nach Klumpfuß.

Anamnese

10-jähriger Junge. Geburt mit Klumpfuß auf der rechten Seite. Im Alter von 4 Monaten Achillessehnenverlängerung, hintere Kapsulotomie sowie Medial release. Im Alter von 6 Jahren begann eine erneute Adduktionsstellung des Vorfußes mit leichter Supination.

Klinik

Der Junge hat keine Beschwerden, geht aber mit auffallendem Toeing-in rechts. Vorfuß rechts stark adduziert und supiniert.

Therapie

Zuklappende Osteotomie des Kuboids, aufklappende Osteotomie des Cuneiforme mediale unter Verwendung des Keiles aus dem Kuboid (Abb. 10.1).

Ergebnis

1 Jahr postoperativ normale Fußstellung.

Abbildung 10.1

a, b Schemazeichnung der kombinierten Kuboid- und Cuneiforme-mediale-Osteotomie. **a** Präoperativer Zustand mit Einzeichnung der geplanten Osteotomien. Die Vorfußachse steht in einem Winkel von 30°-Adduktion gegenüber der Rückfußachse. **b** Postoperativer Zustand. Der im Kuboid entnommene Keil ist im Cuneiforme mediale aufklappend eingebracht. Beide Osteotomien sind mit Kirschner-Drähten fixiert. Die Vorfußachse ist korrigiert.

c Präoperative Röntgenaufnahme bei Zustand nach Klumpfuß mit Adduktion des Vorfußes.

d 6 Monate postoperativ normale Fußstellung mit guter Konsolidation der Osteotomien

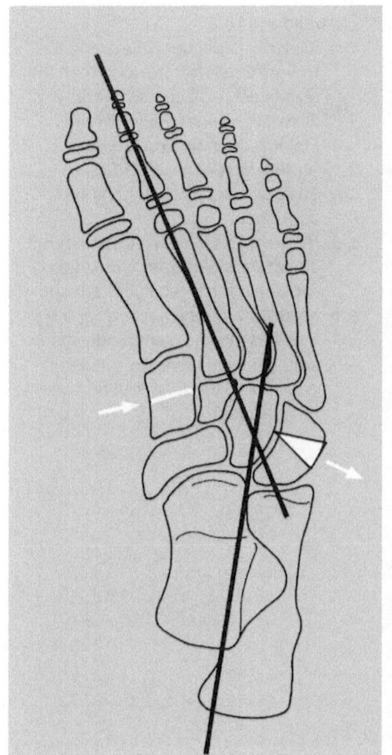

Abb. 10.1a

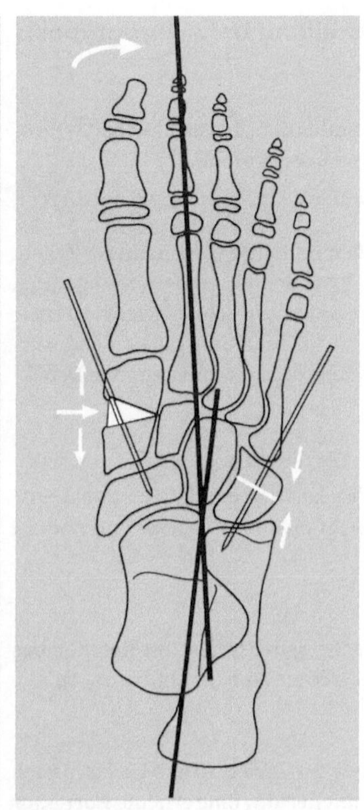

Abb. 10.1b

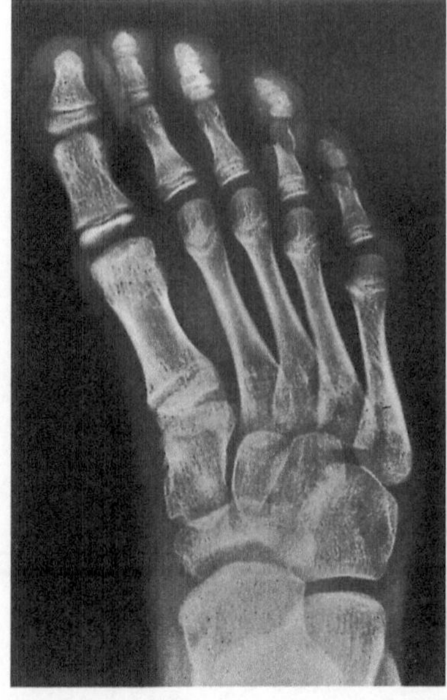

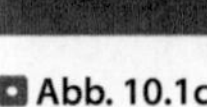

Abb. 10.1c

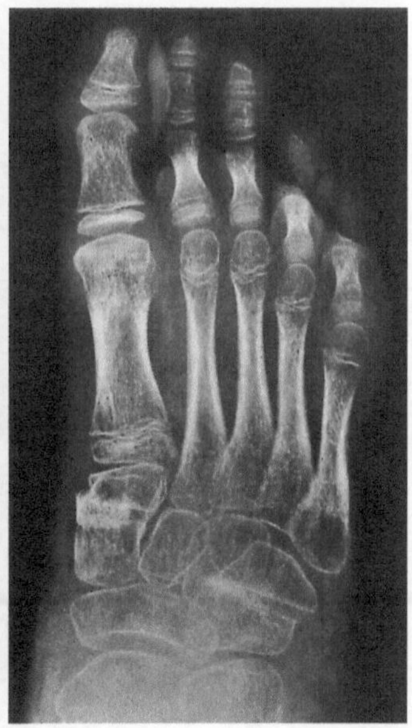

Abb. 10.1d

Fall 2: Schwere Klumpfußfehlstellung bei Arthrogryposis

Problemstellung

Rigide Füße in Varus-, Supinations- und Adduktionsfehlstellung bei Arthrogryposis mit punktförmiger Belastung am Fußaußenrand.

Anamnese

Geburt mit Arthrogryposis und zusätzlichen Fehlbildungen mehrerer Zehen. Klumpfußfehlstellung auf beiden Seiten. Trotz Achillessehnenverlängerung, hinterer Kapsulotomie und Medial release kam es sehr schnell wieder zu einer massiven schwersten Klumpfußstellung auf beiden Seiten. Die Schuhversorgung wurde immer schwieriger und es kam zu sehr schmerzhaften Druckstellen am Fußaußenrand.

Klinik

8-jähriges Mädchen, das mit steifen Füßen kaum gehfähig ist; es geht ausschließlich am Fußaußenrand in Spitzfuß-, Supinations-, Varus- und Adduktionsfehlstellung (▫ Abb. 10.2a, b).

Therapie

Korrektur mit Ilisarow-Apparat mit Doppelringdrehsystem zur Rotation des ganzen Fußes. Die Korrektur dauerte drei Monate lang (▫ Abb. 10.2c, d).

Ergebnis

Nach der Korrektur sehr befriedigende Stellung (▫ Abb. 10.2e, f). 2 Jahre nach der Korrektur kam es allerdings wieder zum Rezidiv. Eine erneute Korrektur wird bei Wachstumsabschluss notwendig sein.

▫ Abbildung 10.2

a, b Klinische Bilder der Füße präoperativ von hinten (**a**) und von unten (**b**). Man beachte die massive Varus-/Supinationsfehlstellung beim Stehen sowie die Druckstelle am Außenrand des linken Fußes. Zusätzlich bestehen Zehenmissbildungen.

c, d Montage des Ilisarow-Apparates mit einem Doppelring, der die Außenrotation des ganzen Fußes erlaubt.

e, f Korrekturergebnis nach 3 Monaten. Man beachte die plantigrade Stellung der Füße sowie die gut gelungene Korrektur der Adduktion und Innenrotation

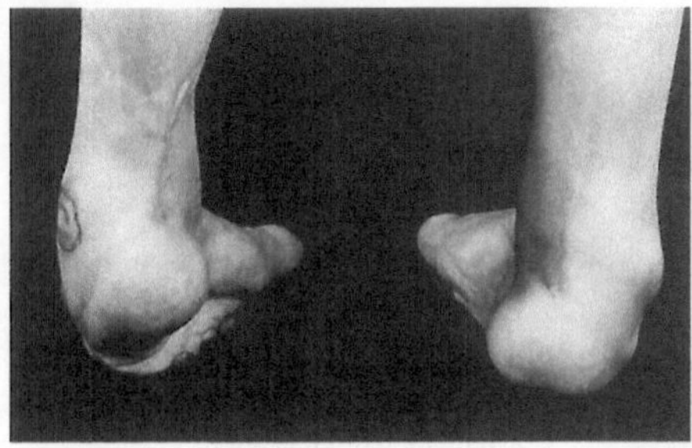

Abb. 10.2a

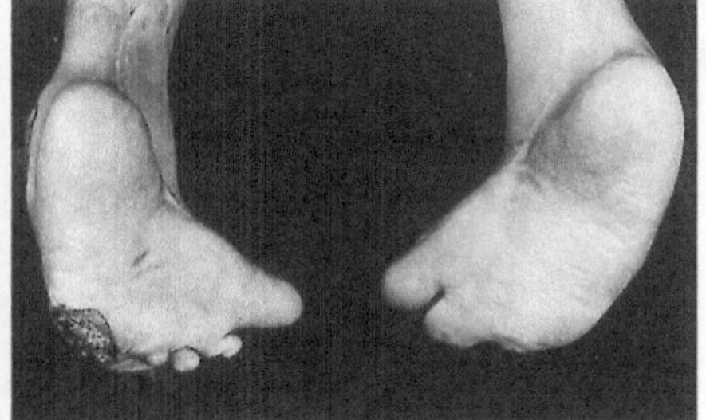

Abb. 10.2b

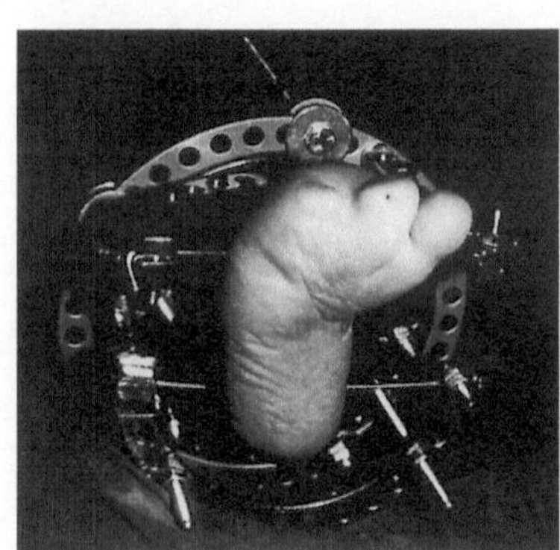

Abb. 10.2c

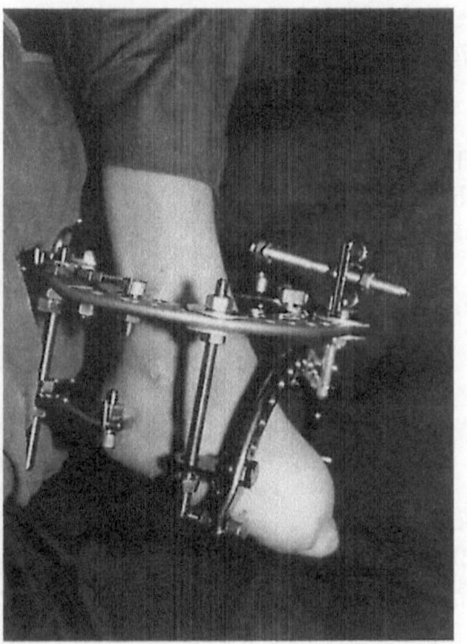

Abb. 10.2d

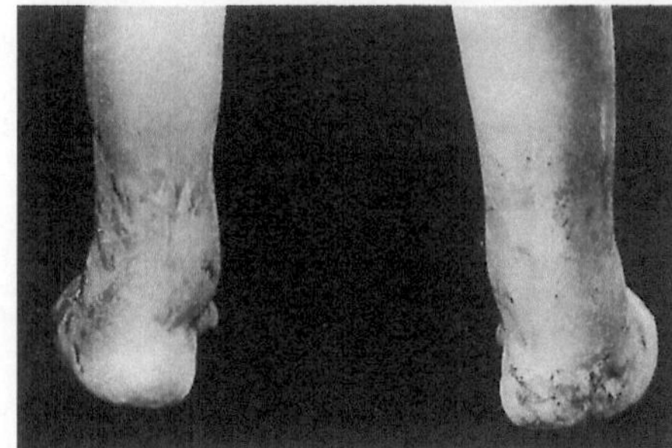

Abb. 10.2e

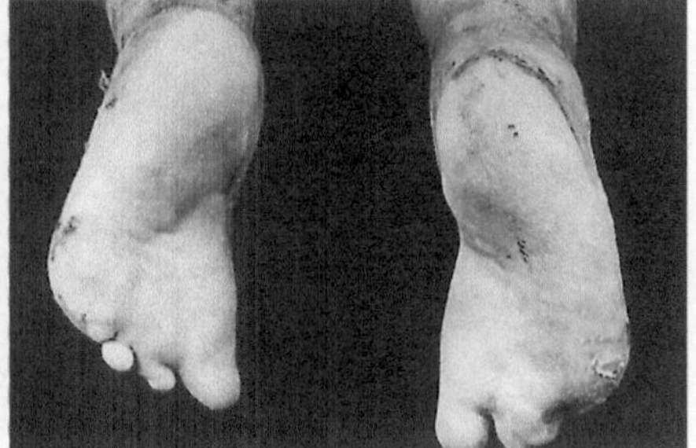

Abb. 10.2f

Fall 3: Kongenitaler Plattfuß (Talus verticalis) beim Säugling

Problemstellung

Beidseitig stark deformierte Füße bei der Geburt mit Haken-, Knick- und Abduktionsstellung der Füße.

Anamnese

Nach normaler Schwangerschaft und Geburt offensichtliche Fehlstellung beider Füße.

Klinik

4 Monate altes Kind. Massive Valgusstellung des Rückfußes mit Hochstand des Kalkaneus rechts mehr als links, sowie Hyperpronation des Vorfußes.

Röntgenbefund

Auf beiden Seiten abnorm kleiner Kalkaneus, der zweigeteilt ist. Der Talus ist beidseits nach medial luxiert und steht vertikal (Abb. 10.3a).

Therapie

Offene Talusreposition beidseits mit Transfixation des Talonavikulargelenkes, Verschluss der Luxationstasche und Z-förmige Verlängerung der Achillessehne beidseits.

Ergebnis

1 Jahr nach der Operation normale Stellung zwischen Talus und Kalkaneus auf beiden Seiten. Auf der linken Seite noch angedeutet Zweiteilung des Kalkaneus (Abb. 10.3b). Normales Fußgewölbe.

Abbildung 10.3

a Beide Füße d.p. und seitlich: Abnorm kleiner Kalkaneus und vertikal stehender Talus, der beidseits nach medial subluxiert ist. Im Seitenbild ist zudem das Kuboid sichtbar.

b Beide Füße seitlich im Alter von 1 Jahr und 4 Monaten: Normale Stellung des Talus und des Kalkaneus. Keine Subluxation im Talonavikulargelenk. Auf der *linken* Seite noch angedeutet die Zweiteilung des Kalkaneus

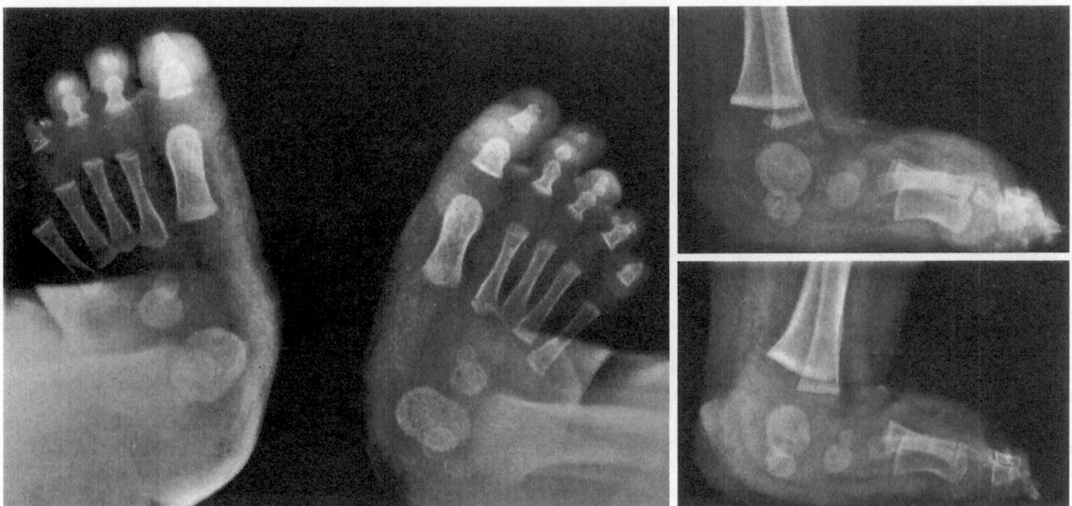

Abb. 10.3a

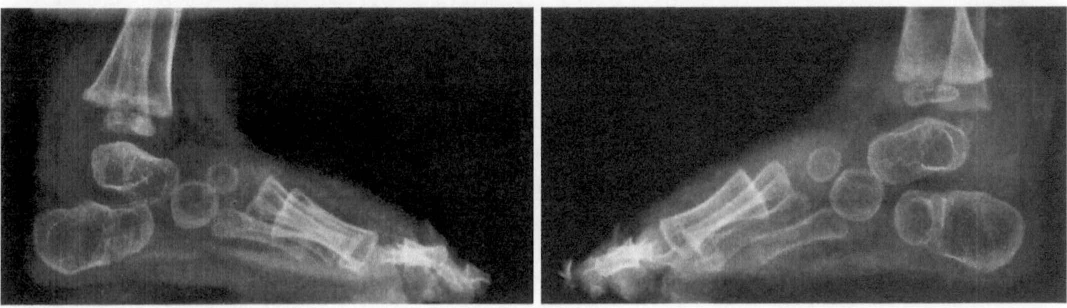

Abb. 10.3b

Fall 4: Kongenitaler Plattfuß beim Kleinkind

Problemstellung

Kleinkind geht mit massiver Belastung unter dem medialen Fußgewölbe.

Anamnese

Normale Schwangerschaft und Geburt. Gehbeginn mit 12 Monaten. Den Eltern fiel dann auf, dass das Kind vorwiegend auf dem Fußinnenrand geht. Keine Beschwerden.

Klinik

Gang mit massiver Belastung des Fußinnenrandes und erheblicher Valgusstellung des Rückfußes, sowie Abduktion und Hyperpronation des Vorfußes (■ Abb. 10.4c).

Röntgenbefund

Steilstand des Kalkaneus beidseits und Subluxation im Talonaviculargelenk, fehlendes Fußgewölbe (■ Abb. 10.4a).

Therapie

Offene Reposition des Talus mit Transfixation im Talonaviculargelenk sowie Achillessehnenverlängerung. Stützung des medialen Fußgewölbes für 6 Monate mit Gips, und anschließend für 18 Monate lang mit Orthesen.

Ergebnis

2 Jahre nach der Operation normale Stellung des Talus und des Kalkaneus, auf dem Podoskop normale Belastung der Füße (■ Abb. 10.4b, d).

■ Abbildung 10.4

a Röntgenaufnahmen beider Füße seitlich im Alter von 2 Jahren und 3 Monaten: massiver Steilstand des Talus auf beiden Seiten, Kalkaneus zu horizontal, Subluxation im Talonavikulargelenk beidseits.
b Röntgenbild im Alter von 4 Jahren und 3 Monaten: 2 Jahre postoperativ normale Stellung des Talus, normaler talokalkanearer Winkel, normales Fußgewölbe auf beiden Seiten, wobei die Stellung rechts etwas besser ist als links.
c Beide Füße im Stehen von vorne auf dem Podoskop vor der Operation: massive Belastung des medialen Fußgewölbes, Knickstellung des Rückfußes und Hyperpronation sowie Abduktion des Vorfußes beidseits.
d 2 Jahre postoperativ normale Fußstellung und normale Belastungsflächen auf dem Podoskop

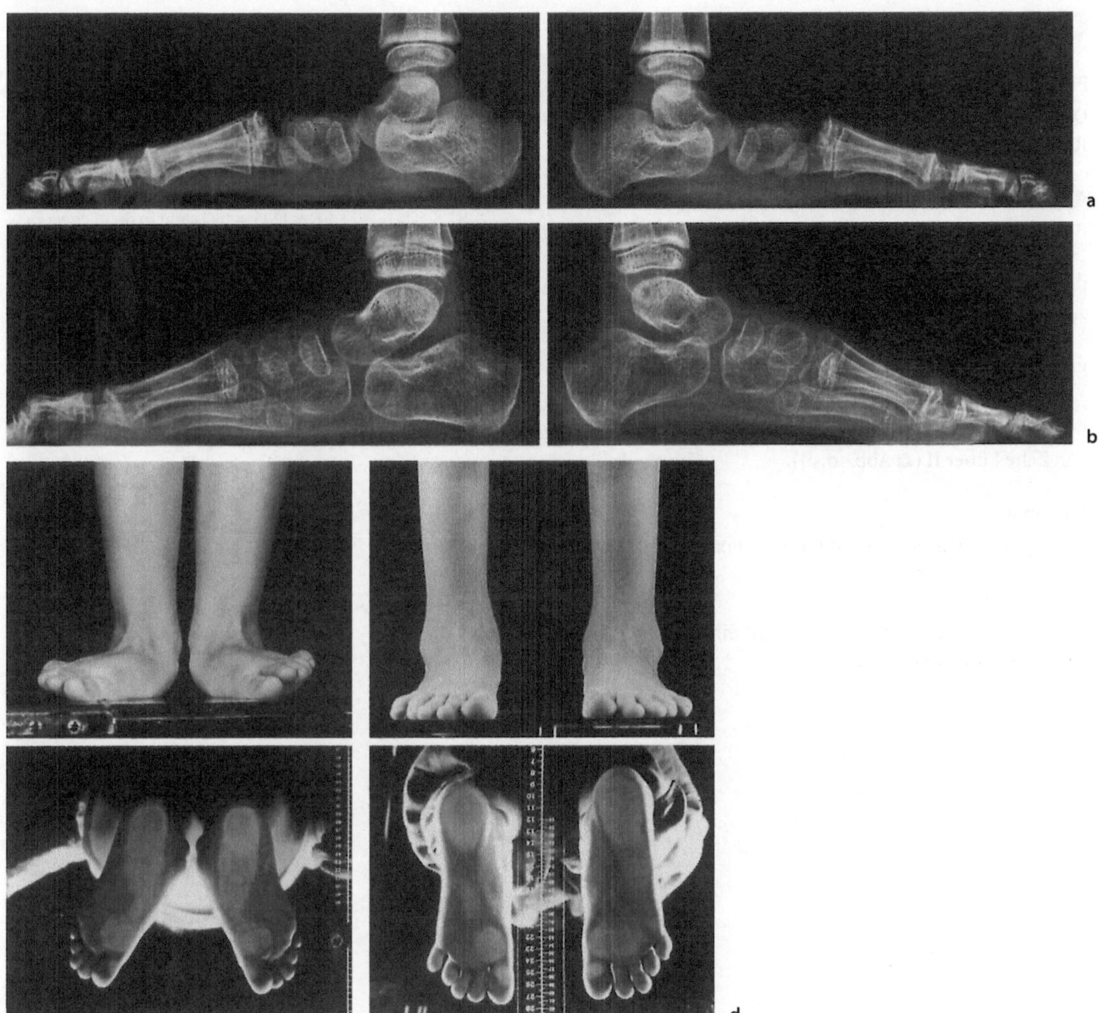

Abb. 10.4

Fall 5: Hexadaktylie mit doppelt angelegter Großzehe

Problemstellung

Doppelt angelegte Großzehe, Valgusabweichung der verbleibenden Zehe nach Resektion der überzähligen Zehe.

Anamnese

Bei der Geburt doppelt angelegte Großzehe über dem Metatarsale I. Im Alter von 6 Monaten wurde die medialseitige überzählige Zehe reseziert. In der Folge kam es zur zunehmenden Valgusabweichung der verbleibenden Großzehe mit Superduktion über die 2. Zehe (◻ Abb. 10.5a).

Klinik

16-jähriges Mädchen, seit einigen Jahren Beschwerden über dem Metatarsale-I-Köpfchen medial sowie zwischen den Zehen I und II wegen Superduktion von Zehe I über II (◻ Abb. 10.5b).

Therapie

Subkapitale varisierende Osteotomie. Fixation mit Klammern (◻ Abb. 10.5c).

Ergebnis

2 Jahre nach dieser Operation besteht eine normale Fußstellung und die Patientin ist beschwerdefrei.

◻ Abbildung 10.5

a Rechter Fuß d.p. im Alter von 6 Monaten: Man erkennt die doppelt angelegte Großzehe über dem Metatarsale I. Die Resektionslinie ist *gestrichelt* eingezeichnet.

b Rechter Fuß d.p. im Alte von 16 Jahren: Mäßig ausgeprägter Metatarsus varus I. Das IP-Gelenk I steht in deutlicher Valgusabweichung, entsprechend ist auch die Grundphalanx in Valgusrichtung abgewichen.

c Rechter Fuß d.p. 3 Monate nach subkapitaler varisierender Osteotomie. Das Grundgelenk I steht nun einigermaßen gerade, sodass auch die Valgusabweichung der Großzehe deutlich vermindert ist

10

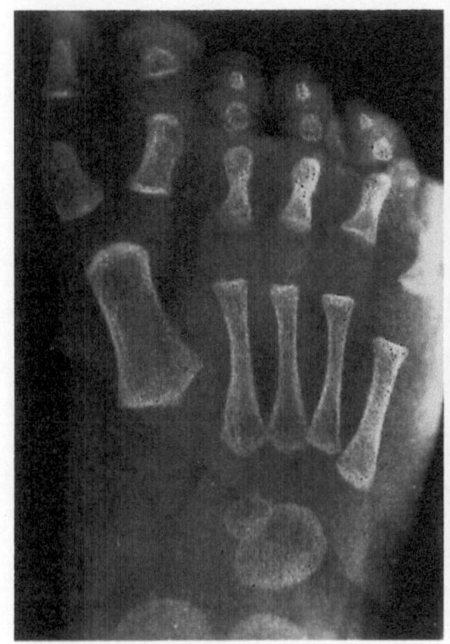

■ Abb. 10.5a

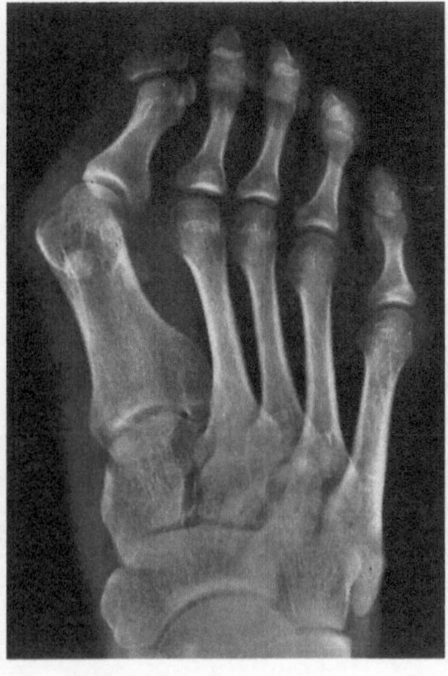

■ Abb. 10.5b

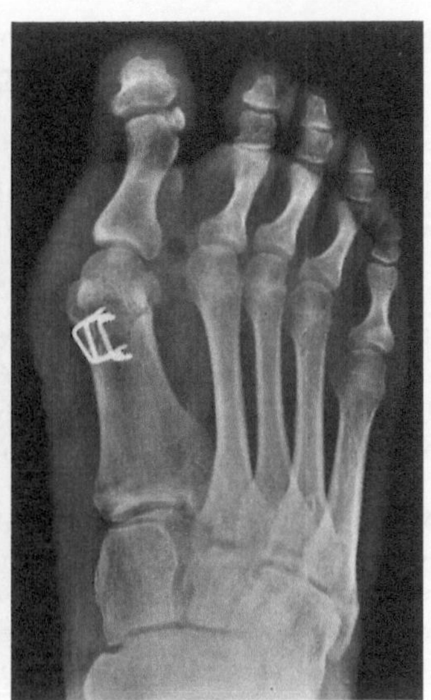

■ Abb. 10.5c

Fall 6: Kongenitale Flexionskontraktur im Interphalangealgelenk der Großzehe

Problemstellung

Schmerzen über dem Interphalangeal-(IP)Gelenk beim Tragen von Schuhen wegen kongenitaler Flexionskontraktur auf beiden Seiten.

Anamnese

Seit frühester Kindheit ist eine Flexionskontraktur im IP-Gelenk der Großzehen beidseits aufgefallen. Mit der Zeit kam es zu Schwierigkeiten beim Tragen von Schuhen und Schwielenbildung über diesem Gelenk dorsal auf beiden Seiten. Die Patientin war auch ästhetisch beeinträchtigt.

Klinik

15-jähriges Mädchen mit rigider Fehlstellung im IP-Gelenk der Großzehen beidseits in 30°-Flexion. Keinerlei Beweglichkeit in diesem Gelenk. Röntgenologisch ist zwar ein Gelenk vorhanden, die distale Gelenkfläche der Grundphalanx ist jedoch nach plantar gekippt (◘ Abb. 10.6a).

Therapie

Arthrodese des IP-Gelenkes in Streckstellung (◘ Abb. 10.6b).

Ergebnis

1 Jahr nach der Operation ist die Patientin beschwerdefrei, auch ästhetisch ist der Zustand befriedigend.

◘ Abbildung 10.6

a Röntgenbilder des Vorfußes d.p. sowie der Großzehen seitlich. Auf der linken Seite besteht eine Flexionsstellung im IP-Gelenk von 45°, auf der rechten Seite beträgt die Fehlstellung etwa 70°. Auch im a.-p.-Bild Abweichung im Valgussinne.

b 2 Monate nach Arthrodese im IP-Gelenk in Streckstellung mit Schraubenfixation

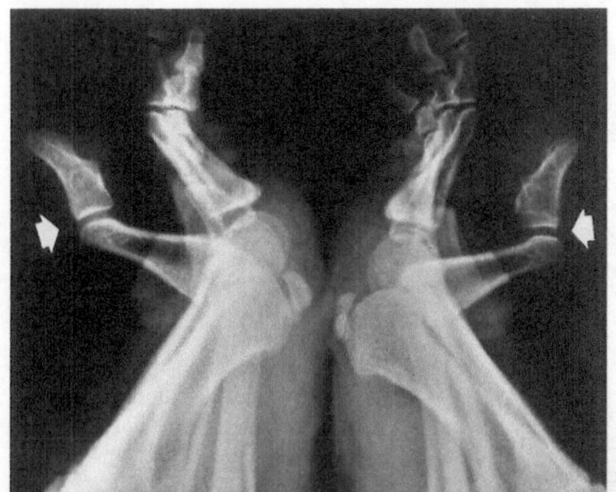

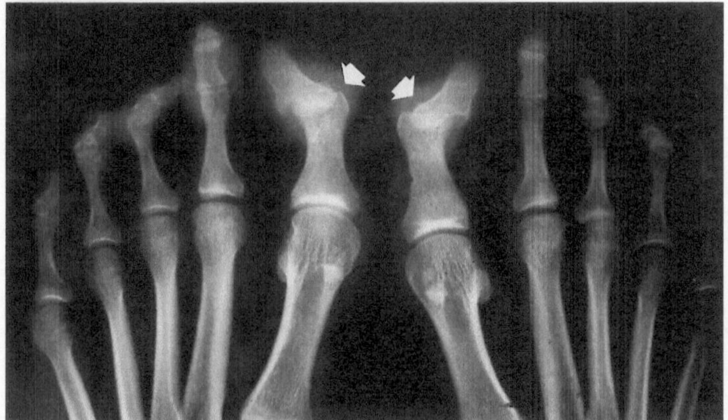

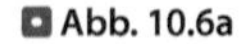

Abb. 10.6a

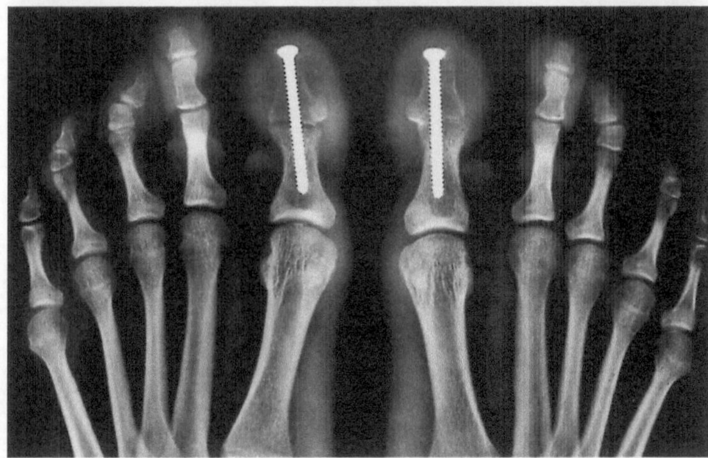

Abb. 10.6b

Fall 7: Juveniler Hallux valgus

Problemstellung

Schmerzen über dem Metatarsaleköpfchen I bei längerem Gehen.

Anamnese

15-jähriges Mädchen, seit 2 Jahren gelegentlich Beschwerden beim Gehen; in der letzten Zeit zunehmend Rötung und Schmerzen über dem Metatarsaleköpfchen I medial beidseits.

Klinik

Spreizfüße beidseits mit Beschwielung unter dem Metatarsaleköpfchen II und III. Rötung und Vorwölbung über dem Metatarsaleköpfchen I beidseits medial, Hallux valgus mit Valgusstellung der Großzehe um 20°, rechts mehr als links.

Röntgenbefund

Metatarsus primus varus beidseits mit Valgusstellung der Großzehe rechts mehr als links (Abb. 10.7a, c).

Therapie

Basisnahe valgisierende Metatarsale-I-Osteotomie sowie Operation nach McBride beidseits, Pseudoexostosenabmeißelung beidseits (Abb. 10.7b, d).

Ergebnis

2 Jahre postoperativ normale Fußstellung, das Mädchen ist beschwerdefrei.

Abbildung 10.7

a, b Schemazeichnung der kombinierten basisnahen Metatarsale-I-Osteotomie, kombiniert mit Operation nach McBride und Pseudoexostosenabmeißelung. **a** Präoperativer Zustand mit Einzeichnung der geplanten Osteotomien und der Abtrennungsstelle der Sehne des M. adductor hallucis. **b** Postoperativer Zustand. Die Sehne des M. adductor hallucis ist durch einen Kanal im Köpfchen des Metatarsale I nach medial gezogen und medial transossär fixiert. An der Basis des Metatarsale I wurde ein (homologer) Keil eingesetzt.

c Präoperative Aufnahmen der Füße d.p.: Metatarsus primus varus beidseits mit Spreizstellung des Fußes und Valgusabweichung der Großzehen.

d 1 Jahr postoperativ haben Metatarsale sowie Großzehen eine normale Stellung, auch der Vorfuß ist deutlich schmäler als präoperativ

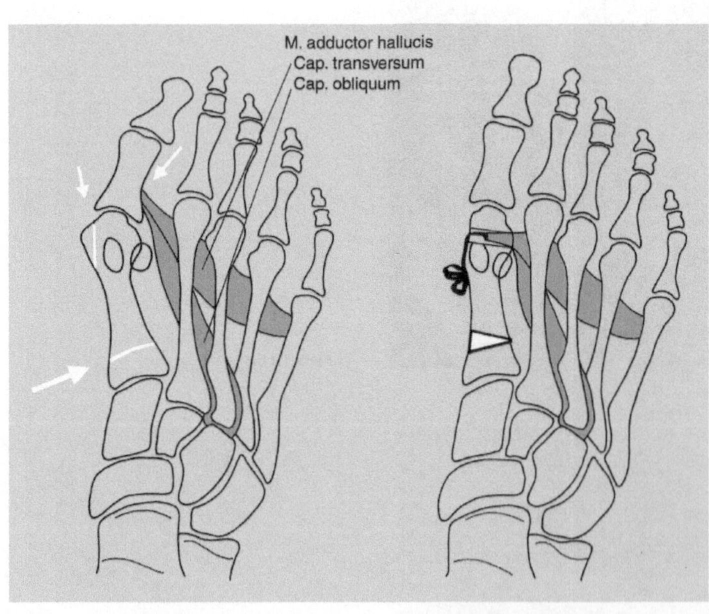

Abb. 10.7a **Abb. 10.7b**

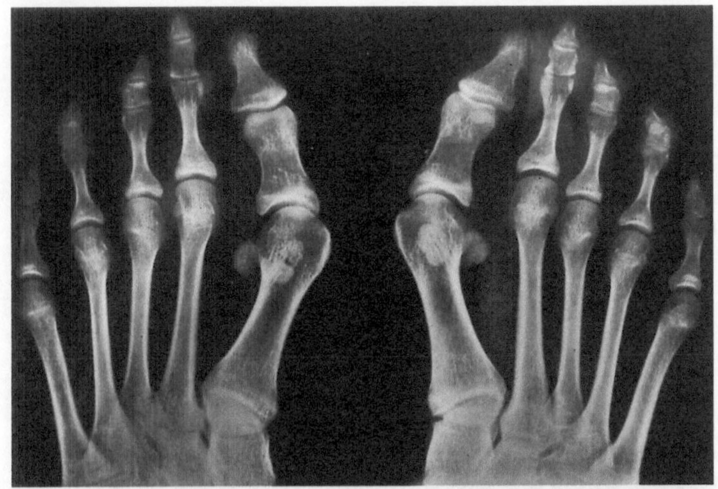

Abb. 10.7c

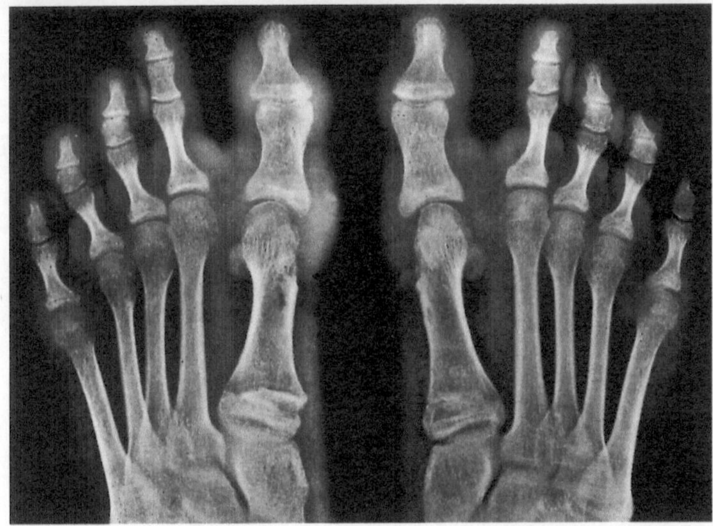

Abb. 10.7d

Fall 8: Coalitio talocalcanearis

Problemstellung

Belastungsabhängige Schmerzen unterhalb des Malleolus medialis.

Anamnese

12-jähriger Junge, sehr sportlich. Seit 3 Monaten belastungsabhängige Schmerzen unterhalb des Malleolus medialis ohne Trauma. Schmerzen deutlich belastungsabhängig.

Klinik

Massiv eingeschränkte Beweglichkeit des rechten USG gegenüber dem linken. Hypervalgus der Ferse rechts.

Röntgenbefund

Knöcherne Verbindung zwischen Talus und Kalkaneus mediodorsal auf der rechten Seite (■ Abb. 10.8a, b).

Therapie

Resektion der knöchernen Verbindung und Fettinterposition, sofortige intensive Mobilisation.

Ergebnis

1 Jahr postoperativ hat sich keine erneute Verbindung gebildet, die Beweglichkeit ist frei (■ Abb. 10.8c).

■ **Abbildung 10.8**

a Röntgenbild des linken Rückfußes a.p. und seitlich im Alter von 12 Jahren: Man erkennt eine Nearthrose zwischen Talus und Kalkaneus.

b CT in der Frontalebene im Bereich des Rückfußes: Zwischen Talus und Kalkaneus auf der rechten Seite ist eine knöcherne Verbindung festzustellen.

c CT in der Frontalebene im Bereich des Rückfußes 1 Jahr postoperativ: Im Bereich der ehemaligen Lücke ist Fett interponiert, es hat sich keine erneute knöcherne Brücke gebildet

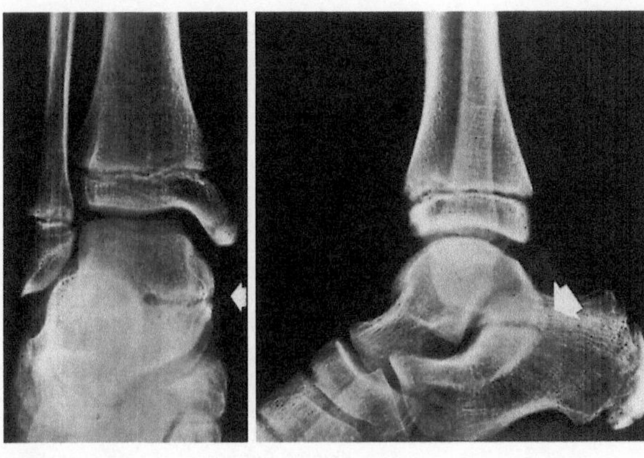
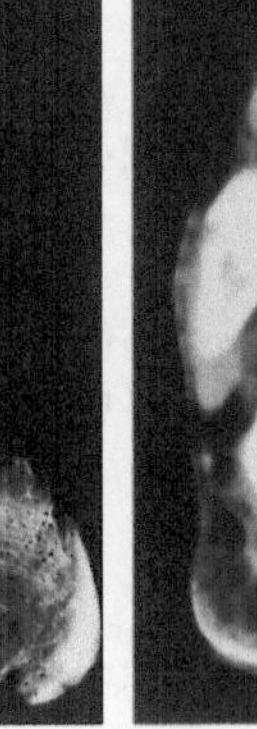

■ Abb. 10.8a

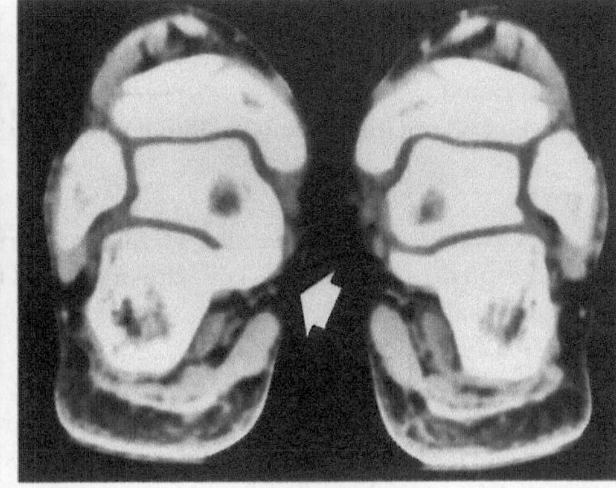

■ Abb. 10.8b

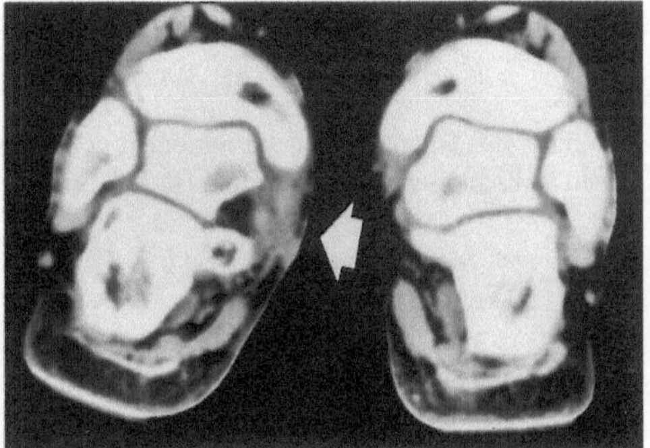

■ Abb. 10.8c

Fall 9: Idiopathischer Calcaneus varus

Problemstellung

Häufiges Einknicken im Rückfuß bei idiopathischem Calcaneus varus.

Anamnese

13-jähriges Mädchen, läuft die Schuhe lateral sehr stark ab und knickt beidseits häufig mit dem Rückfuß ein. Die Schmerzen sind unterhalb des Malleolus lateralis lokalisiert.

Klinik

Klinisch und radiologisch besteht ein Calcaneus varus auf beiden Seiten (■ Abb. 10.9c, f). Mäßig vermehrte Aufklappbarkeit des OSG und des USG bei allgemein etwas vermehrter Bandlaxität.

Therapie

Valgisierende Kalkaneusosteotomie nach Dwyer beidseits (■ Abb. 10.9a, b).

Ergebnis

1 Jahr nach der Operation ist die Patientin völlig beschwerdefrei, das Einknicken ist nicht mehr vorgekommen (■ Abb. 10.9d, e, g).

■ **Abbildung 10.9**

a, b Schemazeichnung der Kalkaneusosteotomie nach Dwyer. **a** Ansicht von lateral, **b** Ansicht von hinten. Die Osteotomie erfolgt schräg von proximal-kranial nach distal-kaudal unter Entnahme eines Keils mit lateraler Basis. Belässt man die mediale Kortikalis intakt, so schließt sich die Osteotomie automatisch nach Entnahme des Keils bei forcierter Dorsalextension des Fußes durch den Zug der Achillessehne.

c Linker Fuß seitlich präoperativ: Der Kalkaneus hat eine normale Länge. Es liegt keine mitigierte Form eines Klumpfußes vor.

d, e Linker Fuß seitlich und Kalkaneus beidseits axial postoperativ: Status nach Kalkaneusosteotomie nach Dwyer und Fixation mit Titan-Staples.

f Photographie der Füße von hinten präoperativ: Es besteht eine deutliche Varusachse des Rückfußes.

g Photographie der Füße von hinten postoperativ: Es besteht nun eine physiologische Valgusachse. Man beachte die laterale Narbe über dem Kalkaneus

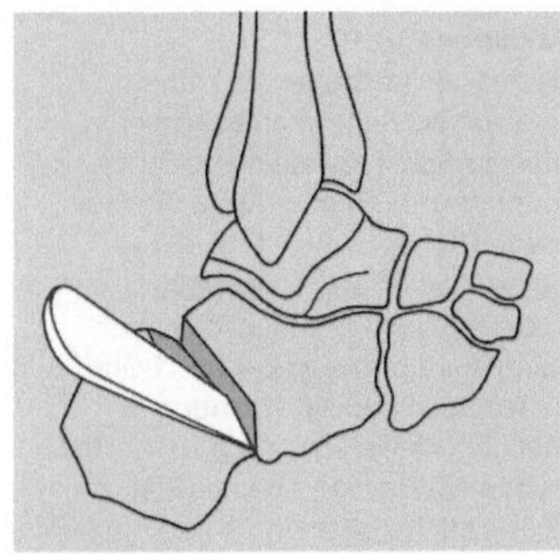

■ Abb. 10.9a

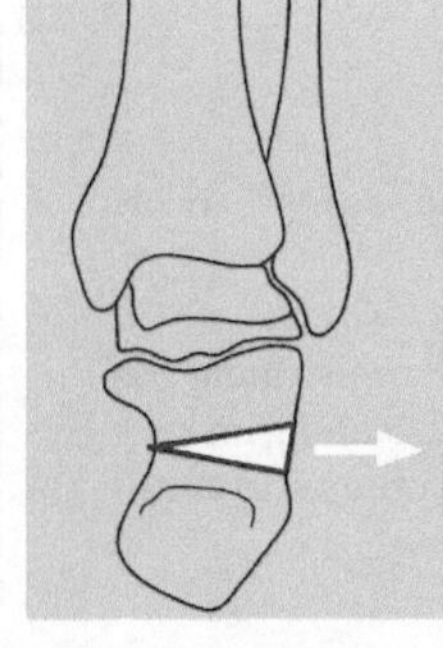

■ Abb. 10.9b

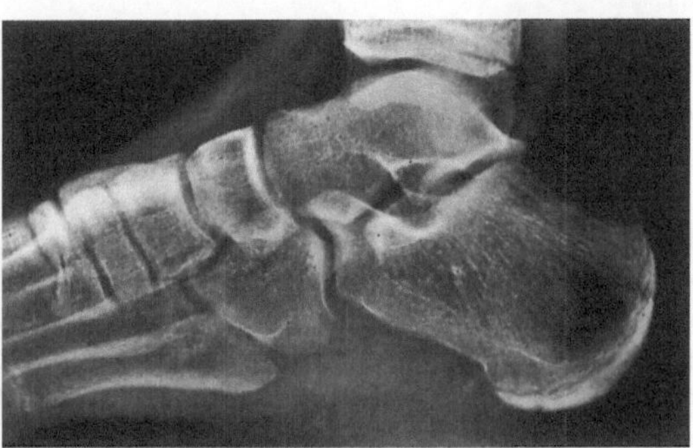

■ Abb. 10.9c

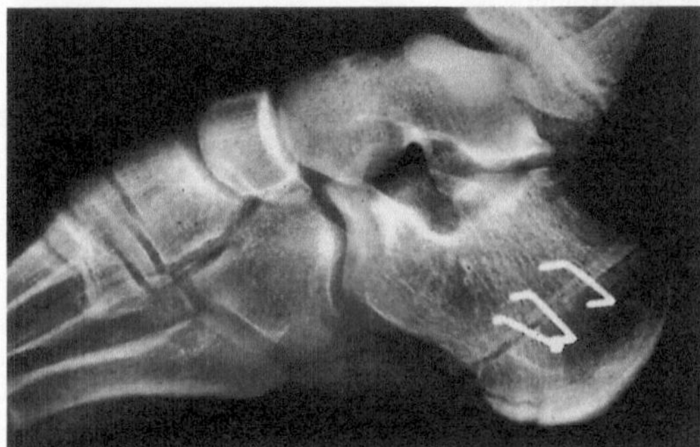

■ Abb. 10.9d

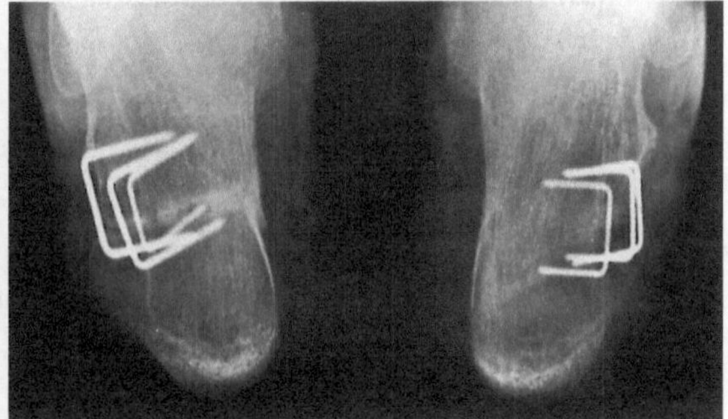

■ Abb. 10.9e

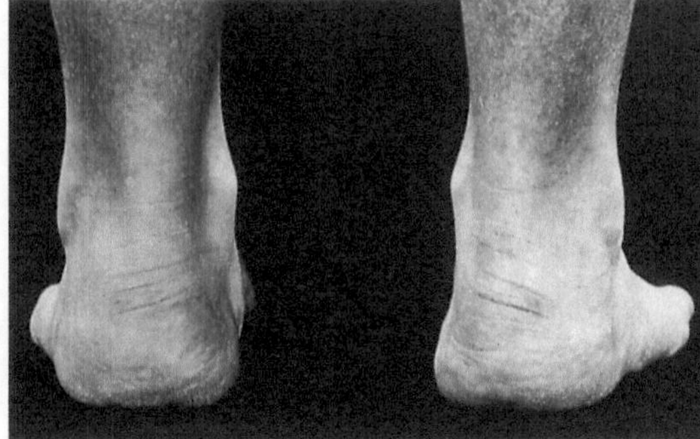

■ Abb. 10.9f

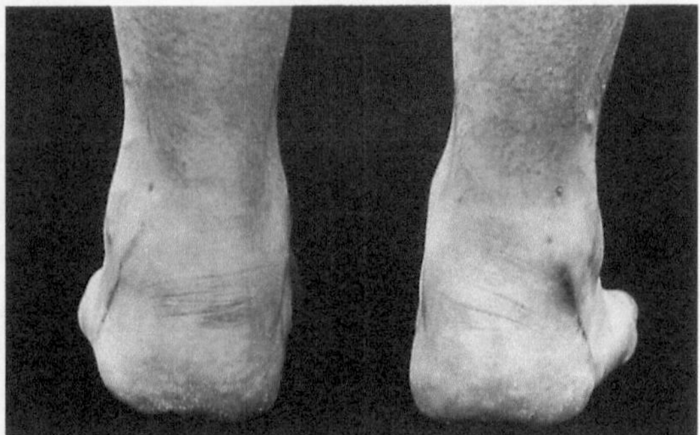

■ Abb. 10.9g

Fall 10: Neurogene Spitzfüße

Problemstellung

Massiver Spitzfußgang bei Missbildung im lumbosakralen Übergangsbereich.

Anamnese

Seit früher Kindheit Spitzfußgang. Mit 18 Jahren rigide Spitzfußstellung von etwa 30°. Die Ursache ist nicht ganz klar. Es besteht eine Missbildung im lumbosakralen Übergangsbereich, so dass eine spinale Neuropathie wahrscheinlich ist.

Klinik

18-jähriger Mann, geht in Spitzfußstellung auf beiden Seiten von etwa 30° (Abb. 10.10a). Die Beweglichkeit im OSG beträgt: Dorsalextension/Plantarflexion 0–30–50° beidseits.

Therapie

Korrektur der Spitzfüße mit Ilisarow-Apparat (Abb. 10.10b). Die Korrektur dauerte 2 Monate.

Ergebnis

Nach der Korrektur plantigrade Stellung der Füße (Abb. 10.10c). Der Patient benötigte anschließend für 1 Jahr intensive Physiotherapie, bis er das normale Abrollen erlernte und einen völlig normalen Gang hatte.

Abbildung 10.10
a Beide Füße im Stehen von hinten und von der Seite: Man beachte die massive Spitzfußstellung beidseits.
b Montage des Ilisarow-Apparates auf beiden Seiten.
c Beide Füße im Stehen von hinten und von der Seite, 1 Monat nach Entfernung des Ilisarow-Apparates. Beide Füße haben nun eine plantigrade Stellung, die Fersen sind gut belastbar. Es ist auch eine Dorsalextension von knapp 10° möglich

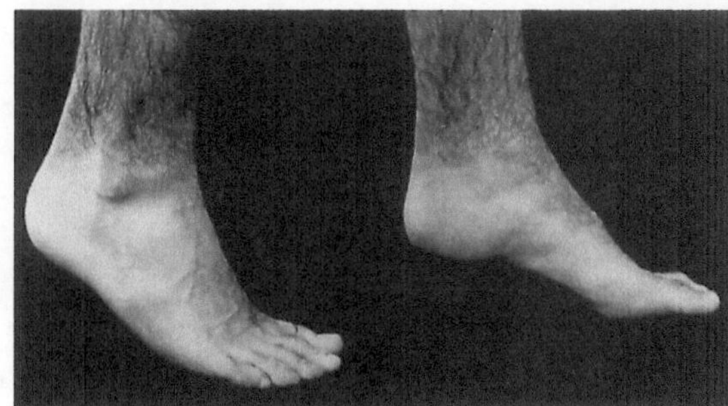
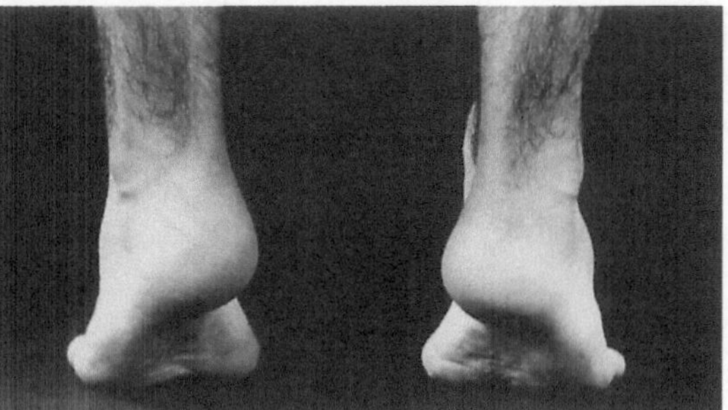

Abb. 10.10a

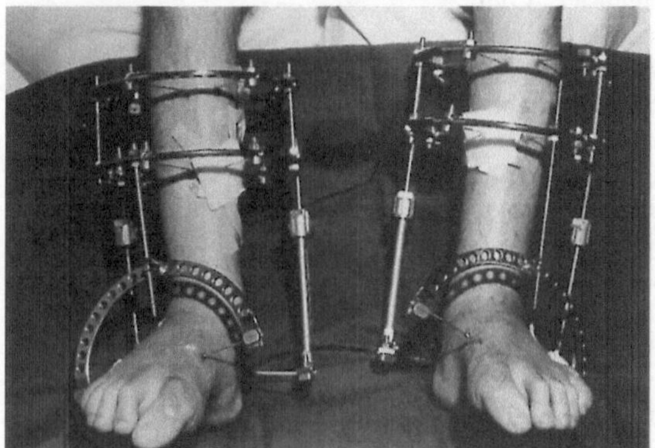

Abb. 10.10b

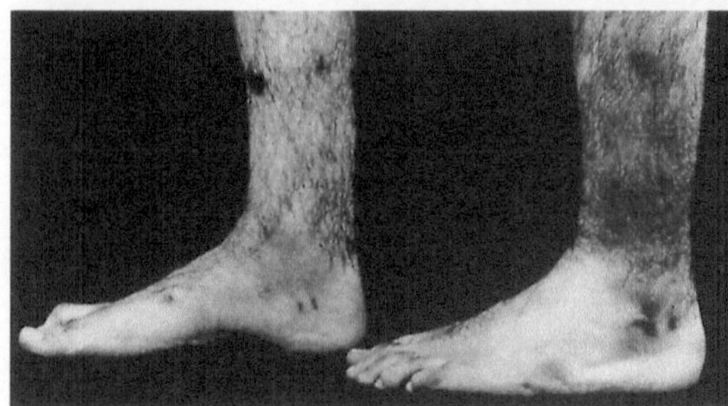
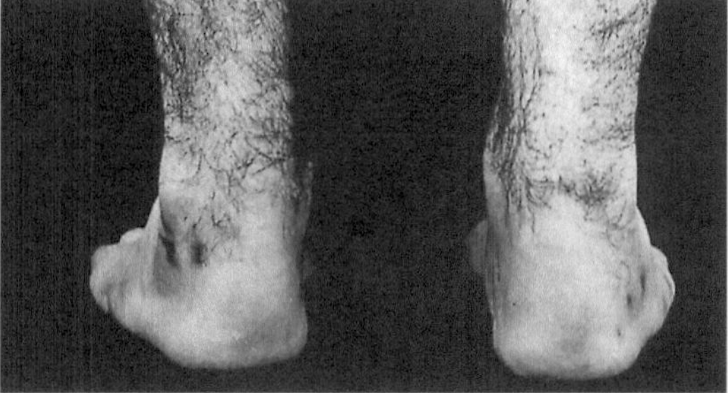

Abb. 10.10c

11 Die Klumpfußbehandlung heute

Ch. Meyer

Einleitung

11

Über Jahrzehnte stand die Klumpfußbehandlung auf der konservativen Seite: Stretching, Redressionsgipse, Schienen, orthopädische Schuhe etc. (Codivilla 1906; Tachdijan 1990). Allenfalls wurde eine Achillessehnenverlängerung zur Behebung des Spitzfußes vorgenommen. All dies hilft jedoch wenig, die komplexe dreidimensionale Deformität der Mittelfußknochen zu beheben. Mit dem weiteren Wachstum der nicht korrigierten Wachstumszonen der Mittelfußknochen ist der rebellische Klumpfuß vorprogrammiert.
Die eigentliche Deformität des Klumpfußes ist die talonavikulokalkaneokubiodale Subluxation (Carroll 1988; Carroll et al. 1978; Tachdjian 1990). Diese kann normalerweise nicht konservativ reponiert werden, da sie durch starke Bandstrukturen gehalten wird. Bevor die Bandstrukturen nachgeben, werden eher die Knorpelanlagen der Mittelfußknochen gequetscht. Die unterschiedlichen Erfolgsquoten der konservativen Klumpfußbehandlung (40–95%) beruhen auf der klinisch verbesserten Deformität und nicht auf der Reposition der talonavikulokalkaneokuboidalen Subluxation. Tachdjians Angaben (1990) mit einer Erfolgsrate der konservativen Klumpfußbehandlung von nur 5–10% scheinen dagegen realistischer zu sein.
Das optimale Lebensalter, um einen Klumpfuß operativ mit einem „Posteromedial Release« (PMR) (Carroll 1988; Carroll et al. 1978; Turco 1989) anzugehen, ist 3–6 Monate. Danach gelingt die Reposition mit einem reinen Weichteileingriff nicht mehr ohne weiteres. Da der 1. Strahl durch seine Abweichung in Adductus und Cavus zu stark verkürzt ist, wird auch mit einem zusätzlichen radikalen plantaren Release der Druck auf das Naviculare zu groß, was zu einer avaskulären Nekrose desselben führt. Nach einem ausgedehnten PMR kann der Fuß nach dem 1. Lebensjahr oft nicht auf die volle Länge des 1. Strahls verlängert werden. Diese Korrektur findet ihre Grenzen in der beschränkten Möglichkeit, die Haut, das subkutane Gewebe und das neurovaskuläre Bündel zu dehnen. Durch die gespannte Haut wird die korrigierte Stellung des Fußskelettes wie in einem zu kleinen Handschuh zusammengedrückt. Um den Fuß aus der supinierten und adduzierten Position zu holen, wird deswegen bei einer verspäteten Operation der 5. Strahl gekürzt (Evans 1957; Lichtblau 1973).
Der »verpasste« Klumpfuß sollte auch während des Wachstumsalters baldmöglichst behandelt werden. Ein Abwarten, um bei Abschluss des Wachstums eine Arthrodese durchzuführen, ist nicht angebracht. Der Fuß wächst immer mehr in die Deformität hinein und muss später dann auch entsprechend mehr gekürzt werden.
Eine zweizeitige Aufteilung der Operation ist nicht möglich, da die Korrelation der Mittelfußknochen in allen 3 Ebenen inkorrekt ist. Der hier vorgeschlagene PMR muss deswegen die räumliche Fehlstellung der Mittelfußknochen einzeitig und vollständig korrigieren.

Operationsanleitung

Lagerung

Das Kind liegt seitlich auf dem Operationstisch. Das gesunde Bein wird über das zu operierende geschlagen. Der Klumpfuß liegt seitlich auf einer unteren Ecke des Operationstisches, und der Operateur kann auf diese Weise sitzend arbeiten.

Inzision

Weder Cincinati- noch Kocher-Inzision sind eigentlich befriedigend. Die Spitzfußstellung kann bei der Cincinati-Inzision nur bedingt korrigiert werden, da sonst eine zu starke Hautspannung entsteht. Abgesehen davon, dass bei der Kocher-Inzision die Durchblutung sehr problematisch ist, erhält man auch zuviel Spannung durch die Korrektur der Supination. Für uns hat sich ein Zugang bewährt, der hinten um 2 cm proximaler gelegen ist als beim Zugang nach Cincinati. Die Schräginzision geht vom metatarsophalangealen Gelenk in gerader Linie über den 1. Strahl unmittelbar unter dem medialen Malleolus durch bis hinter die Achillessehne. Damit befinden wir uns über der eigentlichen Korrekturachse der Deformität und zwar sowohl in Bezug auf Adduktion und Cavus als auch im Hinblick auf die Supination, und wir haben deswegen am wenigsten Spannung auf der Haut.

Medialer Release

Das Unterhautgewebe wird in einer geraden Linie mit dem Messer vorne bis auf das Periost des Metatarsale I und hinten bis auf das neurovaskuläre Bündel und die Achillessehne durchtrennt. Vom neurovaskulären Bündel, das möglichst im umliegenden Fettgewebe belassen wird, wird nach vorne hin der Malleolus medialis dargestellt. Unmittelbar dorsal seiner größten Vorwölbung wird die Tibialis-posterior-Sehne aus ihrer Sehnenscheide präpariert und bis zum Ansatz an das Naviculare verfolgt. Durch dieselbe Sehnenscheide werden auch die Flexor-digitorum-longus-Sehnen freigelegt, und zwar distal bis zur »Henry's Notch«. Hier findet man am einfachsten die Flexor-hallucis-longus-Sehne, die dort die Notch überkreuzt und die ebenfalls aus ihrer Sehnenscheide und dem starken Retinakulum scharf tangential von der Tibia gelöst wird. Es wird nun weit nach proximal bis zu den Fasern der betreffenden Muskeln präpariert. Damit kann das neurovaskuläre Bündel mit den oben genannten Sehnen insgesamt von der knöchernen Unterlage abgehoben, nach Reposition des Fußes nach vorne verlagert und so die ausreichende Länge für die Reposition gewonnen werden. Der Zugang zur Planta pedis von der Ferse bis zum 1. metatarsophalangealen Gelenk ist damit frei.

Radikaler Steindler-Release

Als nächster Schritt werden alle Ursprünge der »Intrinsics«, d.h. des M. abductor hallucis brevis, des M. flexor digitorum brevis, des M. abductor digiti quinti, des M. quadratus plantae sowie das Lig. plantare longum und die Plantaraponeurose von der Ferse und der Ursprung des M. flexor hallucis brevis vom Os cuneiforme abgelöst. Dies bezeichnen wir als ausgedehnten »Steindler release« (Steindler 1950) (◘ Abb. 11.1 und 11.2). Damit ist das ganze Fußgewölbe einschließlich der Fersenkappe bis zur Basis der Metatarsalia frei. Der M. peronaeus longus muss ebenfalls aus seiner starken Sehnenscheide herauspräpariert werden, um nicht bei der Eröffnung des Kalkaneokuboidgelenkes durchtrennt zu werden.

◘ Abbildung 11.1
a Die mediale Seite des Kalkaneus ist komplett frei präpariert von den »Intrinsics«, dem Lig. plantare longum und der Plantaraponeurose.
b Klumpfußskelett von hinten medial und plantar gesehen

◘ Abbildung 11.2
a Kalkaneus von hinten und plantar gesehen, die Achillessehne ist noch nicht verlängert. Zu beachten ist der Varus.
b Klumpfußskelett von hinten gesehen

Sehnenverlängerungen

Die Achillessehne muss durchschnittlich 2–3 cm, die Tibialis-posterior-Sehne 1–2 cm verlängert werden. Wir vermeiden die Verlängerung der Flexor-hallucis-longus- und der Flexor-digitorum-longus-Sehnen, da diese danach nicht mehr funktionstüchtig sind, sich aber selbst in den ersten postoperativen Wochen dehnen.

Durch die Supination, den Cavus und die Spitzfußstellung wird das ganze Fußskelett von plantar her einfach zugänglich, indem die Flexorsehnen und das neurovaskuläre Bündel mit einem Langenbeck-Haken angehoben werden.

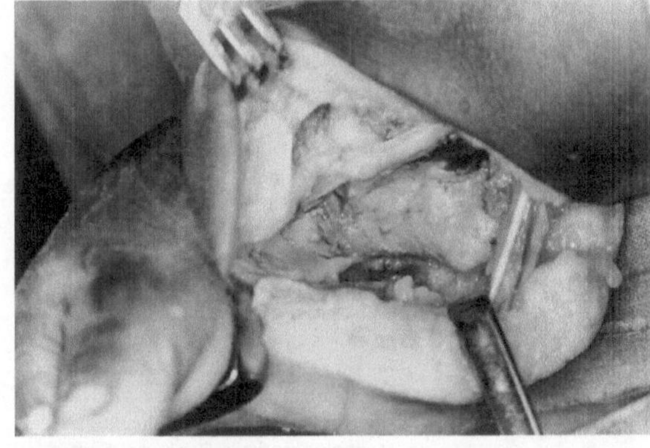

Abb. 11.1a

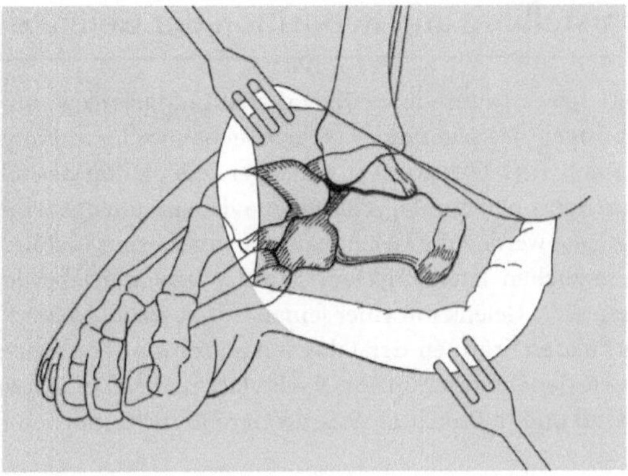

Abb. 11.1b

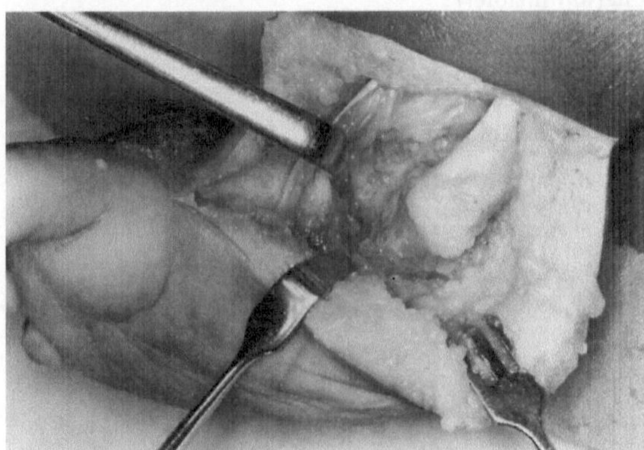

Abb. 11.2a

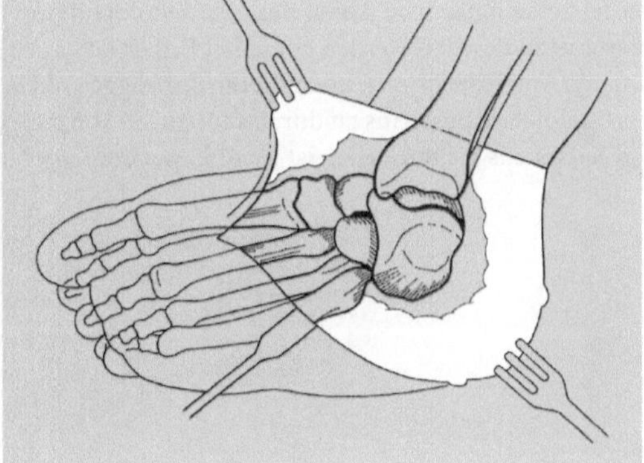

Abb. 11.2b

Darstellung und Reposition der Gelenke

Das schwer auffindbare Kalkaneokuboidgelenk kann durch tangentiales Abtragen des plantaren Lig. calcaneocuboideum einfach eröffnet werden (■ Abb. 11.3). Ebenso ist es einfacher, von plantar das talonavikulare Gelenk durch das plantare Lig. calcaneonaviculare anzugehen. Durch Spreizen der Gelenke werden die Gelenkkapseln rundherum inzidiert. Dies gelingt ohne zusätzlichen lateralen Hautschnitt, wenn die laterale Kapsel durch das gespreizte Gelenk mit einer feinen Schere inzidiert wird. Ohne vollständiges zirkuläres Eröffnen der talonavikularen und kalkaneokuboidalen Kapsel sowie der Dissoziation von Navikulare und Kuboid ist eine Reposition nach lateral und in Pronation außenrotierend nicht möglich (Thometz u. Simons 1993).

Um eine Überkorrektur durch die oben dargestellte Präparation zu vermeiden, eröffnen wir erst jetzt von hinten beginnend das OSG und das USG (■ Abb. 11.3). Auch hier müssen alle Bandstrukturen rundherum inzidiert werden; einzig der tiefe Anteil des Lig. deltoideum am OSG, sowie das Lig. interosseum des USG werden auf jeden Fall erhalten. Es ist sehr wichtig, den hinteren Anteil der oberen und unteren Sprunggelenkkapsel bis und mit dem Lig. fibulotalare posterius zu durchtrennen, da sonst eine Rotation des Talus und Kalkaneus nicht möglich ist (■ Abb. 11.4).

■ Abbildung 11.3

a Rechter Klumpfuß von medioplantar nach Präparation der Gelenke ohne Korrektur: das Kalkaneokuboidale über dem unteren Hacken, das Talonavikulare unter dem oberen, beide in Adductus und Cavus subluxiert. Zu beachten ist die Parallelstellung von Kalkaneus und Talus, sowie das Lig. interosseum.

b Rechter Klumpfuß von medioplantar als Skelett dargestellt. Das Navikulare sitzt subluxiert auf dem Talushals am Malleolus medialis. Das Kuboid subluxiert medial auf dem Kalkaneus. Talus und Kalkaneus sind parallel zueinander

■ Abbildung 11.4

a Ansicht von hinten, OSG und USG sind bis ganz lateral eröffnet. Die Peronäussehnen befinden sich lateral davon.

b Nicht korrigiertes Klumpfußskelett von hinten und plantar gesehen

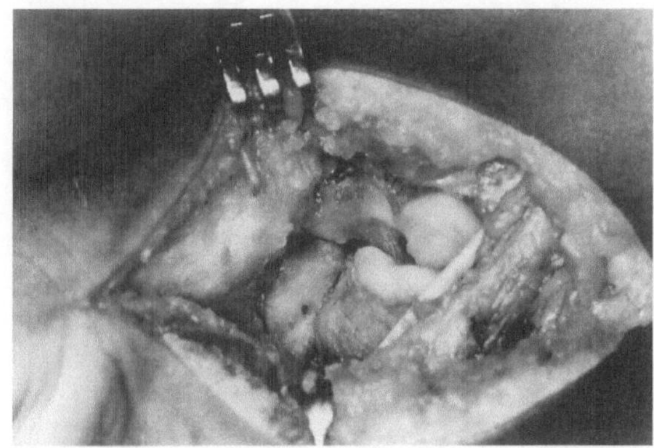

■ Abb. 11.3a

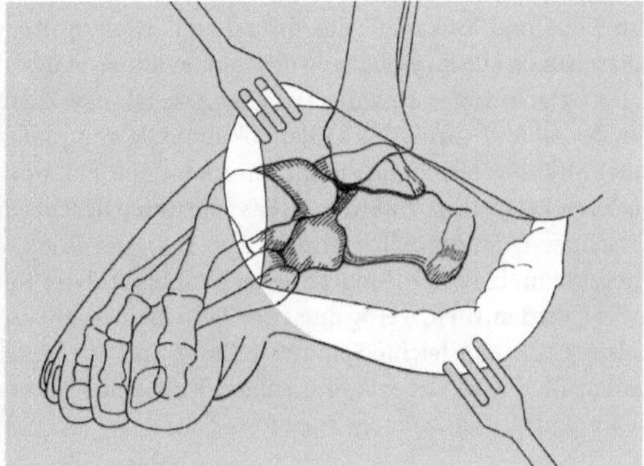

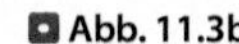

■ Abb. 11.3b

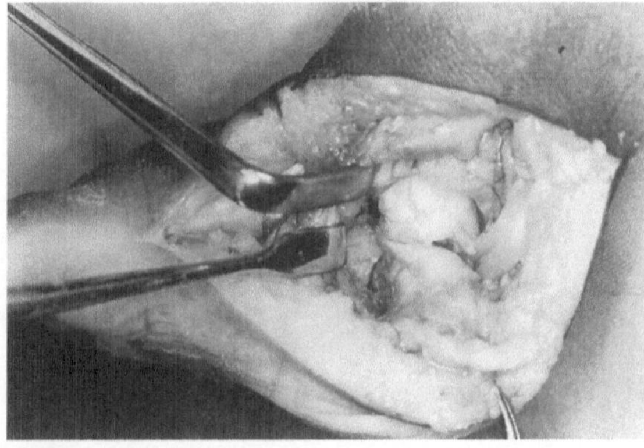

■ Abb. 11.4a

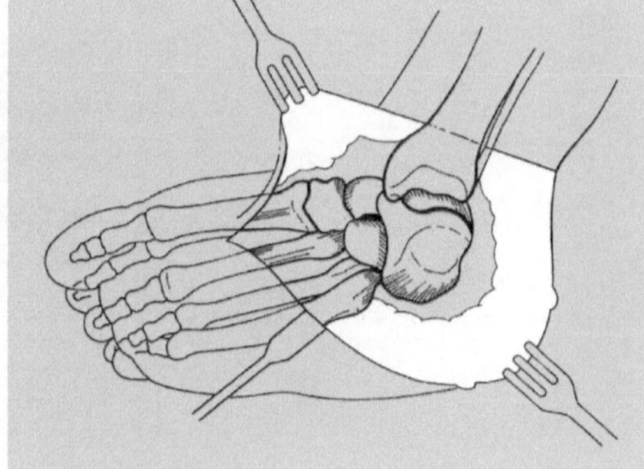

■ Abb. 11.4b

Um Talus und Kalkaneus aus ihrer Parallelstellung reponieren zu können, müssen auch alle Kapselanteile des talonavikularen und des kalkaneolkuboidalen Gelenkes lateral inzidiert werden. Das talonavikulare Gelenk wird dabei von dorsal und vorne, das kalkaneokuboidale von plantar inzidiert (Simons 1985). Sind sie vollständig durchtrennt, kann der Fuß nun im Chopart-Gelenk nach medial disloziert werden, sodass die unten beschriebene Einführung der Kirschner-Drähte möglich wird (◘ Abb. 11.5). Der Talus kann nun um das Lig. interosseum in seiner Hochachse nach innen und der Kalkaneus nach außen rotiert werden. Gleichzeitig muss der Talus aus seiner Parallelstellung auf dem Kalkaneus in eine leichte Spitzfußstellung, und der Taluskopf neben den Kalkaneus medial zu liegen kommen; der Kalkaneus muss aus seiner Spitzfußstellung in Dorsalflexion gebracht werden.

◘ Abbildung 11.5
a Die Gelenkfläche von Taluskopf, Kalkaneus und Kuboid. Das neurovaskuläre Bündel wird mit dem Haken nach unten gehalten.
b Talonavikular- und Kalkaneokuboidgelenke sind von medial eröffnet, dadurch zeigen sich erstmals Taluskopf- und Kalkaneusgelenkfläche

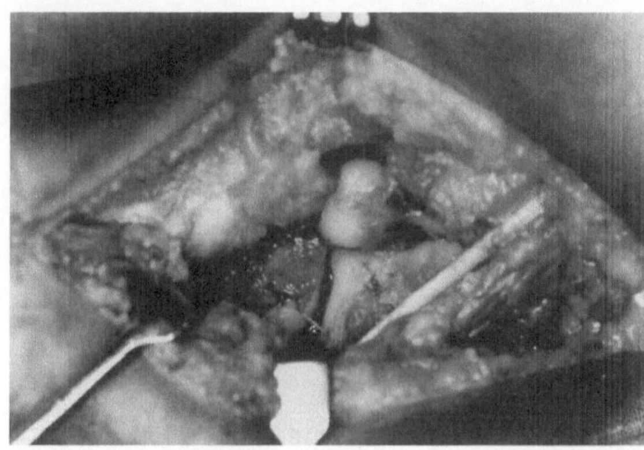
Abb. 11.5a

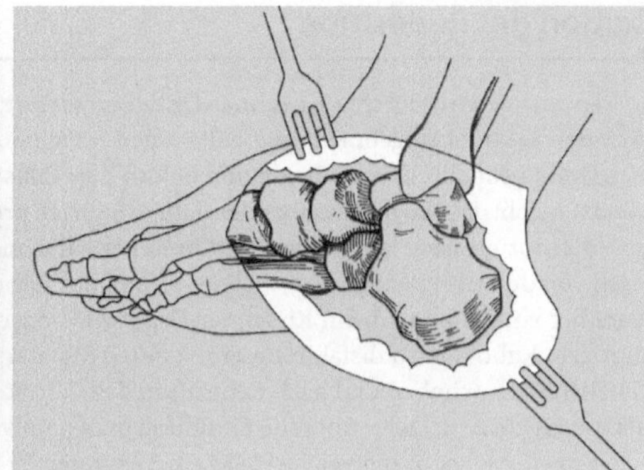
Abb. 11.5b

Fixation der Reposition

Die Reposition wird durch 2 Kirschner-Drähte gesichert: Der 1. Draht wird durch den 4. Strahl eingebracht und hält so den Kalkaneus und das Kuboid, der 2. Draht geht durch den 1. Strahl und hält so den Talus und das Navikulare. Sonst weicht das Navikulare über den Taluskopf nach proximal aus und das Kuboid disloziert nach lateral. Das Einführen der Kirschner-Drähte wird am besten von den zu reponierenden Gelenkflächen des Kuboids und des Navikulare her vorgenommen. Ein Kirschner-Draht wird durch das nach medial dislozierte Kuboid nach distal in Richtung des 4. Metatarsale unter dem Zehenballen vorgeschoben und nach Reposition des Gelenkes retrograd in den Kalkaneus gebracht. Das retrograde Einführen in den Kalkaneus kann jedoch erst erfolgen, nachdem auf gleiche Weise ein Kirschner-Draht in das nach medial gehaltene Navikulare durch den 1. Strahl nach distal unter dem 1. Zehenballen durch die Haut vorgeschoben wurde. Beide Kirschner-Drähte werden danach retrograd in den reponierten Talus bzw. Kalkaneus geschoben (◘ Abb. 11.6). Dabei wird gleichzeitig der Adductus, der Cavus und die Supination (engl.: »spin«) korrigiert (◘ Abb. 11.7). Von plantar gesehen zeigt der Fuß jetzt eine gerade laterale Kontur, was nur bei reponiertem kalkaneokuboidalem Gelenk der Fall ist (◘ Abb. 11.8). Die Achillessehne und die Tibialis-posterior-Sehne werden in verlängerter Stellung zusammengenäht. Die Blutsperre wird geöffnet. Für die Subkutis wie für die Haut benutzen wir Einzelknopfrückstichnähte, da eine fortlaufende Naht bei der folgenden postoperativen Manipulation nicht elastisch genug wäre.

◘ Abbildung 11.6
- **a** Durch die mediale Subluxation erkennt man die Gelenkflächen von Navikulare und Kuboid, in die die Kirschner-Drähte hineinreichen. Zu beachten ist die Peronaeus-longus-Sehne, die an der Basis des 1. Metatarsale inseriert.
- **b** Navikulare und Kuboid werden nach medial subluxiert gehalten; die Kirschner-Drähte sind durch den 1. bzw. 4. Strahl nach distal vorgeschoben

◘ Abbildung 11.7
- **a** Der reponierte Fuß zeigt die Taluskopf- und Kalkaneusgelenkfläche, die vom subluxiert abgeglittenen Navikulare und Kuboid stammen. Mit der Klemme gehalten wird die Tibialis-posterior-Sehne, darunter befindet sich die Tibialis-anterior-Sehne.
- **b** Nach Reposition der talonavikularen und kalkaneokuboidalen Subluxation sind die Kirschner-Drähte retrograd in den Talus bzw. den Kalkaneus geschoben. Fußskelett mit normaler Längswölbung und Adduktionsstellung

◘ Abbildung 11.8
- **a** Fuß von plantar vor dem PMR in Adduktion, Supination und Cavus.
- **b** Fuß unmittelbar postoperativ. Zu beachten ist der laterale Fußrand, der bei korrekter Reposition des kalkaneokuboidalen Gelenkes gerade sein muss

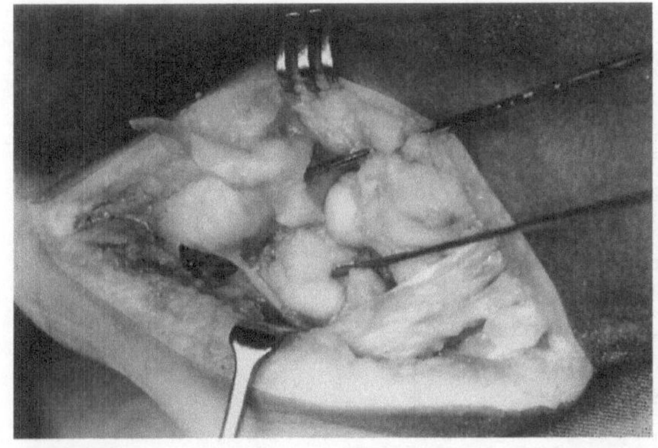

Abb. 11.6a

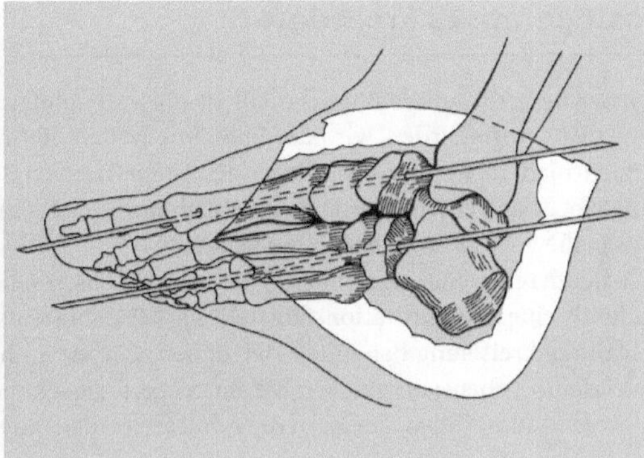

Abb. 11.6b

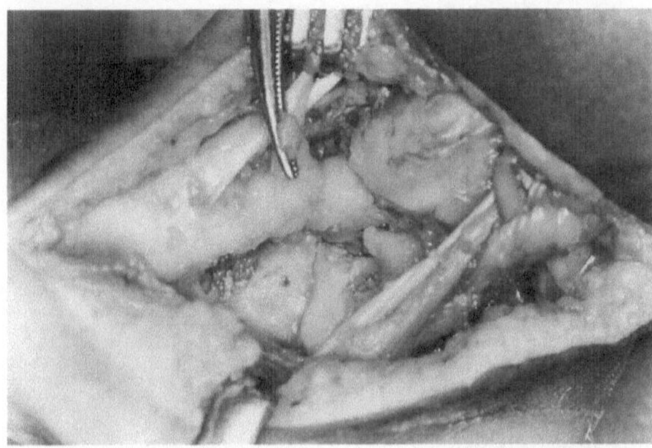

Abb. 11.7a

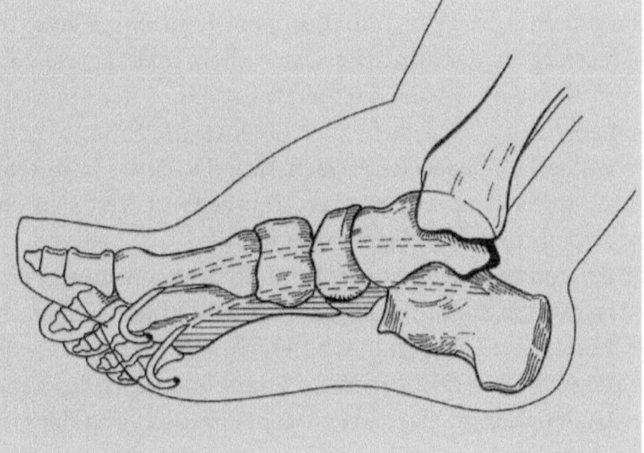

Abb. 11.7b

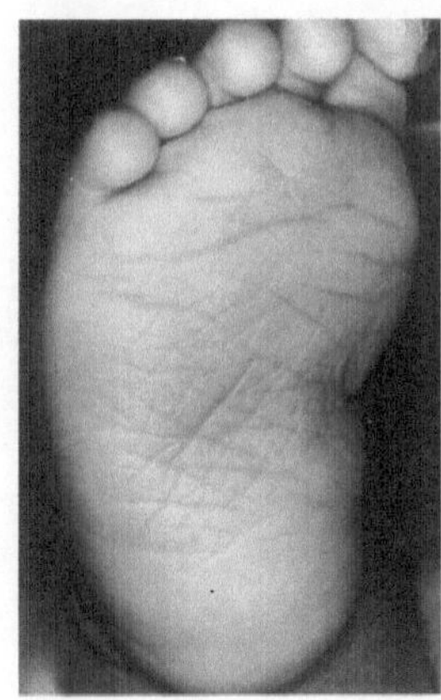

Abb. 11.8a

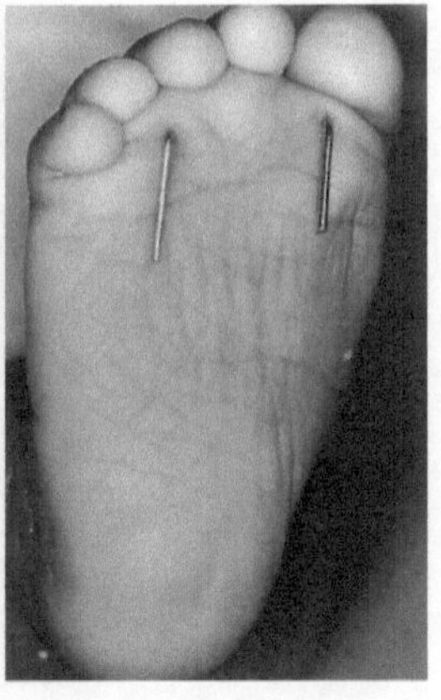

Abb. 11.8b

Postoperatives Prozedere

Um das neurovaskuläre Bündel nicht zu stark zu dehnen und die Durchblutung nicht zu gefährden, wird der Fuß ohne weitere Redression mit einer lateralen, nicht über der Wunde liegenden Unterschenkelgipsschiene versorgt. Eine Woche später wird der Fuß unter Vollnarkose mit einem Unterschenkelgips in die voll reponierte Stellung gebracht.

Wir benutzen weder prä- noch postoperativ einen Oberschenkelgips, da dadurch eine Außenrotationsfehlstellung der Tibia entstehen würde. Eine Tibiainnenkreiselung haben wir bei keinem der vielen hundert Klumpfüße unter dem 5. Lebensjahr gesehen. Sie entsteht erst als sekundäre Deformität bei schweren Klumpfüßen, die bis in die Adoleszenz nicht angegangen wurden.

Röntgenkontrolle

Konsequente prä-, per- und postoperative Röntgenkontrollen sind von großer Bedeutung, da der klinische Status allein nicht ausreicht. Dieser zeigt nur, ob der Fuß plantigrad aus der Spitzfußstellung, der Supination und der Adduktion gebracht wurde, nicht aber, ob die Mittelfußknochen korrekt zueinander stehen und ob das weitere Wachstum des Fußes in die richtige Richtung verläuft. Mit einem peroperativen Röntgenbild lässt sich einfach feststellen, ob der Klumpfuß korrekt reponiert wurde.

Bei der konservativen Therapie mit Redressionsgipsen erhält man ein klinisch gutes Resultat durch Verdrücken der Mittelfußknochen. Auch durch operative Teilkorrekturen wie eine Achillessehnenverlängerung mit oder ohne posterioren Release erreicht man ein klinisch akzeptables Resultat. Dies beruht jedoch allein darauf, dass wegen der Schrägstellung der USG-Achse der Kalkaneus aus der Varusstellung teilweise herauskommt. Der Mittelfuß mit der talonavikulokalkaneokuboidalen Subluxation ist jedoch nicht korrigiert und wächst weiter in die Deformität.

Wichtigste Merkpunkte

Der hier beschriebene posteromediale Release basiert hauptsächlich auf der angeführten Literatur. Für uns haben sich die folgenden wesentlichen Modifikationen bewährt:

- Die mediale Schräginzision, womit wir deutlich weniger Hautprobleme haben, als mit der vorher angewandten Cincinati- oder Kocher-Inzision.
- Das Angehen der eigentlichen Klumpfußdeformität, der talonavikulokalkaneokuboidalen Subluxation von medioplantar, da sich der Klumpfuß durch die Supination, den Cavus und die Spitzfußstellung am besten von plantar zeigt, und weil der präparative Weg so kürzer und unproblematischer ist als vom medialen Fußrand her.
- Das Verlagern der Sehne des M. flexor hallucis longus ins Fach des M. flexor digitorum longus. Es verhindert, dass sich dieser in das sich aufklappende USG einschlägt; gleichzeitig gewinnt man an Länge. Diese beiden Sehnen werden nicht verlängert.
- Der ausgedehnte plantare Release (»Steindler«), der das vollständige Fußgewölbe einschließlich der Fersenkappe von den »Intrinsics« und der Plantaraponeurose befreit und erst dadurch die Verlängerung des in Cavus und Adductus kollabierten Vorfußes ermöglicht.
- Die Fixation der reponierten Stellung des 1. und 4. Strahles mit Kirschner-Drähten.
- Die Manipulation unter Vollnarkose 1–2 Wochen postoperativ zur vollständigen Reposition des Fußes in Normalstellung und das Anlegen eines Unterschenkelgipses.

Schlussbemerkung

Ein klinisch gutes Resultat ist also noch keine Garantie dafür, dass später nicht ein »rebellischer« Klumpfuß entsteht. Für uns gibt es deshalb eigentlich keinen »rebellischen« Klumpfuß, sondern nur »rebellische« Orthopäden, die aber hoffentlich immer seltener werden.

12 Traumatologie

U. Kappeler, R.-P. Meyer

Einleitung

Je mehr frische oder auch veraltete traumatische Fußaffektionen ein erfahrener Fußchirurg sieht, desto zielgerichteter, sorgfältiger und auch rascher geht er das Problem an. Es braucht jahrzehntelange Erfahrung und ein hohes Maß an chirurgischem Können, um zum richtigen Zeitpunkt das Richtige zu tun.

Der richtige Zeitpunkt für die chirurgische Intervention kann bei der frischen Fußverletzung nicht früh genug angesetzt werden – am besten vor dem Unfall! Gerade bei Fußläsionen reagiert der Weichteilmantel derart rasch, dass schon nach wenigen Stunden eine massive Schwellung vorliegt, die eine blutige oder unblutige Reposition einer Luxation unmöglich macht, eine einfache Osteosynthese zum Drama werden lässt. Ist dieser Zeitpunkt einmal verpasst, ist es ratsam, unter antiphlogistischen Maßnahmen abzuwarten – und dies besser 10 Tage als nur 1 Woche. Und auch dann noch wird es den Erfahrenen nicht erstaunen, wenn nach dieser Zeit – auch bei bester Pflege und Überwachung – partielle Hautnekrosen auftreten, sodass der geplante Eingriff nicht in der teschnisch gewünschten Form durchgeführt werden kann.

Unterschätzt wird bei Fußverletzungen häufig auch die Closed-compartment-Situation. Einfaches Palpieren der Fußpulse genügt nicht. Regelmäßige Kontrollen mit Dopplersonographie sowie Druckmessungen der verschiedenen Kompartimente mit der Drucksonde gehören zum klassischen Rüstzeug des versierten Fußchirurgen. Sekundärschäden vaskulärer und/oder neurogener Ätiologie sind später auch mit den besten Korrektureingriffen nie mehr ganz zu beheben.

Eine präzise, falls nötig auch extensive präoperative radiologische Diagnostik erleichtert das taktische operative Vorgehen. Neben den klassischen Röntgeninzidenzen hilft v.a. die konventionelle Tomographie mit hoher Auflösung dem Operateur oft mehr als die Computertomographie. Mehr noch erhoffen wir uns von der dreidimensionalen Computertomographie, die uns mehr und mehr bei komplexen ossären Läsionen zur Verfügung steht. Die Entscheidung aber nimmt dem Operateur keine noch so ausgeklügelte, technisch hochstehende Untersuchungsmethode ab.

Fall 1: Lisfranc-Luxation

Abbildung 12.1
a, b Luxationsfraktur des Metatarsale II im Lisfranc-Gelenk, undislozierte Fraktur des Kuboids und Fraktur des Metatarsaleköpfchens III.
c Verschraubung der Basis des Metatarsale II und des OS cuneiforme II

Problemstellung

Dislozierte Luxationsfraktur des Metatarsale II im Tarsometatarsale-(TMT-) Gelenk.

Anamnese

Sturz beim Reiten mit Quetschung und Verdrehen des Fußes im Steigbügel.

Klinik

21½-jähriger, gesunder Patient in gutem Allgemeinzustand. Vorfuß ist massiv geschwollen. Radiologisch ist eine Luxationsfraktur des Metatarsale II im Lisfranc-Gelenk, eine undislozierte Fraktur des Kuboids und eine Fraktur des Metatarsaleköpfchens III festzustellen (Abb. 12.1a, b).

Therapie

Offene Reposition und Verschraubung der Basis von Metatarsale II und Os cuneiforme II (Abb. 12.1c). Teilbelastung im Gehgips und Schraubenentfernung vor Freigabe der vollen Belastung.

Ergebnis

Restitutio.

Anmerkung

Es handelt sich um einen eher seltenen Fall einer isolierten Luxation des II. Strahles im Lisfranc-Gelenk. Anstelle einer weiteren Luxation nach lateral ist es »nur« zu einer Impression des Kuboids gekommen.

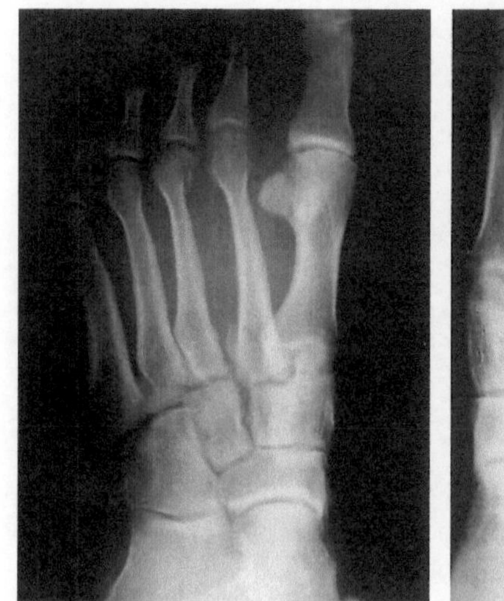
Abb. 12.1a

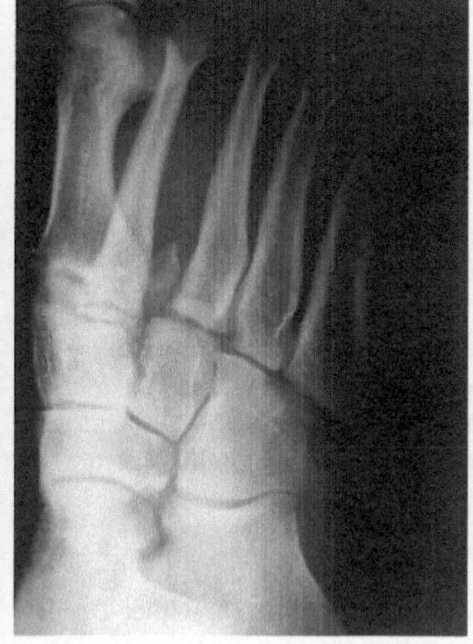
Abb. 12.1b

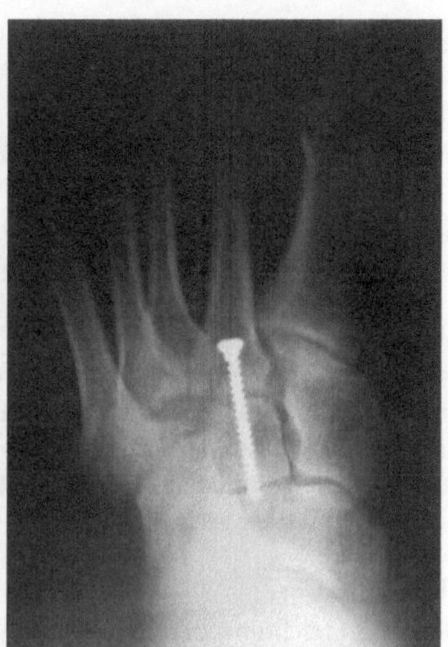
Abb. 12.1c

Fall 2: Traumatische »Vorfußspreizung«

Problemstellung

Instabile, traumatische Spreizung des Vorfußes.

Anamnese

Fuß unter Lastwagenrad teilweise eingeklemmt (Militärdienst).

Klinik

23-jähriger, gesunder Patient in sonst gutem Allgemeinzustand. Vorfuß mäßig geschwollen. Radiologisch sind eine Impressionsfraktur der Basis des Metatarsale I und supcapitale Frakturen des Metatarsale II und III (▪ Abb. 12.2a) festzustellen. Der mediale Teil des Vorfußes ist deshalb instabil, was unter dem Bildverstärker verifiziert wird.

Therapie

Blutige Aufrichtung der Impression und Spickung mit Kirschner-Draht (▪ Abb. 12.2b, c). Postoperativ Unterschenkelgehgips mit Bodenplatte. Der Kirschner-Draht wurde nach 7 Wochen entfernt.

Ergebnis

Nach 1 Jahr ist der Patient so gut wie beschwerdefrei. Die Frakturen sind geheilt (▪ Abb. 12.2d).

▪ Abbildung 12.2

a Impressionsfraktur der Basis des Metatarsale I und subcapitale Frakturen von Metatarsale II und III.

b, c Blutige Aufrichtung der Impression und Spickung mit Kirschner-Draht.

d 1 Jahr nach Intervention: Die Frakturen sind geheilt

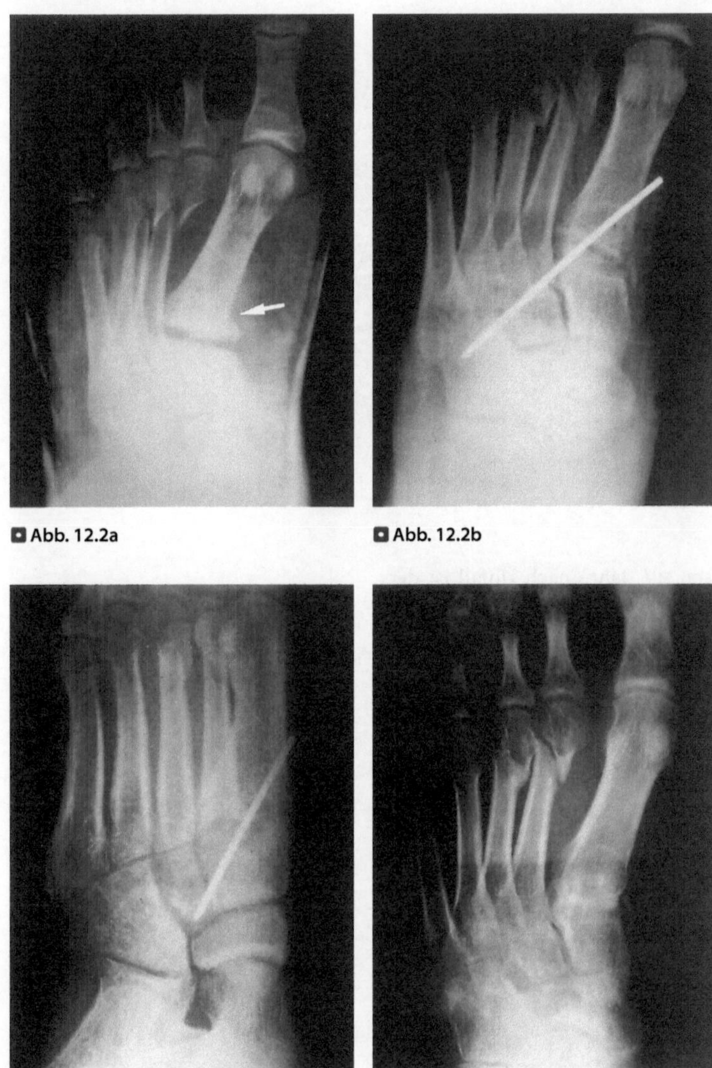

Abb. 12.2a

Abb. 12.2b

Abb. 12.2c

Abb. 12.2d

Fall 3: Ossärer Ausriss des Lig. plantare longum

Abbildung 12.3
a Ausriss am Kuboid (Lig. plantare longum).
b Blutige Reposition und Schraubenfixation

Problemstellung

Ossärer, plantarer Ausriss aus dem Os cuboideum.

Anamnese

Supinationstrauma.

Klinik

54-jähriger, mäßig übergewichtiger, gesunder Patient in gutem Allgemeinzustand. Hohlfüße. Druckdolenz und mäßige Schwellung am Kuboid, plantar. Radiologisch ist ein Ausriss am Kuboid (Lig. plantare longum) festzustellen (Abb. 12.3a).

Therapie

Blutige Reposition und Schraubenfixation. Unterschenkelgehgips für 6 Wochen (Abb. 12.3b).

Ergebnis

Restitutio. Die Schrauben werden belassen. $4^1/_2$ Jahre nach Unfall ist der Patient beschwerdefrei.

Anmerkung

Es handelt sich hier um einen seltenen ossären Ausriss des plantaren Verbindungsbandes zwischen Kalkaneus und Kuboid, des Lig. plantare longum. Die meisten Verletzungen sind hier rein ligamentär, dem direkten Nachweis praktisch entzogen und unter dem Begriff »Chopart-Distorsion« subsumiert.

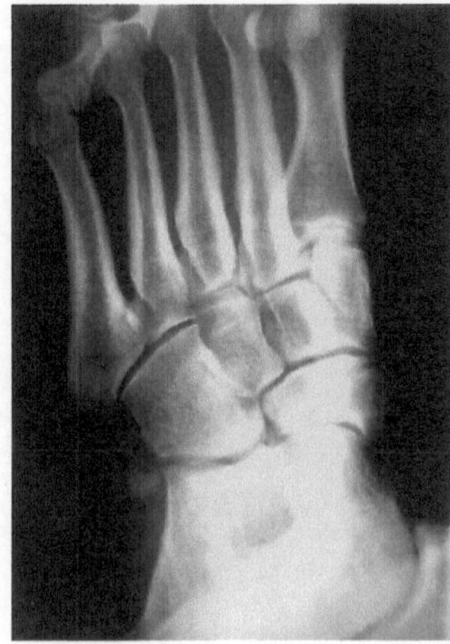

Abb. 12.3a

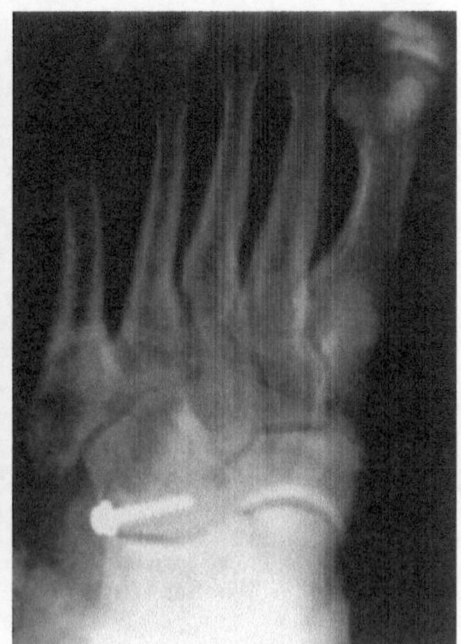

Abb. 12.3b

Fall 4: Ossärer Ausriss der Peronaeus-brevis-Sehne

Abbildung 12.4
a Abriss der Basis des Metatarsale V mit Dislokation.
b Offene Reposition und Zuggurtungsosteosynthese.
c Schematische Darstellung der Ausrissfraktur (1); metaphysäre Frakturen (2, 3)

Problemstellung

Ossärer, dislozierter Ausriss der Sehne des M. peronaeus brevis an der Basis des Os metatarsale V.

Anamnese

Supinationstrauma des rechten OSG bzw. Fußes.

Klinik

32-jähriger, gesunder Patient in gutem Allgemeinzustand. Schwellung und Druckdolenz an der Basis des Metatarsale V. Radiologisch wird ein Ausriss der Basis des Metatarsale V mit Dislokation (Abb. 12.4a) festgestellt.

Therapie

Offene Reposition und Zuggurtungsosteosynthese. 6 Wochen Gehgips (Abb. 12.4b).

Ergebnis

Restitutio. Metallentfernung 4 Monate postoperativ. 5 Jahre nach dem Unfall ist der Patient beschwerdefrei.

Anmerkung

Die Ausrissfraktur (Abb. 12.4c) der Basis des Metatarsale V stellt für uns eine absolute Operationsindikation dar, da ansonst eine massive Schwächung der Fußstabilität resultiert. Die metaphysären Frakturen (Abb. 12.4c) dagegen sind stabil und können konservativ behandelt werden. Die reinen Schaftfrakturen des Metatarsale V stellen eine gute Indikation für die Plattenosteosynthese dar, können aber auch konservativ behandelt werden.

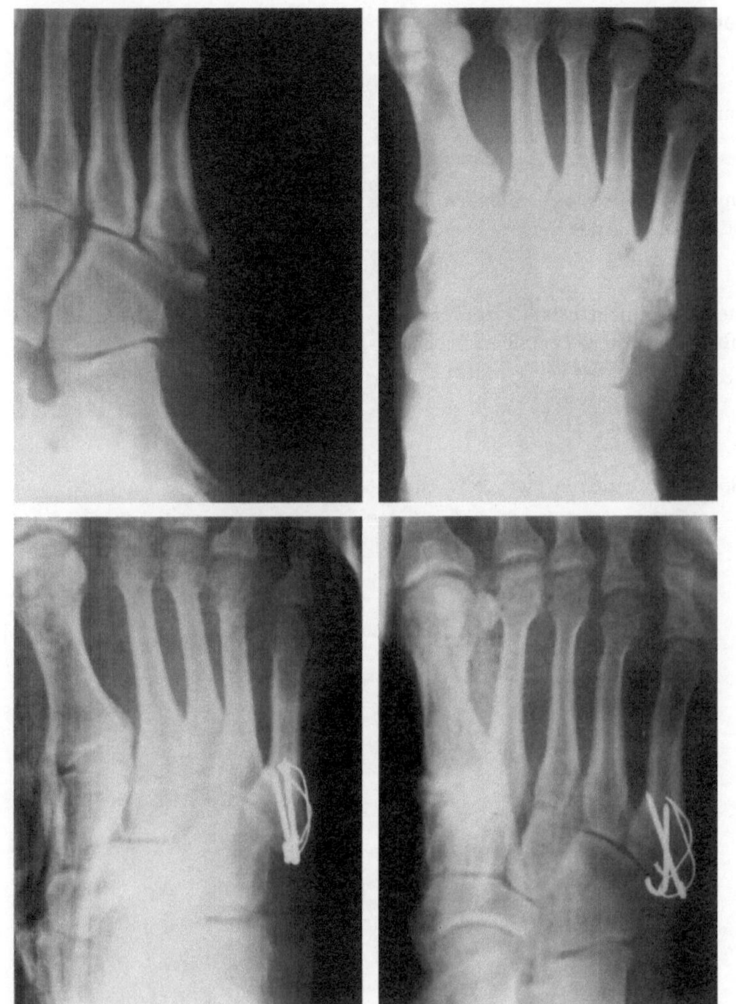

Abb. 12.4a

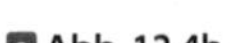

Abb. 12.4b

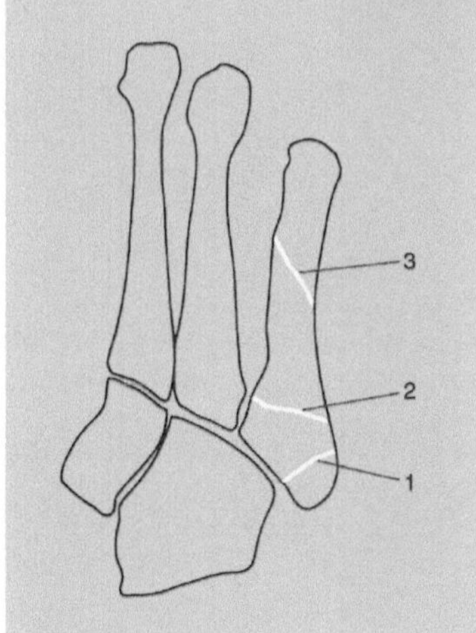

Abb. 12.4c

Fall 5: Pseudarthrose des Metatarsale II

Problemstellung

Schmerzhafte, atypische (basale) Pseudarthrose des Metatarsale II.

Anamnese

Überweisung des Patienten wegen schmerzhafter Exostose am linken Fußrücken. $4^1/_2$ Jahre zuvor Fraktur der Basis des Metatarsale II.

Klinik

22-jähriger, sportlicher Patient in gutem Allgemeinzustand. Höcker am Fußrücken. Radiologisch wird eine Fußrückenexostose bzw. überschießende Kallusbildung festgestellt. Die Tomographie bestätigt den Verdacht einer Pseudarthrose (■ Abb. 12.5a).

Therapie

Sanierung mittels kortikospongiösem Span und Drittelrohrplatte. 6 Wochen Gehgips (■ Abb. 12.5b).

Ergebnis

Restitutio (■ Abb. 12.5c).

■ **Abbildung 12.5**

a Fußrückenexostose bzw. überschießende Kallusbildung; Pseudarthrose.
b Sanierung mittels kortikospongiösem Span und Drittelrohrplatte.
c Restitutio

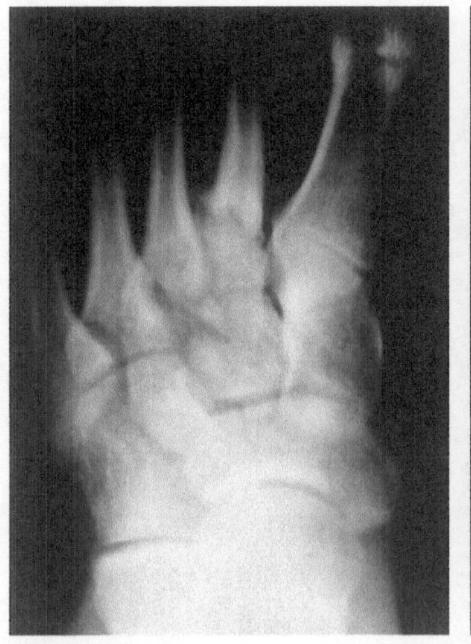

Abb. 12.5a

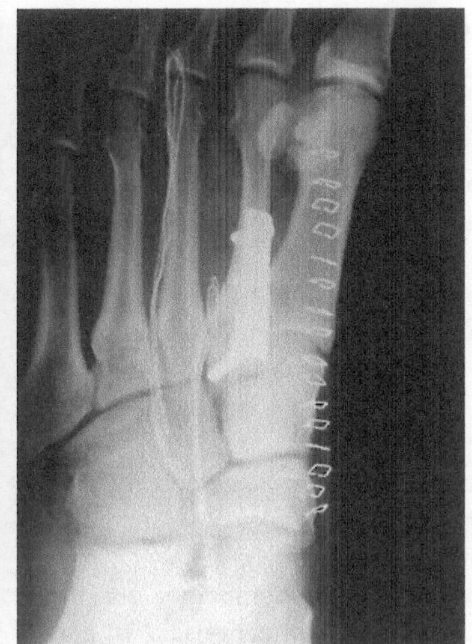

Abb. 12.5b

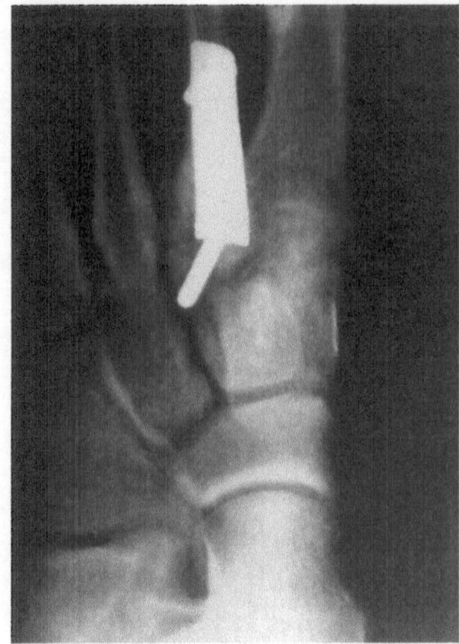

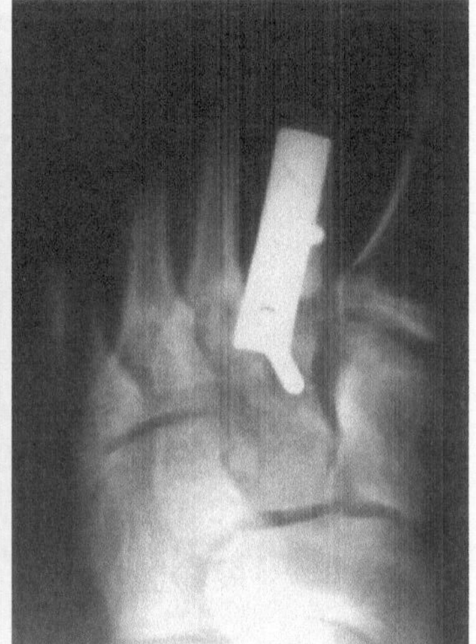

Abb. 12.5c

Fall 6: Fraktur und Osteonekrose am Sesambein, M. Köhler II

Abbildung 12.6
a Nekrose des lateralen Sesambeinchens und des Metatarsaleköpfchens II.
b, c 3 Jahre nach dem ersten Auftreten der Symptome.
d Resektion des lateralen Sesamoids und Köpfchenglättung II sowie Debasierung von P1

Problemstellung

Schmerzhafter Ballenhohlfuß bei Nekrose des lateralen Sesambeines und gleichzeitigem M. Köhler II des Metatarsale II.

Anamnese

Therapierefraktärer Ballenschmerz bei junger Sportlehrerin. Ausschöpfung der konservativen Maßnahmen.

Klinik

26-jährige, sportliche Patientin (Mehrkampf) in gutem Allgemeinzustand. Seit Jahren Ballenschmerz. Klinisch ist ein Hohlfuß sowie Druckdolenz am lateralen Sesambein und Metatarsaleköpfchen II festzustellen.
Radiologisch ergibt sich eine Nekrose des lateralen Sesambeines und des Metatarsaleköpfchens II (Abb. 12.6a). Nach dem Röntgenverlauf ist eine Ermüdungsfraktur des Sesambeines wahrscheinlich (Abb. 12.6b, c, aufgenommen 3 Jahre nach dem ersten Auftreten der Symptome).

Therapie

Resektion des lateralen Sesambeins, Glättung von Metatarsale-II-Köpfchen sowie Debasierung von P1 (Abb. 12.6d).

Ergebnis

Die Patientin ist 6 Jahre postoperativ mit Einlagen sportfähig und beschwerdefrei.

Anmerkung

Die Nekrose des Metatarsaleköpfchens würden wir heute durch eine subkapitale Extensionsosteotomie angehen.

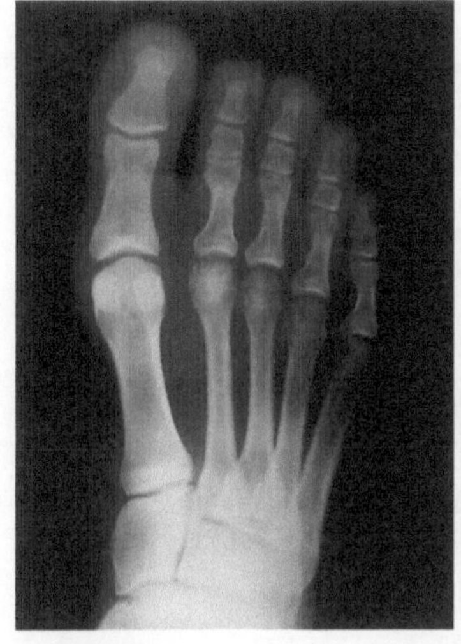

Abb. 12.6a

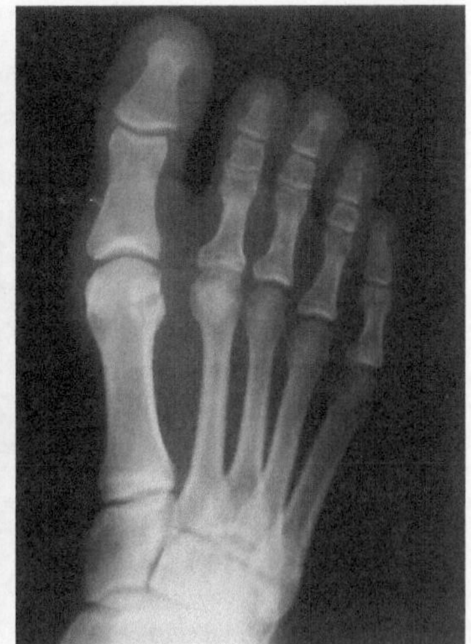

Abb. 12.6b

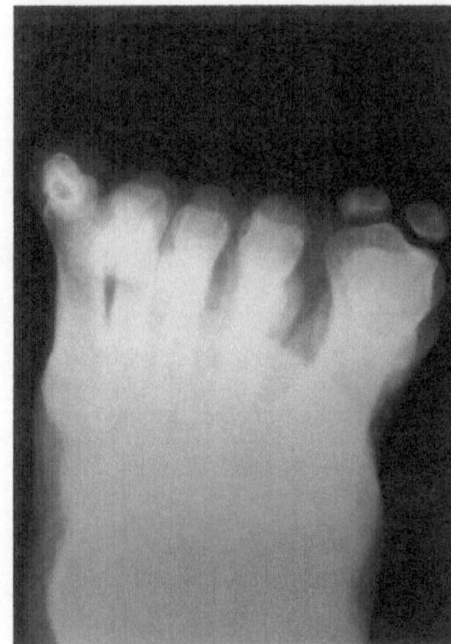

Abb. 12.6c

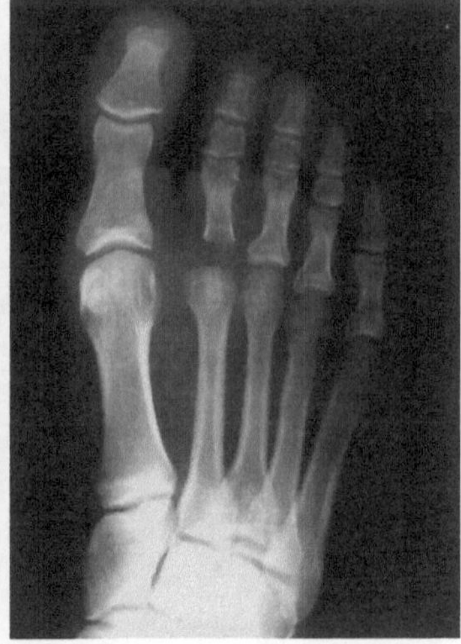

Abb. 12.6d

Fall 7: Talusfraktur

Problemstellung

Talusluxationsfraktur vom Typ Hawkins III.

Anamnese

Sturz mit dem Motorrad.

Klinik

25½-jähriger Motorradfahrer in gutem Allgemeinzustand. Beidseits erhebliche Fußschwellung. Radiologisch ist rechts eine dislozierte Talushalsluxationsfraktur (Abb. 12.7a), links eine Mehrfragmentfraktur des Processus lateralis tali festzustellen.

Therapie

Rechts erfolgte eine notfallmäßige Reposition und Stabilisierung mit 2 3,5-mm-Kortikaliszugschrauben, extraartikulär vom Talushals eingebracht (Abb. 12.7b), links die Resektion des zertrümmerten Processus lateralis tali. Auf der linken Seite konnte voll belastet werden, rechts Teilbelastung für 3 Monate.

Ergebnis

Das Frühergebnis war gut. Die Fraktur ist nach 3 Monaten durchgebaut ohne Nekrosezeichen (Abb. 12.7c) 1½ Jahre nach dem Unfall ist der Patient beschwerdefrei (die Schrauben wurden belassen).

Anmerkung

Bei der (seltenen) kompletten Luxation des Talus aus der OSG-Gabel (Hawkins IV) empfehlen sich die Reposition, die Verschraubung der Fraktur und die primäre OSG-Arthrodese, letztere wegen der sicheren Talusnekrose zur Vaskularisierung aus der Tibia.

Abbildung 12.7
- a Dislozierte Talushalsluxationsfraktur rechts, links Mehrfragmentfraktur des Processus lateralis tali.
- b Reposition und Stabilisierung mit 2 3,5-mm-Kortikaliszugschrauben, extraartikulär vom Talushals eingebracht.
- c Die Fraktur ist nach 3 Monaten ohne Nekrosezeichen durchgebaut

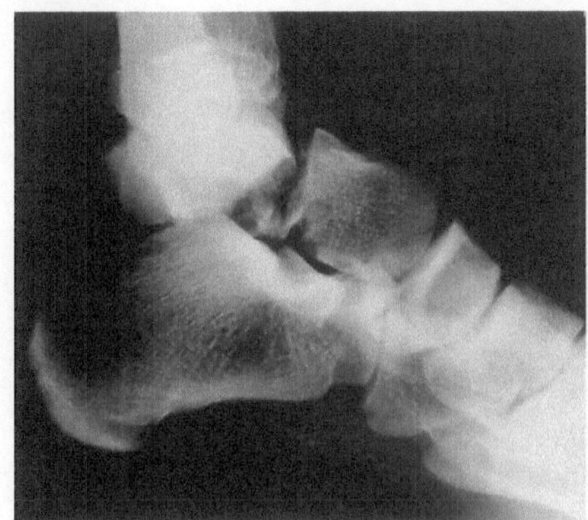

Abb. 12.7a

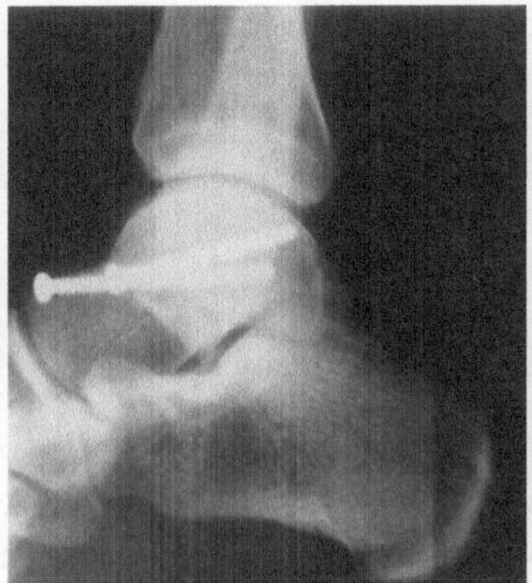

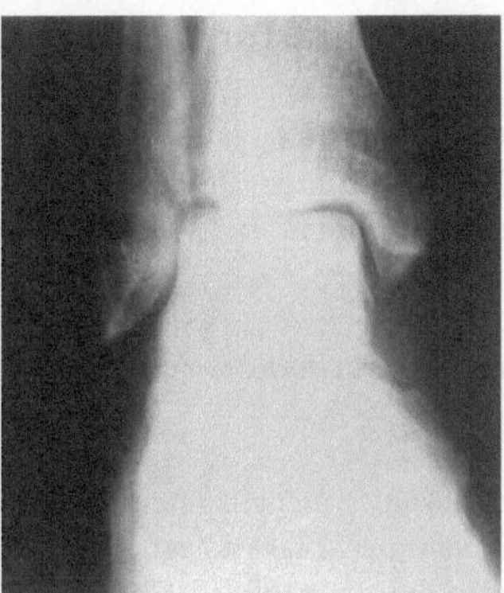

Abb. 12.7b

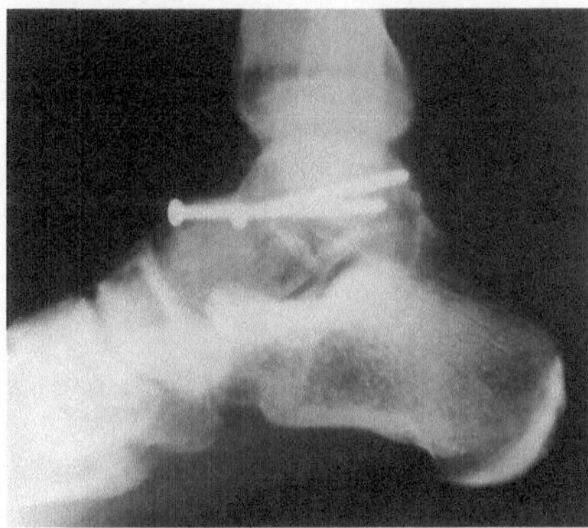

Abb. 12.7c

Fall 8: Fraktur des Processus lateralis tali

Abbildung 12.8
a Fraktur des Processus lateralis tali.
b Restitutio nach Verschraubung

Problemstellung

Abscherfraktur des Processus lateralis tali, die bei Nichterkennen häufig zur Pseudarthrose führt.

Anamnese

Pronationstrauma des Fußes links beim Snowboardfahren.

Klinik

20-jähriger Patient in gutem Allgemeinzustand, Schmerzen und Instabilitätsgefühl traten 3 Tage nach der Verletzung auf. Klinisch leichte Schwellung und Druckdolenz. Radiologisch konnte eine Fraktur des Processus lateralis tali festgestellt werden (Abb. 12.8a).

Therapie

Offene Reposition und Verschraubung mit 2 Kleinfragmentschrauben. Intraoperativ war nur das USG betroffen. Unterschenkelgehgips für 6 Wochen.

Ergebnis

Restitutio. Die Schrauben wurden belassen (Abb. 12.8b).

Anmerkung

Der Processus lateralis tali hat 2 Gelenkflächen, eine zur Außenknöchelspitze und eine zum USG. Die Pseudarthrose führt meistens zu einem Impingement und Instabilitätsgefühl, weshalb wir die primäre Verschraubung dieser seltenen Verletzung empfehlen.

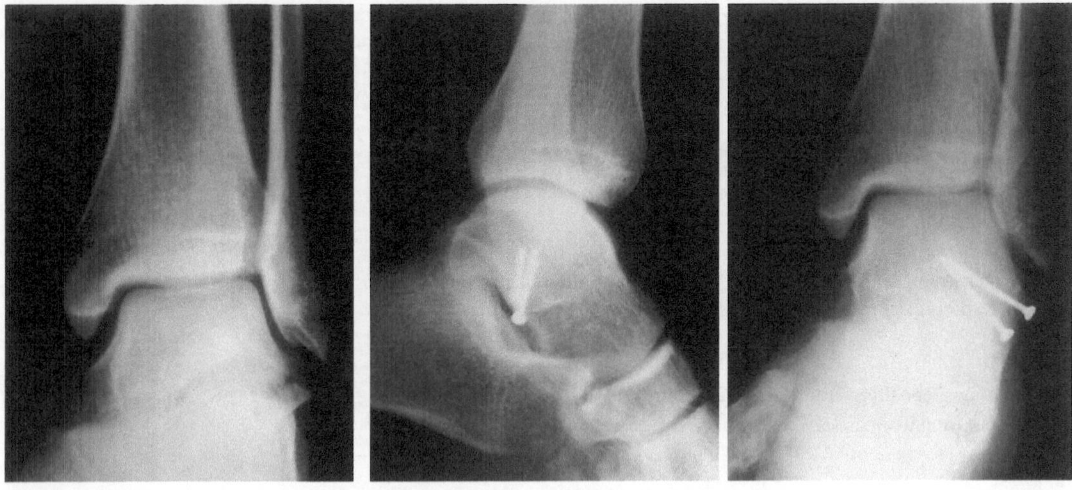

Abb. 12.8a

Abb. 12.8b

Fall 9: Kindliche Talusfraktur

Abbildung 12.9
a Dislozierte Talushalsfraktur.
b Reposition und Verschraubung

Problemstellung

Dislozierte Talushalsfraktur (Typ Weber III) beim Kind.

Anamnese

Sturz beim Turnen von einer Turnstange.

Klinik

$10^1/_2$-jähriger, gesunder Junge in gutem Allgemeinzustand. Schmerzen im linken OSG. Radiologisch: dislozierte Talushalsfraktur (Abb. 12.9a).

Therapie

Notfallmäßige Reposition und Verschraubung (Abb. 12.9b). Entlastungsapparat für 4 Monate.

Ergebnis

Nach 1 Jahr wurden die Schrauben entfernt. Nach 4 Jahren bestand völlige Beschwerdefreiheit. Der Junge macht 3-mal wöchentlich Ballett. Eine klinische Kontrolle wurde leider abgelehnt.

Anmerkung

Die kindliche Talusfraktur ist nicht so selten. Einteilung und Behandlung folgen den Richtlinien bei Erwachsenen, d.h. dass bei Stufenbildung im Gelenk operiert wird. Die Nekroserate bei der dislozierten Fraktur ist hoch (Weber III), bei der Luxationsfraktur (Weber IV) schicksalshaft.

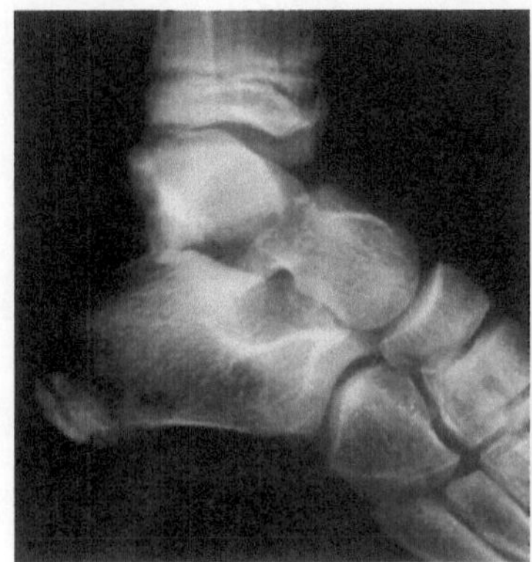

Abb. 12.9a

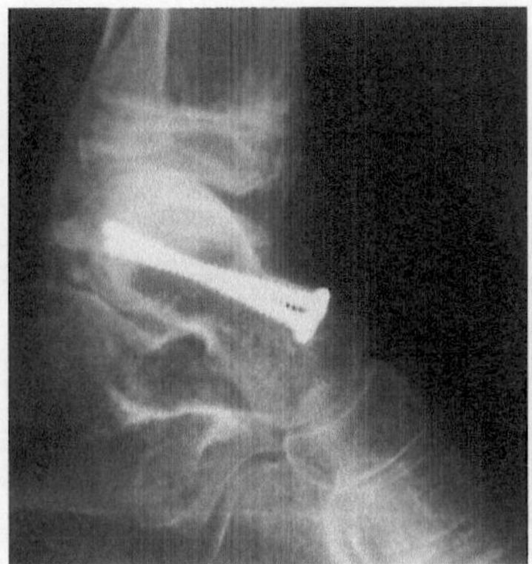

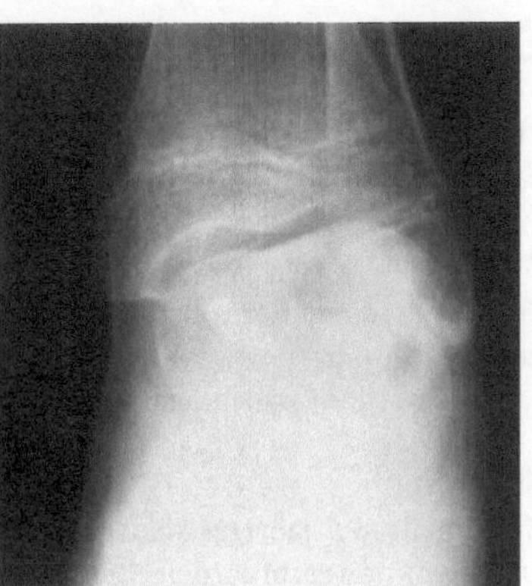

Abb. 12.9b

Fall 10: Talusnekrose

Abbildung 12.10
a Arthrose des OSG nach Talusnekrose.
b OSG-Arthrodese in der klassischen Methode nach Charnley.
c Ergebnis 4 Jahre nach der Arthrodese

Problemstellung

Schmerzhaftes OSG bei Teilnekrose des Talus.

Anamnese

Sturz aus 1 m im Alter von 7 Jahren. Die Verletzung wurde als Distorsion verkannt. Im Alter von 16 Jahren Auftreten von Schmerzen, die trotz Innenschuhversorgung zunehmen.

Klinik

Bei Eintritt $16^1/_2$-jähriges Mädchen in gutem Allgemeinzustand. Knacken im OSG. Funktion rechts 0/0/40, links 10/0/50, USG frei. Schmerzen beim Bewegen und unter Belastung. Radiologisch wurde eine Arthrose des OSG nach Talusnekrose (Abb. 12.10a) festgestellt.

Therapie

OSG-Arthrodese mit der klassischen Methode nach Charnley (Abb. 12.10b).

Ergebnis

Ideal. Kleine, störende Knochenspange medial, die mit den Schrauben entfernt wurde, 4 Jahre nach der Arthrodese (Abb. 12.10c).

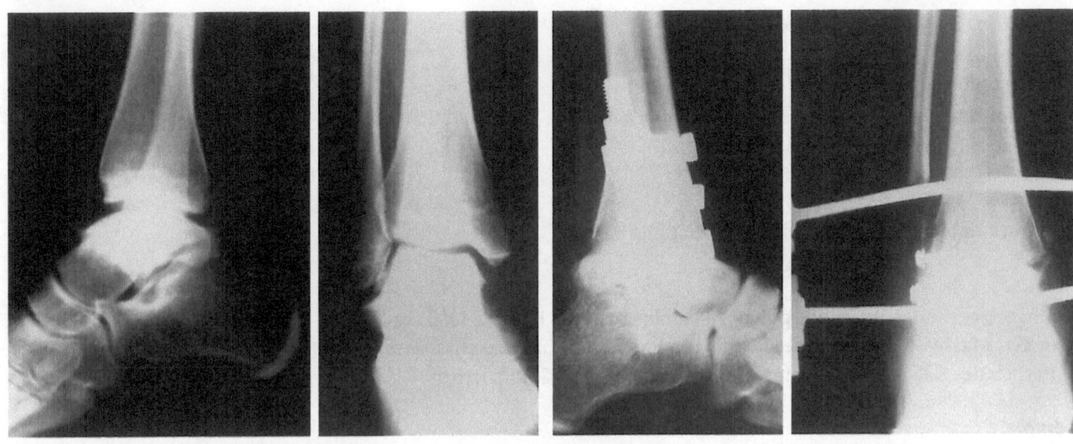

Abb. 12.10a

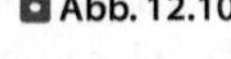

Abb. 12.10b

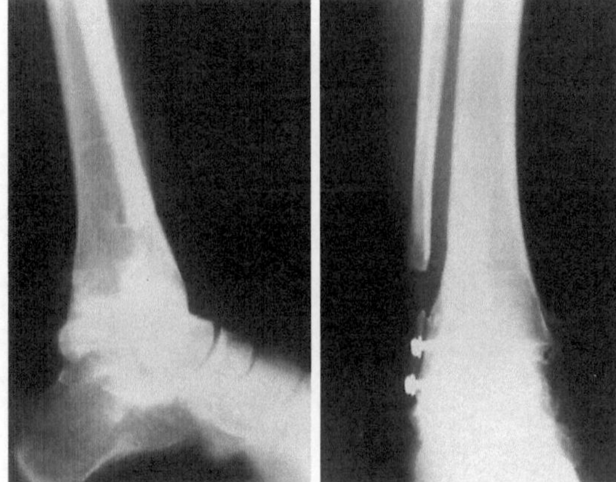

Abb. 12.10c

Fall 11: Kalkaneusfraktur

Abbildung 12.11
a Intraartikulärer Spaltbruch des Kalkaneus mit Impression der Spongiosa.
b, c Stabilisierung mit kortikospongiösen Spänen und 2 vertikal eingebrachten Zweilochplatten

Problemstellung

Impressionsfraktur des Kalkaneus bei jungem Patienten mit erheblicher Inkongruenz im USG.

Anamnese

Sturz von 2 m hoher Mauer auf die linke Ferse.

Klinik

38-jähriger, gesunder Patient in gutem Allgemeinzustand. Keine Zusatzverletzungen. Massive Schwellung des Rückfußes. Radiologisch: intraartikulärer Spaltbruch des Kalkaneus mit Impression der Spongiosa (Abb. 12.11a).

Therapie

Reposition nach Abschwellung. Stabilisierung mit kortikospongiösen Spänen und 2 vertikal eingebrachten Zweilochplatten (Abb. 12.11b, c).

Ergebnis

Der Patient ist 4 Jahre nach Unfall etwas wetterfühlig, sonst beschwerdefrei und voll arbeitsfähig. Die Platten wurden belassen. Beim Sport trägt der Patient eine Einlage. Die USG-Beweglichkeit ist um die Hälfte reduziert.

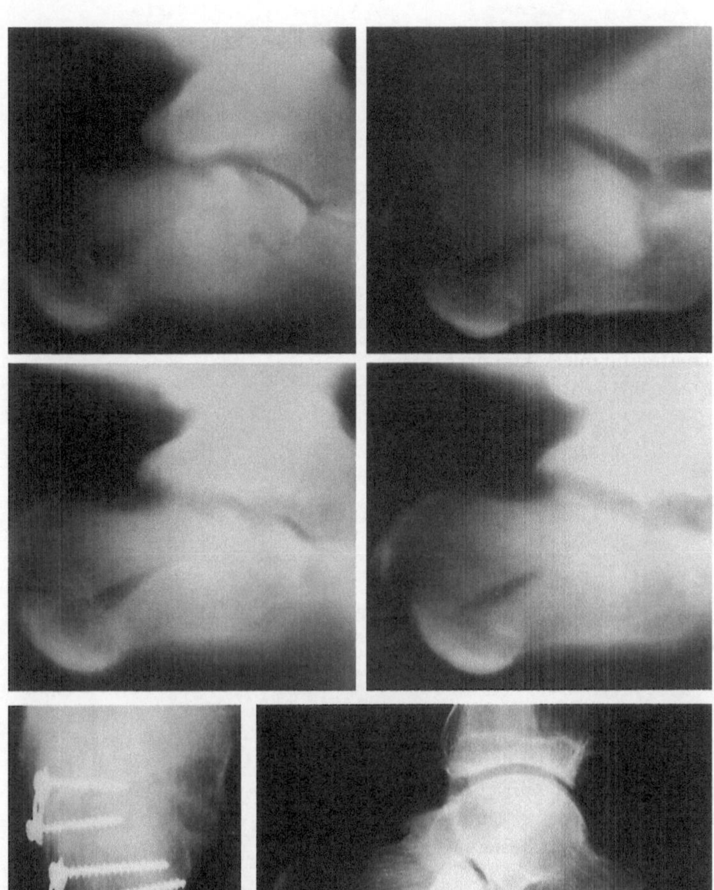

■ Abb. 12.11a

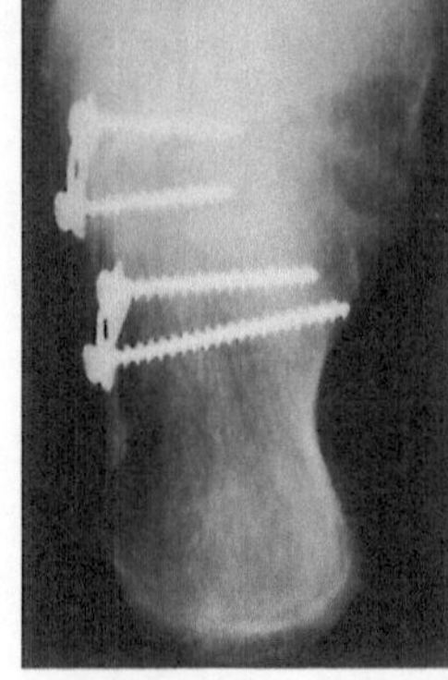

■ Abb. 12.11b

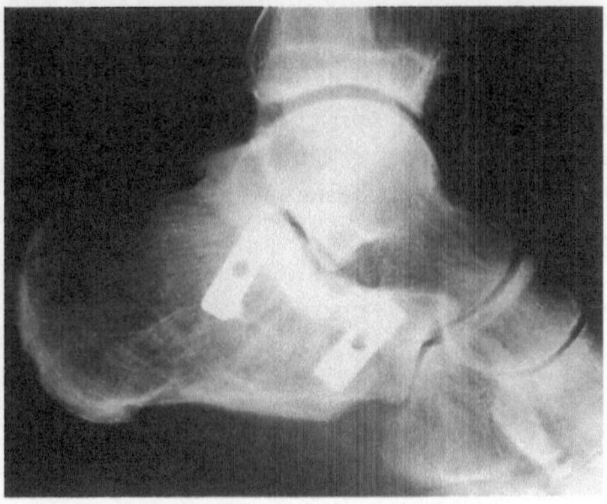

■ Abb. 12.11c

Fall 12: Kalkaneusberstungsfraktur (Judet IV)

Abbildung 12.12
a, b Trümmerfraktur mit Fraktur der beiden Seitenränder und des Bodens (Judet IV). Hintere Gelenkfläche steht vertikal.
c Ergebnis 1 Jahr nach dem Unfall

Problemstellung

Massiv deformierter Kalkaneus, Wiederherstellung der Form, auch – oder sogar – wegen einer später evtl. nötigen USG-Arthrodese.

Anamnese

Sturz von einem Baum.

Klinik

43-jähriger, gesunder Patient. Massiv geschwollener Rückfuß, keine Zusatzverletzungen. Radiologisch wird eine Trümmerfraktur mit Fraktur der beiden Seitenränder und des Bodens (Judet IV) festgestellt. Die hintere Gelenkfläche steht vertikal (◘ Abb. 12.12a, b).

Therapie

Spongiosaaufrichtung, Abstützung mit H-Platte nach Abschwellung. Ungestörter Verlauf.

Ergebnis

1 Jahr nach Unfall lag ein gutes Ergebnis vor (◘ Abb. 12.12c). Es waren nur wenig Restbeschwerden vorhanden. Die USG-Beweglichkeit ist um die Hälfte eingeschränkt.

Anmerkung

Auch wenn keine Restitutio erreicht wird, ist das Ergebnis doch wesentlich besser als bei der konservativen Behandlung. Neben der Aufrichtung des Tubergelenkwinkels erreicht man durch die Operation eine Verschmälerung des Rückfußes und damit eine bessere Schuhversorgung und idealere Voraussetzungen für eine spätere USG-Arthrodese.

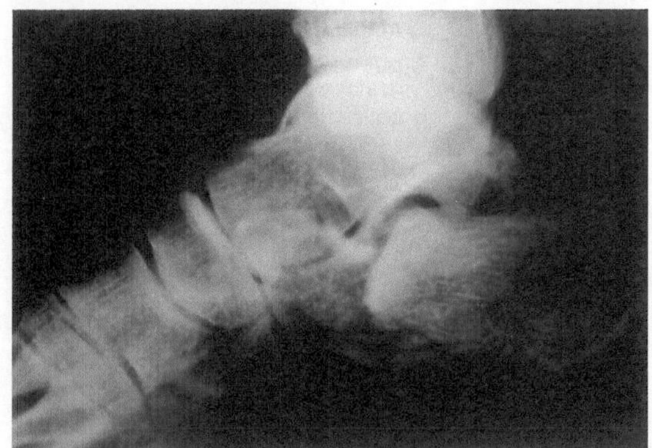

Abb. 12.12a

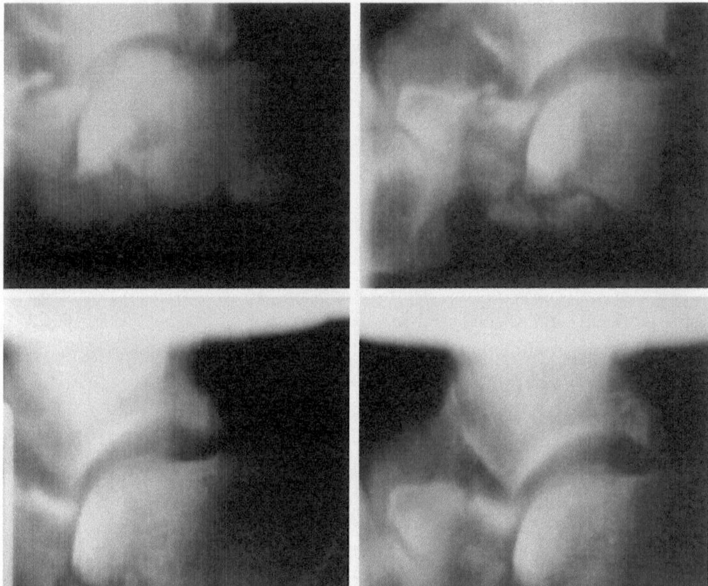

Abb. 12.12b

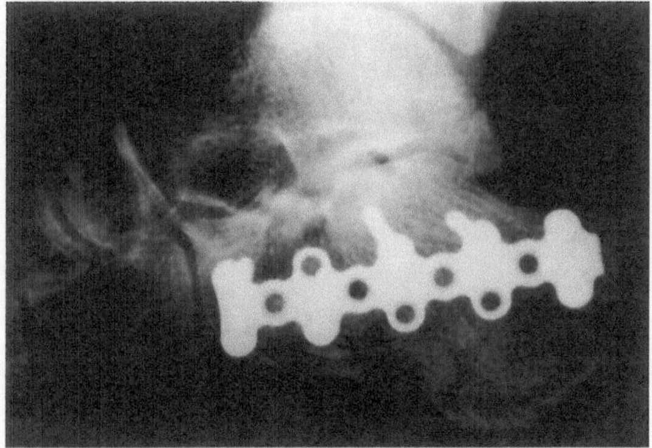

Abb. 12.12c

Fall 13: Posttraumatische isolierte hintere USG-Arthrodese

Abbildung 12.13
a Arthrose des Cuneiforme I–III und des Os naviculare.
b Isolierte hintere USG-Arthrodese mit autologer Spongiosaplastik

Problemstellung

Hintere USG-Arthrose nach alter, konservativ behandelter Kalkaneusfraktur.

Anamnese

Im Alter von 20 Jahren zog sich die Patientin u.a. eine Kalkaneusfraktur rechts zu, die konservativ behandelt wurde. Im Laufe der Jahre zunehmende Schmerzen im USG.

Klinik

34-jährige, schlanke Patientin in gutem Allgemeinzustand. Bewegungsschmerz und eingeschränkte Funktion im hinteren USG. Das OSG ist frei beweglich. Vorderes USG und Mittelfuß sind wenig schmerzhaft. Radiologisch: Arthrose des Cuneiforme I–III und des OS naviculare (Abb. 12.13a).

Therapie

Isolierte hintere USG-Arthrodese mit autologer Spongiosaplastik (Abb. 12.13b).

Ergebnis

Die Arthrodese ist durchgebaut. Die Patientin ist mit Einlagenversorgung und Schuhzurichtung weitgehend schmerzfrei und zufrieden.

Anmerkung

Bei gut erhaltenem vorderem USG ergibt eine isolierte hintere USG-Arthrodese gute Ergebnisse. In diesem Fall mit Arthrose von Cuneiforme I–III/Naviculare war eine Double-Arthrodese kontraindiziert.

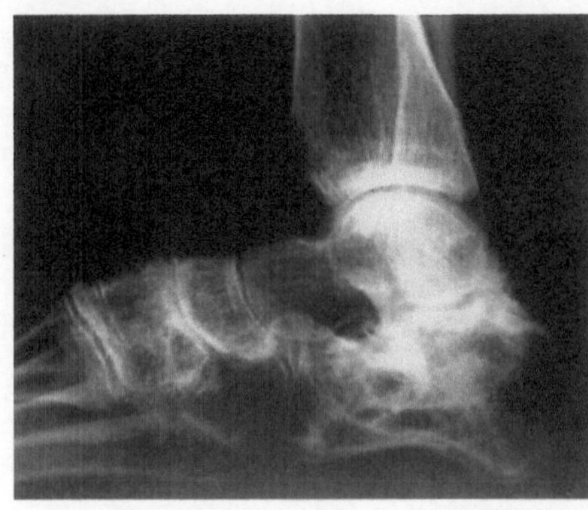
Abb. 12.13a

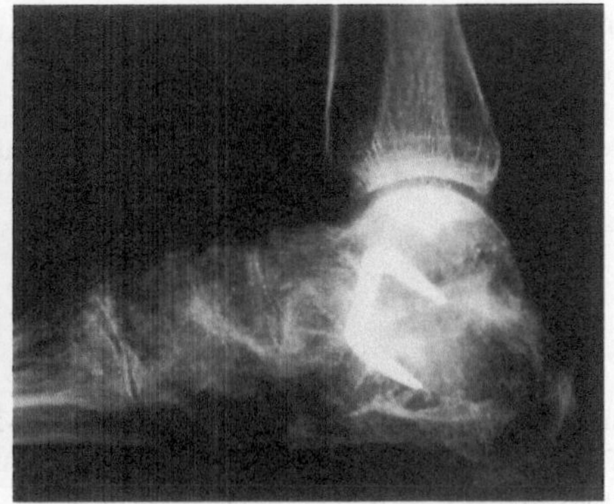
Abb. 12.13b

Fall 14: Primäre OSG-Arthrodese

Problemstellung

Pilonfraktur, Talusfraktur bei primär chronischer Polyarthritis (pcP) und vorgeschädigtem OSG.

Anamnese

Sturz auf dem Bau.

Klinik

59-jähriger Patient mit pcP und vorbestehender Arthrose des OSG. Massive Schwellung im OSG/Fuß. Radiologisch wird eine Pilontrümmerfraktur und eine Talusfraktur vom Typ Weber II (▪ Abb. 12.14a) festgestellt.

Therapie

Verschraubung der Talusfraktur, primäre OSG-Arthrodese mit Ruhigstellung im Rahmenfixateur externe (▪ Abb. 12.14b, c).

Ergebnis

1 Jahr nach dem Unfall Resektion des störenden Außenknöchels (▪ Abb. 12.14d). 4 Jahre später ist mit Schuhzurichtung ein gutes Ergebnis erreicht.

Anmerkung

Die primäre OSG-Arthrodese erfolgte nicht wegen der Talusfraktur allein, sondern wegen der Komplexität der Verletzung mit zusätzlicher pcP. Eine OSG-Arthrodese wäre bei der alleinigen Luxation des Taluskörpers aus der Sprunggelenkgabel wegen der damit sicheren Talusnekrose die Behandlung der Wahl (Blutversorgung aus der Tibia).

▪ Abbildung 12.14
a Pilontrümmerfraktur, Talusfraktur vom Typ Weber II.
b, c Verschraubung der Talusfraktur, primäre OSG-Arthrodese mit Ruhigstellung im Rahmenfixateur externe.
d Ergebnis 1 Jahr nach dem Unfall

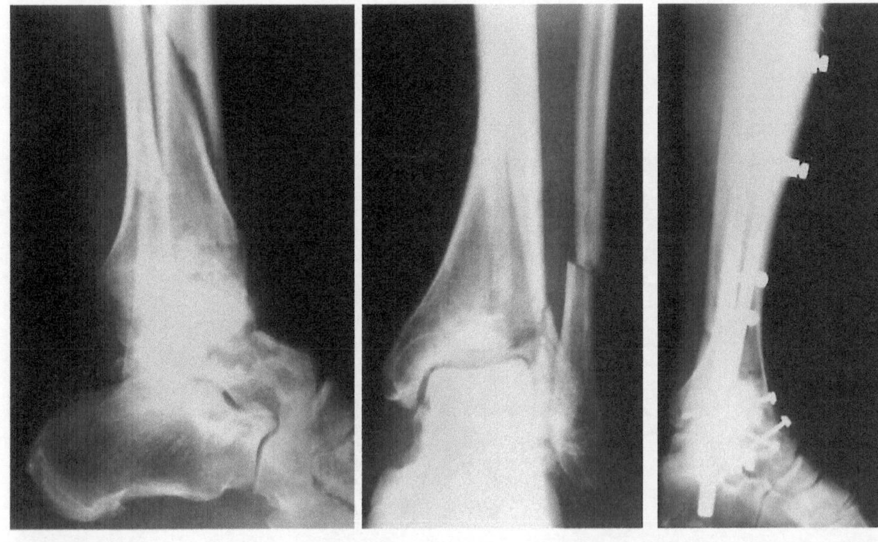

Abb. 12.14a

Abb. 12.14b

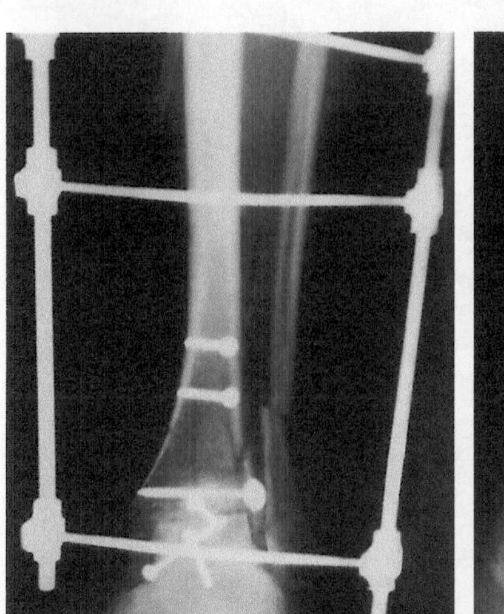

Abb. 12.14c

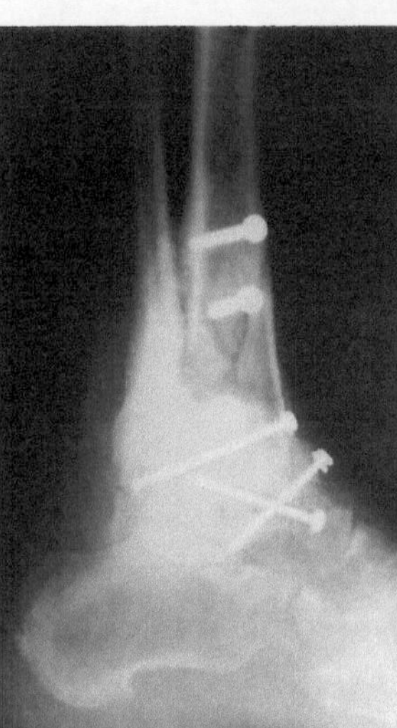

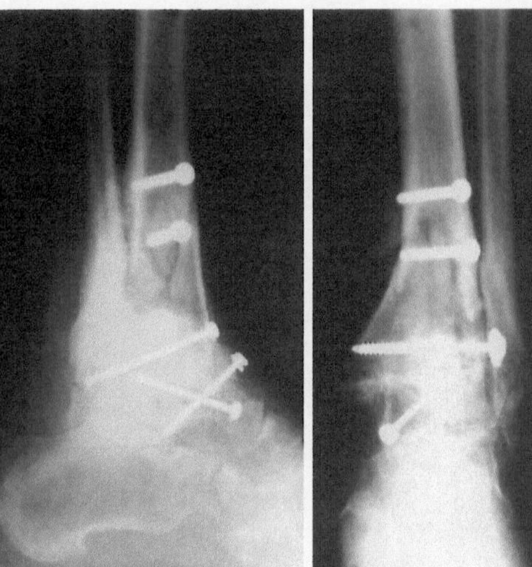

Abb. 12.14d

13 Überlastungsschäden und Verletzungen bei Sportlern

R. Feinstein

Einleitung

Verletzungen und Überlastungsschäden beim Sportler am Sprunggelenk und Fuß haben einen großen Stellenwert in der täglichen Praxis des Orthopäden, der sich mit diesem Patientengut auseinandersetzt.
Für die folgenden klinischen und diagnostischen Fälle ist die Kenntnis der Unfallmechanismen, die Diagnostik der Überlastungsschäden und der Einsatz der neuen bildgebenden Verfahren Voraussetzung für eine optimale Abklärung, Behandlung und Rehabilitation.
Veraltete Sehnenrupturen werden häufig als Überlastungsschäden falsch interpretiert; werden sie erkannt und entsprechend operativ versorgt, sind gute Rehabilitationsergebnisse die Folge, mit zufriedenen Patienten und Ärzten.
Ein immer größeres Spektrum in der Sprunggelenkdiagnostik und auch in der Therapie nimmt die Arthroskopie ein: Es lassen sich damit neben rein überlastungsbedingten Schäden, wie Synovitiden mit Impingementklinik, auch größere ossäre Pathologien diagnostizieren und behandeln. Die bekannten Vorzüge der Arthroskopie manifestieren sich auch hier beim OSG.
Sesambeinpathologien werden nicht selten unterschätzt und auch nicht erkannt. So sollte bei der Abklärung neben der konsequent im Stehen erfolgenden a.-p.-Röntgenaufnahme auch immer eine axiale Aufnahme veranlasst werden, um so Sesambeinpathologien wie Luxation, Fraktur, Partitumtraumatisierung oder Nekrosen zu erkennen.

Fall 1: Cheilodynie bei vorderem Impingement, arthroskopisch operiert

Abbildung 13.1
a OSG-Arthroskopie: Distraktion des OSG mit elastischer Binde, Schifferknoten und 7 kg Gewicht am hängenden Unterschenkel in Lumbalanästhesie oder IV-Block. Auffüllen des Gelenkes mit NaCl, Arthroskopie von medioventral bzw. lateroventral.
b Cheilodynie mit Impingement einer Tibiaexostose links, teilweise fragmentiert

Problemstellung

Rezidivierende ventrale OSG-Traumatisierungen mit Synovitis und ausgeprägter Tibiaexostose links.

Anamnese

51-jähriger Fußballer mit zunehmenden Schmerzen am OSG ventral, eingeschränkte Dorsalextension. Keine eigentliche Distorsionsanamnese.

Klinik

Dolenz am ventralen OSG links, verstärkt bei Dorsalextension, Einklemmphänomene. Klinisch ist keine Instabilität nachweisbar.

Röntgenbefund

Deutliche Exostose, teilweise mit Fragmentierung an der Tibia ventral links, die Seitaufnahme in maximaler Dorsalextension zeigt ein Impingement der Exostose am Talus, der Talus selber ist unauffällig.

Therapie

Arthroskopische Operation entweder in Lumbalanästhesie oder i.v.-Block, hängender Unterschenkel mit am Fuß angehängtem Gewicht von 7 kg (sterile Idealbinde): Auffüllen des Gelenkes mit NaCl, Einführen des Arthroskops von medial, Einbringen des Full-radius-Shavers von lateral (Abb. 13.1a). Synovektomie der meist verdickten und auch injizierten Schleimhaut. Mit dem runden Burr von lateral ausgedehnte Cheilotomie mit Entfernen der Exostose an der Tibia (Abb. 13.1b). Die Exostose sollte, allenfalls unter BV-Kontrolle, großzügig abgetragen werden.

Ergebnis

Beschwerdefreier Patient, freie schmerzlose Dorsalextension.

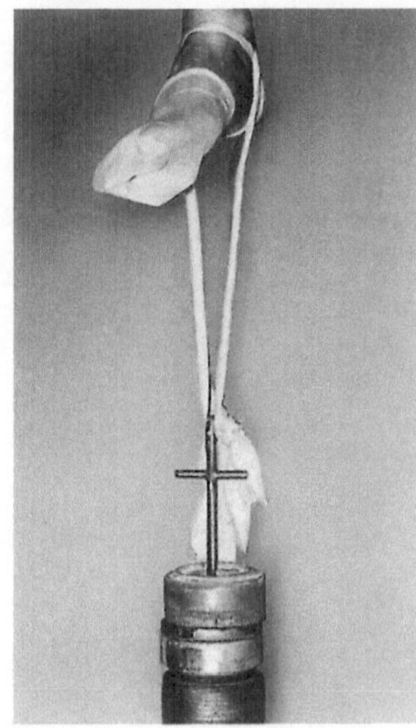

■ Abb. 13.1a

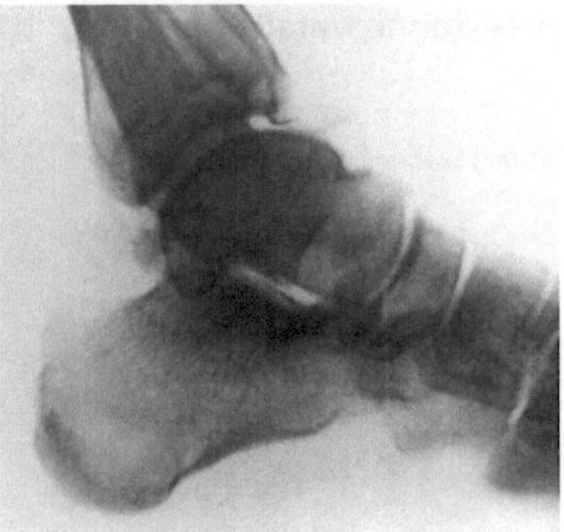

■ Abb. 13.1b

Fall 2: Ruptur der Tibialis-anterior-Sehne, veraltet

Abbildung 13.2
a OSG a.p. und seitlich: Tibiavorderkantenexostose und Impingement (Cheilodynie).
b–d MRI: Ruptur der Sehne des M. tibialis anterior auf OSG-Niveau mit Retraktion der proximalen Sehnenanteile

Problemstellung

Passionierter Freizeitsportler (Marathonläufer) mit veralteter Tibialis-anterior-Sehnenruptur, sportunfähig.

Anamnese

Seit Jahren mehrere Stadtläufe pro Jahr, z.T. über Marathondistanzen. Vor 3 Monaten beim Faustballspielen plötzlich Schmerzen im distalen Unterschenkelbereich ventralseits links. Die Dorsalextensionsschwäche führt zu zunehmender Sportreduktion.

Klinik

62-jährig, optimalgewichtig, Fersengang links behindert. Dorsalextension im OSG um knapp 10° reduziert. Druckdolenz über dem Gelenkspalt des linken OSG ventral.

Röntgenbefund

Linkes OSG a.p. und seitlich: Kleines Impingement an der ventralen Tibiakante (Abb. 13.2a). MRI des linken Unterschenkels distal: Ruptur der Sehne des M. tibialis anterior auf Höhe des OSG mit Retraktion der proximalen Sehnenanteile (Abb. 13.2).

Therapie

Überbrückende Umklappplastik der Tibialis-anterior-Sehne links.

Ergebnis

8 Monate nach dem Eingriff Marathonlauf mit Medaillenauszeichnung.

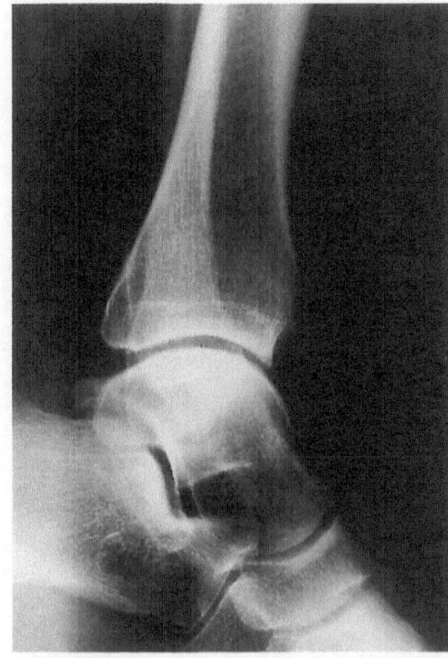

Abb. 13.2a

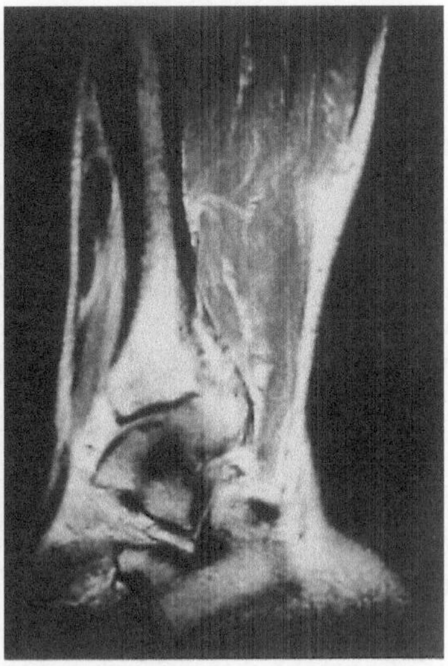

Abb. 13.2b

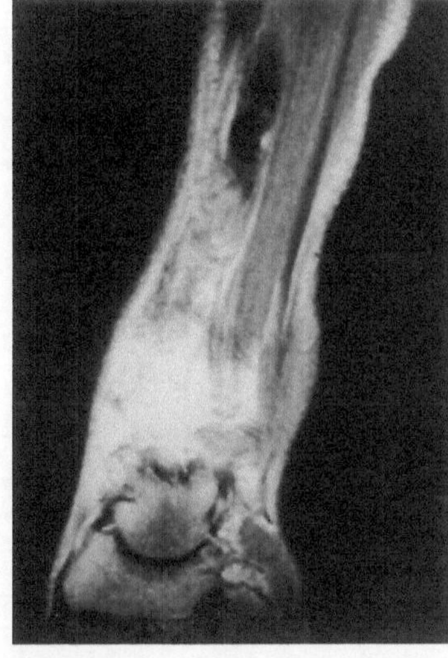

Abb. 13.2c

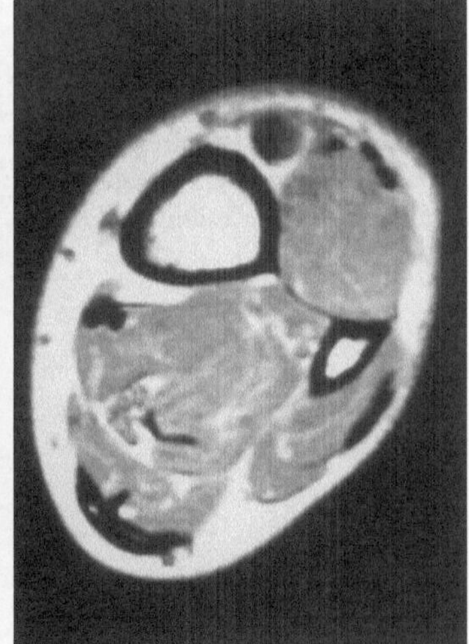

Abb. 13.2d

Fall 3: Hallux rigidus

Problemstellung

Schmerzen und Funktionseinschränkung beim Joggen im Großzehengrundgelenk rechts.

Anamnese

51-jähriger, intensiver Jogger, wahrscheinlich diverse unbehandelte Vorfußmikrotraumen. Zunehmende Schmerzen beim Abrollen wegen Funktionseinschränkung, v.a. für Dorsalextension. Zunehmend größer werdender Platzbedarf im Schuh für den Vorfuß rechts.

Klinik

Kolbige Auftreibung des Großzehengrundgelenkes, praktisch nur noch Wackelbewegungen mit aufgehobener Dorsal- und Plantarflexion, starke Dolenz medial und lateral rechts, links beschwerdefrei.

Röntgenbefund

Abgeflachtes Metatarsaleköpfchen, Osteophyten medial und lateral, stark verschmälerter Gelenkspalt mit Arthrosezeichen, kleine Geröllzysten (◘ Abb. 13.3a).

Therapie

Zuerst erfolgte ein Versuch der gelenkerhaltenden Revision mit Remodelling des Metatarsaleköpfchen mit Osteophytenabtragung und Sesambeinrelease (◘ Abb. 13.3b). Wegen rascher Progredienz der Gelenkspaltverschmälerung mit völliger Einsteifung des Gelenkes Zweiteingriff mit Verfahren nach Keller-Brandes (◘ Abb. 13.3c).

Ergebnis

Unter regelmäßigen Dehnungsübungen des Großzehengrundgelenkes wegen Tendenz zur Kontraktion hat der Patient nach 4 Monaten nur noch geringe, für das Jogging jedoch nicht relevante Beschwerden.

◘ Abbildung 13.3
a Hallux rigidus mit stark verschmälertem Gelenkspalt.
b 3 Monate nach Gelenkrevision und Metatarsale-I-Remodelling und P1-Osteophytenresektion klinisch besser als präoperativ.
c 7 Monate nach 1. Eingriff rasche Progredienz der Versteifung und der Arthrose. Es erfolgte die Operation nach Keller-Brandes

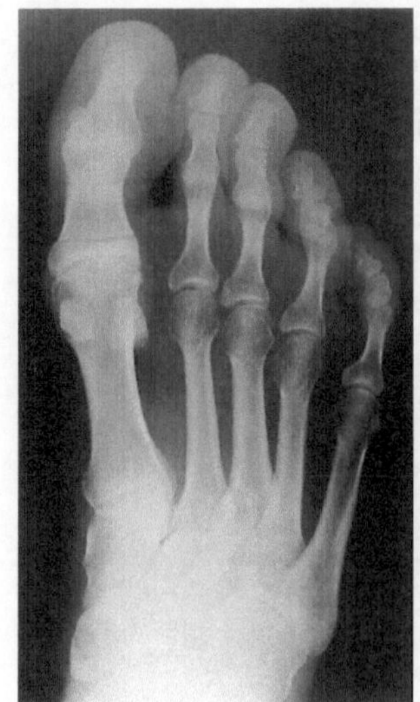

Abb. 13.3a

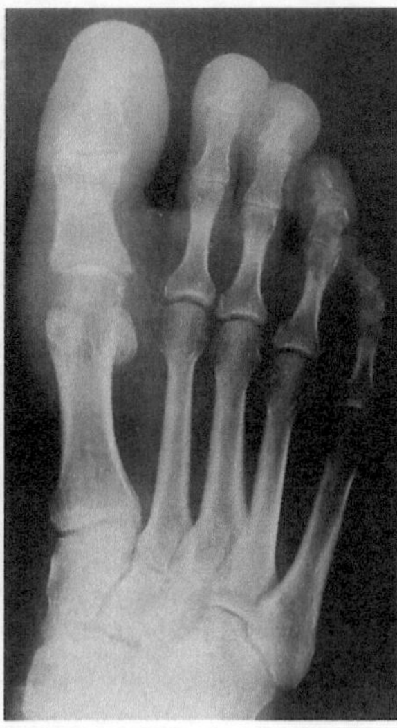

Abb. 13.3b

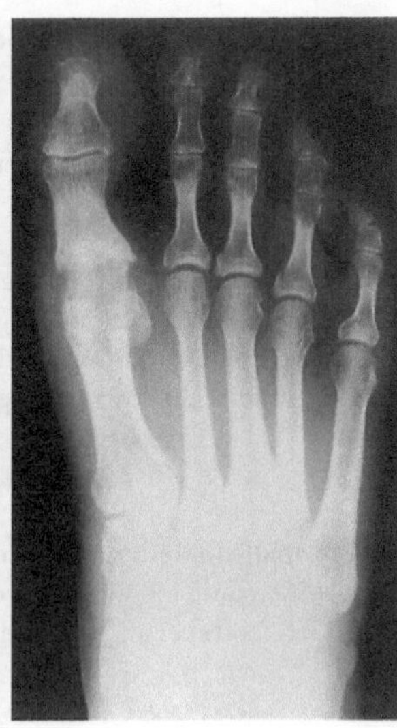

Abb. 13.3c

Fall 4: Ruptur der Peronaeus-longus-Sehne

Abbildung 13.4
MRI mit Längsrissen in der Peronäussehne und Ergussbildung in der Sehnenscheide

Problemstellung

Schmerzen nach OSG-Distorsion retromalleolär lateral links.

Anamnese

36-jähriger aktiver Läufer, rezidivierende Distorsionen beidseits. Trotz Taping erneute OSG-Distorsion links mit starker Schwellung retromalleolär, konservativ behandelt. Persistierende Schmerzen und Schwellung, v.a. bei Eversionsbewegungen. Keine rheumatischen Erkrankungen bekannt, Rheumaserologie negativ.

Klinik

Starke Schwellung der retromalleolären Peronäalloge links, leichte Überwärmung. Eversion gegen Widerstand möglich, aber dolent; deutliche Seitendifferenz bezüglich Kraft. OSG ist frei beweglich und indolent, Lig. fibulocalcaneare sehr lax.

Röntgenbefund

Bis auf starke Schwellung lateral ossär unauffällig, Fibulaspitze sauber.

MRI

Längsrisse in der Peronäussehne, Erguss in der Sehnenscheide (Abb. 13.4).

Therapie

Operative Revision mit Feststellen einer ausgeprägten Synovitis, einer sehr ausgedehnten Sehnenscheide mit mobiler Peronaeus-brevis-Sehne. Die Peronaeus-longus-Sehne ist rupturiert, entsprechendes histologisches Korrelat. Es erfolgt eine Tenodese zwischen dem M. peronaeus brevis und dem M.-peronaeus-longus-Rest.

Ergebnis

Der Patient ist beschwerdefrei und joggt wieder regelmäßig; er führt aber ein regelmäßiges Taping durch.

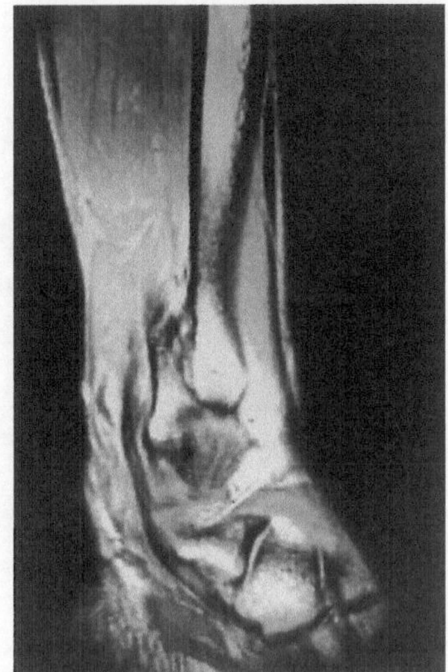

Abb. 13.4

Fall 5: Ruptur der Tibialis-posterior-Sehne

Abbildung 13.5
MRI mit Tibialis-posterior-Ruptur (fehlende, retrahierte Sehne im Sehnenfach *rechts*)

Problemstellung

Veraltete unerkannte Tibialis-posterior-Sehnenruptur mit posttraumatischem Knick-Platt-Fuß.

Anamnese

Als hobbymäßiger, jedoch intensiver Jogger schwere fibuläre Bandverletzung rechts vor 5 Jahren, konservativ behandelt. Zunehmender Knick-Plattfuß mit Schmerzen v.a. im USG-Bereich.

Klinik

70-jähriger jünger wirkender Mann, deutliches Hinken mit massivem Knick-Platt-Fuß, Dolenz im medialen USG-Bereich, v.a. am Navikulare, keine Aufrichtbarkeit der medialen Längswölbung im Zehenspitzenstand, kolbige Auftreibung retromalleolär proximal.

MRI

Fehlende M. Tibialis posterior-Sehne rechts auf Höhe des medialen Malleolus.

Therapie

Überbrückende Umklappplastik der Tibialis-posterior-Sehne, gute mediale Abstützung, Immobilisation postoperativ für 4 Wochen.

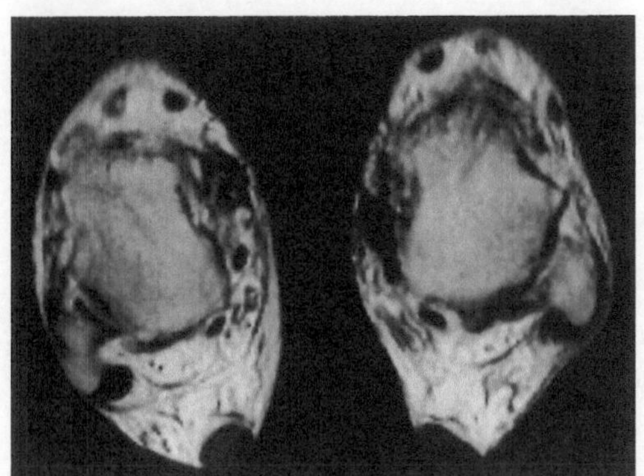

Abb. 13.5

Fall 6: Sesambeinfraktur lateral, pseudarthrotisch verheilt

Abbildung 13.6
a, b Veraltete laterale Sesambeinfraktur links.
c 3 Monate nach Revision und Teilresektion des lateralen Sesambeines links

Problemstellung

Veraltete Sesambeinfraktur lateral links (Abb. 13.6a, b).

Anamnese

Aktive 31-jährige Jazzballettänzerin und Physiotherapeutin mit Vorfußtrauma links vor mehreren Jahren, unbehandelt. Zunehmende Schmerzen beim Abrollen, Zehenspitzenstand mit lateraler Ausweichbewegung, Sportuntauglichkeit.

Klinik

Intensiver Schmerz im Bereich des lateralen Sesambeines, eingeschränkte Dorsalextension im Großzehengrundgelenk, sonst bis auf den durch langjähriges Balletttraining deformierten Vorfuß unauffällig.

Röntgenbefund

Fragmentierung des lateralen Sesambeines, auf der Sesambeinaxialaufnahme stark nach lateral deformiertes Sesambein.

Therapie

Revision von dorsal mit Resektion des lateralen Sesambeinfragments, Mobilisierung mit Adhäsiolyse (Abb. 13.6c).

Ergebnis

Beschwerdefreiheit, volle schmerzfreie Dorsalextension, Jazzballett und Beruf wieder ohne Einschränkung ausführbar.

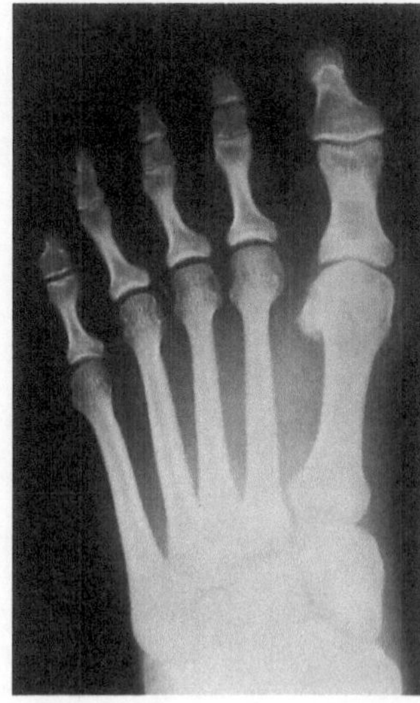

Abb. 13.6a

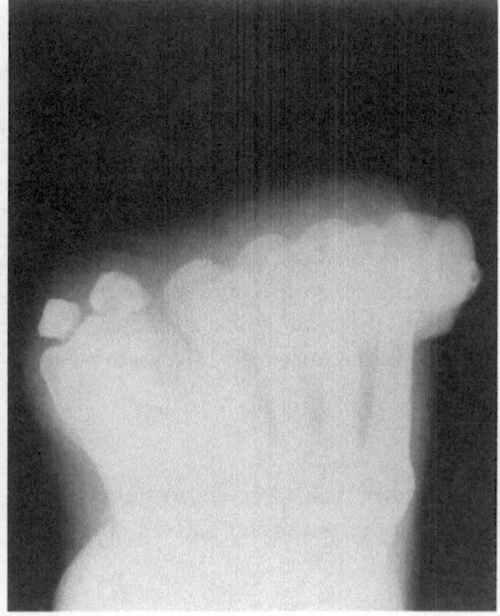

Abb. 13.6b

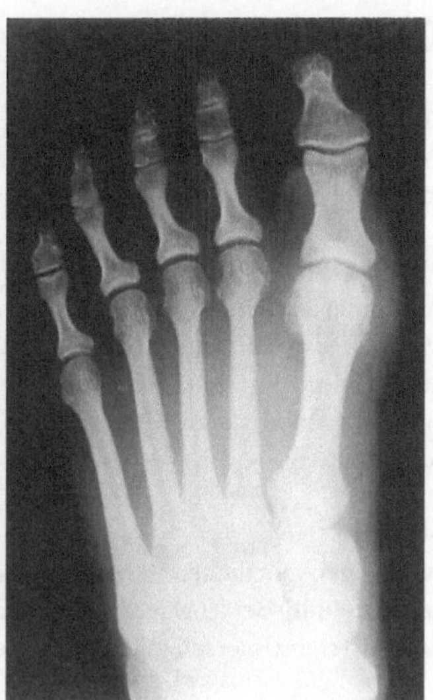

Abb. 13.6c

Fall 7: Ruptur der Tibialis-anterior-Sehne, frisch

Problemstellung

Frische Tibialis-anterior-Sehnenruptur rechts beim Tennisspielen an klassischer Stelle.

Anamnese

Passionierter Tennisspieler seit Jahrzehnten. Diskrete Schmerzen im rechten Unterschenkel distal seit ein paar Wochen beim Spielen, insbesondere bei Stop-and-go-Bewegungen. Bei einem Ausfallschritt plötzlich stechender Schmerz im distalen Unterschenkel rechts und konsekutive Fußheberschwäche.

Klinik

55-jähriger sportlicher Mann, leichtes Schonhinken rechts, Fersengang rechts gestört, Fußheberschwäche rechts. Palpatorisch druckdolenter Knoten über dem distalen Unterschenkel auf Höhe des OSG.

Röntgenbefund

Rechtes OSG a.p. und seitlich: deutliches Impingement an der ventralen Tibiakante mit Tibiaexostose und konzentrischer Einengung des OSG (◘ Abb. 13.7a, 1987; ◘ Abb. 13.7b, 1994).

Therapie

Überbrückende Umklappplastik der Tibialis-anterior-Sehne rechts, Exostosenabmeißelung (Cheilotomie).

Ergebnis

7 Jahre nach dem Eingriff voll sportfähig und schmerzfrei.

◘ Abbildung 13.7

a Tibialis-anterior-Sehnenruptur, frisch versorgt, ossär mit deutlicher Einengung und Impingement durch Tibiaexostose (Cheilodynie auf der seitlichen Aufnahme) (1987).

b Status nach Tibialis-anterior-Sehnenruptur und Naht rechts vor 7 Jahren mit bereits damals vorhandener Tibiaexostose, keine ossäre Verschlechterung (1994)

Fall 7: Ruptur der Tibialis-anterior-Sehne, frisch

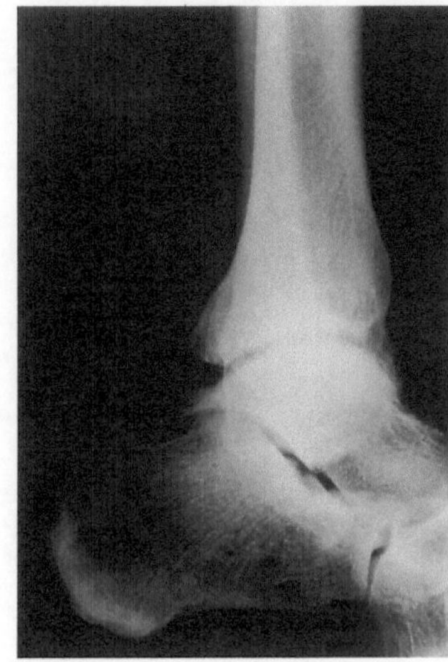

Abb. 13.7a

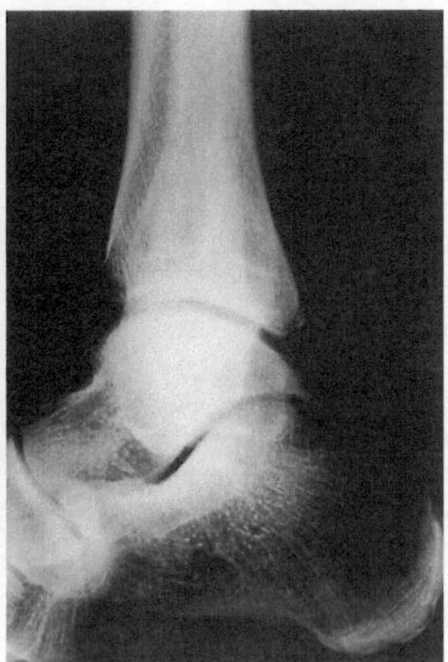

Abb. 13.7b

Fall 8: Fersensporn mit Bursitis am Ansatz der Plantaraponeurose

■ Abbildung 13.8
a, b Deutlicher Fersensporn links (a), rechts unauffällig (b)

Problemstellung

Läufer mit Schmerzen am Rückfuß plantar links.

Anamnese

Schmerzen plantar kalkanear links beim Aufstellen des Fußes als Rückfußläufer, v.a. beim Laufen auf hartem Boden.

Klinik

Starke Dolenz am Kalkanaeus plantar, mehr medial als lateral links. Physiologischer Rückfuß, gut ausgebildete mediale Längswölbung. Verstärkte Dolenz bei passiver Großzehendorsalextension am Kalkaneus plantar.

Röntgenbefund/MRI

Fersensporn, physiologische Kalkaneusstellung, deutliche Bursitis unter Plantaraponeurose links, rechts unauffälliger ossärer Befund (■ Abb. 13.8).

Therapie

Mediale Inzision, Eingehen auf die Plantaraponeurose; diese wird am kalkanearen Ansatz dargestellt. Meistens ist diese stark verdickt. Mehrere V-förmige Inzisionen mit Retraktion der Aponeurose. Unter dieser findet sich eine Bursitis, die reseziert wird. Der Sporn wird mit einem kleinen Simal-Meißel und Lüer entfernt. Konsequentes Massieren der Narbe mit einer Narbensalbe ist postoperativ empfehlenswert.

Ergebnis

Beschwerdefreiheit nach ca. 8 Wochen postoperativ, Laufen ist schmerzfrei möglich.

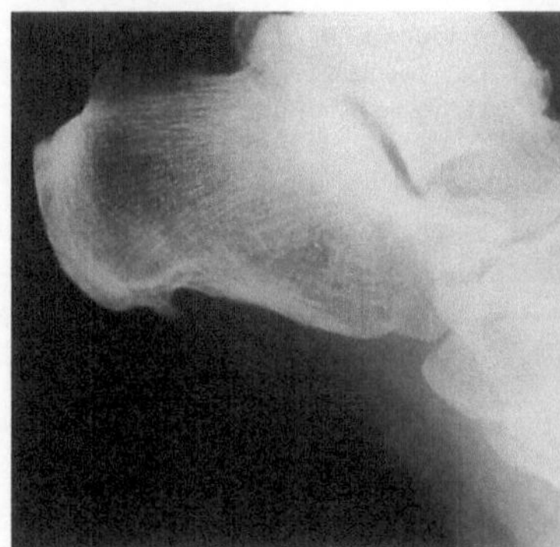

Abb. 13.8a

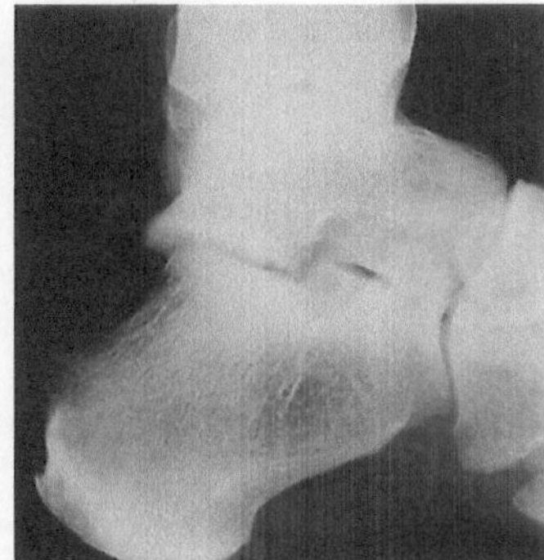

Abb. 13.8b

Fall 9: Os naviculare cornutum mit Os tibiale externum

Abbildung 13.9
a, b Os naviculare cornutum mit Os tibiale externum beidseits

Problemstellung

Schmerzen v.a. beim Hochspringen im Mittelfußbereich. Druckstelle an der medialen Längswölbung beidseits.

Anamnese

38-jährige Volleyballspielerin mit Schmerzen an der medialen Längswölbung von seiten einer Druckstelle, teilweise Sportuntauglichkeit wegen Schmerzen im Mittelfuß medial beidseits.

Klinik

Deutliche Prominenz am Navikulare medial mit Dolenz. Knick-Senk-Fuß, abgeflachte mediale Längswölbung, gute Aufrichtbarkeit im Zehenspitzenstand der Längswölbung und des Rückfußes. Druckstelle über dem Navikulare.

Röntgenbefund

Deutliches Os naviculare cornutum mit zusätzlichem Os tibiale externum beidseits (Abb. 13.9).

Therapie

Operation in i.v.-Block oder Lumbalanästhesie: Längsinzision medial über der Exostose, Darstellen der Tibialis-posterior-Sehne, Inzision in Sehnenfaserrichtung über der Exostose und Ablösen vom Os naviculare. Großzügige Abmeißelung des Navikulare, proximal findet sich das Os tibiale externum. Dieses wird exstirpiert, sorgfältige Adaptation der Tibialis-posterior-Sehne über dem Navikularerest. Postoperativ sollte konsequent eine gute Abstützung der medialen Längswölbung verordnet werden wegen der Gefahr des postoperativen Knick-Platt-Fußes.

Ergebnis

Beschwerdefreiheit nach 2 Monaten.

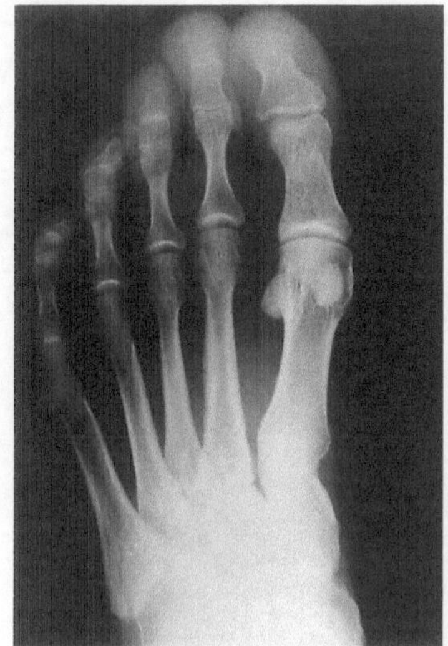

Abb. 13.9a

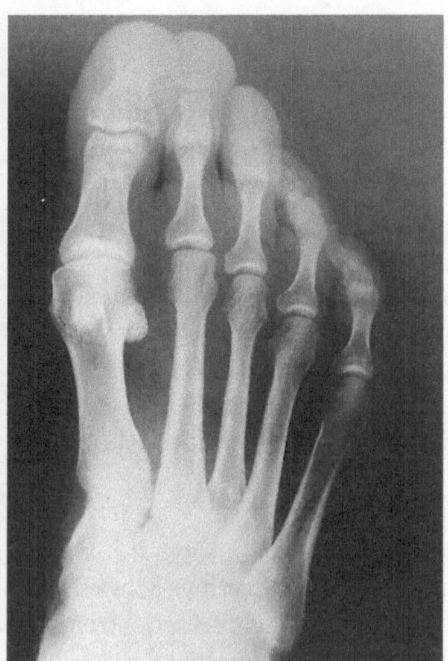

Abb. 13.9b

Fall 10: Abriss des Processus posterior tali

Abbildung 13.10
Abriss des Processus posterior tali

Problemstellung

Axiales Stauchungstrauma des rechten OSG bei einem 22-jährigen Balletttänzer mit Schmerzen bei Plantarflexion.

Anamnese

Stauchungstrauma axial mit OSG-Distorsion rechts, Schmerzen bei maximaler Plantarflexion. Es wurde konservativ behandelt, Schmerzfreiheit im OSG, starke Beschwerden bei Wiederaufnahem des Balletttrainings, v.a. retromalleolär mit Einklemmungsphänomenen. Inkonstant auch elektrisierende Schmerzen in die mediale Längswölbung und in den Unterschenkel medial rechts.

Klinik

Druckdolenz retromalleolär, positives Tinnel-Phänomen, geringe Schwellung retromalleolär, bei maximaler Plantarflexion stechende Schmerzen retromalleolär, OSG frei und indolent, laxer Bandapparat (Balletttänzer).

Röntgenbefund

Abriss des processus posterior tali (Abb. 13.10), übriges OSG sauber, ossär keine weitere Pathologie.

Therapie

Durch eine retromalleoläre Inzision Retinakulumspaltung mit N.-tibialis-Freilegung, Spaltung des Tarsaltunnels, dorsale Kapsulotomie mit Darstellen des Fragmentes, Entfernen des abgerissenen Processus posterior tali, Kapselverschluss.

Ergebnis

Beschwerdefreier Patient, volles Balletttraining wieder möglich, freie Plantarflexion.

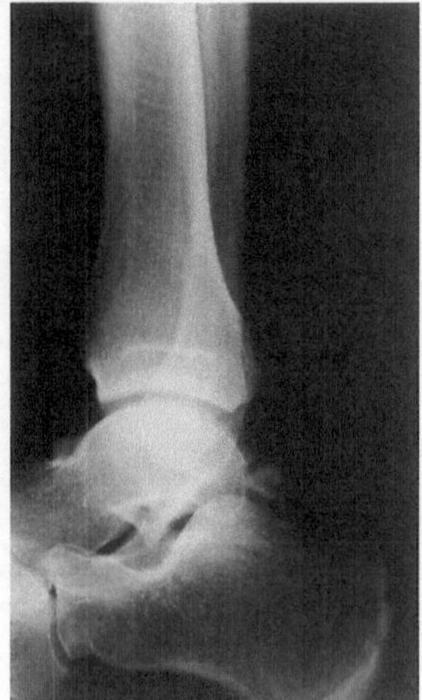

Abb. 13.10

Fall 11: Morbus Köhler II mit Remodelling des Metatarsaleköpfchens

Abbildung 13.11
Morbus Köhler II rechts

Problemstellung

Morbus Köhler II rechts mit Vorfußschmerzen beim Volleyball (Abb. 13.11).

Anamnese

Schmerzen beim Volleyball, v.a. beim Landen im Vorfußbereich, kolbige Auftreibung an Metatarsale II und III, fast vollständige Sportuntauglichkeit.

Klinik

44-jährige sportliche Patientin, deutliche kolbige Auftreibung am Metatarsale II, erhebliche Dolenz beim Zehenspitzenstand, Spreizfuß, dolente Dorsalextension.

Röntgenbefund

Typischer Morbus Köhler II mit verbreitertem Metatarsale-II-Köpfchen sowie verbreiterter Basis von P1, Fragmentierung dorsal und plantar, Spreizfuß.

Therapie

Remodelling des Metatarsale-II-Köpfchens und der Basis von P1, Fragmententfernung (Toilette articulaire).

Ergebnis

Beschwerdefreiheit mit voller Sporttauglichkeit seit 2 Jahren.

Fall 11: Morbus Köhler II mit Remodelling des Metatarsaleköpfchens

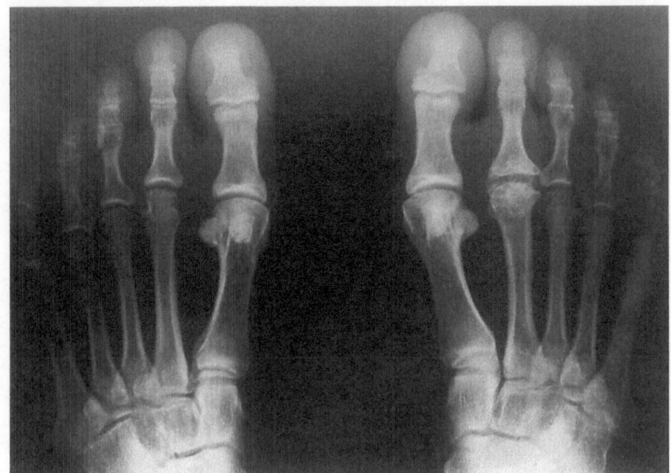

Abb. 13.11

Fall 12: Fibulastressfraktur

■ **Abbildung 13.12**
a, b Fibulastressfraktur links.
c, d Fibulastressfraktur links, 4 Wochen später.
e, f 6 Monate nach festgestellter Stressfraktur: völlig reizlose Fibula, vollständig konsolidiert

Problemstellung

Fibulastressfraktur links bei passioniertem Jogger nach 10-jähriger Sportpause.

Anamnese

51-jähriger, passionierter Jogger, täglich bis zu 10 Kilometer; wegen beruflicher Überlastung für 10 Jahre lang dann kein Sport mehr. Nach Wiederaufnahme des Laufens intensive Schmerzen im Malleolenbereich ohne eigentliches adäquates Trauma.

Klinik

Sportlicher Patient, diskrete Hohlfüße, neutraler Rückfuß, hinkfreier Gang, deutliche Dolenz im Bereich der Fibulaspitze mit Höckerbildung, OSG frei beweglich.

Röntgenbefund

Ermüdungsfraktur der Fibula links 3 cm proximal der Fibulaspitze (■ Abb. 13.12a, b).

Therapie

Konservative Behandlung mit Stabilschuh und guter Dämpfung; dosierte Trainingseinheiten (■ Abb. 13.12c–f).

Ergebnis

Beschwerdefreiheit seit 3 Jahren bei Spontanheilung.

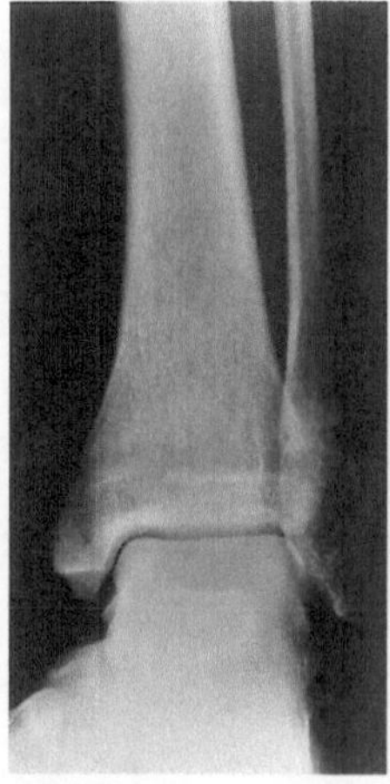

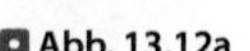

Abb. 13.12a

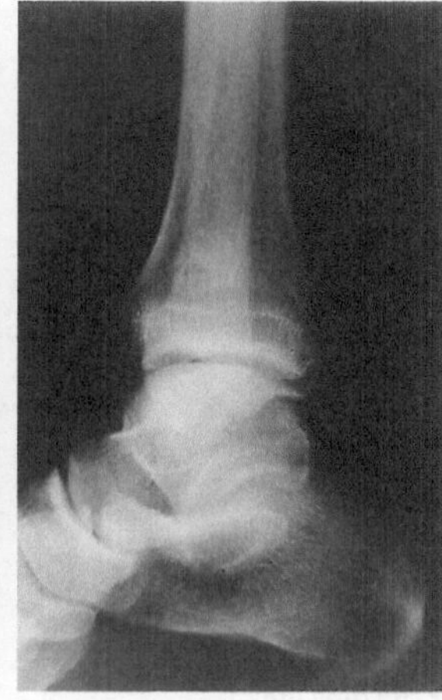

Abb. 13.12b

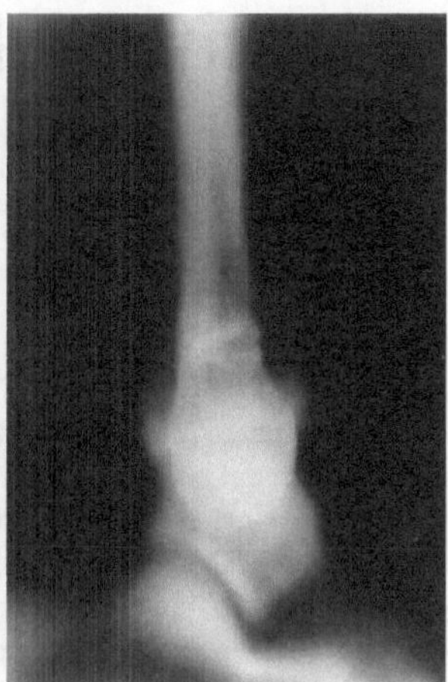

Abb. 13.12c

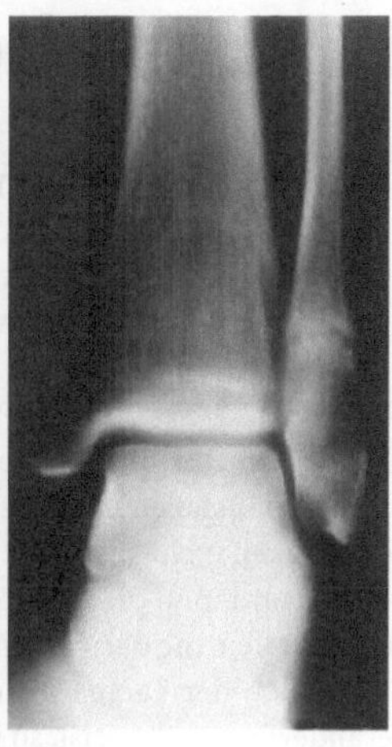

Abb. 13.12d

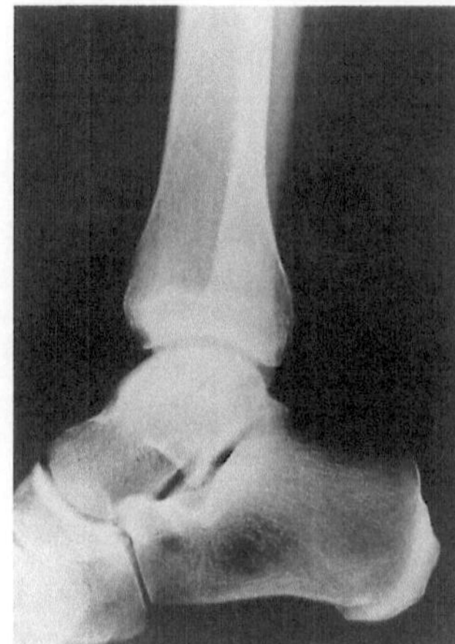

Abb. 13.12e

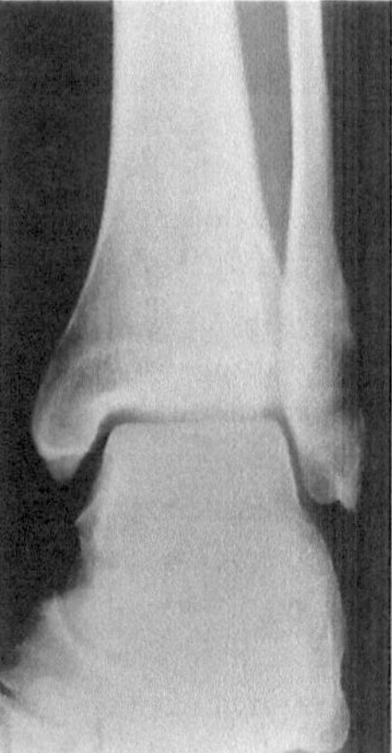

Abb. 13.12f

14 Der rheumatische Fuß

J.-C. Küttel und N. Gschwend

Einleitung

Die Polyarthritis mit ihrer charakteristischen Tendenz, die verschiedensten Gelenke zu befallen und dies mehrheitlich auf beiden Seiten, nimmt den Fuß des Kranken nicht aus. Ganz im Gegenteil: Insbesondere die Vorfüße mit den Zehengrund- und proximalen Interphalangealgelenken sind in einer Häufigkeit betroffen, die derjenigen der Hände kaum nachsteht.

Wenn auch der Tarsus im Vergleich zum Carpus weniger oft destruktive Veränderungen aufweist, so ist sein Befall um so folgenschwerer für die Gehfähigkeit, lastet doch das ganze Körpergewicht auf diesen Gelenken mit ihrer relativ kleinen Tragfläche. Mit den folgenden Fallbeispielen soll eine aussagekräftige Auswahl verschiedener Erscheinungsformen des polyarthritischen Zerstörungswerks präsentiert und auf gute und fehlerhafte Lösungsmöglichkeiten hingewiesen werden.

Trotz weitgehender Übereinstimmung der Anatomie des Vorfußes und der Hand bewirken grundsätzliche Unterschiede in der Alltagsbelastung dem Wesen nach verschiedene Zerstörungsbilder. Während die Fingergrundgelenke unter der Wirkung der intrinsischen Muskulatur (Interossei, Lumbricales) fast immer eine Luxation der Grundphalanx nach palmar zeigen, erfolgt diese bei den Zehengrundgelenken nach dorsal. Dies hängt in erster Linie mit der beim Greifen entscheidenden Funktion der kurzen Muskeln zusammen; am Fuß kommt es durch das von Kindheit auf gewohnte Tragen von Schuhen zur Verkümmerung der intrinsischen Muskulatur, die ihre »Greiffunktion« weitgehend einbüßt und damit den langen Zehenbeugern und -streckern das Feld überlassen muss. So erklärt sich die charakteristische, nach dorsal gerichtete Luxation im Grundgelenk und die Beugekontraktur in den Interphalangealgelenken. Die Deformität der Großzehe folgt pathogenetisch denselben äußeren Bedingungen wie der einfache Hallux valgus, mit dem Unterschied vielleicht, dass die entzündliche Gelenkdestruktion noch groteskere, z.T. sogar völlig ungewöhnliche Abweichungen von der Normallage im Gefolge hat.

Die operative Behandlung hat zu berücksichtigen, dass die Zehenstrecker und -beuger einen gemeinsamen Muskelbauch haben; durch den funktionellen Ausfall der einst noch einigermaßen individuell agierenden kurzen Muskeln muss jede Maßnahme an einer einzelnen Zehe sich negativ auf die nicht operierten Nachbarzehen auswirken. Hinzu kommen noch fußtypische Variationen in der Metatarsallänge (3 Metatarsalindizes) und in der Längenrelation von Großzehe und 2. Zehe (3 Zehenformeln). Eingriffe, die bei banalen Hammerzehen und Halluces valgi erfolgreich sein mögen, führen bei Außerachtlassung dieser Verhältnisse mehrheitlich zum Misserfolg; deshalb kommt der Korrektur des *ganzen Vorfußes* selbst dann, wenn einzelne Grundgelenke nur wenig betroffen sind, so große Bedeutung zu.

Die Zerstörung der *Mittelfußgelenke* ist zwar nicht selten, doch treten zahlenmäßig Operationen (fast nur Arthrodesen) stark in den Hintergrund. Besonders charakteristisch ist die oft isoliert vorkommende Destruktion des Talonavikulargelenks, die klinisch meistens als Befall des OSG fehlinterpretiert wird. Die isolierte Arthrodese des Talonavikulargelenks gehört zu den »winner«-Operationen und macht mehrheitlich eine gleichzeitige Versteifung des mitbetroffenen USG, sofern hier keine Fehlstellung vorliegt, überflüssig.

Ob die bei Polyarthritis relativ häufig vorkommende progrediente Valgusdeformität des *Rückfußes* ihre Ursache in der fast immer übersehenen Ruptur der Sehne des M. tibialis posterior, in einem Kollaps des USG oder OSG hat, muss sorgfältig differenziert werden, soll die operative Behandlung dauerhaften Erfolg bringen. Wir nehmen an, dass die arthroskopische Synovektomie des OSG in nächster Zeit schon an Bedeutung gewinnt und auch die Arthrodese dieses Gelenks bei fehlender Fehlstellung vermehrt auf arthroskopischem Weg angestrebt wird.

Fall 1: Zehenindices

Problemstellung

Vorfußbeschwerden rechts bei chronischer Polyarthritis (cP).

Anamnese

Seit 4 Jahren seropositive cP, zunehmende Hallux-valgus-Problematik rechts.

Klinik

57-jährige Patientin, Knick-Spreiz-Fuß, Hallux valgus von 35°, gerötete schmerzhafte Bursa (◘ Abb. 14.1b).

Therapie

Operation nach Keller-Brandes rechts.

Ergebnis

Durch die Operation wurde die Zehenformel verändert, d.h. von einer ägyptischen in eine griechische (◘ Abb. 14.1a). Damit entstand eine Überlänge des 2. Strahles mit schmerzhafter Hammerzehenbildung (◘ Abb. 14.1c). Nach Operation nach Hohmann dieses 2. Strahles wurde die Patientin beschwerdefrei (◘ Abb. 14.1d). 7 Jahre später musste wegen erneuter Vorfußproblematik mit kontraktem Spreizfuß die Vorfußkorrektur durchgeführt werden (◘ Abb. 14.1e). Die Patientin ist nun beschwerdefrei (◘ Abb. 14.1f).

Quintessenz

Jede Zehenoperation muss stets den ganzen Vorfuß berücksichtigen. Für ein ausgewogenes Kräftespiel und eine gleichmäßige Verteilung der Belastung ist das präoperative Studium der Zehenformel und des Metatarsalindex unabdingbar.

◘ Abbildung 14.1

- **a** Die klassischen Fußformen (Aus: Debrunner u. Hepp 1994).
- **b** Hallux valgus von ca. 40° mit Exostose am MTP I.
- **c** Status nach der Operation nach Keller-Brandes; durch Kürzung der proximalen Phalanx des Großzehs entstand eine Überlänge des 2. Strahles.
- **d** Die Operation nach Hohmann am 2. Strahl ergibt erneut die anfängliche ägyptische Zehenformel.
- **e** Kontrakter Spreizfuß mit teilweiser Luxation der MTP-Gelenke.
- **f** Status nach Vorfußkorrektur mit Resektion aller Metatarsalköpfchen, Korrektur der Hallux-valgus-Abwinkelung. Die Zehenindices sind respektiert

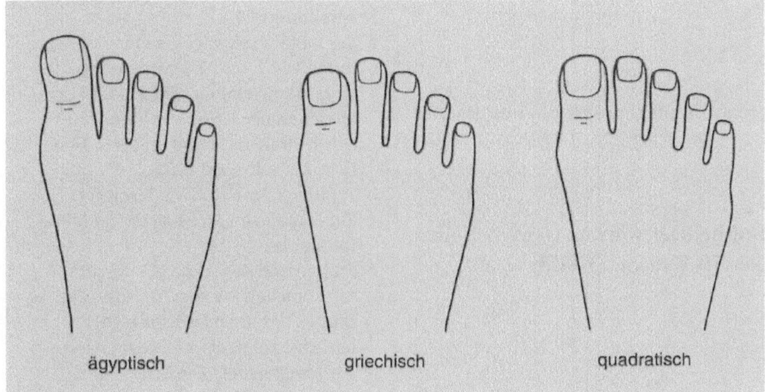

Abb. 14.1a

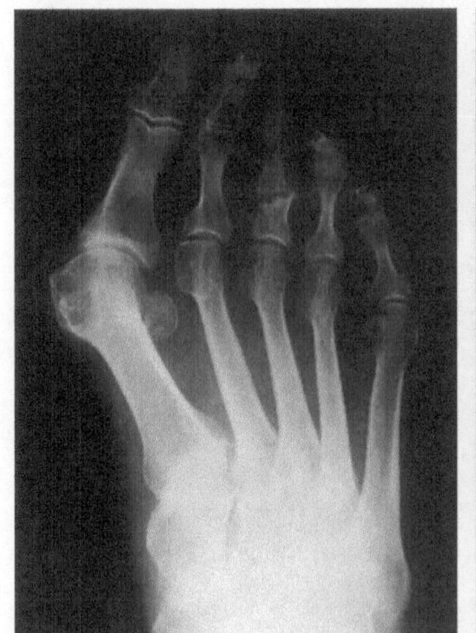

Abb. 14.1b

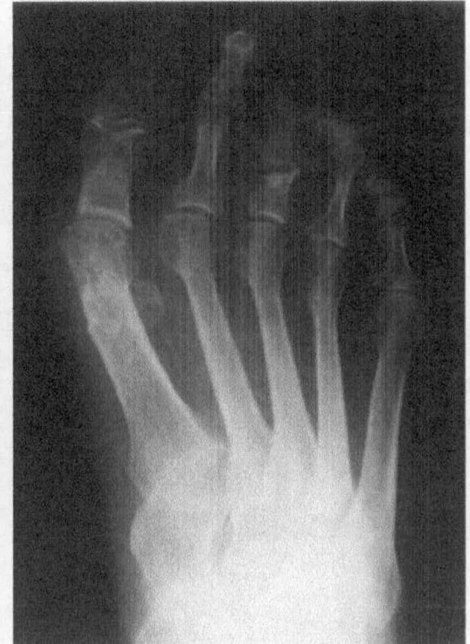

Abb. 14.1c

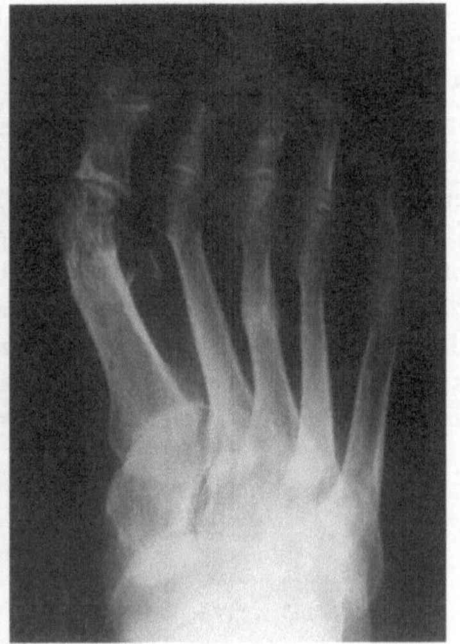

Abb. 14.1d

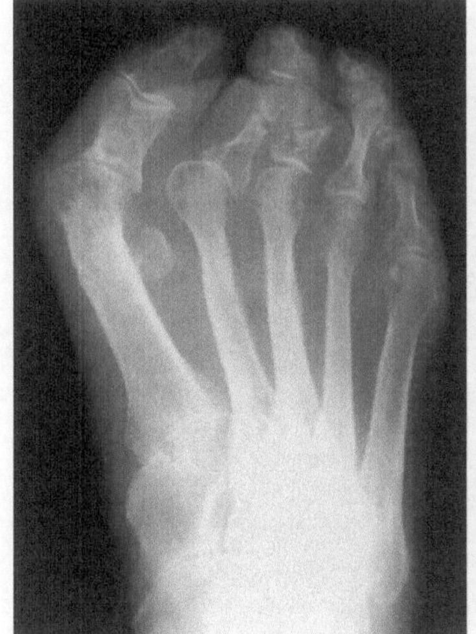

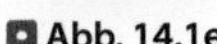

Abb. 14.1e

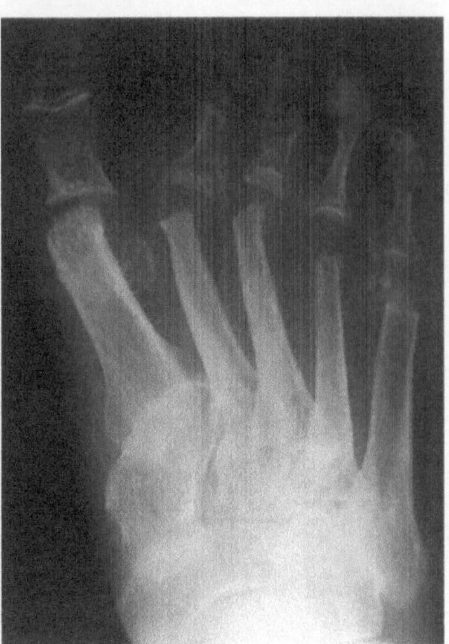

Abb. 14.1f

Fall 2: Metatarsalindices

Problemstellung

Vorfußbeschwerden rechts, cP (seit 15 Jahren mit ausgeprägter synovitischer Aktivität).

Klinik

70-jährige Frau, hinkfreier Gang, Spreizfuß beidseits mit massivem Hallux valgus sowie Luxation in den MTP-Gelenken II–V rechts (■ Abb. 14.2b).

Therapie

Vorfußkorrektur rechts von plantar.

Ergebnis

Patientin ist anfänglich trotz nicht idealer Operation beschwerdefrei, seit längerer Zeit befindet sie sich in einem Pflegeheim.

Anmerkung

Intraoperativ wurde der Metatarsalindex nicht berücksichtigt (■ Abb. 14.2a). Eine präoperative Plus/Minus und gegen Minus tendierende Variante wird in eine deutliche Plusvariante verändert. Damit entsteht eine schmerzhafte Überlastung des 1. Strahles. Auch fiel die Kürzung der Metatarsalia II und III offensichtlich zu knapp aus, was zur Subluxation in diesen 2 Grundgelenken führte (■ Abb. 14.2c). Wichtig ist die intraoperative Prüfung des Abstandes der Basis der Grundphalanx und des resezierten Metatarsale: Die Zeigefingerkuppe des Operateurs sollte bei Nullstellung des Sprunggelenkes in den Zwischenraum hineingeschoben werden können.

■ Abbildung 14.2

a Die Metatarsalindices: **a** Plus-/Minusindex: Der 1. und 2. Strahl sind gleichlang. **b** Index minus: der 2. Strahl ist länger als der 1. Strahl. **c** Index plus: Der 1. Strahl ist länger als der 2. (Aus: Grob u. Gschwend 1982).

b Typischer Spreizfuß mit Luxation bzw. Subluxation im MTP I–III rechts. Metatarsalindex +/– bis –.

c Status nach Resektion von Metatarsaleköpfchen I–V sowie Basisresektion Digitus I. Metatarsalindex nicht berücksichtigt, deutliche Überlänge des Metatarsale I. Die MTP-II- und -III-Gelenke sind wegen zu knapper Resektion schon wieder subluxiert

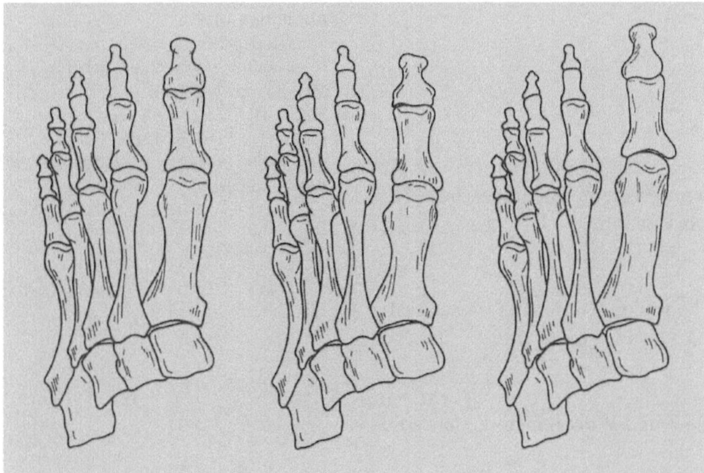

Abb. 14.2a

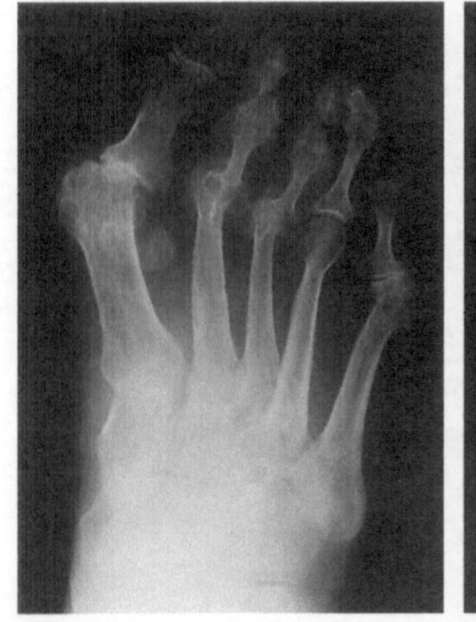

Abb. 14.2b

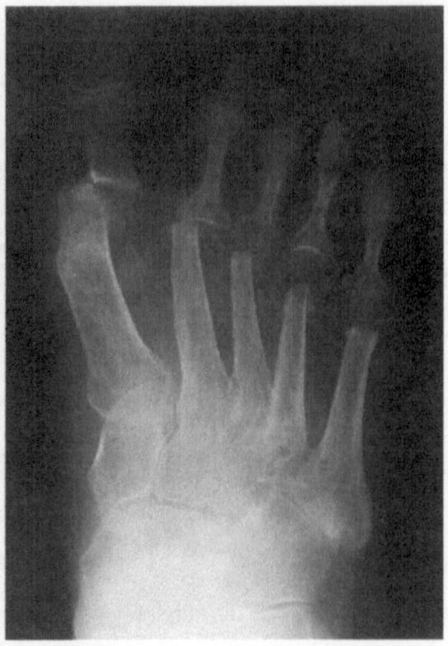

Abb. 14.2c

Fall 3: Quadrigaphänomen

Problemstellung

Kontrakter schmerzhafter Spreizfuß mit teilweise luxierten MTP-Gelenken.

Anamnese

Seropositive cP seit 7 Jahren. Seit 2 Jahren progrediente Vorfußbeschwerden beidseits, rechts betont, Gehleistung maximal 30 min.

Klinik

65-jährige Patientin mit nicht ausgeprägt kontraktem Spreizfuß, Metatarsalgien II und III, Hammerzehenbildung II–IV (Abb. 14.3a).

Therapie

Vorfußkorrektur rechts I–V, obwohl MTP IV und V noch nicht luxiert sind (Abb. 14.3b).

Ergebnis

1 Jahr postoperativ ist die Patientin von seiten des rechten Fußes völlig beschwerdefrei.

Anmerkung

Quadrigaphänomen: in Analogie zu den römischen Pferderennwagen. Die Metatarsaleköpfchenresektion nur bei einzelnen luxierten MTP-Gelenken würde das Sehnengleichgewicht an den nicht operierten MTP-Gelenken durch Retraktion der gemeinsamen Strecksehne stören. Dies hätte eine progrediente Hammerzehenbildung der Nachbarzehen und Luxation von deren MTP-Gelenken zur Folge.

Abbildung 14.3
a Spreizfuß rechts mit Hallux-valgus-Abwinkelung von 40°, Luxation im MTP-II- und -III-Gelenk.
b Status nach Metatarsaleköpfchenresektion I–V sowie Basisresektion der proximalen Phalanx von Digitus I auf der rechten Seite

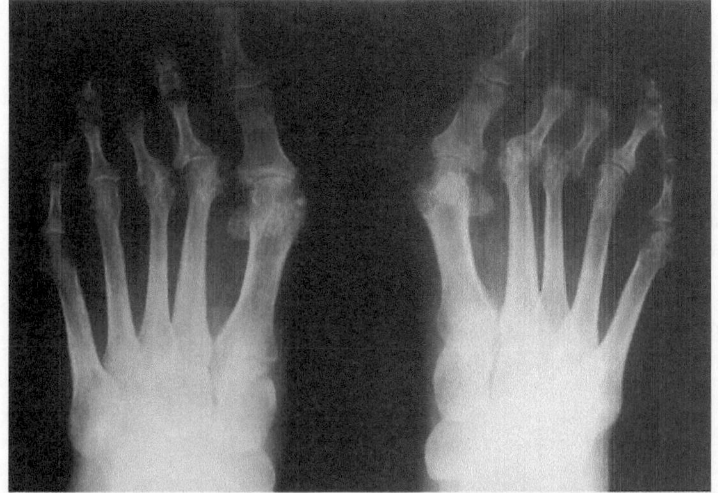

Abb. 14.3a

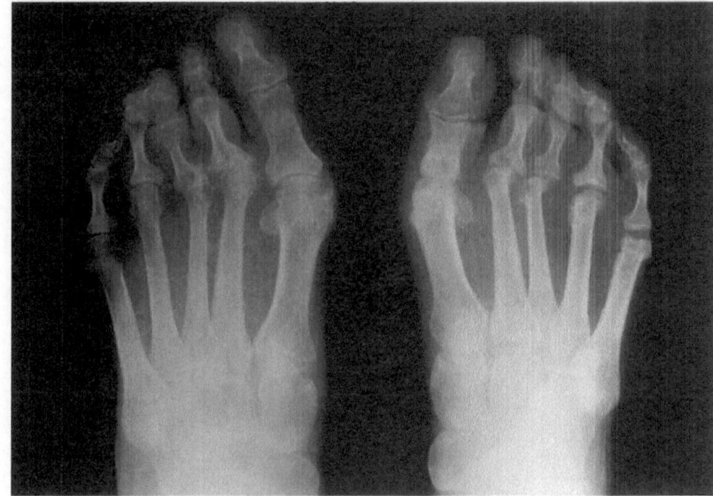

Abb. 14.3b

Fall 4: Avantpied triangulaire

Problemstellung

Seit 20 Jahren medikamentös behandelte cP, jetzt zunehmend therapieresistente Vorfußbeschwerden.

Klinik

Patientin (geb. 1922) mit Pieds triangulaires mit massivem Hallux valgus, Digitus superductus II links, massiver Clavusbildung (■ Abb. 14.4a, b).

Therapie

Vorfußkorrektur beidseits mit plantarer Inzision nach ovalärer Hautexzision nach Tillmann (■ Abb. 14.4c).

Ergebnis

Die Patientin ist beschwerdefrei.

Anmerkung

Zur Erreichung eines »Gleichgewichtes« im Vorfuß (Quadrigaphänomen der Zehenflexoren und Extensoren) müssen auch die Metatarsaleköpfchen IV und V reseziert werden, obwohl diese Gelenke nicht luxiert sind. Außerdem ist auf einen Metatarsalindex Plus/Minus (Metatarsale I = genauso lang wie II) zu achten.

■ Abbildung 14.4
a Spreizfuß beidseits mit Subluxation des MTP I beidseits, sowie Luxation des MTP II beidseits und MTP III links.
b Verlaufskontrolle 18 Monate später. Luxation beider MTP-I-Gelenke.
c Status nach Resektion aller Metatarsaleköpfchen sowie Resektion der Basis der proximalen Phalanx von Digitus I. Auf der linken Seite bereits wieder Auftreten von Subluxationen von MTP III und IV

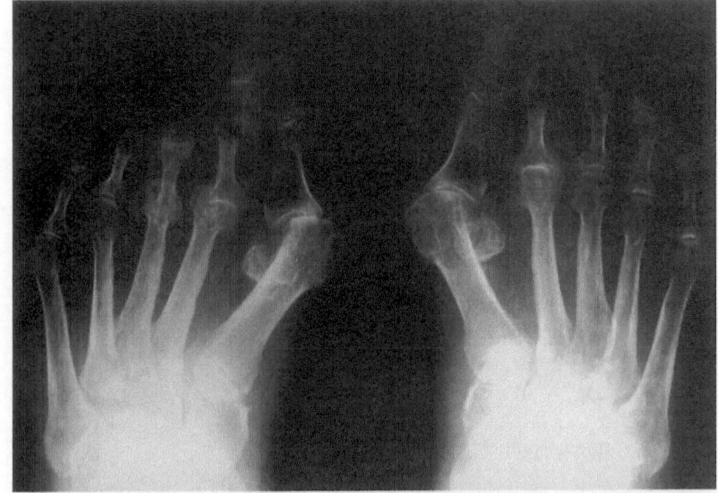

Abb. 14.4a

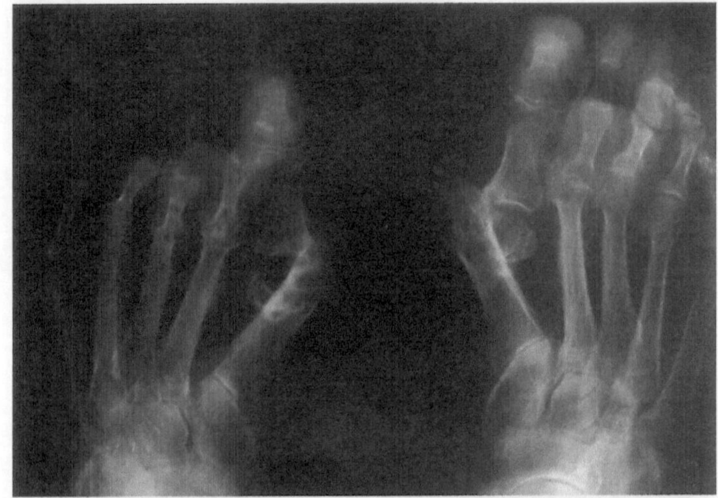

Abb. 14.4b

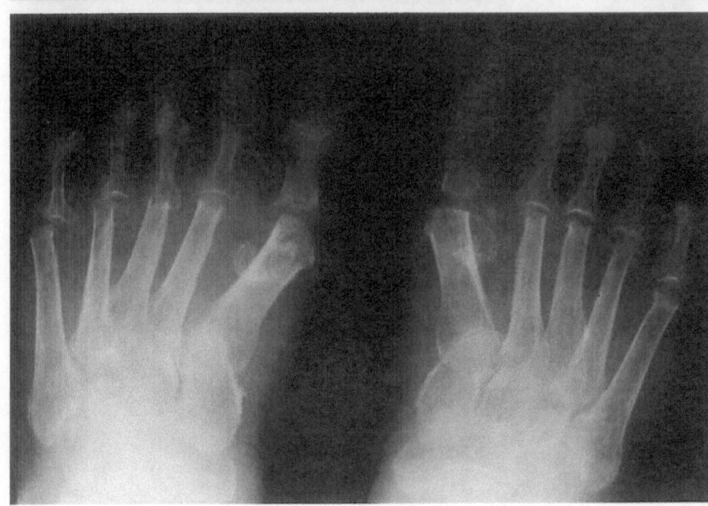

Abb. 14.4c

Fall 5: Vorfußproblematik bei Wiedererlangung der Gehfähigkeit

Problemstellung

Nach Implantation von 2 GSB-Knieprothesen treten bei der vorher rollstuhlpflichtigen Patientin durch die neu gewonnene Mobilität Vorfußbeschwerden beidseits auf.

Anamnese

Primär chronische Polyarthritis seit 35 Jahren, zunehmende Gehunfähigkeit wegen beider Kniegelenke. Nach Implantation von 2 GSB-Knieprothesen ist die Patientin wieder gehfähig und klagt nun über zunehmende invalidisierende Vorfußbeschwerden beidseits.

Klinik

56-jährige Patientin, kurzschrittiges Gangbild, Avantpied triangulaire beidseits (◘ Abb. 14.5a).

Therapie

Vorfußkorrektur beidseits (◘ Abb. 14.5b).

Ergebnis

Von seiten der Füße ist die Patientin beschwerdefrei. Die Gehfähigkeit ist wegen beidseitiger Hüftgelenkproblematik mäßig eingeschränkt (◘ Abb. 14.5c).

◘ **Abbildung 14.5**
a Beidseits massivst kontrakter Spreizfuß mit Hallux-valgus-Abwinkelung von mehr als 60° und multiplen MTP-Luxationen.
b Status nach Köpfchenresektion I–V beidseits, Spickdraht im 1. Strahl noch in situ.
c 3 Monate postoperativ mit korrektem Alignement

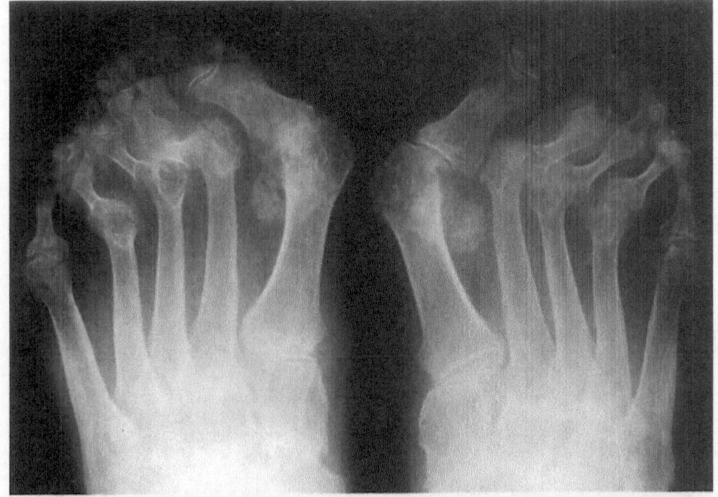

Abb. 14.5a

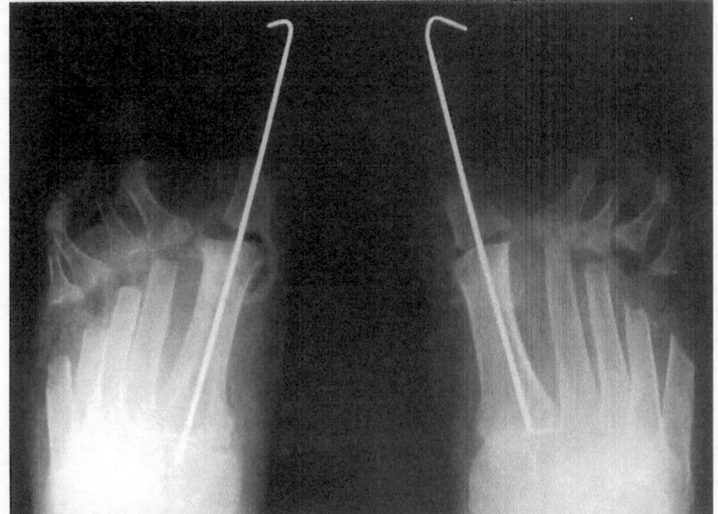

Abb. 14.5b

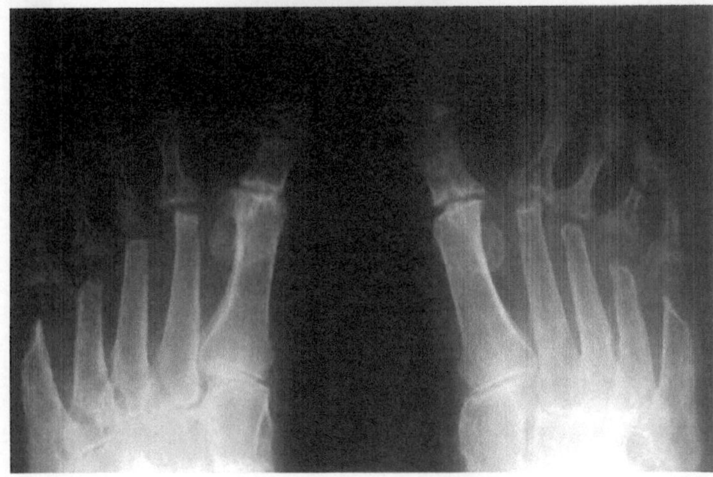

Abb. 14.5c

Fall 6: Persistierende Zehenfehlstellung nach Vorfußkorrektur

Problemstellung
Vorfußproblematik im Rahmen einer generalisierten cP.

Anamnese
Seit 15 Jahren bekannte cP, zunehmende Einschränkung der Gehfähigkeit wegen Vorfußbeschwerden.

Klinik
41-jährige Patientin, kontrakter Spreizfuß mit Hallux-valgus-Deformität beidseits (Abb. 14.6a).

Therapie
Vorfußkorrektur beidseits von plantar (Abb. 14.6b).

Ergebnis
Dank guter Schuhversorgung (bei dieser Fehlstellung sehr wichtig) ist die Patientin an 2 Stöcken ca. 1 h gehfähig.

Anmerkung
Die Rezentrierung der Beuge- und Strecksehnen ist nicht mehr möglich, da die Haltemechanismen verlorengegangen sind. Dadurch wird die Wiederherstellung des Gleichgewichtes der Zehen schwierig (Abb. 14.6b). In diesem Fall wäre eine ausgiebige Resektion des Metatarsale I, sowie entweder die ebenfalls ausgiebige Resektion der Metatarsalia II–V oder die zusätzliche Debasierung des 2. bis 5. Strahles nach Clayton besser gewesen. Neuerdings erhält aber auch die Großzehengrundgelenksarthrodese und die Weil-Osteotomie an den Metatarsalia II–V eine wachsende Bedeutung.

Abbildung 14.6
a Massivst dekompensierter Spreizfuß beidseits mit Luxation aller MTP-Gelenke.
b Status nach Köpfchenresektion I–V beidseits und Basisresektion des 1. Strahles beidseits, die MTP-II- und -III-Gelenke sind nicht mehr zentriert

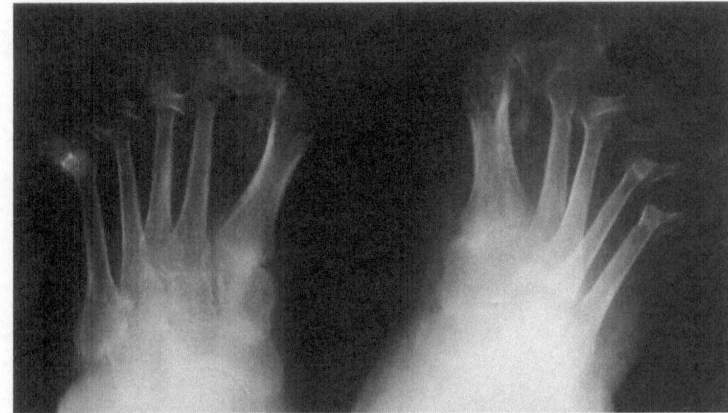
Abb. 14.6a

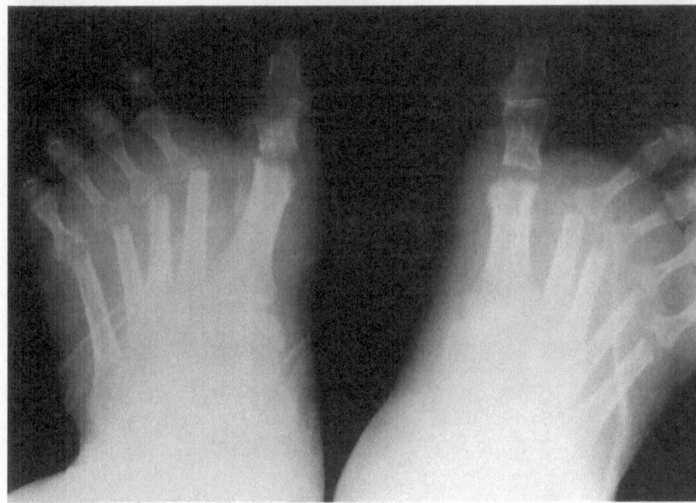
Abb. 14.6b

Fall 7: Long follow up

Problemstellung

Zunehmend invalidisierende Vorfußbeschwerden bei seit 10 Jahren bekannter cP.

Klinik

Patientin (geb. 1939) mit Schonhinken, Fersen- und Außenkantenbelastung, kontraktem Spreizfuß, Hallux valgus von je 40° mit leichter Bursitis, Krallen- bzw. Hammerzehenbildung II–V mit Clavi beidseits (◼ Abb. 14.7a).

Therapie

Vorfußkorrektur beidseits von plantar (◼ Abb. 14.7b).

Ergebnis

15 Jahre postoperativ ist die Patientin beschwerdefrei (◼ Abb. 14.7c).

Anmerkung

Sehr schön ist hier die Ausbildung von Neoartikulationen nach einer offensichtlich funktionierenden Resektionsarthroplastik festzustellen. Dies im Gegensatz zu den funktionslosen, hochgradig atrophen Zehen und deren Knochen bei Status nach Clayton-Operation (Köpfchenresektion plus Debasierung), die als psychologisch akzeptierte, funktionelle Amputation der Zehen bezeichnet werden kann.

◼ Abbildung 14.7
- **a** Massiver Spreizfuß beidseits mit Hallux-valgus-Abwinkelung und Luxation von MTP II–V beidseits.
- **b** Status nach Metatarsaleköpfchenresektion I–V beidseits, Korrektur des Hallux valgus.
- **c** Verlaufskontrolle $9^1/_2$ Jahre postoperativ. Bildung von MTP-Neoartikulationen

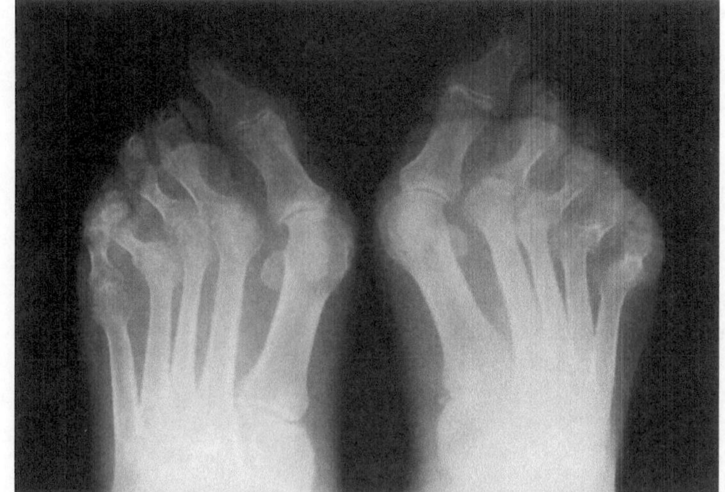

Abb. 14.7a

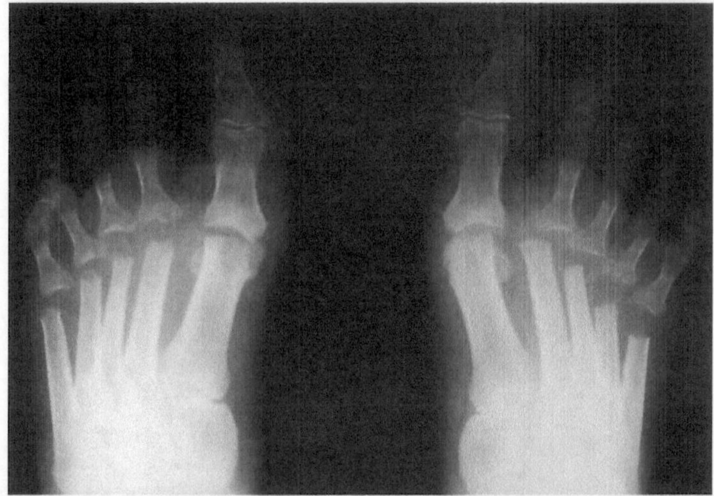

Abb. 14.7b

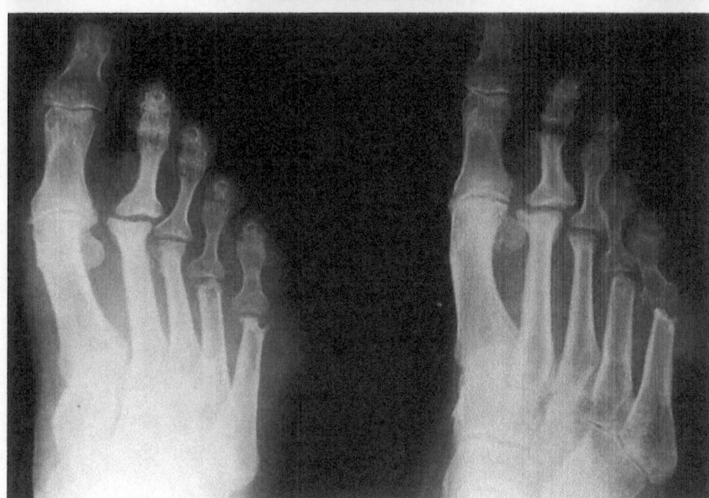

Abb. 14.7c

Fall 8: Isolierte Destruktion des Talonavikulargelenkes

Abbildung 14.8
a Osteoporotisches Fußskelett, Destruktion des Talonavikulargelenkes.
b Status 1 Jahr nach Klammerarthrodese des Talonavikulargelenkes, die Arthrodese ist ossär durchgebaut

Problemstellung

Schmerzhafte isolierte Destruktion des Talonavikulargelenkes links.

Anamnese

Bekannte cP seit 6 Jahren, nun zunehmende konstante Schmerzen im linken Fuß, keine schmerzfreie Gehstrecke.

Klinik

35-jähriger Patient, Schwellung und ausgeprägte Druckdolenz über dem Talonavikulargelenk links, das OSG ist so gut wie frei beweglich und schmerzfrei (Abb. 14.8a).

Therapie

Isolierte Talonavikulararthrodese links.

Ergebnis

1 Jahr postoperativ ist der Patient beschwerdefrei (Abb. 14.8b).

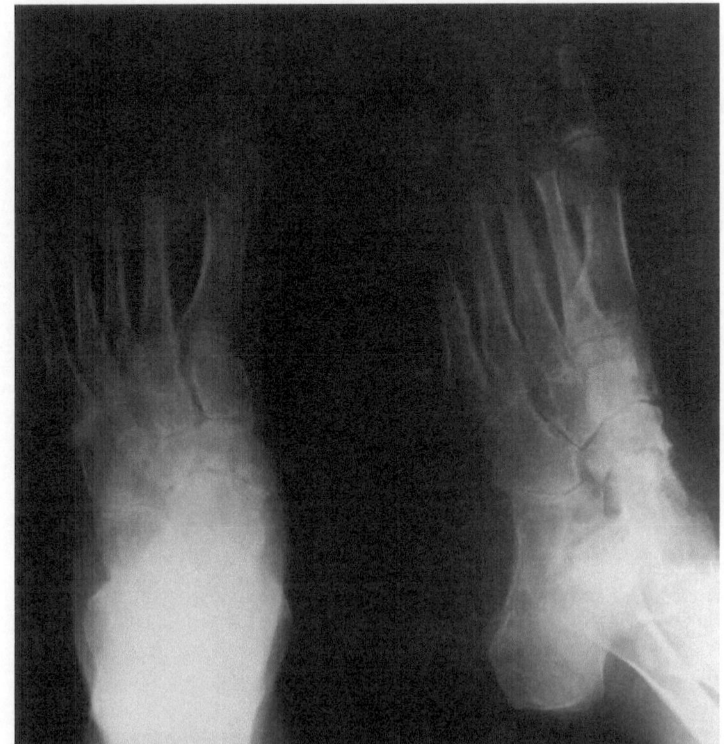

Abb. 14.8a

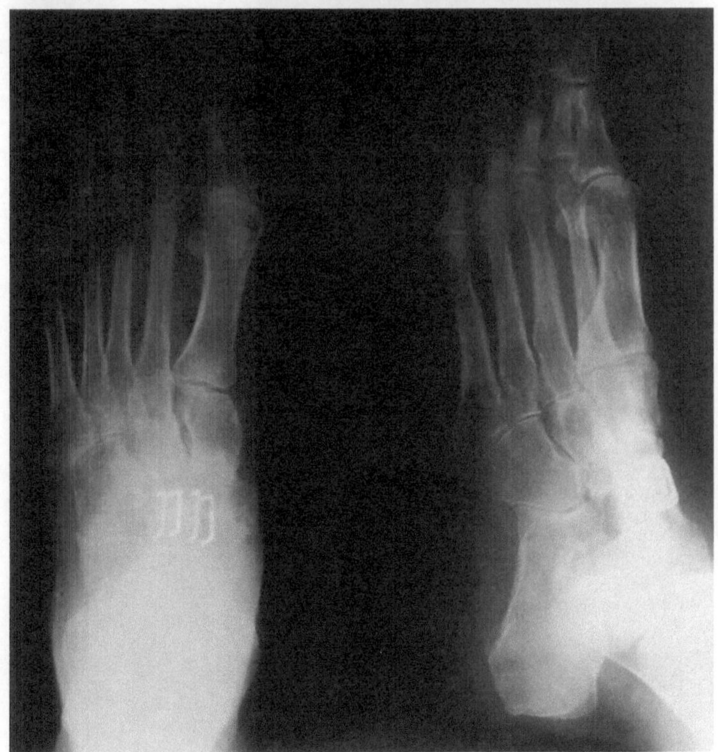

Abb. 14.8b

Fall 9: Juvenile cP

Abbildung 14.9
a Offene Epiphysenfuge, verschmälerter Gelenkspalt im rechten OSG bei Arrosion beider Gelenkflächen, weiter OSG-Gelenkspalt links bei Erguss.
b Auf dem Seitenbild ist der das USG überbrückende Span gut zu sehen, das USG ist knöchern durchgebaut

Problemstellung

Beidseitige OSG-Beschwerden bei juveniler cP.

Anamnese

Systemischer Beginn vor 3 Jahren. Therapie mit Prednison mit konsekutiver Cushing-Problematik und Kleinwuchs. Nun zunehmende OSG-Beschwerden, vor allem abends.

Klinik

Patient (8-jährig): OSG beidseits geschwollen, Beweglichkeit deutlich eingeschränkt, schmerzhaftes Reiben.

Therapie

Synovektomie OSG, extraartikuläre USG-Arthrodese nach Grice mit autologem Beckenspan links (Abb. 14.9a).

Ergebnis

7 Jahre postoperativ ist der Patient völlig beschwerdefrei, die cP ist vollständig zur Ruhe gekommen, der Patient arbeitet zu 100% als Landwirt (Abb. 14.9b).

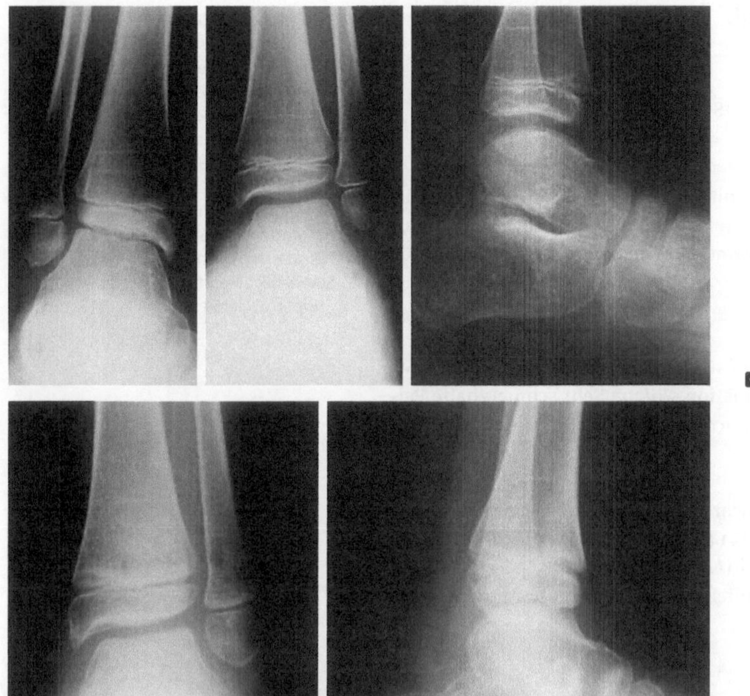

Abb. 14.9a

Abb. 14.9b

Fall 10: Rückfußproblematik

Problemstellung

Konservativ nicht mehr therapierbare USG-Beschwerden bei cP.

Anamnese

Seit 15 Jahren bekannte seropositive cP mit Befall aller Gelenke außer den Hüften. Status nach multiplen Eingriffen im Handbereich und Vorfußkorrektur beidseits. In letzter Zeit stark invalidisierende, nicht mehr therapierbare USG-Beschwerden beidseits.

Klinik

Knapp gehfähiger Patient (geb. 1930) mit ausgeprägten Anlaufschmerzen, OSG Extension/Flexion 10/0/30°, Pro-/Supination 5/0/20°. Sehr schmerzhafte Palpation des USG. Vorfüße nach Vorfußkorrektur unauffällig (◻ Abb. 14.10a).

Therapie

Double-Arthrodese links (talokalkanear mit Spongiosazugschraube, Chopart-Gelenk mit Spickdrähten) (◻ Abb. 14.10b, c).
Wegen Pseudarthrose (◻ Abb. 14.10d) im Chopart-Gelenk wird 9 Monate postoperativ eine Rearthrodese mit anschließender Gipsimmobilisation durchgeführt (◻ Abb. 14.10e).

Ergebnis

7 Jahre postoperativ weist der Patient ein deutliches, kleinschrittiges Hinken auf, mit Spezialschuhen ist er aber gehfähig; belastungsabhängige Schmerzen im Rückfuß.
Eine Kompressionsarthrodese des Chopart mit Zugschraube hätte die Leidensdauer wirksam abgekürzt.

◻ Abbildung 14.10
a Durchgedrücktes Fußlängsgewölbe, arthrotische Deformation im vorderen und hinteren USG sowie im navikulokuneiformen Gelenk.
b Status nach Schraubenosteosynthese des hinteren USG und Spickdrahtosteosynthese im Chopart-Gelenk.
c Weitgehend demineralisierter Rückfuß, hinteres USG arthrodesiert.
d Pseudarthrose im Chopart-Gelenk.
e Status nach Rearthrodese des Chopart-Gelenkes

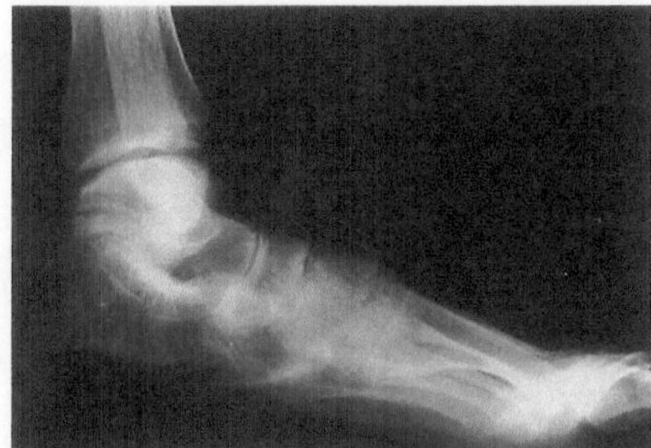

Abb. 14.10a

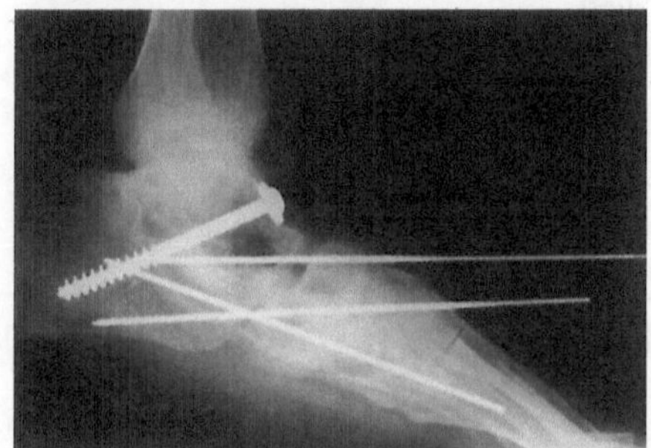

Abb. 14.10b

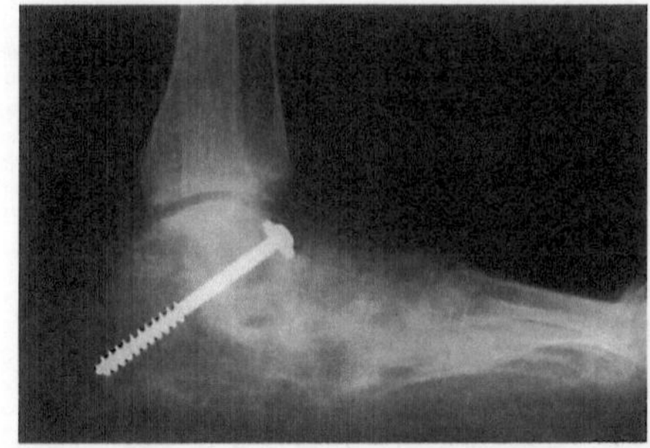

Abb. 14.10c

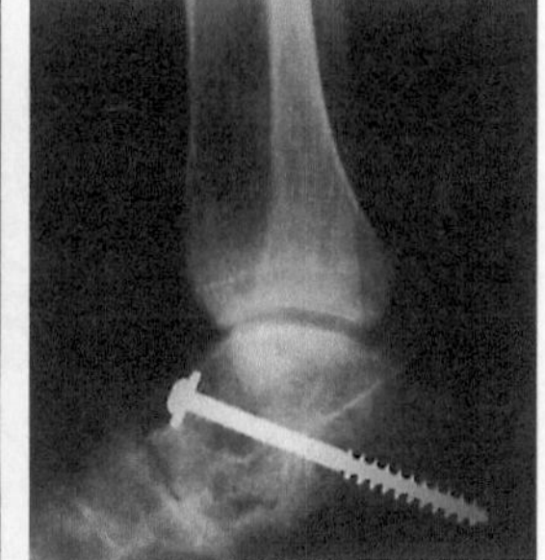

Abb. 14.10d

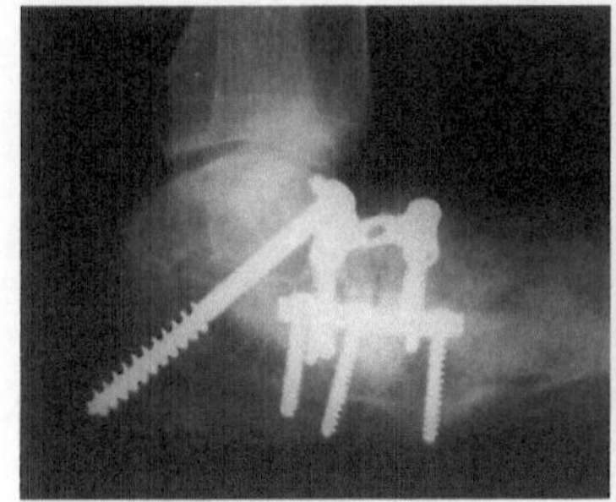

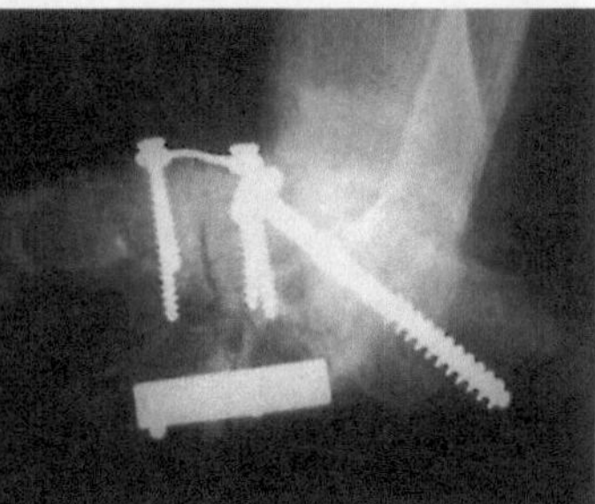

Abb. 14.10e

Fall 11: Rückfußproblematik

Problemstellung

Seronegative Oligarthritis des rechten Fußes.

Anamnese

Seit 4 Jahren symptomatische Sprunggelenkarthritis rechts, Status nach 2 erfolglosen Synoviorthesen. Ruhe- und Belastungsschmerz, als Landwirt zunehmend eingeschränkt.

Klinik

Patient (geb. 1948) mit Schwellung des Mittelfußes, OSG: Flexion/Extension 20/10/10°; USG; wackelsteif; Pro- und Supination sind sehr schmerzhaft (■ Abb. 14.11a).

Therapie

Synovektomie OSG und USG, Chopart-Arthrodese rechts (■ Abb. 14.11b).

Ergebnis

18 Monate postoperativ ist der Patient beschwerdefrei und als Landwirt in Schuhen mit hohem Schaft voll arbeitsfähig. Geringe Wetterfühligkeit; der Umgebung ist ein für den Patienten nicht erkennbares Hinken aufgefallen.

■ **Abbildung 14.11**
a Destruiertes Talonavikulargelenk, Demineralisation des gesamten Fußskelettes.
b Status nach Klammerarthrodese des Chopart-Gelenkes, der Osteotomiespalt ossär durchgebaut

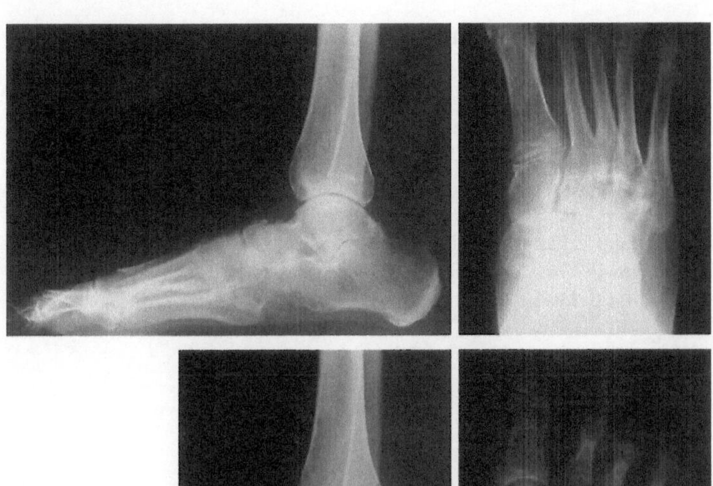

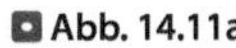

Abb. 14.11a

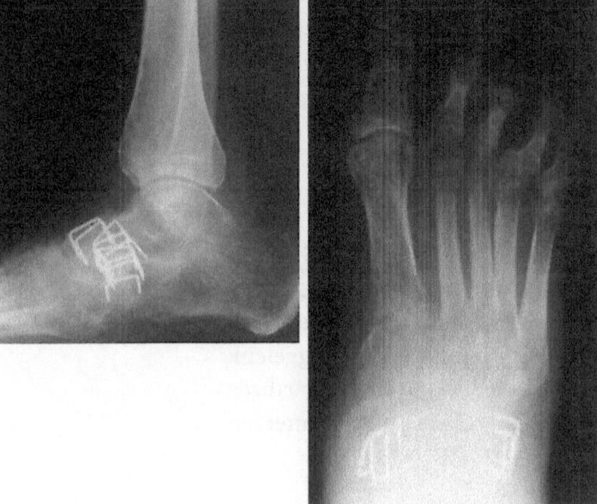

Abb. 14.11b

Fall 12: Massive OSG-Arthrose mit Valgusdeformität

Problemstellung

Fast aufgehobene Gehfähigkeit mit massiver Valgusdeformität im Sprunggelenk, seit 30 Jahren bekannte cP, alle Extremitätengelenke betreffend.

Klinik

Patientin (geb. 1912) mit Gehunsicherheit bei knapp erhaltener Gehfähigkeit, schmerzhafter Schwellung im OSG, USG sowie Vorfüßen beidseits. Ulzerierende Stellen bei massiver Valgusdeformität beidseits, rechtsbetont (◘ Abb. 14.12a).

Therapie

Plantalare Arthrodese rechts mit Fixateur externe (◘ Abb. 14.12b).

Ergebnis

Exitus letalis 14 Tage postoperativ.

Anmerkung

Bei der Valgusdeformität aufgrund der chronischen Polyarthritis im Sprunggelenk müssen wir streng unterscheiden zwischen der Form, die ihre Ursache in einer Zerstörung im oberen Sprunggelenk hat und der wesentlich schwieriger zu behandelnden Form, wo die Fehlstellung im unteren Sprunggelenk und Chopartgelenk ihren Ausgang nimmt und durch Bildung eines Nearthros zwischen Fibulaspitze und Calcaneus zu erheblichen Belastungsschmerzen führen kann.

◘ **Abbildung 14.12**
a Pantalare Arthrose mit subtalarer Valgusabkippung.
b Status nach pantalarer Arthrodese mittels Fixateur externe und axialem Steinmann-Nagel

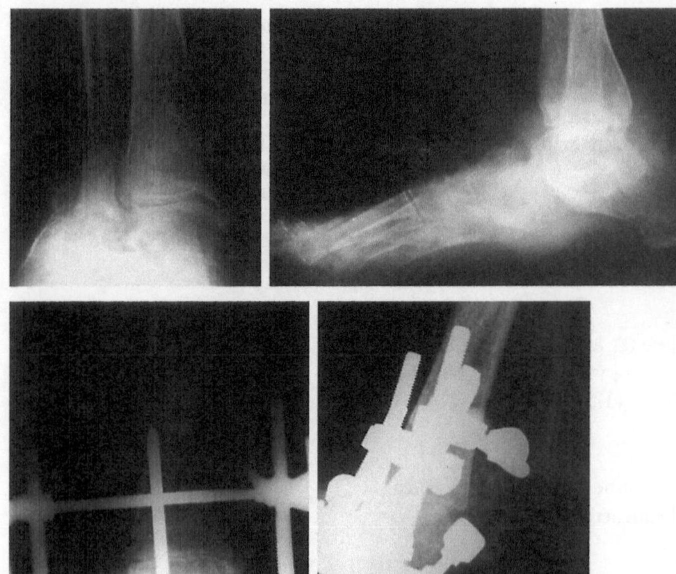

Abb. 14.12a

Abb. 14.12b

Fall 13: OSG-Arthrose

Problemstellung

Zunehmende invalidisierende OSG-Arthrose, vorerst rechts, später links als Folge einer schweren, alle Gelenke betreffenden Polyarthritis.

Klinik

Patientin (geb. 1957) an 2 Stöcken knapp gehfähig, Schonhinken, OSG beidseits wackelsteif. Starker Belastungsschmerz (▪ Abb. 14.13a, c).

Therapie

Bei Status 2 Jahre nach Talonavikulararthrodese (▪ Abb. 14.13a) wird rechts eine Schraubenarthrodese durchgeführt (▪ Abb. 14.13b). Links folgt 4 Jahre später der Einbau einer OSG-Prothese (▪ Abb. 14.13d).

Ergebnis

1 Jahr nach der 2. Operation kann die Patientin ohne Stock schmerzfrei ca. 1 km gehen auch dank beidseitigen Hüft- und Kniearthroplastiken.

Anmerkung

Die juvenile Arthritis tendiert zur Spontanfusion der Knochen, hier mit Ausbildung eines Os tarsi. Bei der Beidseitigkeit der Affektion und dem Mitbefall der Knie wollte man wenigstens 1 Sprunggelenk beweglich erhalten, daher wurde eine Arthroplastik des OSG durchgeführt.

▪ Abbildung 14.13
- **a** Arthrotisch zerstörtes OSG rechts bei Status nach Chopart-Arthrodese.
- **b** Status nach Schraubenosteosynthese des OSG rechts mit Belassen der distalen Fibula.
- **c** Weitgehend zerstörte Fußgelenke im Vor- und Rückfuß links.
- **d** Status nach Implantation einer OSG-Prothese links, leichte Varusstellung im Sprunggelenk

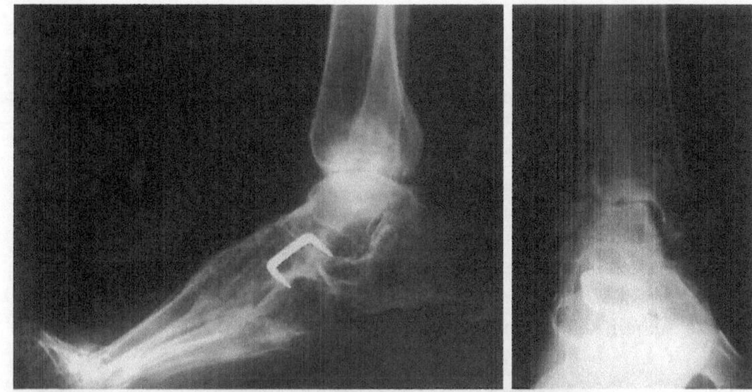

■ Abb. 14.13a

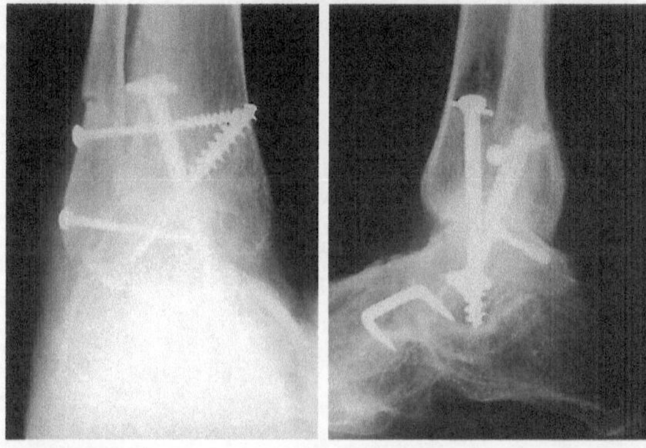

■ Abb. 14.13b

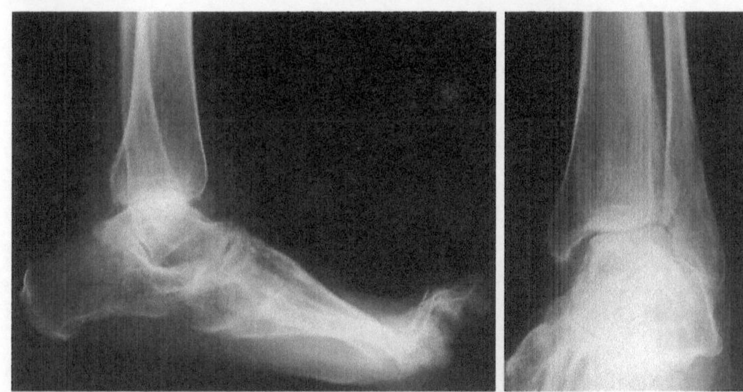

■ Abb. 14.13c

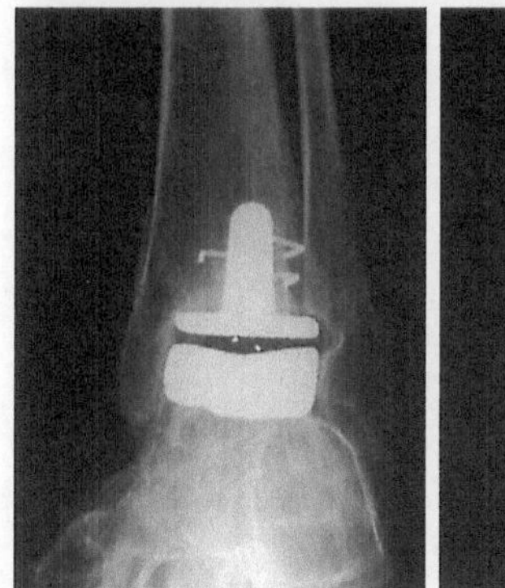

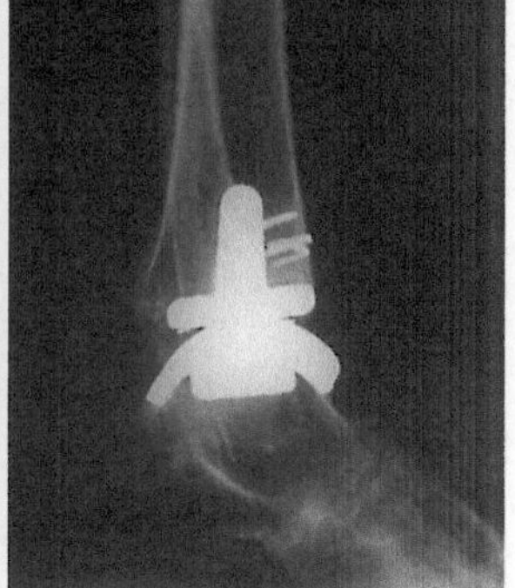

■ Abb. 14.13d

Fall 14: Kombinierte Knie- und OSG-Problematik

Problemstellung

Beidseitige massive Destruktion des OSG bei Kniearthrodese rechts und Kniearthroplastik links.

Anamnese

Seropositive cP seit 30 Jahren. Multiple Voroperationen an den oberen und unteren Extremitäten, u.a. vor 16 Jahren Arthrodese des rechten Kniegelenkes, vor 8 Jahren Kniearthroplastik links. Wegen exazerbierender Schmerzen in beiden OSG ist die Patientin kaum noch fähig zu stehen, keine Gehfähigkeit mehr (■ Abb. 14.14a, d).

Klinik

49-jährige Patientin, linkes Knie Flexion/Extension 80/10/0°, rechtes Knie arthrodesiert. OSG beidseits Flexion/Extension 5/0/10°, USG ankylosiert. MTP I ist beidseits blockiert.

Therapie

OSG-Arthroplastik vorerst links (■ Abb. 14.14b), anschließend rechts im Abstand von 2 Jahren (■ Abb. 14.14e).

Ergebnis

$3^1/_2$ Jahre nach der 2. Operation ist die Patientin sehr zufrieden. Sie nimmt an Kreuzfahrten teil, die Gehstrecke beträgt ca. 1 h. Weitgehend schmerzfreie OSG, Flexion/Extension im rechten OSG 15/0/15°, links 10/0/15° (■ Abb. 14.14c, f).

■ Abbildung 14.14
a Arthrotisch völlig zerstörtes linkes OSG.
b Status 1 Monat nach Implantation einer OSG-Prothese links.
c Kontrolle 27 Monate postoperativ.
d Arthrotisch völlig zerstörtes rechtes OSG.
e Status 1 Monat nach Implantation einer OSG-Prothese rechts.
f Kontrolle 9 Monate postoperativ

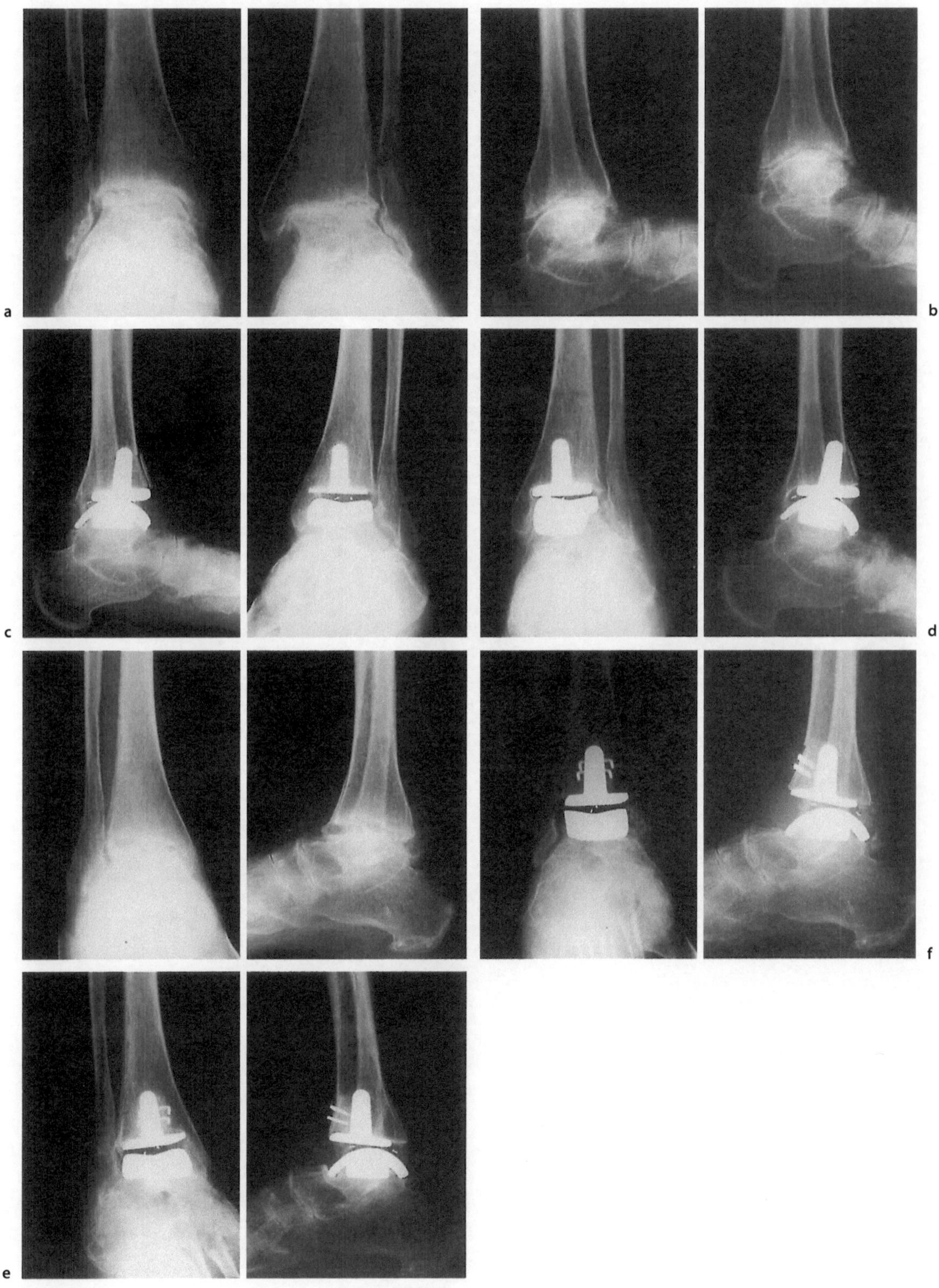

Abb. 14.14

15 Die Muskulatur als Ursache von Fußschmerzen

B. Dejung

Einleitung

Neben statischen, degenerativ bedingten und neurologisch verursachten Fußschmerzen gibt es als gut abgrenzbare Gruppe die ausstrahlenden Schmerzen aus muskulären Triggerpunkten (TP). Der ausstrahlende Charakter dieser Schmerzen (englisch: referred pain) verhindert in der Routinediagnostik noch zu häufig die Entdeckung der zugrundeliegenden muskulären Funktionsstörung.

Diese besteht in einem leicht verkürzten Hartspannstrang, der den betreffenden Muskel vom Ursprung bis zum Ansatz durchzieht. In diesem Strang gibt es irgendwo eine Stelle, in der sich die Aktin- und Myosinfilamente der Muskelfibrillen nicht mehr dekontrahieren. Die verspannungsbedingte Ischämie macht diesen sog. Triggerpunkt äußerst empfindlich. Druck oder Zug an dieser Stelle provoziert den ausstrahlenden Schmerz. Über die Physiologie einer derartigen Störung ist noch wenig bekannt. Sie kann über lange Zeit fortbestehen und das Gammasystem dürfte dabei reflektorisch mitwirken. Mit geeigneten Maßnahmen lässt sich diese Störung aber auch noch nach langer Zeit wieder beseitigen und zwar am gründlichsten durch bestimmte manuelle Techniken.

Eine TP-Pathologie entsteht durch die Einwirkung unphysiologischer Kräfte auf einen Muskel, wie z.B. durch eine einmalige oder durch wiederholte Überlastung, sehr oft auch durch traumatische Überdehnung. Meistens ist die Funktionsstörung in einem Unterschenkelmuskel lokalisiert. Die zugehörige Schmerzzone befindet sich am Fuß.

Nicht immer sind Fußschmerzen eine Indikation für operatives Vorgehen. Viele Fußschmerzen haben eine primär muskuläre Ursache. Die Diagnosestellung erfolgt mittels Dehnungstests der Muskulatur und durch Palpation. Jeder Muskel des Unterschenkels und des Fußes kann ausstrahlende Schmerzen verursachen. Die Therapie der Wahl ist die manuelle Triggerpunktbehandlung.

Fall 1: Prolongierter Schmerz nach Supinationstrauma

Anamnese

40-jähriger Landwirt mit Supinationstrauma des linken Sprunggelenkes nach Sturz von einem Mäuerchen. Schwellung und Hämatom, jedoch keine ossäre Verletzung. Behandlung mit Aircast. $2^1/_2$ Monate später immer noch Schmerz im lateralen Sprunggelenkbereich beim Gehen, sportunfähig.

Klinik

Supination aktiv und passiv schmerzhaft. Die Region des Lig. fibulotalare anterius und medius ist druckdolent. TP im M. tibialis anterior und im M. peronaeus longus (▣ Abb. 15.1). Bei Kompression dieser TP^e ausstrahlender Schmerz in die laterale Malleolenregion.

Therapie

7-malige manuelle Behandlung der TP^e durch einen Physiotherapeuten.

Ergebnis

2 Monate später ist der Patient beschwerdefrei, er joggt ohne Probleme in unebenem Gelände. Die Lig. fibulotalaria sind nur noch diskret druckdolent.

Anmerkung

Ligamentär und ossäre Verletzungen heilen bei Ruhigstellung bald aus. Eine muskuläre TP-Problematik kann über Jahre hinweg persistieren und Schmerzen verursachen.

▣ **Abbildung 15.1**
a, b Triggerpunkte der Mm. peronaeus longus und tibialis anterior (**Kreuze**) und ihre Schmerzausbreitungsgebiete. (**a** Modifiziert nach Travell u. Simons 1992)

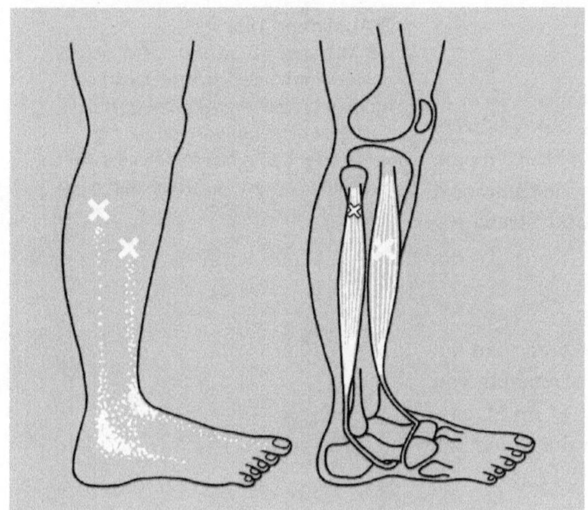

■ **Abb. 15.1a** ■ **Abb. 15.1b**

Fall 2: Achillodynie

Abbildung 15.2
Der M. triceps surae und der M. tibialis posterior mit ihren Schmerzausbreitungsgebieten (*Kreuze*). Der M. tibialis posterior kann nur von medial her, ventral der Kante des M. soleus, zweifelsfrei palpiert werden. (Modifiziert nach Travell u. Simons 1992)

Anamnese

47-jähriger Bauingenieur mit Achillessehnenschmerz links seit 3 Jahren. Schmerzbeginn beim Lauftraining. Dieses wurde in den letzten Monaten von 1 h auf maximal 10 min täglich reduziert. Anlaufschmerzen am Morgen, sonst im Alltag beschwerdefrei. Elektrotherapie, Ultraschall, Eis und Stretching blieben erfolglos.

Klinik

Die Achillessehne ist im mittleren Bereich auf einer Distanz von 2,5 cm auf fast die doppelte Dicke aufgetrieben und stark druckdolent. Stretching von M. gastrocnemius und M. soleus schmerzhaft. Empfindliche TP^e im M. gastrocnemius proximal, im mittleren Bereich des M. soleus lateral und medial, sowie im M. tibialis posterior (Abb. 15.2).

Sonographie

Verdickung der linken Achillessehne auf 7 mm gegenüber 4 mm rechts. Die Achillessehne ist hypoechogen, es ist jedoch keine Ruptur darstellbar. Ventral der Sehne geringe Flüssigkeitsansammlung; peritendinöses Gewebe ist verdickt.

Therapie

25 Therapiesitzungen bei einer Physiotherapeutin. Dabei manuelle Behandlung der muskulären TP^e und Bindegewebsbehandlung der Sehne unter Kälteapplikation mit verdampfendem flüssigem Stickstoff.

Ergebnis

2 Monate nach Therapieende kann der Patient 5 km ohne Probleme laufen. Den Ehrgeiz, noch wettkampfmäßig Triathlon betreiben zu müssen, hat er aufgegeben.

Anmerkung

Oft werden Schmerzen durch verschiedene synergistisch wirkende muskuläre TP^e unterhalten. Da die TP^e im Unterschenkel in der Tiefe verborgen liegen, sind sie oft schwierig aufzufinden und zu behandeln. Nicht immer ist vollständige Beschwerdefreiheit zu erreichen. Bei Vorliegen einer Partialruptur muss ein chirurgisches Prozedere erwogen werden.

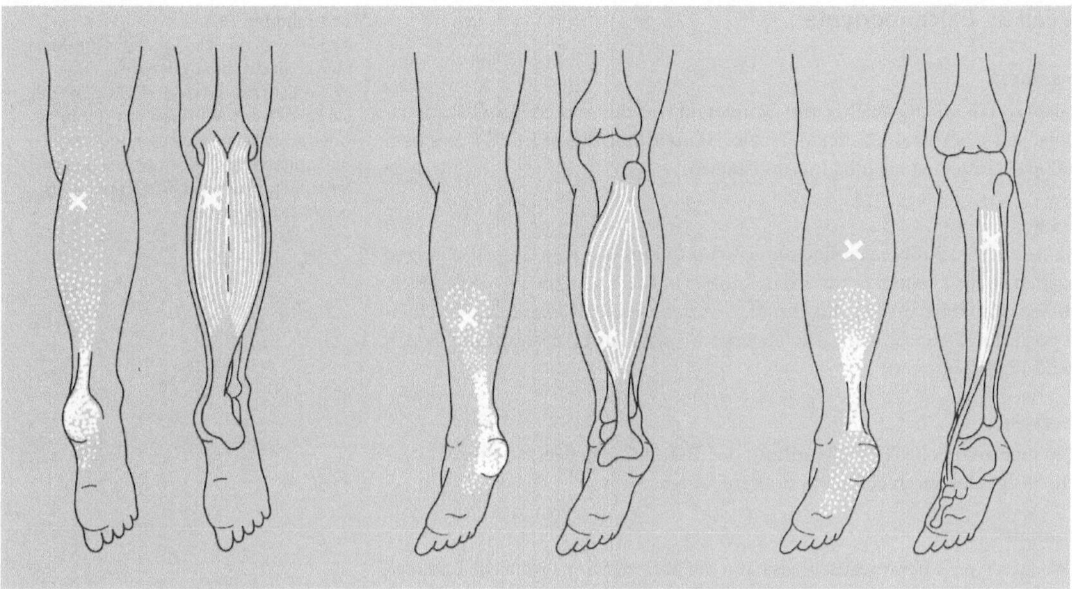

Abb. 15.2

Fall 3: Calcaneodynie

Anamnese

35-jähriger Bankangestellter mit Schmerzen im dorsolateralen Calcaneusgebiet seit 7 Jahren. Ursache: Marschieren im Militärdienst mit Gamaschen. Mäßige Schmerzen nach Badmintonspielen.

Klinik

Die Gelenke im Fußbereich sind ohne Befund, neurologische Untersuchungen ergeben ebenso keinen Befund, das Szintigramm ist negativ. TP^{e} in den Mm. glutaeus maximus und medius, im M. gastrocnemius, M. soleus und M. tibialis posterior. Dehnschmerz der letzteren Muskeln mit Ausstrahlung in den Rückfuß (◘ Abb. 15.3).

Therapie

11-malige manuelle TP-Behandlung der Befunde im Becken- und Unterschenkelgebiet durch einen Physiotherapeuten.

Ergebnis

4 Wochen nach Therapieabschluss kann der Patient ohne Probleme Badminton spielen.

Anmerkung

TP^{e} in Mm. gastrocnemius, soleus und tibialis posterior strahlen manchmal schmerzhaft in die Achillessehne, manchmal in die Ferse aus. Die Gründe dafür sind nicht bekannt.

◘ Abbildung 15.3
Aktive TP^{e} in den Mm. glutaeus maximus, medius und minimus (*Kreuze*) strahlen oft ins Bein aus, selten aber bis zum Fuß. Sie können das Auftreten von TP^{en} in der Unterschenkelmuskulatur begünstigen und unterhalten. Hier ist eine Schmerzausstrahlung des M. glutaeus minimus dargestellt

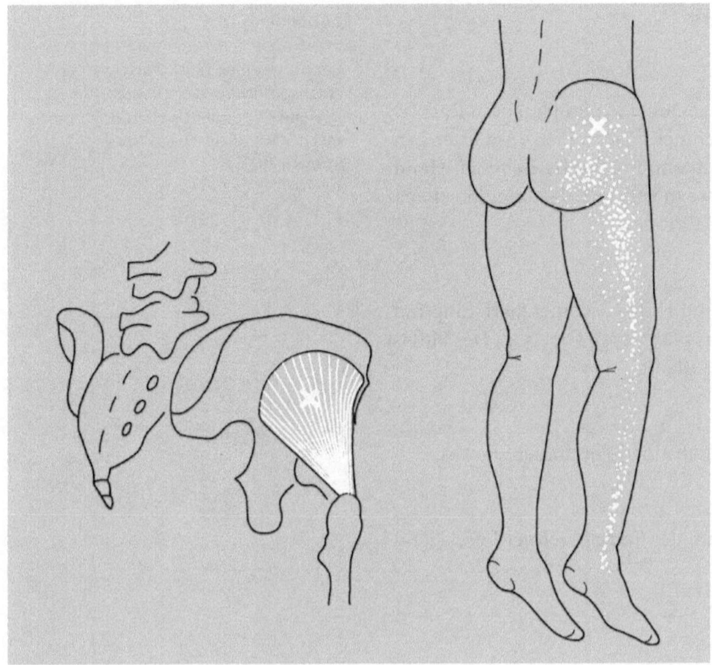

■ Abb. 15.3

Fall 4: Plantarer Fersenschmerz

Abbildung 15.4
Ein plantarer Fersenschmerz wird häufiger durch einen Muskel als durch einen Fersenspron verursacht (*Kreuz*). Hier ist ein TP im M. quadratus plantae Schmerzursache (Modifiziert nach Travell u. Simons 1992)

Anamnese

Ein 13-jähriger Schüler hat seit 5 Monaten Schmerzen im plantaren Rückfuß rechts. Erstmals aufgetreten ist dieser Schmerz nach einer unsanften Landung nach einem Sprungwurf beim wettkampfmäßig betriebenen Handballspielen. Schmerzzunahme durch weitere sportliche Belastung. Sportpause und gängige physikalische Therapie ohne Effekt.

Klinik

Das Abrollen des Fußes ist beim Gehen und Hüpfen schmerzhaft. Empfindlicher TP im Medialbereich des Quadratus plantae (Abb. 15.4). Der Fuß ist im Übrigen klinisch und radiologisch unauffällig.

Therapie

5-malige manuelle Behandlung des TP durch einen Physiotherapeuten.

Ergebnis

2 Monate nach Behandlungsabschluss kann der Junge beschwerdefrei Handball spielen.

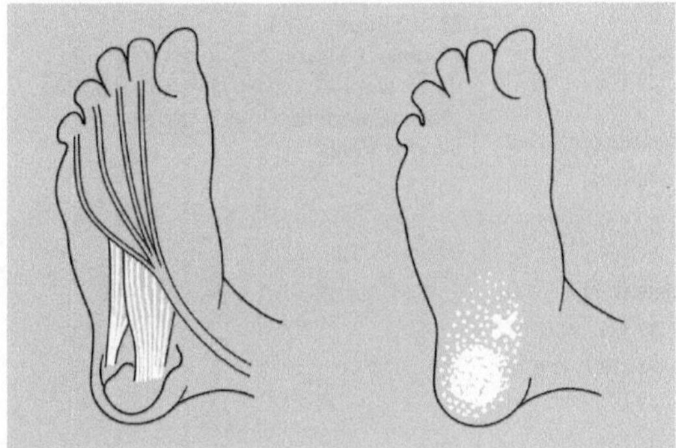

Abb. 15.4

Fall 5: Medialer Fußschmerz

Abbildung 15.5
Medialer Fußschmerz, verursacht durch einen TP des M. abductor hallucis (*Kreuz*). (Modifiziert nach Travell u. Simons 1992)

Anamnese

50-jährige kaufmännische Angestellte mit Schmerzen im Medialbereich des Rückfußes und des Längsgewölbes nach Treppensturz vor 2 Monaten.

Klinik

Knochen und Gelenke sind klinisch und radiologisch ohne Befund. Die Tarsalkanalregion ist nicht druckdolent. Der M. abductor hallucis ist tastbar verspannt, er enthält einen empfindlichen TP, dessen Palpation das Schmerzsyndrom auslöst (Abb. 15.5).

Therapie

Injektion von Xylocain in den Tarsalkanal beseitigt den Schmerz nur für 1 h. 6-malige manuelle Behandlung des TP und des Hartspannstranges durch einen Physiotherapeuten bringt das Schmerzsyndrom zum Verschwinden.

Ergebnis

2 Monate nach Therapieende ist die Patientin beschwerdefrei geblieben.

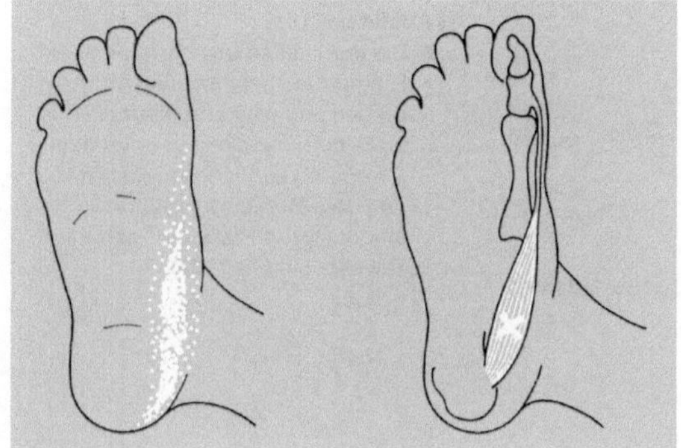

Abb. 15.5

Fall 6: Schmerzen auf dem Rist

Abbildung 15.6

a, b Die muskulären Ursachen für einen Schmerz auf dem Rist sind oft verborgen und schwer zu finden. TP[e] im M. peronaeus tertius unter dem Mm. peronaeus longus und brevis und dem M. extensor digitorum longus (*Kreuze*). (**a**: Modifiziert nach Travell u. Simons 1992)

Anamnese

20-jähriger Zehnkämpfer mit Schmerzen auf dem Rist links seit 6 Wochen, aufgetreten nach Hürdentraining.

Klinik

Nach langer Suche wird ein empfindlicher TP im M. peronaeus tertius entdeckt (Abb. 15.6).

Therapie

3-malige Behandlung dieses TP durch den behandelnden Arzt.

Ergebnis

2 Wochen später erfolgreiche Teilnahme an der Zehnkampfmeisterschaft der Schweiz.

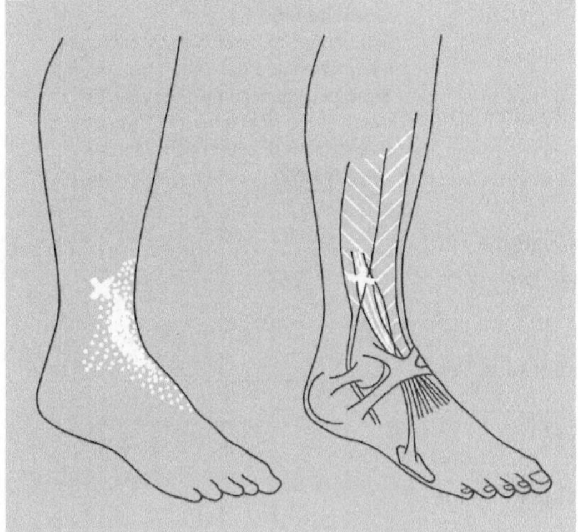

■ Abb. 15.6a ■ Abb. 15.6b

Fall 7: Schmerzen in einem Zeh

Abbildung 15.7
Schmerzen im Bereich der Metatarsaleköpfchen und der Zehen sind häufig. Beispiel: Zehenschmerz verursacht durch einen TP in einem M. interosseus (*Kreuze*). (Modifiziert nach Travell u. Simons 1992)

Anamnese

56-jährige Hausfrau mit Schmerzen im 2. Zeh links seit 6 Monaten. Die Schmerzursache ist unbekannt.

Klinik

Senk-Spreiz-Füße. Röntgenaufnahme des Vorfußes und neurologische Untersuchung ohne Befund. TP in einem M. interosseus I/II (Abb. 15.7).

Therapie

1-malige manuelle Behandlung des TP durch den untersuchenden Arzt. Versorgung mit Einlagen zur retrokapitalen Abstützung.

Ergebnis

Nach der Behandlung sind die Schmerzen verschwunden. 4 Monate später sind sie nicht wieder aufgetreten.

Anmerkung

Die Übergänge dieses Schmerzsyndroms zur Morton-Metatarsalgie sind fließend.

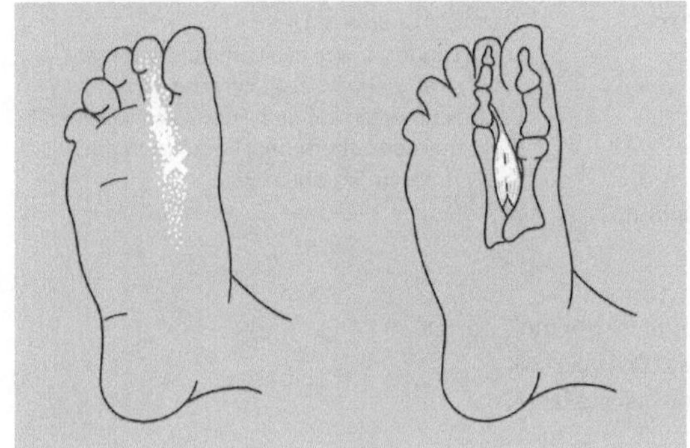

Abb. 15.7

Fall 8: Schmerzen auf dem lateralen Fußrücken

Anamnese

53-jährige Hausfrau mit Schmerzen im lateralen Unterschenkelbereich rechts und auf dem Fußrücken, wechselnd seit 8 Jahren, oft rund um die Uhr. Die Schmerzursache ist unbekannt. Gehen ist nur noch für 1 h möglich.

Klinik

LWS und Hüftgelenke sind klinisch ohne Befund. Die Neurologie ist normal. MRI des Fußes ohne Befund. TP im M. extensor digitorum brevis (◘ Abb. 15.8). Später TP[e] auch im lateralen M. glutaeus medius, im M. tensor fasciae latae, im M. vastus lateralis und M. peronaeus longus gefunden.

Therapie

Die manuelle Behandlung des TP im M. extensor digitorum brevis hat den Schmerz nicht beseitigt. Erst die Behandlung aller TP[e] vom Gesäßbereich bis zum Fuß leitete die Besserung ein. Dazu waren 27 Therapiesitzungen mit einem Physiotherapeuten nötig.

Ergebnis

Die Patientin gab bei Abschluss der Therapie eine 80%ige Besserung an und war mit dem Resultat zufrieden.

Anmerkung

Im Schmerzausbreitungsgebiet eines TP[es] werden oft weitere TP[e] aktiviert. Schmerzketten können entstehen. Nicht jedes chronische TP-System lässt sich restlos auflösen.

◘ Abbildung 15.8
Triggerpunkte in einem kurzen Zehenstrecker (*Kreuze*) als Ursache von Schmerzen auf dem Fußrücken werden meistens übersehen. (Modifiziert nach Travell u. Simons 1992)

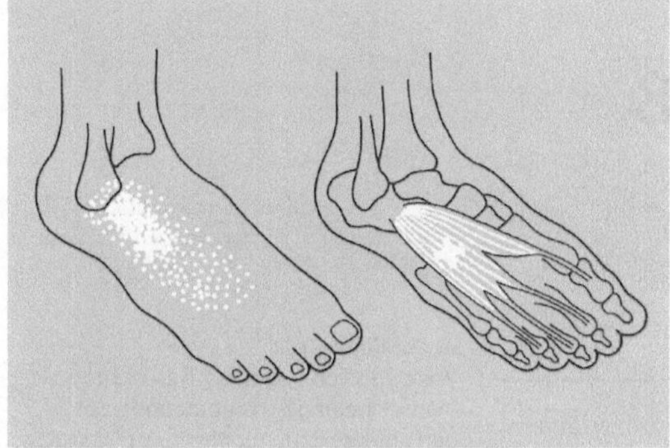

Abb. 15.8

16 Amputationen am Mittel- und Rückfuß

W. Winkler

Ursachen der Amputationen

In Mitteleuropa stehen Amputationen im Bereich der unteren Extremitäten, die nicht auf ein Trauma zurückgehen, bei weitem im Vordergrund. Einzig noch bei Zehenamputationen ist der Anteil derer, die mit einem Trauma in Zusammenhang stehen (ob primär oder sekundär), noch erheblich, auch bei den Rückfußamputationen ist er mit knapp 17% höher als der Durchschnitt der Beinamputationen. In der Schweiz gibt es keine eigentliche Amputiertenstatistik, dennoch dürften die hier vorliegenden geschätzten Zahlen zutreffen, denn sie stimmen mit der Statistik z.B. der skandinavischen Länder gut überein (◘ Abb. 16.1).

◘ Abbildung 16.1
Verhältnis von traumatisch zu nichttraumatisch bedingten Amputationen an den unteren Extremitäten in der Schweiz aufgrund von Schätzungen

◘ Abbildung 16.2
Rechter Fuß von plantar aus gesehen. Es wird deutlich, wie weit die Ansätze der Muskulatur in den Mittelfuß reichen (*TP* M. tibialis posterior, *TA* M. tibialis anterior, *PL* M. peronaeus longus, *PB* M. peronaeus brevis, *Arc* Lage des Arcus arteriosus plantaris)

Anatomie

Die Vorstellung davon, wo der Mittelfuß beginnt und wo er endet, stimmt nicht mit den Grenzen des anatomischen Metatarsus überein. Funktionell bildet der Mittelfuß die Brücke zwischen der Ferse und den Zehenballen. Von außen gesehen ist das eine Region, die ca. auf der Höhe des Navikulare beginnt und an der Grenze des mittleren/distalen Drittels der Metatarsalia endet. Die belastete Ferse ist der eigentliche Rückfuß, die Zehenballen werden als dem Vorfuß zugehörig empfunden.

Aber auch diese Vorstellung ist nicht ganz richtig, da an der Plantarseite der Basis der Metatarsalia die Mm. peronaeus brevis et longus, der M. tibialis anterior und der M. tibialis posterior ansetzen, die den Rückfuß ganz entscheidend mitführen (◘ Abb. 16.2).

Betrachtet man die Ansatzstellen dieser Muskeln genau, könnte man sogar zu dem Schluss kommen, dass der Rückfuß eigentlich im basalen Bereich der Metatarsalia endet, sodass es nicht sinnvoll erscheint, die Rückfußamputationen ohne einen Blick auf die Mittelfußamputationen zu behandeln.

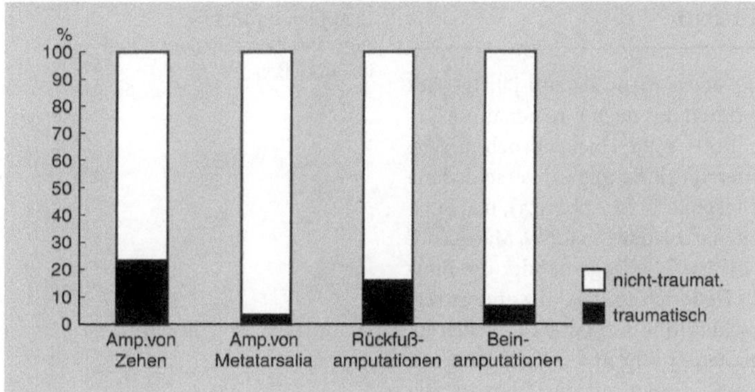

Abb. 16.1

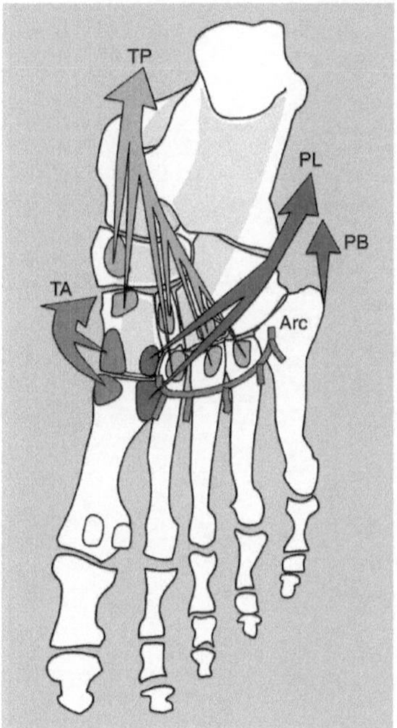

Abb. 16.2

Geschichte der Rückfußamputation

Die Amputationen im Rückfuß haben eine etwas mehr als 200-jährige Geschichte. Chopart hat 1791 die Amputation durch das nach ihm benannte Gelenk erstmals publiziert (Baumgartner u. Botta 1989; Hackenbroch u. Witt 1973; Huard 1940; W. Marquardt 1985; Ritter 1914). Es folgten verschiedene Amputationsempfehlungen (s. dazu die Beispiele in ◘ Abb. 16.3), u.a. auch eine Amputation nach Malgaigne (1846, zit. nach Huard 1940; W. Marquardt 1950; Ritter 1914), die durch das talokalkaneare Gelenk geht, oder die Enukleation des Talus (von Kern 1845, zit. nach Dederich 1987). Ganz anders war der Lösungsansatz, den Pirogoff (1852) vorschlug, d.h. den Talus zu resezieren, einen osteokutanen Lappen aus dem hintersten Abschnitt des Kalkaneus mit der dazugehörigen Sohlenhaut zu bilden und diesen mit der Tibia zu verbinden (Baumgartner u. Botta 1989; Dederich 1987; Hackenbroch u. Witt 1973; Löffler et al. 1979; W. Marquardt 1985).

◘ Abbildung 16.3a–e
Auswahl an Amputationshöhen im Rückfuß

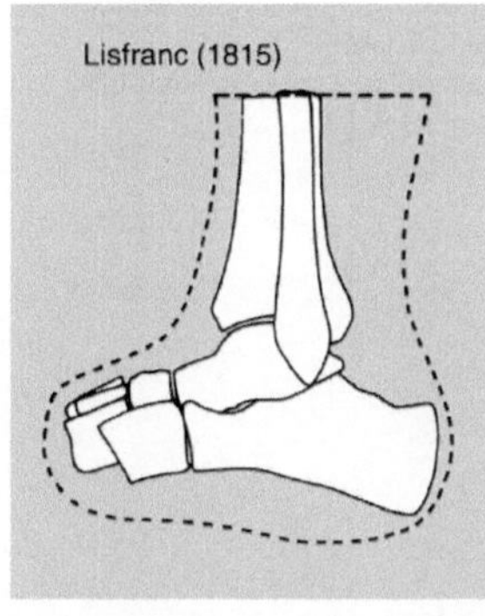

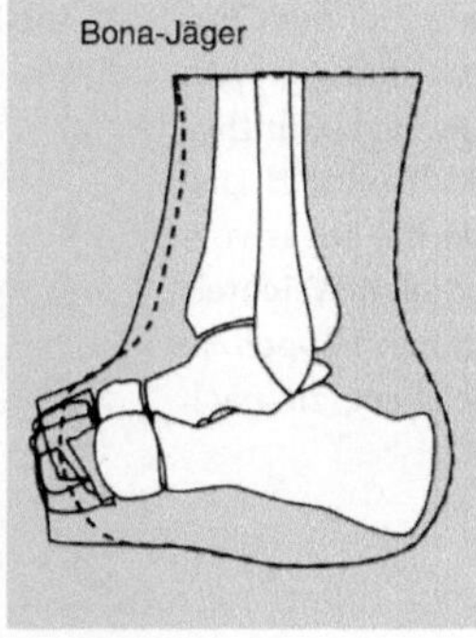

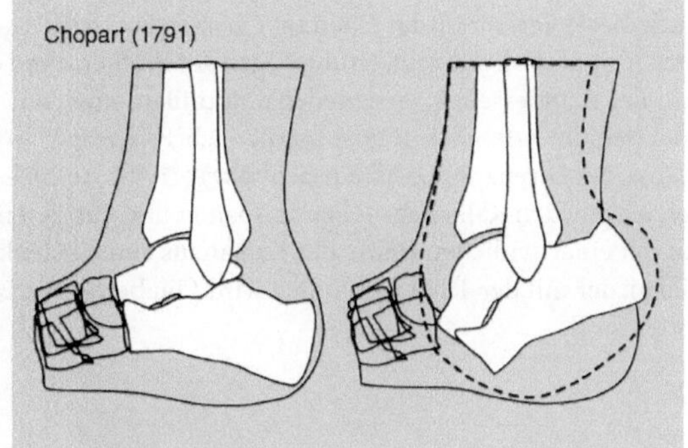

Abb. 16.3a

Abb. 16.3b

Abb. 16.3c

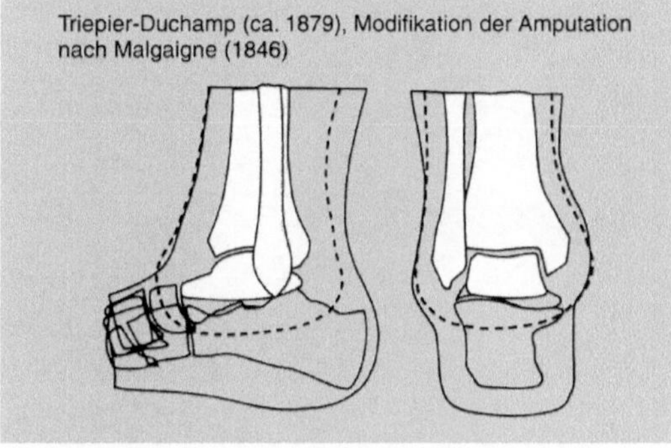

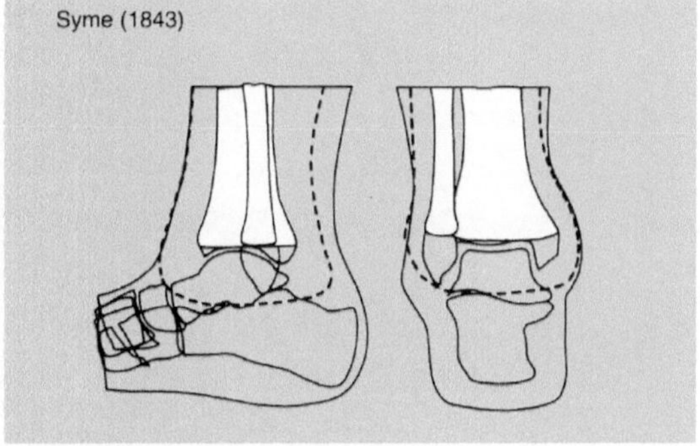

Abb. 16.3d

Abb. 16.3e

Auch dieses Verfahren, das einen sehr großen Fortschritt gegenüber der Chopart-Amputation darstellt, erfuhr wegen der Probleme mit dem Sohlenlappen und der Achillessehne verschiedene Modifikationen, wie z.B. nach Günther oder Sedillot (zit. nach Huard 1940), nach Esmarch (Dederich 1987; Huard 1940) oder Lorenz-Spitzy (Dederich 1987) (■ Abb. 16.4). Es wurde sogar vorgeschlagen, den Kalkaneus längs zu spalten und aus den medialen Weichteilen mit einer seitlichen Hälfte des Kalkaneus einen osteokutanen Lappen zu bilden, der mit der Tibia verbunden wird (Tauber u. von Eiselsberg, zit. nach Ritter 1914).

■ Abbildung 16.4a–e
Auswahl osteoplastischer Amputationsverfahren im Rückfuß

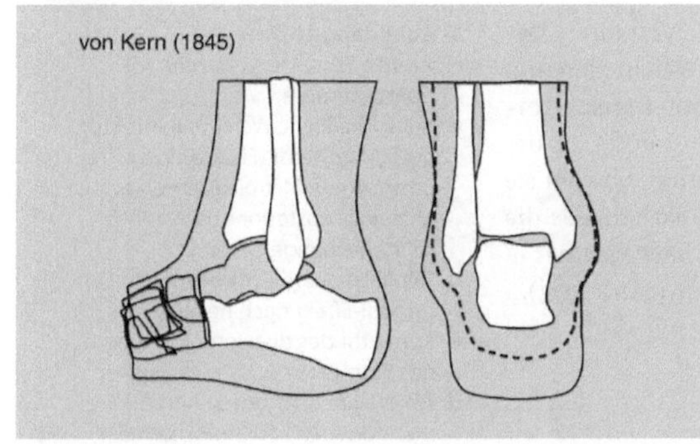

■ **Abb. 16.4a**

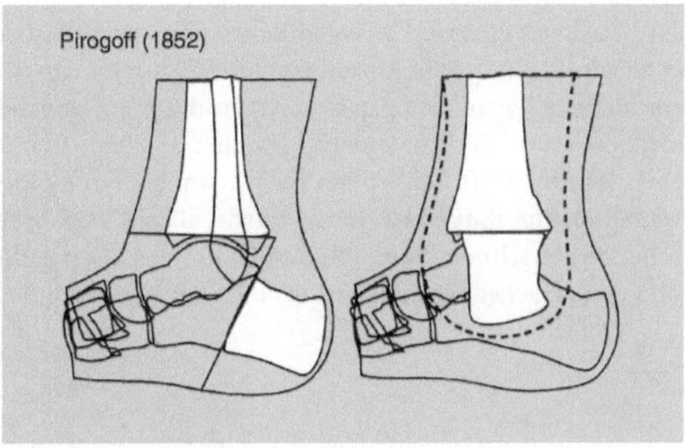

Pirogoff (1852)

■ **Abb. 16.4b**

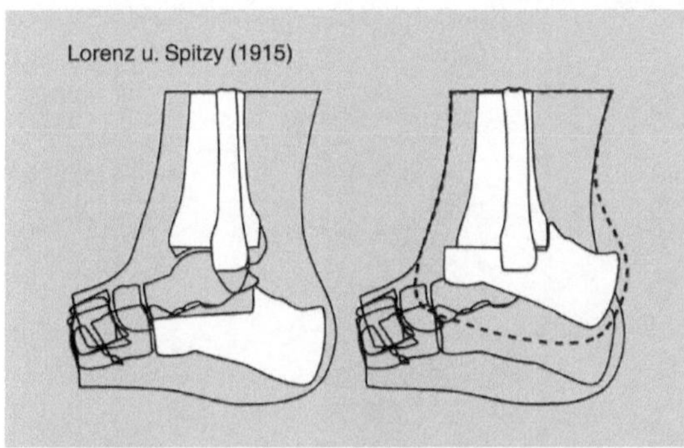

■ **Abb. 16.4c**

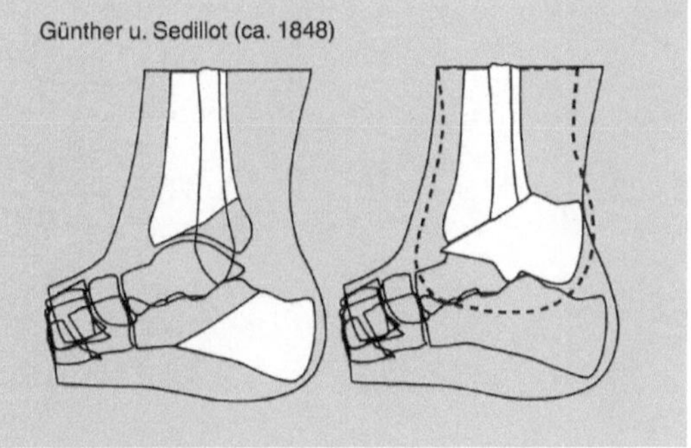

■ **Abb. 16.4d**

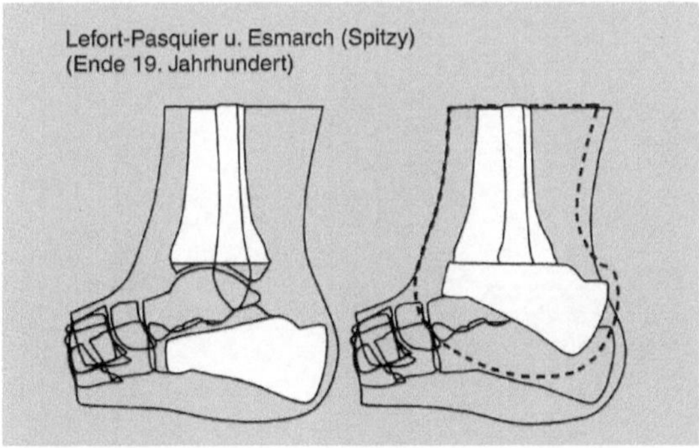

■ **Abb. 16.4e**

Alle diese Lösungen sind im eigentlichen Sinn osteoplastische Verfahren. Daneben wurde eine große Anzahl von Modifikationen an den Weichteilen und verschiedene Formgebungen bzw. Arthrodesen im knöchernen Bereich vorgeschlagen, um die Problematik des überlasteten Rückfußstumpfes zu beheben (◘ Abb. 16.5). Schließlich muss man die Syme-Operation, obwohl sie ebenfalls schon 1843 beschrieben wurde, als ein Verfahren ansehen, das die Probleme des schmerzhaften Rückfußstumpfes lösen sollte (Baumgartner u. Botta 1989; Hackenbroch u. Witt 1973; Löffler et al. 1979; E. Marquardt 1973).

◘ Abbildung 16.5a–d Operative Korrekturverfahren für Chopart-Stümpfe.
a Ausschließliche Weichteilkorrektur nach Marquardt (Fixation bzw. Transposition von M. tibialis anterior, M. tibialis posterior und Achillessehnenverlängerung).
b Talokalkaneare Arthrodese mit Lambrinudi-Effekt nach Revenko (1977).
c Korrektur des distalen Alignements des Stumpfes nach Baumgartner.
d Tibiotalare Arthrodese und Alignement des distalen Stumpfes nach Baumgartner u. Marquardt

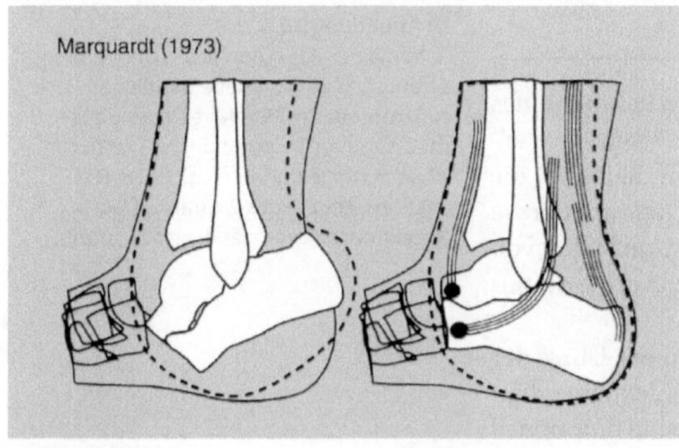

Abb. 16.5a

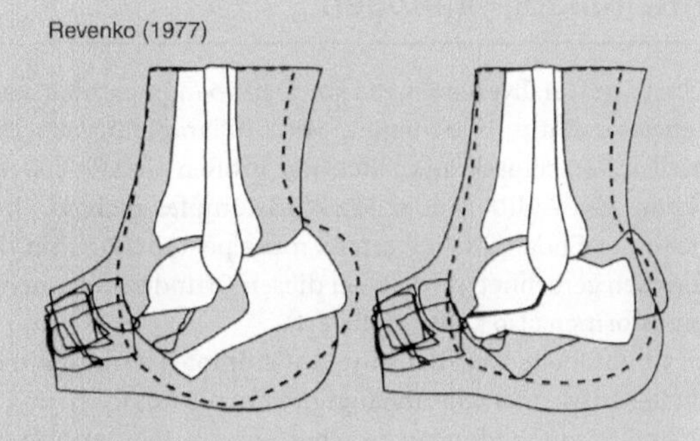

Abb. 16.5b

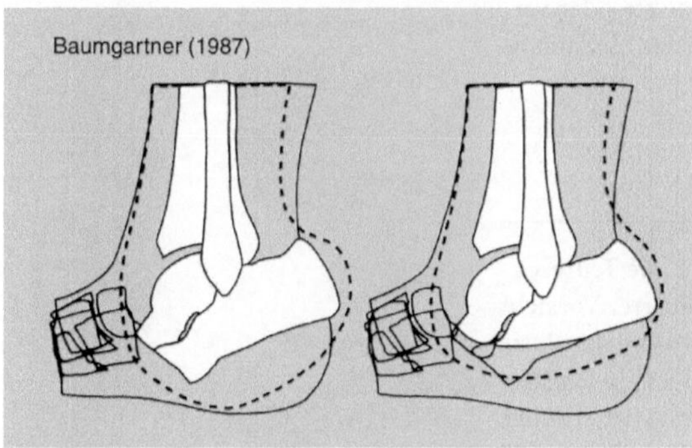

Abb. 16.5c

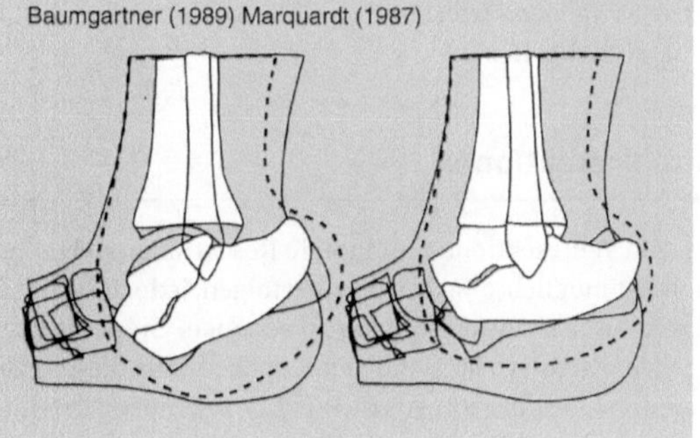

Abb. 16.5d

Mittelfußamputationen

Neben den Unfallverletzungen sind Mikroangiopathien, v.a. im Rahmen eines Diabetes mellitus, Ursachen für Mittelfußamputationen. Die chronischen arteriellen Verschlusskrankheiten der großen Gefäße lassen in der Regel die Bildung eines Mittel- oder Rückfußstumpfes nicht zu. Bei Arteriosklerose oder einer Endangitis obliterans muss postoperativ mit dem Auftreten von Nekrosen gerechnet werden. Bei diesen Grundkrankheiten sind diese Amputationsformen also kontraindiziert.
Der funktionelle Wert der Mittelfußstümpfe ist nur dann von der Länge der erhaltenen Metatarsalia abhängig, wenn die Köpfchen und Sohlenhaut erhalten sind. Stumpfbildungen im Schaftbereich der Metatarsalia sind funktionell nicht besser als solche durch ihre Basis.
Aufgrund des fünfstrahligen Aufbaues des Metatarsus ist es aber möglich, Teile der Zehenballen zu erhalten, indem man einzelne erkrankte oder verletzte Strahlen reseziert und mit den verbleibenden die Länge des Metatarsus erhält (▣ Abb. 16.6).

▣ Abbildung 16.6
Schema der Resektion des 2. und 4./5. Strahls (*VFA* Niveau der eigentlichen Vorfußamputation, *TMA* Niveau der transmetatarsalen Amputation, *NEA* nicht für Absetzung geeignete Region, *SR II* Resektionsschema des 2. Strahls, *SR IV/V* Resektionsschema des 4. und 5. Strahls

Strahlresektionen

Es sind Teilresektionen und totale Resektionen möglich. Auch die Teilresektion hat möglichst basisnahe zu erfolgen, jedoch ist mit besonderer Vorsicht der Arcus arteriosus plantaris zu schonen. Dieser kreuzt auf Höhe der Basis der Metatarsalia sehr nahe den Knochen. Aus diesem Grund ist ein Zugang von dorsal immer günstiger. Wird er bei einem Patienten mit diabetischer Mikroangiopathie verletzt, muss man in den ersten postoperativen Tagen mit einer Nekrose der Zehenballenhaut rechnen. Beim Charcot-Fuß lohnt es sich in jedem Fall, eine Teilresektion durchzuführen, selbst wenn sie nicht ganz perfekt gelingt. Man kann sogar durch das Malum perforans auf den Knochen eingehen und nekrotisches sowie infiziertes knöchernes Material entfernen. Gelingt eine gute Resektion, schließt sich das Malum perforans. Diese Maßnahme muss aber durch den Einsatz von korrektem und individuell zugerichtetem orthopädischem Schuhwerk unterstützt werden.
Bei der totalen Resektion ist außerdem zu beachten, dass die Basis des 2. Strahles die Querwölbung und Längswölbung des Fußes stabilisiert. Wird sie gänzlich exstirpiert, erlaubt das zwar ein Zusammenrücken der benachbarten Strahlen, es beeinträchtigt aber die Stabilität des Fußes v.a. für die Abstoßung (Propulsion mit dem »Vorfuß«) erheblich.

Transmetatarsale Amputation

Darunter versteht man die quere Abtrennung durch die Basis aller Metatarsalia (◘ Abb. 16.6). Operative Schwierigkeiten bietet allerdings das Auffinden der richtigen Höhe. Die Stümpfe der Metatarsalia dürfen nicht zu kurz sein, sonst weichen sie sekundär unter dem Zug der Muskulatur ab. Sie dürfen aber auch nicht zu lange sein, da in kortikalem Knochen abgesetzte Metatarsalia zu Exostosenbildungen neigen. Andererseits bereitet das Alignement der Knochenenden Schwierigkeiten. Dieses darf sich nicht nur auf die Länge der Metatarsalia beziehen, sondern es muss dem Umstand Rechnung tragen, dass die Stümpfe von plantar her belastet werden.
Der transmetatarsale Amputationsstumpf sollte plantar und distal von der normalen Sohlenhaut gedeckt werden. Dies ist v.a. nach einem Trauma oft schwierig zu realisieren. Man muss dann den Wert der gewonnenen Knochenlänge gegen die Störung durch die verletzliche Weichteildeckung des Stumpfes abwägen, denn Letztere bildet schließlich die Schwachstelle des Stumpfes.

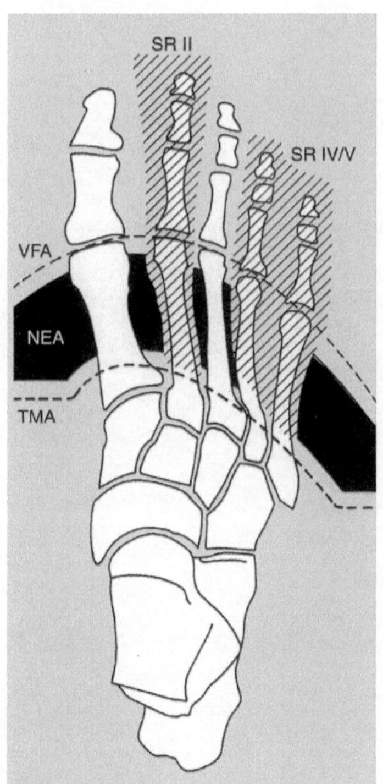

◘ **Abb. 16.6**

Fall 1: Der diabetische Fuß

Abbildung 16.7a–c Charcot-Fuß eines Diabetikers: Fortschreiten des Prozesses vom Dezember 1991 bis Oktober 1992 am 3. und 4. Strahl. Durch jeweiliges knappes Débridement konnte der Infekt beherrscht und das Malum perforans zum Schliessen gebracht werden. Der Fuß war für 1 Jahr funktionstüchtig

Anamnese

63-jähriger Mann. Vor 18 Jahren traumatische Amputation der 2. Zehe links. Seit mehr als 10 Jahren Diabetes mellitus bekannt. Diabetische Polyneuropathie als aktuelle Komplikationen neurologisch bestätigt. Am 14. 11. 1991 angeblich mit dem linken Fuß auf einen Nagel getreten. Es entwickelt sich ein Malum perforans zwischen Gross- und Kleinzehenballen.

Therapie

Zuerst lokale Spülungen und antibiotische Behandlungen, welche keinen Erfolg zeigen. Dann mehrmalige sparsame Resektionen von knöchernem Material des 1. und 3. Strahles mit dem Lüer durch das Malum perforans. Die Sohlenhaut heilt wieder (Abb. 16.7). Der Vorfuß bleibt so bis Frühjahr 1993 funktionstüchtig.

Die diabetischen Komplikationen weiteten sich aus. Neben der Polyneuropathie mit Sensibilitätsverlust stellen sich Augenfundusveränderungen und Glaskörperblutungen ein. Auch am rechten Fuß bildete sich ein Malum perforans unter dem Metatarsaleköpfchen II. Dann erneut schwere Infektion des linken Fußes, Versuch einer transmetatarsalen Amputation, welche scheitert. Schließlich im September 1994 Syme-Amputation.

Anmerkung

Der Fall ist wegen der Dominanz der Gesamtsituation exemplarisch. Der Patient ist durch eine sehr schwerwiegende Kombination von Funktionsausfällen behindert:

- schlechte Sensibilität der Füße,
- Befall des 2. Fußes,
- Beeinträchtigung der Sehfähigkeit.

Das bedeutet, dass die Kompensation der Gehstörung durch den Visus zunehmend unmöglich wird. Bei solchen Voraussetzungen ist es notwendig, äußerst vorsichtig und bewahrend zu therapieren. Dazu gehören knappe Resektionen, Wundpflege und orthopädisches, individuell angepasstes Schuhwerk, wie das von 1991–1993 geschehen ist. Eine rasche radikale Problemlösung kann den Verlust der freien Mobilität des Patienten beschleunigen.

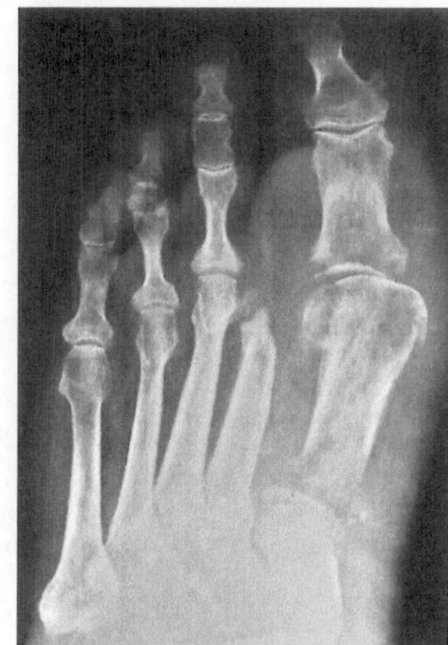

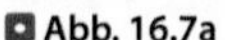

Abb. 16.7a

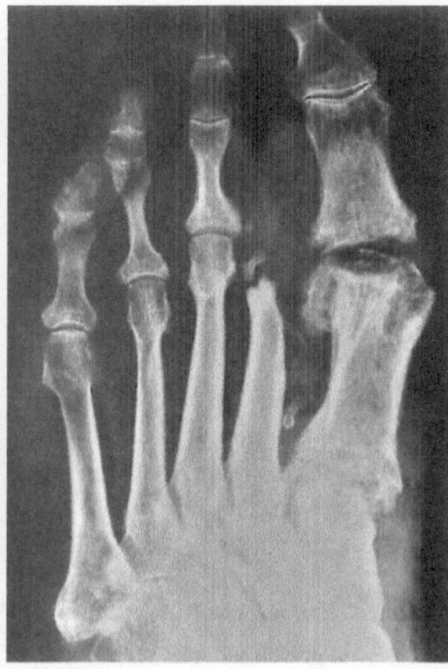

Abb. 16.7b

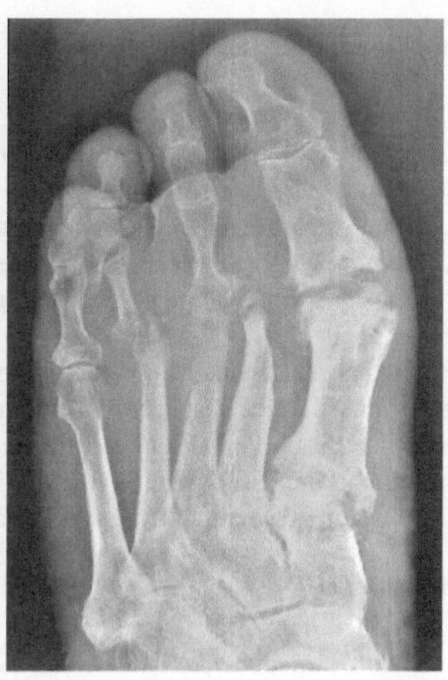

Abb. 16.7c

Fall 2: Totale Mittelfußstrahlenamputation 2 (Abb. 16.8)

Abbildung 16.8a–d
Posttraumatische Strahlamputation im Mittelfuß.
a Alte Quetschverletzung am linken Fuß, die zur Amputation der 2. Zehe, Teilamputation der Metatarsale II und zu Arthrose im Grundgelenk II und TMT-Gelenk führte.
b Zustand nach Arthrodese dieser Gelenke.
c Die Arthrodesen sind durchbaut. Es besteht eine Impingementsymptomatik zwischen 1. und 2. Strahl.
d Zustand nach totaler Exstirpation von Metatarsale II, zusätzliche Verschraubung des dadurch aufgeweichten Fußgewölbes

Anamnese

Als 20-jähriger erleidet der Patient ein Quetschtrauma des linken Fußes. Verletzung des 1. Strahles, Amputation der 2. Zehe und Teilamputation des 2. Metatarsale im distalen, also nicht empfohlenen Bereich. Im Laufe der Jahre Ausbildung von Arthrose im Grundgelenk I und im Tarsometatarsalegelenk I, sowie eines Impingements zwischen 1. Strahl und dem Metatarsalestumpf II. Dennoch volle Arbeitsfähigkeit.
Mit 51 Jahren erneutes Trauma des linken Vorfußes durch eine Baggerschaufel. Es entsteht eine ausgeprägte Schmerzhaftigkeit in den bereits seit vielen Jahren arthrotischen Gelenken und im Mittelfuß. Es imponiert ein plantar prominenter und infolge der Arthrose rigider 1. Mittelfußstrahl. Es liegen zudem bedeutende behindernde soziale Faktoren vor.

Therapie

1 Jahr nach dem letzten Trauma Arthrodese des Großzehengrundgelenkes und des 1. kuneiformenmetatarsalen Gelenkes mit gleichzeitiger Anhebung des 1. Strahles, dadurch aber keine wesentliche Beeinflussung der Schmerzproblematik. $^1/_2$ Jahr später Resektion des ganzen 2. Metatarsale mit seiner Basis. Konsequenterweise Stabilisierung des dadurch »haltlos« gewordenen 1. und 3. Strahles mit einer queren Kortikalisschraube. Die Schmerzcharakteristik ändert sich dadurch, ohne an Intensität zu verlieren. Solange das Lisfranc-Gelenk jedoch nicht knöchern verblockt ist und nur von einer Schraube gehalten wird, bestehen neuromähnliche Belastungs- und Ruheschmerzen im Fußrist.
Die folgenden therapeutischen Maßnahmen sind strikt konservativ mit dem Ziel der Desensibilisierung und der externen orthetischen und internen muskulären Stabilisierung des Fußes.
Die Verkürzung des Fußes und die supinatorische Verwindung der Fußplatte erfordern individuell angepasstes orthopädisches Schuhwerk.

Anmerkung

Der Fall ist in zwei Aspekten exemplarisch: Der eine betrifft das operative Vorgehen. Die vollständige Resektion des 2. Strahles mit seiner Basis weicht das Fußgewölbe drastisch auf. Konsequenterweise wurde eine neue Stabilisierung mit Schraubenverblockung versucht.
Der zweite Aspekt betrifft die anhaltende und aus dem Verlauf her in ihrer Intensität nicht erklärbare Schmerzhaftigkeit. Sie findet sich auch hier im Zusammenhang mit sehr bedeutenden sozialen Störfaktoren. Obwohl auch in der aktuellen Situation operative Lösungen der Problematik denkbar sind, muss das weitere Vorgehen streng konservativ bleiben. Für diese Art der Läsion können von der Orthopädieschuhtechnik auch gute Lösungen angeboten werden.

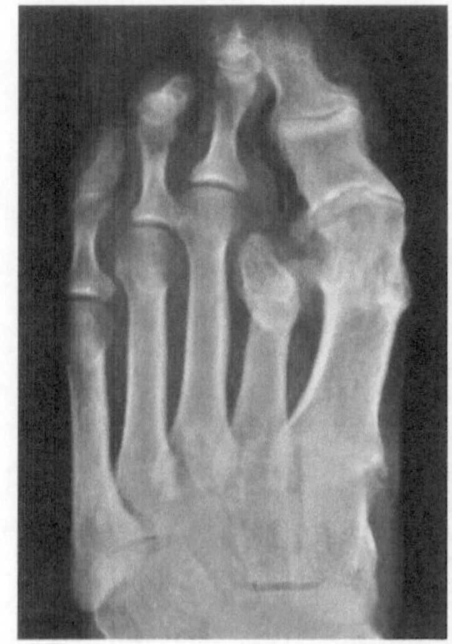

Abb. 16.8a

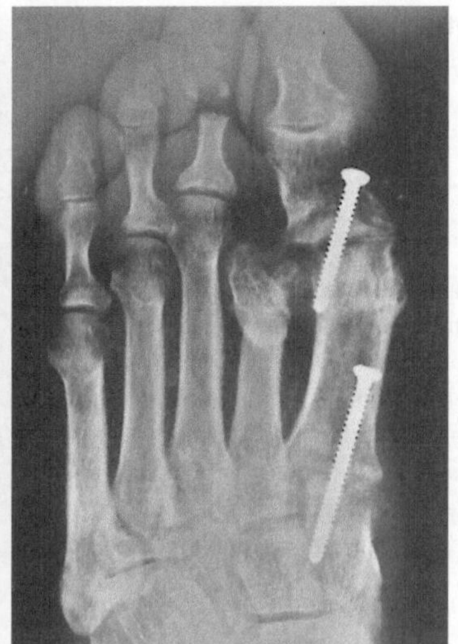

Abb. 16.8b

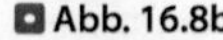

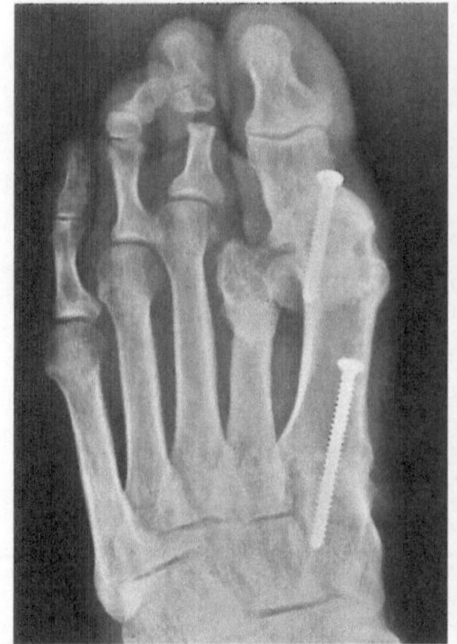

Abb. 16.8c

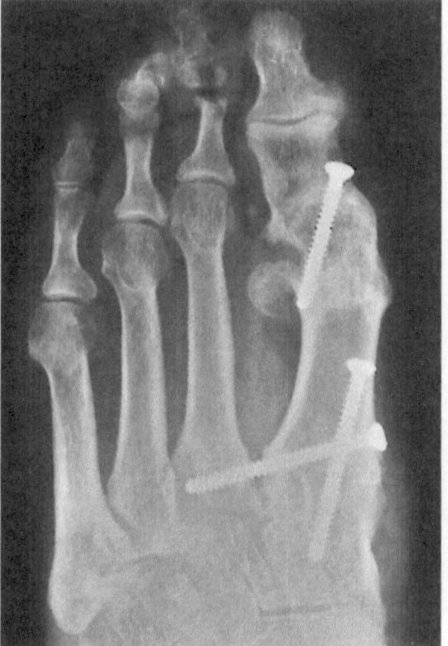

Abb. 16.8d

Fall 3: Traumatische transmetatarsale Amputation

Anamnese

Vor 10 Jahren zog sich der damals 19-jährige Mann eine schwere Fußverletzung links mit einer Schneefräse zu (▪ Abb. 16.9).

Therapie

Es wurde primär auf die Höhe der Metatarsalia gekürzt. Es resultierte eine klassische transmetatarsale Amputation mit guten knöchernen Verhältnissen. Allerdings bestand sehr starke Überempfindlichkeit des Stumpfes. Verdacht auf Sudeck-Dystrophie, langwierige Rehabilitation. Schliesslich gelingt es aber, mit desensibilisierenden und zirkulationsfördernden konservativen Mitteln, die Widerstandskraft des Stumpfes so zu stärken, dass eine prothetische Versorgung ertragen wird. Mit großer Verzögerung, aber schließlich erfolgreich, Eingliederung in einen Beruf, in dem er stehen und gehen muss. Die Funktionstüchtigkeit des Stumpfes blieb bis heute erhalten.

Anmerkung

Der Fall ist wegen der klassischen transmetatarsalen Amputation exemplarisch.

▪ Abbildung 16.9
a Verletzung des linken Fußes in einer Schneefräse.
b Postoperativer Zustand: Die Basis des Metatarsale V wurde so lange belassen, dass sie nicht unter Zug des M. peronaeus abweichen konnte. Das sehr kurze Metatarsale I wurde mit Spickdrähten gesichert

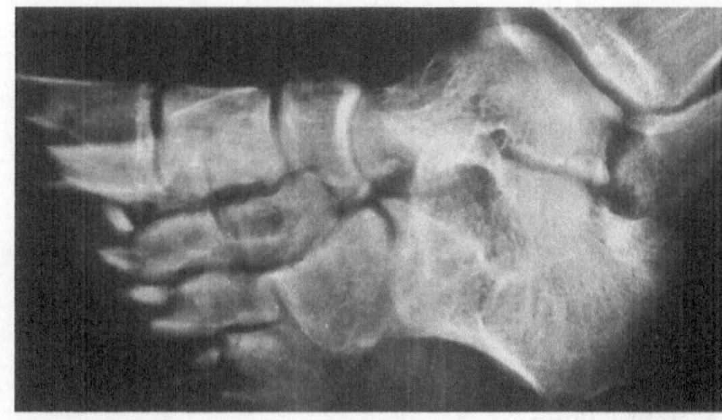

Abb. 16.9a

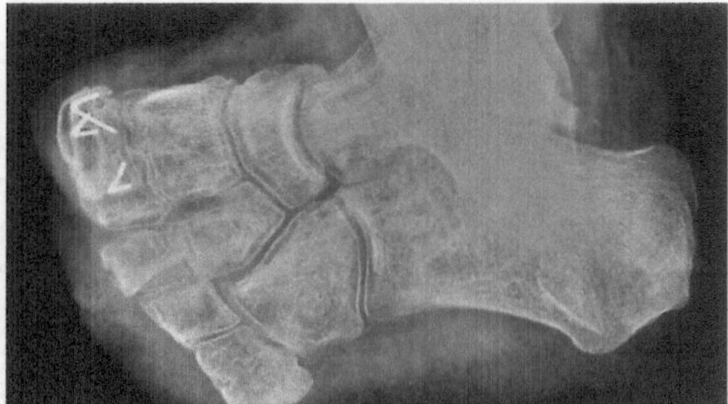

Abb. 16.9b

Rückfußamputationen

Aktuelle Problematik der Rückfußamputationsstümpfe

Der Ruf der Rückfußamputation ist bis heute zweifelhaft geblieben. Das geht darauf zurück, dass die unmittelbaren postoperativen Komplikationen und die Langzeitergebnisse recht enttäuschend sein können.
Die Probleme sind nicht nur auf die Chopart-Amputation beschränkt. Schon eine Amputation durch das Lisfranc-Gelenk (1815 erstmals publiziert) hat oft eine aktive Eversionsschwäche und damit eine konsekutive Varusfehlstellung zur Folge. Mit jeder weiteren Kürzung des Rückfußes nimmt die Neigung zur Fehlstellung zu.
Darüber hinaus brauchen Rückfußstümpfe immer überraschend viel gesunde Weichteile, am besten Sohlenhaut, um verschlossen werden zu können. Weil gerade die Weichteile nicht selten fehlen und Anlass für eine Amputation im Rückfuß sind, muss der Operateur möglichst weit hinten im Rückfuß amputieren, um überhaupt eine Chance zu haben, die Haut wieder verschließen zu können.
Jeder Chirurg ist somit bei der Planung einer Amputation im Rückfuß in einem Entscheidungsnotstand.
In unserer eigenen Nachuntersuchung zeigt sich die Tatsache, dass die frühen Resultate oft nicht befriedigend sind, darin, dass von den 16 Patienten, die wir über eine lange Zeit verfolgen konnten, lediglich 2 ohne weiteren operativen Eingriff blieben. In einem Fall bestanden tatsächlich nur geringe Beschwerden, im anderen Fall sprachen andere medizinische Argumente gegen einen neuerlichen Eingriff. Bei den anderen 14 Patienten wurden durchschnittlich 4 Folgeeingriffe in relativer zeitlicher Nähe zur ersten Amputation vorgenommen.
War das Spätresultat schlecht, dann konnten im Wesentlichen 3 Ursachen dafür ausgemacht werden: 1. schmerzhafte Überlastung der erhaltenen Gelenke wegen der obligaten Achsenfehlstellung, 2. arthrotische Veränderungen im OSG und USG, und 3. qualitativ schwache Weichteildeckung, welche schließlich ebenfalls zu Schmerzhaftigkeit und rezidivierenden Hautverletzungen Anlass gab.

Therapeutische Empfehlungen

Die hier angeführten Operationsverfahren eignen sich v.a. für posttraumatische Zustände. Bei Mikroangiopathien, insbesondere auch im Rahmen des Diabetes mellitus, sind Rückfußamputation ohne Osteoplastik, z.B. Bona und Jäger, Chopart oder Syme, Verfahren, die zu empfehlen sind. Liegt eine generalisierte Arteriosklerose oder eine Endangitis obliterans nach Winiwarter u. Bürger vor, kommt keines der hier genannten Amputationsniveaus in Frage.

Fall 4: Amputation nach Lefort (Spitzy)

Anamnese

1984 traumatische Mittel- und Vorfußzertrümmerung links, als weitere Verletzung hintere Hüftgelenkluxation rechts, die bis heute ohne Folgen und Einschränkungen blieb.

Therapie

Primär Amputation nach Chopart. Der Stumpf war schmerzhaft, die Gehfähigkeit und v.a. die Gehdauer blieben wegen belastungsabhängiger Schmerzen sowie Spitzfuß- und Varusfehlstellung unter Belastung reduziert (■ Abb. 16.10a–e).

Bei an sich intakten Gelenken folgte 1986 der Versuch, mit einer Achillessehnenverlängerung und einer Transposition des M. tibialis posterior an die Vorderseite, die Spitzfuß- und Varusfehlstellung unter Belastung zu korrigieren. Damit gelang keine Beschwerdelinderung. Deshalb 1987 Korrekturoperation nach Lefort (Spitzy) (■ Abb. 16.10d).

Anmerkung

Der Fall ist wegen des erfolglosen Eingriffes an den Sehnen exemplarisch. Diese Art der Korrektureingriffe ist bei einer einmal etablierten Varus- und Spitzfußfehlstellung nach meinen Erfahrungen nicht erfolgversprechend.

■ Abbildung 16.10

a, b Chopart-Stumpf nach Sehnenoperation. Unter Belastung **a** deutliche Varusstellung und **b** leichte Spitzfüßigkeit.

c Röntgenbild vor der osteoplastischen Operation des Rückfußes. Noch keine degenerativen Veränderungen im OSG und im talokalkanearen Gelenk.
Rechts: Postoperative Situation nach Bildung eines Lefort-(Spitzy-) Stumpfes, temporäre Fixation mit Spindelfixateur.

d Röntgenbild nach Fusionierung des Kalkaneus mit der Tibia: Die Sohlenhaut bleibt in physiologischer Einstellung

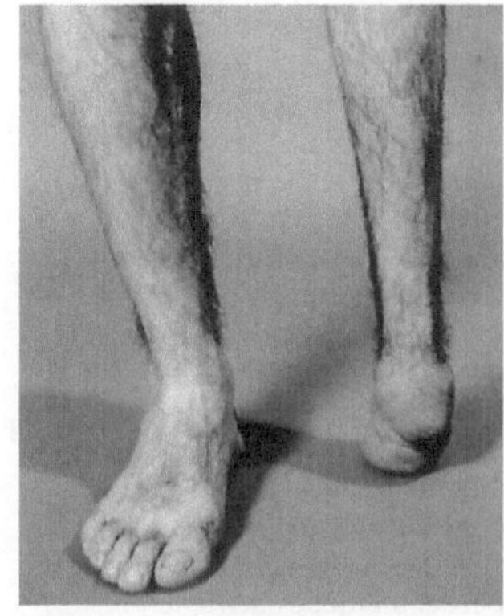

Abb. 16.10a

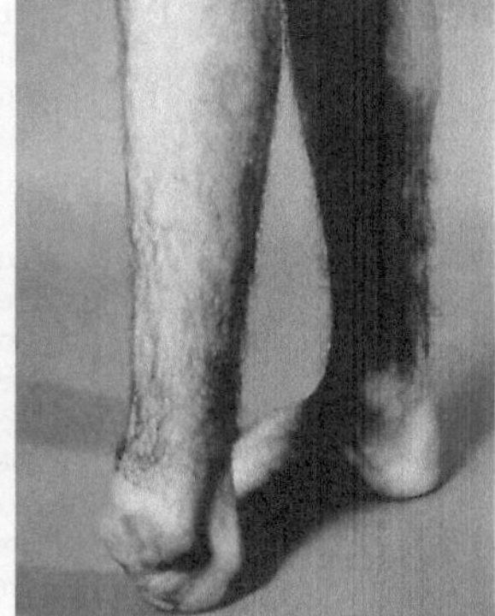

Abb. 16.10b

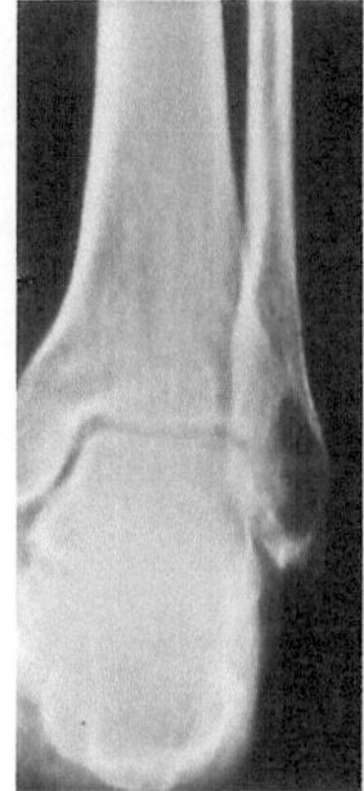
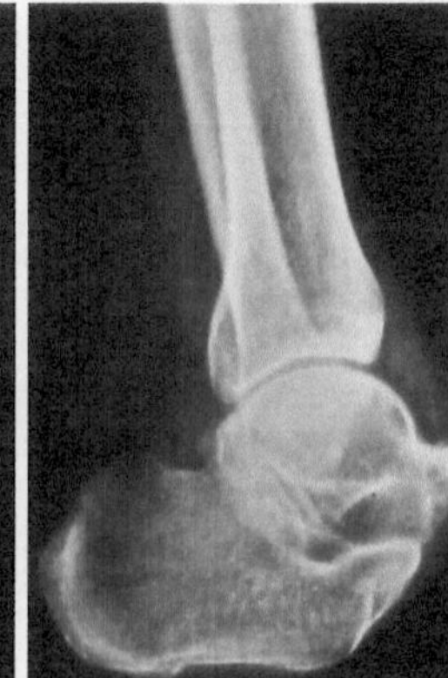
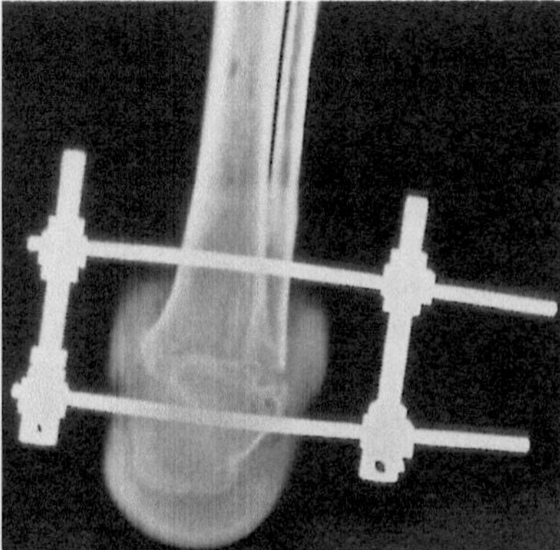
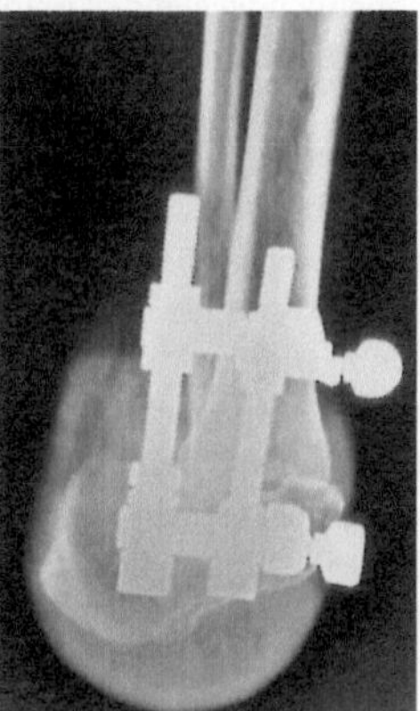

Abb. 16.10c

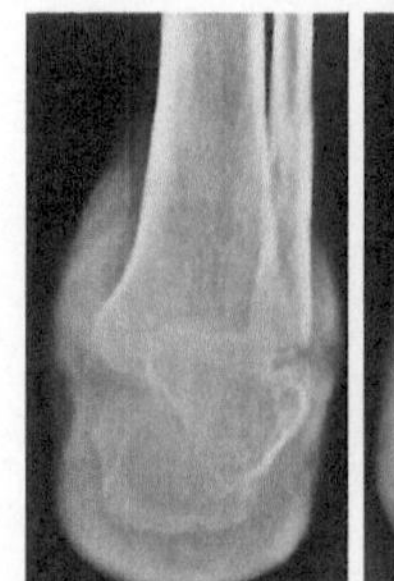
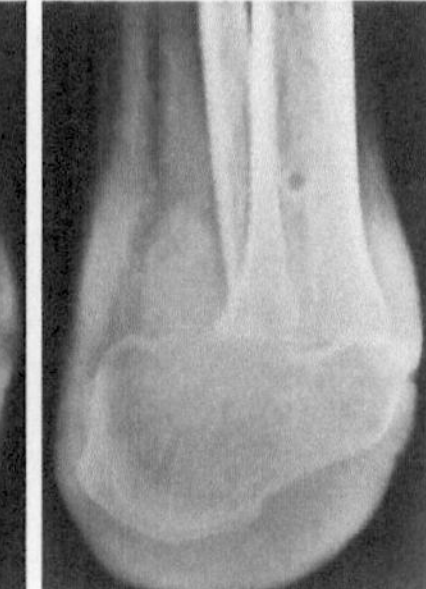

Abb. 16.10d

Fall 5: Rückfußamputation nach Pirogoff

Anamnese

1966 offene Mittelfußfrakturen rechts durch Verletzung mit T-Träger.

Therapie

11 Erhaltungsversuche. 1973 Bildung eines Lisfranc-Stumpfes. Weichteildeckung teilweise mit Cross-leg, teilweise mit Thiersch-Haut. Die Fußsohle blieb aber belastungsschmerzhaft. Mit der Zeit auch Bewegungsschmerzen im OSG und USG. Es bildet sich in beiden Gelenken eine deutliche Arthrose aus (Abb. 16.11a, b).

1989 erster Versuch zur Beschwerdelinderung mit einer Glättung des Sohlenbereiches mit Elimination von schmerzhaften Narben. Der Erfolg war bescheiden, die Beschwerden durch die Arthrose des OSG und des talokalkanearen Gelenkes limitierten die Leistungsfähigkeit.

Schließlich wegen der Arthrosen 1990 Rückfußstumpfplastik nach Pirogoff. Der Patient erlangt weitgehende Schmerzfreiheit.

Anmerkung

Der Fall ist in zwei Aspekten exemplarisch: Der eine betrifft das vorsichtige und schließlich ineffiziente Korrigieren des Sohlenalignementes des Stumpfes. Der Verlauf zeigt, dass die Arthrosen der Gelenke der entscheidendere Befund waren.

Der zweite Aspekt betrifft die Operationsmethode nach Pirogoff. Die etwas steilere Stellung des Kalkaneus, die hier gegenüber der Methode nach Lefort (Spitzy, Sedilot oder Günther) gewählt wurde, ergibt in der Prothese eine bessere Druckverteilung beim Abrollen über den Prothesenvorfuß (Abb. 16.11c–e).

Abbildung 16.11

- **a** Zustand vor der ersten Revision des Stumpfes: Lisfranc-Stumpf mit erhaltener Basis des Metatarsale V, osteophytäre Prominenzen gegen die Sohle hin.
- **b** Zustand nach Glättung des Sohlenbereiches. Die Arthrose des oberen Sprunggelenkes und des talokalkanearen Gelenks ist unverändert deutlich.
- **c** Nach Rückfußstumpfplastik nach Pirogoff. Der Kalkaneus ist nicht ganz so steil gestellt wie bei der originalen Pirogoff-Methode, aber deutlich steiler als bei der Methode nach Spitzy u. Lefort.
- **d** Der Pirogoff-Stumpf unter Belastung, von der Seite.
- **e** Gesamtsituation mit Prothese

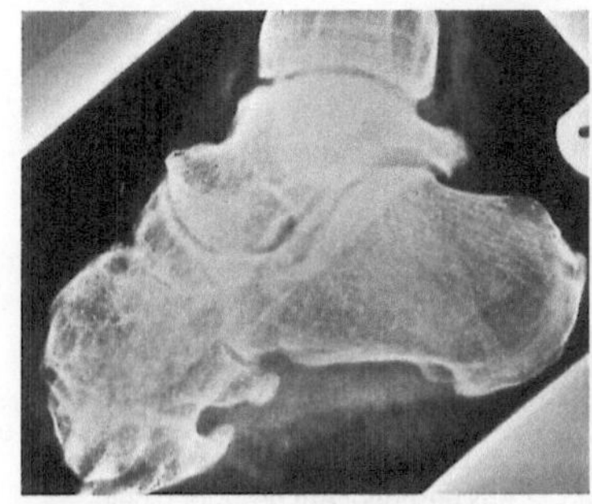

Abb. 16.11a

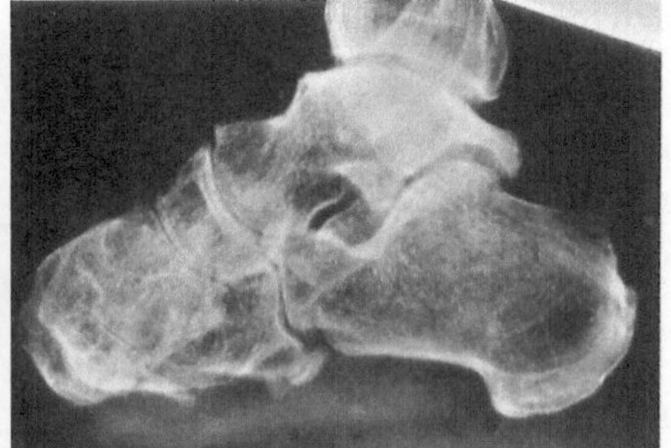

Abb. 16.11b

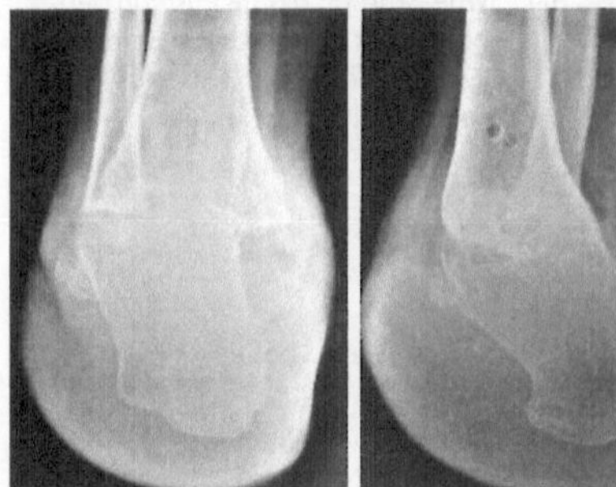

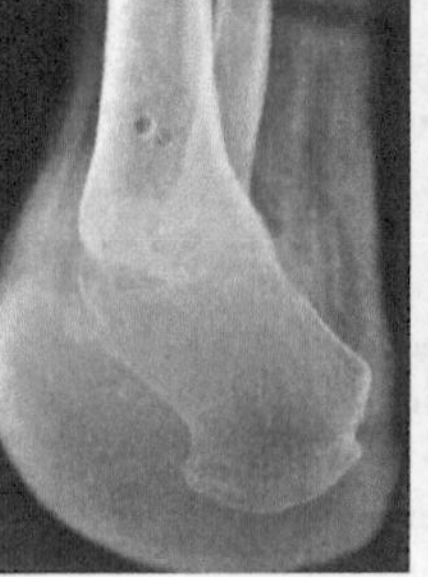

Abb. 16.11c

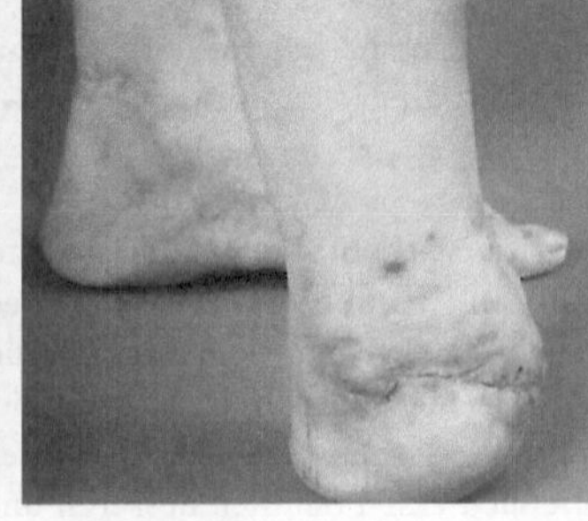

Abb. 16.11d

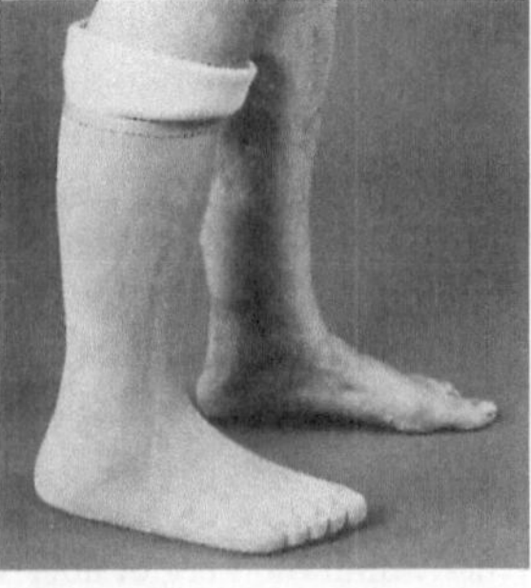

Abb. 16.11e

Fall 6: Amputation nach Syme

Anamnese

1973 Zertrümmerung des rechten Vor- und Mittelfußes mit ausgedehnten Weichteilverletzungen bei einem Rangierunfall.

Therapie

Amputation im Chopart-Gelenk und 3 weitere Operationen zur Weichteildeckung. Schon sehr bald geht der Stumpf in eine geradezu extreme Fehlstellung mit Kontraktur im OSG und USG (■ Abb. 16.12a–c). Die Hauptbelastung liegt auf den Weichteiltransplantaten. Ausgesprochen starke Belastungsschmerzen machen stockfreies Gehen unmöglich.
Allerdings lässt auch die Unfähigkeit des Patienten, den Unfall zu verarbeiten, weitere operative Maßnahmen nicht zu. Erst nach vielen Besprechungen und langem Zögern kann 1993 die Nachamputation nach Syme durchgeführt werden. Damit erlangt der Patient wieder die Fähigkeit zum stockfreien Gehen.

Anmerkung

Der Fall ist in zwei Aspekten exemplarisch: Der eine betrifft die extreme Fehlstellung des Stumpfes, welche die Weichteilsituation zusätzlich verschlechtert. Der andere betrifft die Operationsmethode. Die nur kleine Ausdehnung der originalen Weichteile und die ganz extreme Abweichung lässt es nicht zu, andere, den Rückfuß besser erhaltende Maßnahmen durchzuführen. Die Syme-Amputation ergibt aber schließlich einen deutlich besseren und leistungsfähigeren Stumpf (■ Abb. 16.12d–f).

■ Abbildung 16.12

a Röntgenbild ca. 1/2 Jahr vor der Nachamputation nach Syme. Kalkaneus und Talus stehen geradezu grotesk steil. Das OSG ist massiv arthrotisch verändert. Es ist außerdem zu erkennen, wie weit die originale Sohlenhaut aus dem Belastungsbereich hinaus gewichen ist.

b, c Klinische Situation des Stumpfes von **b** hinten und **c** von der Seite aus gesehen. Am gesunden Bein erkennt man die Entnahmestelle für den Cross-leg-Lappen.

d–f Syme-Stumpf: **d** gute Position der Sohlenhaut im belasteten Bereich, **e** Situation des Stumpfes in der Prothese, **f** radiologisches Bild

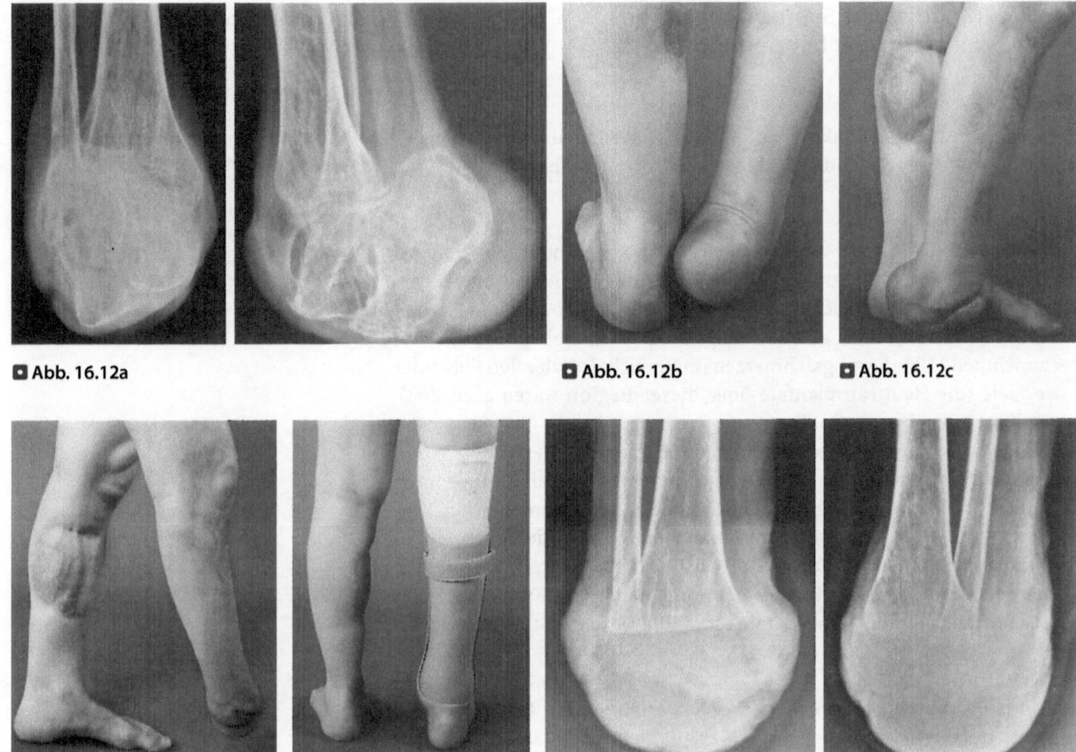

Abb. 16.12a

Abb. 16.12b

Abb. 16.12c

Abb. 16.12d

Abb. 16.12e

Abb. 16.12f

Fall 7: Modifizierte Syme-Amputation mit ventraler Lappenbildung

Anamnese

1970 Kalkaneustrümmerfraktur mit schweren Weichteilverletzungen. Es kommt zu einer fast vollständigen Ablederung von Sohlenhaut.

Therapie

Primär wird versucht, diese Weichteile zurückzunähen. In der Folge wegen Nekrosen verschiedene Hauttransplantate. Es resultiert eine partielle Mittelfußamputation, wobei lediglich im Bereich des Fußristes noch originale Haut vorhanden ist. Zuerst relativ gute Leistungsfähigkeit (◘ Abb. 16.13a, b), dann aber zunehmend Überlastungsschmerzen im Bereich des lateralen Fußendes in der Tiefe (die Hauttransplantate über dieser Region waren asensibel); Fersenulkus; Kälteüberempfindlichkeit.

1986 erster Versuch mit Hautexzisionen in der Region des Metatarsale V und Débridement im Ulkusbereich. In der Folge immer mehr Behinderung durch Schmerzen. Der Patient drängt zunehmend auf eine Nachamputation. Entschluss zu einer atypischen Syme-Amputation mit Deckung des Stumpfendes durch die ventrale Haut des Fußristes (1990) (◘ Abb. 16.13c, d). Der Patient wird anschließend wieder stockfrei gehfähig, mit der Prothese praktisch hinkfreies Gehen, mit allerdings etwas eingeschränkter Dauerleistungsfähigkeit.

Anmerkung

Der Fall ist in zwei Aspekten exemplarisch: Der eine betrifft die Weichteilsituation. Diese verliert im langjährigen Verlauf nicht an Bedeutung, sondern wird ausschlaggebend.

Der andere Aspekt betrifft die Operationsmethode. Die Syme-Amputation verlangt die Verlagerung von Sohlenhaut ans Stumpfende zur Erlangung von Endbelastbarkeit. Die Weichteilverhältnisse dieses Patienten würden daher sogar eine Unterschenkelamputation nahelegen. In dieser Situation fällt der Entschluss zur Deckung des Stumpfendes mit dem ventralen Haut-Subkutis-Lappen des Fußristes. Die Operation war in Bezug auf die Erwartungen des Patienten ein Wagnis, operationstechnisch ist die Bildung des ventralen Lappens einfacher als die des klassischen Sohlenlappens.

◘ Abbildung 16.13
a, b Mittelfußteilamputation. Lediglich die Haut des Fußristes ist sensibel und gesund. Die Haut an Ferse und lateralem Fuß – mit Ausnahme der Zehen – stammt von Transplantaten und ist asensibel.
c Syme-Stumpf mit dem von vorne nach dorsal geschlagenen Haut-Subkutis-Faszien-Lappen im Liegen, von der Seite.
d Syme-Stumpf, a.p. und seitliches Röntgenbild

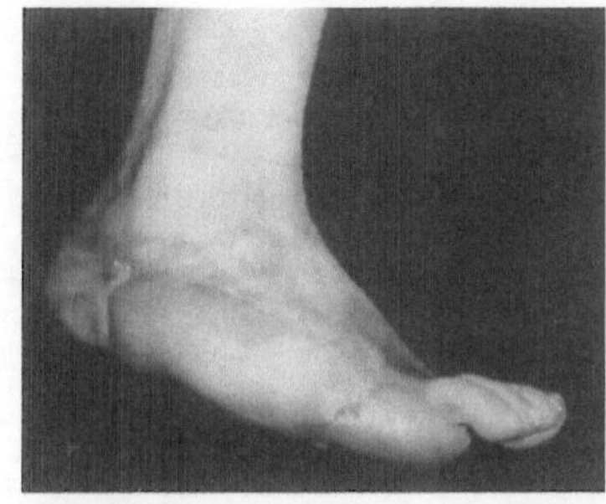

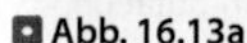

Abb. 16.13a

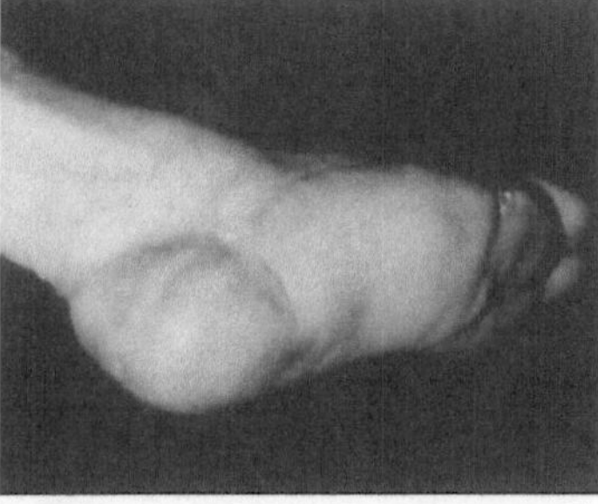

Abb. 16.13b

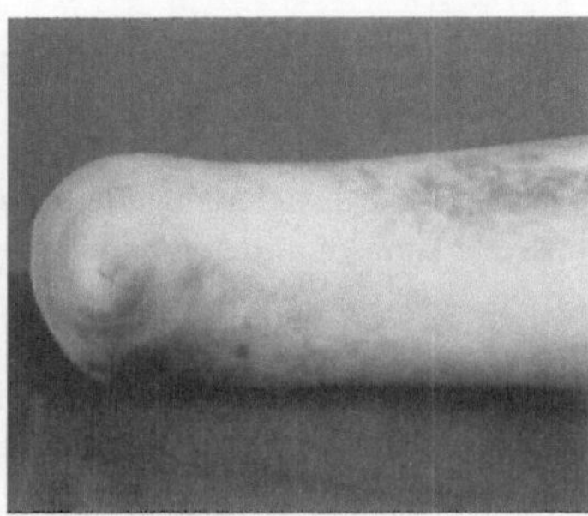

Abb. 16.13c

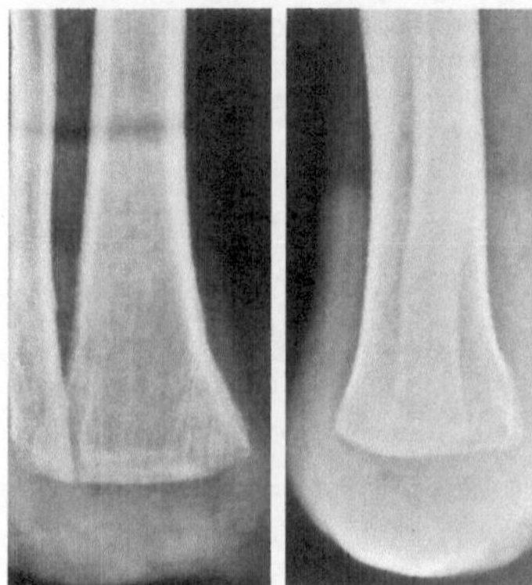

Abb. 16.13d

Fall 8: Chopart-Stumpf im Langzeitverlauf

Anamnese

44-jähriger sportlicher Mann erleidet bei einem Rangierunfall eine Amputationsverletzung im Mittelfußbereich.

Therapie

Primär Bildung eines Mittelfußstumpfes. In der Folge 3 Operationen zur Hautdeckung sowie Stumpfkorrektur im Bereich des Mittelfußes. Trotzdem blieb die Stumpfspitze im Narbenbereich dorsal und plantar stark schmerzhaft (ähnlich wie in Fall 2) (▪ Abb. 16.14a–c).
Ein Jahr später (1981) Nachamputation im Chopart-Gelenk, verbunden mit einer Transposition der Sehne des M. tibialis anterior nach lateral, um die Tendenz des Chopart-Stumpfes zur Supination und Plantarflexion zu verringern.
Es resultierte ein sehr guter Befund (▪ Abb. 16.14d, e). Der Patient war ohne Stock für ausgedehnte Wanderungen gehfähig und machte Skilanglauf. Die Schmerzhaftigkeit war beseitigt. Dennoch bestätigte uns dieser Patient heute (1994), nach den vielen Jahren guter Leistungsfähigkeit die Problematik des Chopart-Stumpfes, als er uns anvertraute: *»Ich hätte mir gerne einen stabileren Stumpf gewünscht. Wenn ich heute wieder in die Situation käme wie 1981, würde ich die Beweglichkeit des oberen Sprunggelenkes aufgeben, jedoch heute mit 56 Jahren werde ich sicher keine Korrekturoperation mehr machen lassen.«*

Anmerkung

Der Fall ist in zwei Aspekten exemplarisch: Der eine betrifft die Operationstechnik mit der Kombination der Nachamputation im Chopart-Gelenk mit der Sehnenverlagerung. Der andere Aspekt betrifft die Leistungsgrenze des Stumpfes, die bei diesem aktiven und sportlichen Patienten sichtbar wurde.

▪ Abbildung 16.14

a–c Unmittelbar postoperative Situation nach einer transmetatarsalen Amputation. Gute ossäre Verhältnisse, jedoch schließlich unbehebbare Schmerzen im dorsalen Fuß- und im Sohlenbereich.

d, e Situation nach Nachamputation im Chopart-Gelenk mit Verlagerung der Sehne des M. tibialis anterior nach lateral und Rundung des Kalkaneus vorn. Das Röntgenbild, fast 10 Jahre nach der Amputation, zeigt einen etwas in Spitzfußstellung abgewichenen, gut gerundeten Chopart-Stumpf. Gute Funktionstüchtigkeit, obwohl der Patient die Instabilität des Stumpfes doch bemängelt.

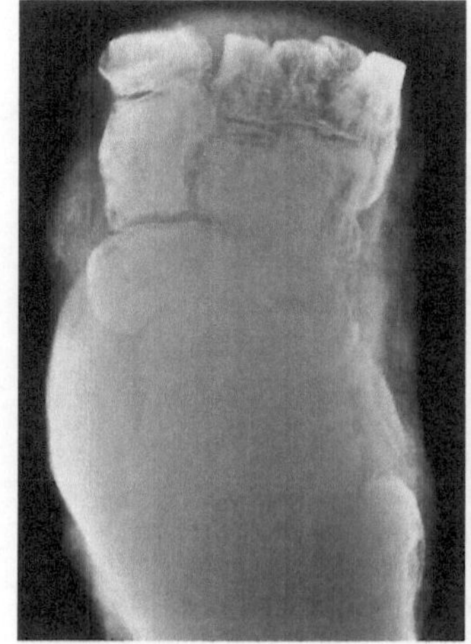

Abb. 16.14a

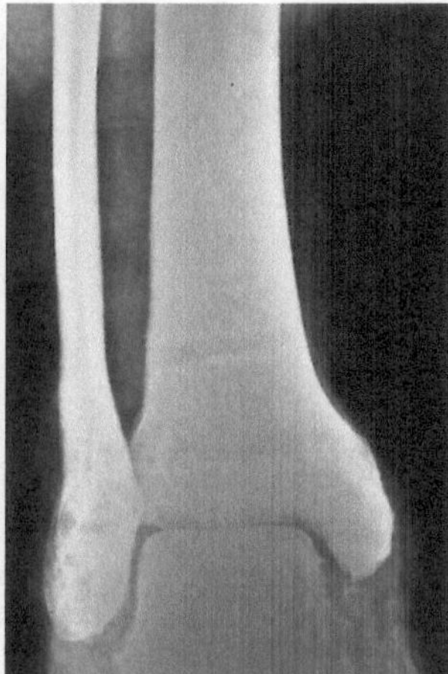

Abb. 16.14b

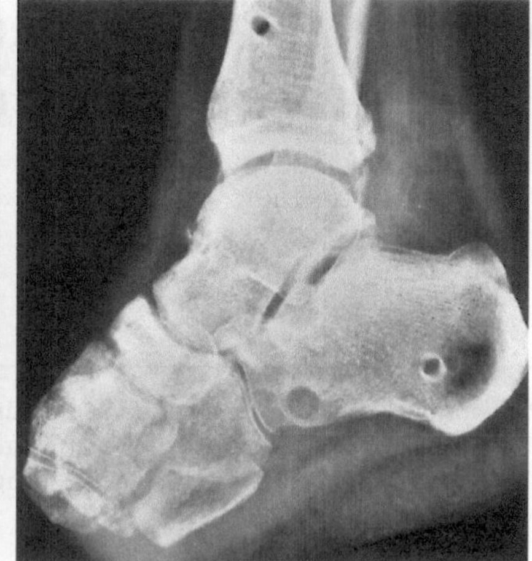

Abb. 16.14c

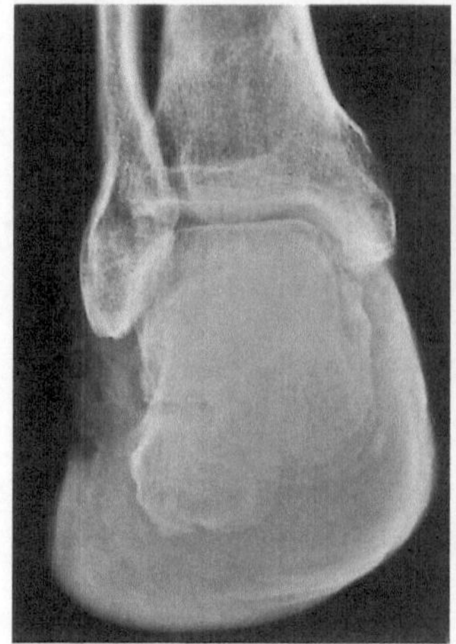

Abb. 16.14d

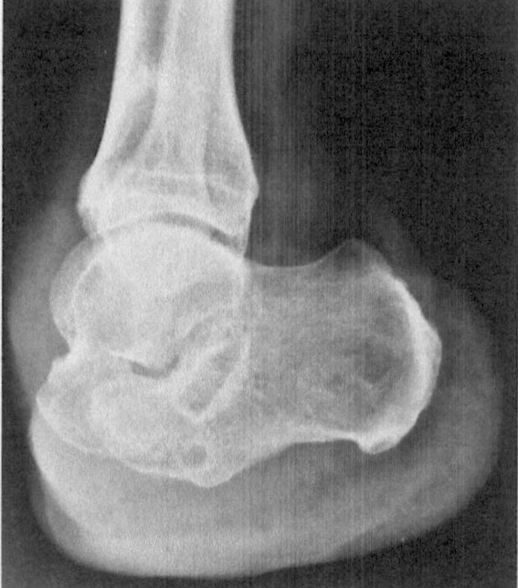

Abb. 16.14e

17 Orthopädietechnische Versorgung des Fußes

A.-R. Baehler

Spreizfuß

Die Vorfußbelastung ist von der Fußform abhängig: Die Verlaufslinien der Metatarsophalangealgelenke haben großen Einfluss auf die Belastung beim Gehen, d.h. es besteht ein direkter Zusammenhang zwischen der Fußform und der Vorfußdeformität (◘ Abb. 17.1).

◘ **Abbildung 17.1**
Verlaufslinien der Metatarsophalangealgelenke (*1–5*). Die relative Länge der Metatarsalia ist individuell verschieden. In den meisten Fällen überragt das Metatarsale II die anderen an Länge

◘ **Abbildung 17.2**
Durchgetretene Zehenballen

◘ **Abbildung 17.3**
a, b Pelotte zur Abstützung des vorderen Quergewölbes

Befunde

- Durchgetretene Zehenballen (unphysiologische Belastung des Metatarsaleköpfchens) (◘ Abb. 17.2)
- Hallux valgus
- Hammerzehen (Beugekontraktur)
- Krallenzehen
- Übermäßige Beschwielung (Ballen, Zehen)
- Rückfußdeformierung (Einfluss auf Vorfuß!)
- Schmerzen und Schwierigkeiten beim Tragen von Schuhen
- Druckempfindlichkeit bei Palpation

Therapie

Grundprinzip der orthopädietechnischen Behandlung ist die Abstützung bzw. Entlastung der Vorfußdeformitäten. Diese richtet sich nach der Art der Senkung des vorderen Quergewölbes und deren Folgen. Ziel ist Beschwerdefreiheit durch Abstützung, Entlastung bzw. Ruhigstellung des Vorfußes.
Entlastung des Quergewölbes mit Pelotte (Vorfußpolster): Dadurch wird die Korrektur des durchgetretenen vorderen Vorfußgewölbes und eine Entlastung der Mittelfußköpfchen erreicht.
Bei leichten Vorfußüberlastungsbeschwerden genügt eine weiche pelottenförmige Abstützung; hierbei ist die Rückfußabstützung unnötig. Es genügt eine elastische Einlage mit aufgebrachter Gummipelotte zur Abstützung des vorderen Quergewölbes (◘ Abb. 17.3).
Die Pelotte soll breitflächig abstützen; sie darf nicht zu dick sein, um eine »Einlagenabhängigkeit« zu vermeiden. Diese resultiert aus dem Tragen einer zu hohen Pelotte und führt zu einer Einbuchtung in der Sohle, die zum ständigen Tragen der Einlage zwingt.
Die *Platzierung* (proximal der Köpfchen), sowie Größe und Form sind für die Wirkungsweise entscheidend! Sie hängen wiederum ab von Fußform und zu korrigierender Deformität: Für die gesamte Abstützung des Quergewölbes benutzt man eine breite Pelotte, für die Abstützung eines einzelnen Mittelfußknochens eine schmale Pelotte.
Retrokapitale Querabstützung zur Entlastung aller 5 Mittelfußknochen: Prinzip der Entlastung: Wenn der Patient auf der Türschwelle steht, überragen die 5 Mittelfußköpfchen die Schwelle freischwebend. Dies entspricht der

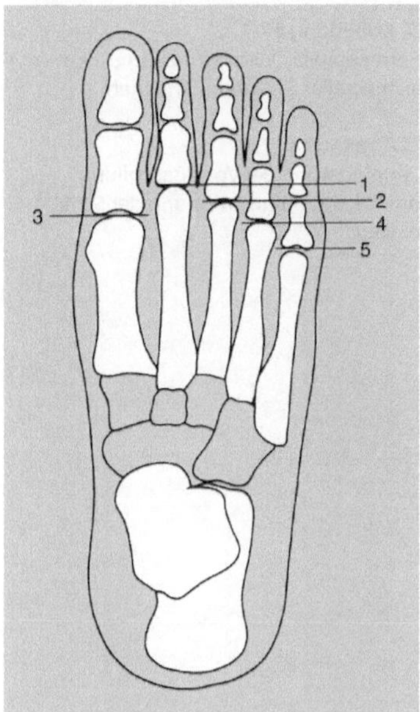

Abb. 17.1

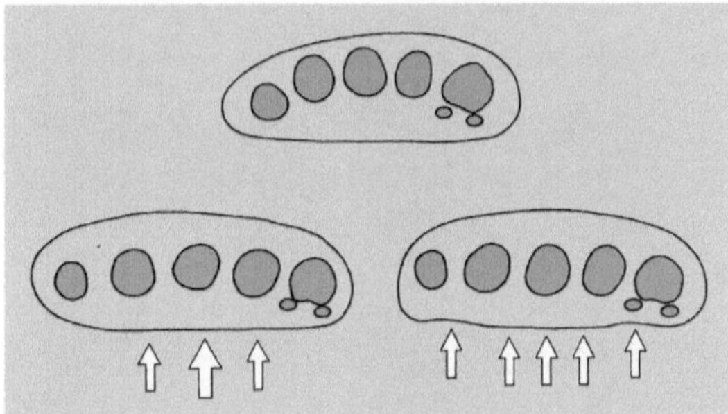

Abb. 17.2

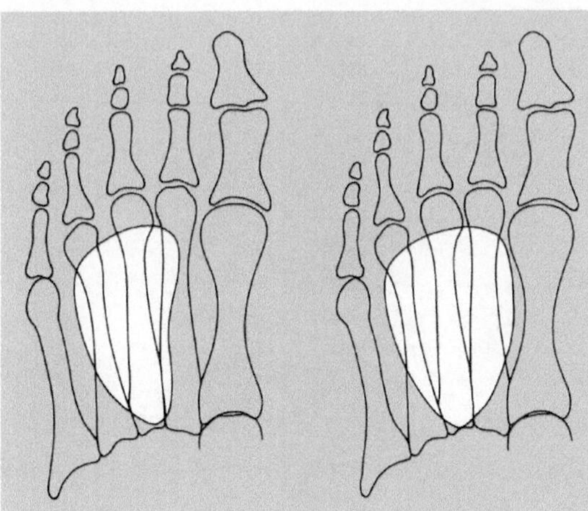

Abb. 17.3a

Abb. 17.3b

Querabstützung, d.h. Entlastung in der physiologischen Form des Fußes (◻ Abb. 17.4).

Bei durchgetretenen Füßen (Deformierung aller 5 Metatasalia) ist die retrokapitale Querabstützung nötig. Durchgetretene Füße zeigen unter allen 5 Mittelfußköpfchen einen Gewebeschwund, der zu Schmerzen führt, insbesondere beim Tragen dünnsohliger Schuhe.

Die überbelasteten Köpfchen werden durch eine gut angepasste Querabstützung wirkungsvoll entlastet.

Bei Überlänge von Metatarsale II und III muss die Querabstützung durch eine Pelotte proximal der Köpfchen verlängert werden.

Größe, Form und Positionierung der Spreizfußpelotten richten sich nach Form und Deformität des Fußes.

Die *Verminderung des Vorfußabrollens* erreicht man durch keilförmige Erhöhung der Schuheinlage und/oder der Schuhsohle im Ballenbereich. Dadurch Verminderung der Abrollüberbeanspruchung des Vorfußes und Plantarflexion der Zehen (◻ Abb. 17.5).

Eine zusätzliche Ballenrolle an der Schuhsohle kann ggf. die Wirkung verstärken (diverse Materialien möglich, 5–10 mm hoch).

Bei Schmerzen mit entzündlicher Ursache ist die Verminderung der Abrollung sehr erfolgreich.

◻ Abbildung 17.4
Retrokapitale Querabstützung zur Entlastung aller 5 Mittelfußknochen

◻ Abbildung 17.5
Verminderung der Vorfußabrollung durch keilförmige Erhöhung der Schuheinlage

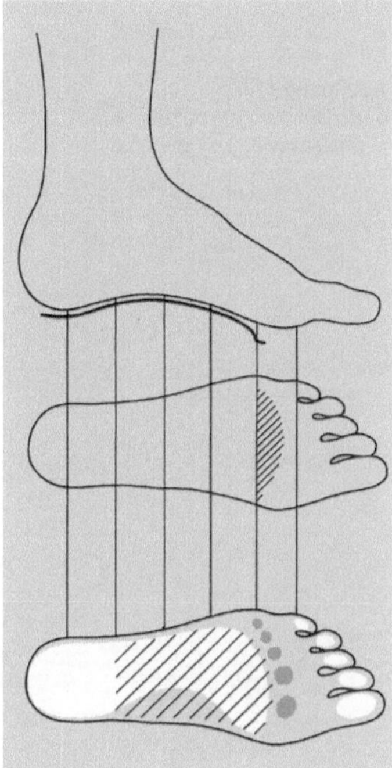

Abb. 17.4

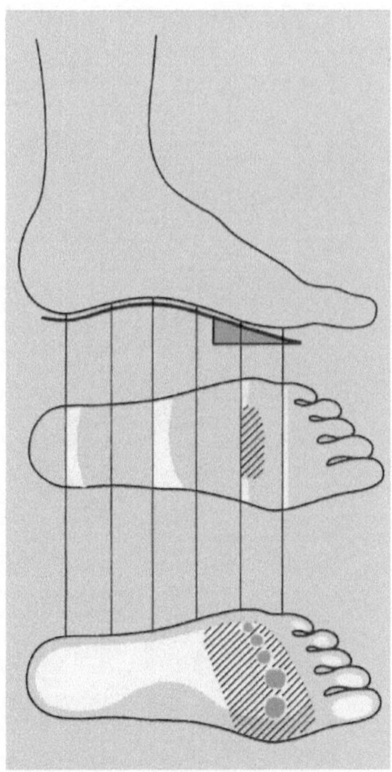

Abb. 17.5

Hammerzehen

Der Vorfußballen wird mit Hilfe einer Einlage entlastet (Cave: Vorfußentlastung hebt das Quergewölbe, dadurch vermehrter Schuhdruck auf Hammerzehen!) ggf. sind die Schuhe auszuweiten.
Ein Druckpolster auf die Grundphalanx wirkt korrigierend durch Auffangen des Schuhdrucks auf die Zehen (◘ Abb. 17.6).
Filz- bzw. Gummiringe über den Zehen, selbstklebend oder mit Gummischlaufen, verteilen breitflächig den Druck.

◘ Abbildung 17.6
a, b Ein Druckpolster auf die Grundphalanx wirkt korrigierend

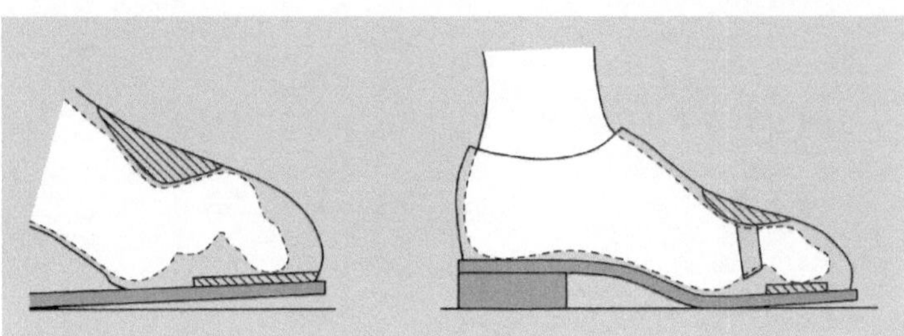

◘ Abb. 17.6

Hallux valgus

Der Vorfuß wird mit einer retrokapital abstützenden Schuheinlage entlastet; evtl. Schuhsohlenverdickung, ggf. mit Rolle.
Ausweitung des Schuhes auf Höhe der Exostose des MTP-I-Gelenkes, Nachtschiene nach Hohmann (◘ Abb. 17.7), Entlastungspolster.

◘ Abbildung 17.7
a, b Nachtschiene nach Hohmann und Entlastungspolster

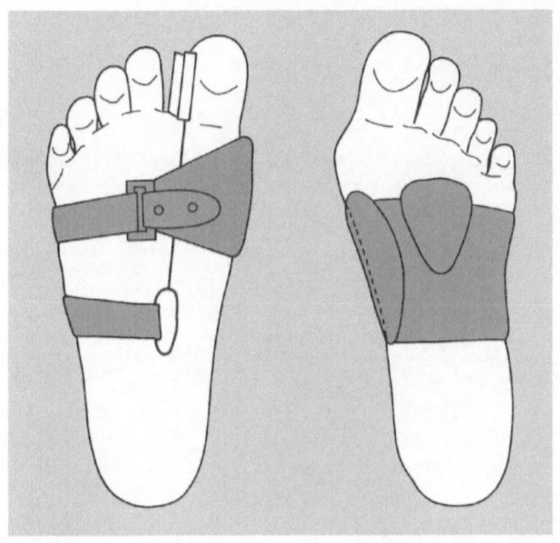

◘ Abb. 17.7a **◘ Abb. 17.7b**

Hallux rigidus

Schuheinlage mit retrokapitaler Querabstützung (eher starres Material).
Schuhsohlenrolle (1 cm dick) und ausgleichende Absatzerhöhung (■ Abb. 17.8).
Schuhsohlenversteifung (weniger zu empfehlen, da sehr aufwändig).

■ Abbildung 17.8
Schuhsohlenrolle mit Absatzerhöhung

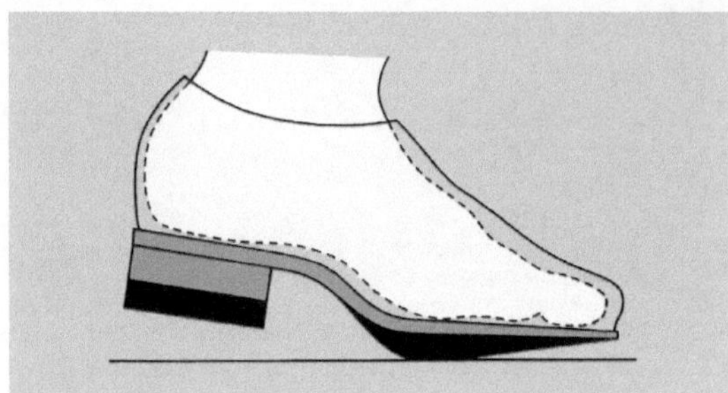

■ Abb. 17.8

Metatarsalgie

Dies ist ein Sammelbegriff für Schmerzen am Vorfußballen oder im Bereich der MTP-Gelenke.
Versorgung mit Schuheinlagen.
Anbringen einer Rolle an die Schuhsohle mit Scheitelpunkt 1,5–2 cm proximal der MTP-Gelenke, entweder mit einfacher Rolle, oder mit sog. Schmetterlingsrolle (◘ Abb. 17.9).

Empfehlung: Örtlich genaue Entlastung der schmerzenden Stelle mit Pelotte, retrokapitaler Querabstützung oder keilförmiger Verdickung des vorderen Einlagenteils mit adäquater Rolle am Schuh ergibt eine effiziente Entlastung des Vorfußes mit sofortiger Schmerzreduktion.

◘ Abbildung 17.9
a, b Einfache Abwicklungsrolle oder Schmetterlingsrolle

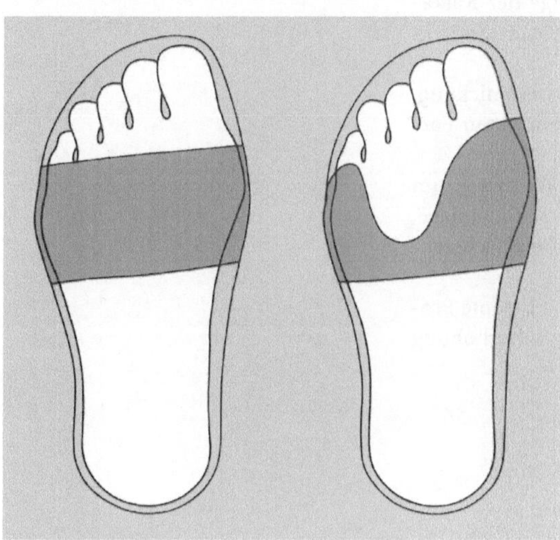

◘ Abb. 17.9a **◘ Abb. 17.9b**

Knick-Senk-Fuß beim Erwachsenen

Knick-Senk-Fuß: Sammelbegriff für unterschiedliche Belastungsinsuffizienzen mit charakteristischen Eigenschaften.
Übermäßige, d.h. pathologische Knickung und Senkung des Längsgewölbes des Fußes (◘ Abb. 17.10).

Korrekturprinzipien: Als Folge der verschiedenen Typen von Knick-Senk-Füßen hat sich deren Korrektur mit Schuheinlagen (ggf. Schuhabänderungen) individuell nach den jeweiligen Komponenten der Belastungsinsuffizienz zu richten:

- *Übermäßige Knickung des Kalkaneus:* Aufrichtung durch Unterstützung im Bereich des Sustentaculum tali, ggf. durch zusätzliche schräge Fersenfläche mit Supinationskeil (◘ Abb. 17.11).
- Bei starker *Innenrotation der Sprunggelenkachse* als Folge der Kalkaneusknickung und der Talussenkungskorrektur: wie oben, aber verstärkt durch zusätzliche Abstützung des Mittelfußbereichs.
- Bei *Senkung des Talus* nach plantar/medial: Korrektur wie bei Knickung, plus zusätzliche Fußgewölbeabstützung. Bei schweren, kontrakten Formen: schalenförmige Schuheinlage.
- Zur Korrektur des *abduzierten Vorfußes*: Schuh dient als Widerlager im Bereich des 5. Mittelfußköpfchens; in ausgeprägten Fällen Schuheinlage, versehen mit »Außenlappen« dorsal des 5. Mittelfußköpfchens: Schaleneinlage.
- *Korrektur der Aufbiegung* (Supination) des 2. Strahls durch betonte Pronation im lateralen Vorfußbereich, evtl. durch Außenrandüberhöhung des Schuhs.

◘ Abbildung 17.10
a, b Knick-Senk-Fuß, **a** unbelastet und **b** belastet

◘ Abbildung 17.11
a Unterstützung im Bereich des Rückfußes.
b Verstärkung der Supination durch Keil

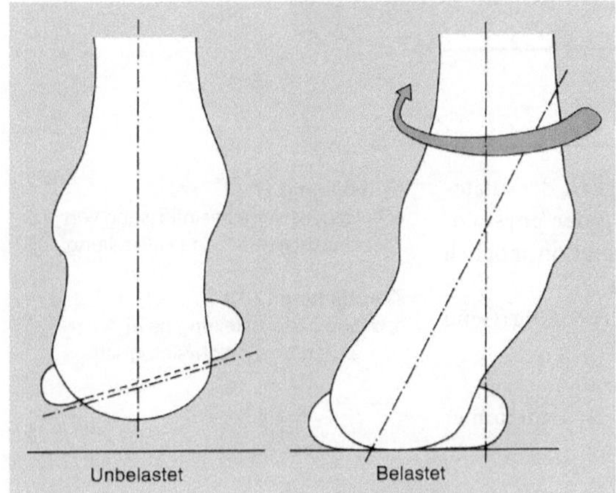

■ Abb. 17.10a ■ Abb. 17.10b

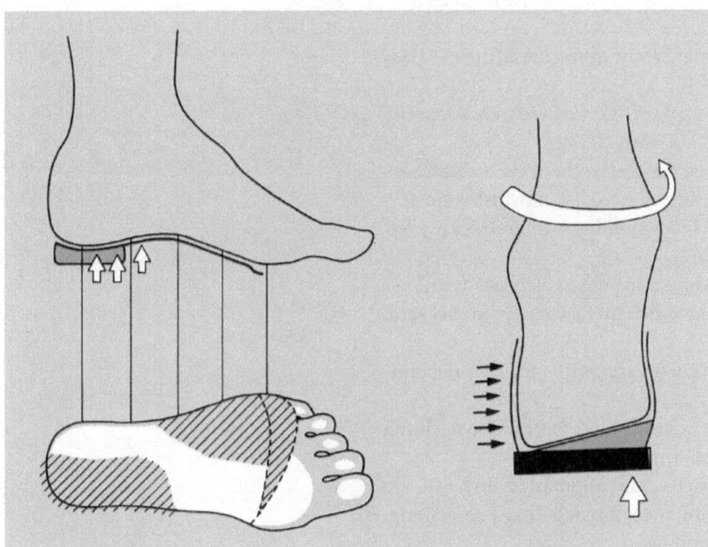

■ Abb. 17.11a ■ Abb. 17.11b

Knick-Senk-Fuß beim Kind

Stellung von Bein-, Knie- und Hüftgelenk

Ungleichgewicht zwischen Belastung und Widerstandsfähigkeit der anatomischen Strukturen (Knochen und Muskeln): Verstärkung der physiologischen Bein- und Fußformen in leichte bis schwere Deformation möglich (z.B. übermäßige Knickfüße, X- oder O-Beine) (◘ Abb. 17.12a).
Starke gegenseitige Beeinflussung von Unterschenkel- und Fußstellung (Genu varum, Crus varum, Tibiatorsion) (◘ Abb. 17.12b).

◘ Abbildung 17.12
a, b Gegenseitige Beeinflussung von Unterschenkel- und Fußstellung

◘ Abbildung 17.13
a, b Supinationsstellung beim Zehenstand ist physiologisch

Kriterien für die Beurteilung: Die Beurteilung der Deformität ist nicht immer einfach, da sichere, fundierte, anerkannte Richtlinien fehlen.

Wichtig: Zeitpunkt der Untersuchung aufgrund von Alter und Wachstumserwartung. Der Merksatz: »Das wächst sich aus!«, vereitelt oft Früherkennung.

Eine sichere Beurteilung ist nur durch Einbeziehung von Fuß-, Knie- und Hüftstellung möglich:
- Kontrolle des Ganges, evtl. Einwärtsgang: Bestimmung der Mitte des OSG und der Kniescheibe.
- Bei Einwärtsgang und Übereinstimmung der Lage der beiden Achsen: Die Ursache ist die verstärkte Antetorsion des Hüftgelenkes.
- Bei Tibiatorsion oder Einwärtskreiselung des Unterschenkels: Keine Übereinstimmung der beiden Achsen, d.h. die Fußachse ist einwärts rotiert!
- Beurteilung von Bandschwäche und Hypermobilität: Überstreckbarkeit von Knie-, Ellbogen-, Fingergelenken.
- Unbehandelter Knick-Senk-Fuß: Die Anpassung des Skeletts während des Wachstums kann die Ursache von Beschwerden im Erwachsenenalter sein.

Aktive Aufrichtung zum Zehenstand als Entscheidungshilfe für den Behandlungsbeginn ungeeignet:
- Anordnung der Metatarsalia in einer Schrägachse: Supinationsstellung beim Zehenstand physiologisch (◘ Abb. 17.13).
- Bei Plantarflexion des Fußes ergeben sich ca. 12° Supination im OSG.
- Besonders bei sog. bandschwachen Füßen ergibt sich eine Fußstellung, die im Stand gegenteilig zum Zehenstand ist:
- im Stand: starke Knicksenkung,
- im Zehenstand: optimale Supinationsstellung.

Richtlinien nach H.-U. Debrunner:
- Gewölbehöhe: 3-jährig ca. 5 mm, unterste Grenze 2 mm; 6-jährig ca. 7 mm (bei Mädchen etwas höher),
- Valguswinkel von Kalkaneus: < 6° normal, unauffällig; > 6°–12° leichter Knickfuß.

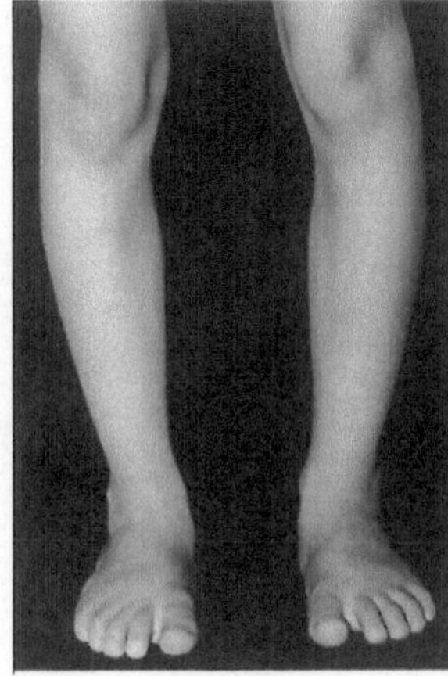

Abb. 17.12a

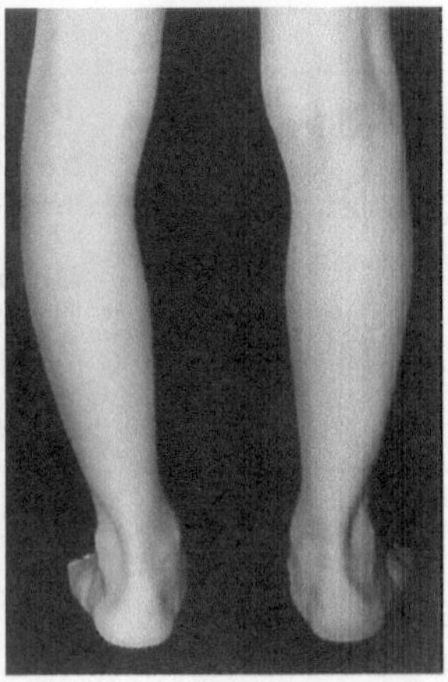

Abb. 17.12b

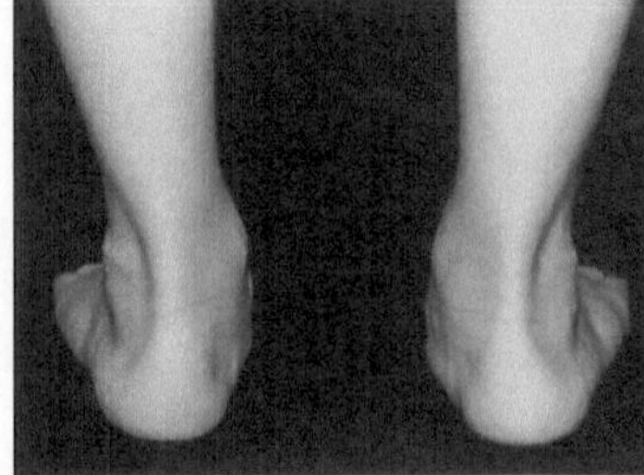

Abb. 17.13a

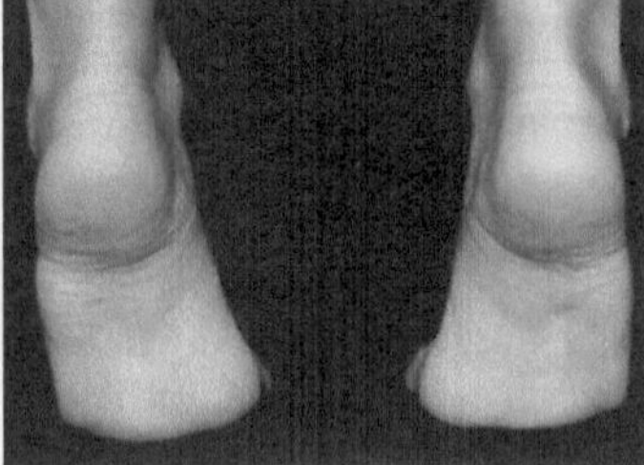

Abb. 17.13b

Therapie

Die Therapie ist meist konservativ: Gymnastik, Einlagen, Schuhe.
Gymnastik: Geeignete Fußübungen, die die Supinatoren und gewölbehebende Muskulatur trainieren. Dehnung der evtl. verkürzten Wadenmuskulatur, Kräftigung der Streckmuskulatur des Kniegelenks. Erfolgsaussichten nach ca. 1 Jahr (◘ Abb. 17.14).

◘ **Abbildung 17.14**
Die gewölbehebende Muskulatur muss trainiert werden

◘ **Abbildung 17.15**
Für die Versorgung sind verschiedene Einlagentypen notwendig

◘ **Abbildung 17.16**
Eine stabile Fersenkappe des Schuhes ist immer notwendig

Einlagen

Die Einlagenversorgung ist trotz der Betonung des funktionellen Standpunktes von Bedeutung (◘ Abb. 17.15).
Das Ziel ist die Aufrichtung und Stabilisierung des Fußskelettes in physiologischer Stellung während der Wachstumsphase, dadurch normale Skelettentwicklung.
Die Behandlung mit Schuheinlagen sollte möglichst früh beginnen, im Idealfall schon, wenn das Kind zu laufen anfängt, aber unbedingt zur Zeit des 1. Wachstumsschubes, sonst bilden sich bereits Wachstumsschäden.
Zu bedenken ist: Bei Kindern, die nicht altersentsprechend stehen und gehen wollen, sollte auf verstärkte Knickung und Senkung der Füße geachtet werden. Durch Versorgung mit schalenförmigen Einlagen werden oft sofort Gehversuche ausgelöst.
Einlagen beeinträchtigen das Muskelspiel des Fußes bei der Abrollung kaum: Untersuchungen zeigen, dass durch Detorsionseinlagen und Schuhe mit weichen Sohlen die Muskulatur eher mehr als weniger belastet wird. Ausnahmen sind nicht dynamisch und patschig gehende Kinder: Bei diesen ist eine Unterstützung mit aktiver Fußgymnastik erforderlich.

Schuhe

Auf Passform achten (Sohle vom Gegenschuh mit Fußsohle vergleichen). Die Schuhe dürfen nicht drücken, daher ist die Länge reichlich zu bemessen (bis 2 cm Überlänge); keine spitzen Formen, ausreichend Platz für aktives Zehenspiel, genügende Breite für Vorfuß; weiche Sohle zur unbehinderten Gangabwicklung und dadurch Kräftigung der Fuß- und Beinmuskulatur.
Besondere Beachtung der Passform von Fersenkappe und Ferse: Eine stabile Fersenkappe für den Halt des heranwachsenden kindlichen Fußes bzw. des kindlichen Knickfußes ist sehr empfehlenswert (◘ Abb. 17.16).
Miteinbeziehung der Absatzhöhe zur Verstärkung der Supinationsstellung des Rückfußes, d.h. für Kinder: Absatzhöhe von ca. 1 cm.
Halbschuhe und Turnschuhe genügen normalerweise für eine effiziente Einlagenkorrektur. Nicht die Höhe des Schaftes zählt, sondern der Fersenhalt.

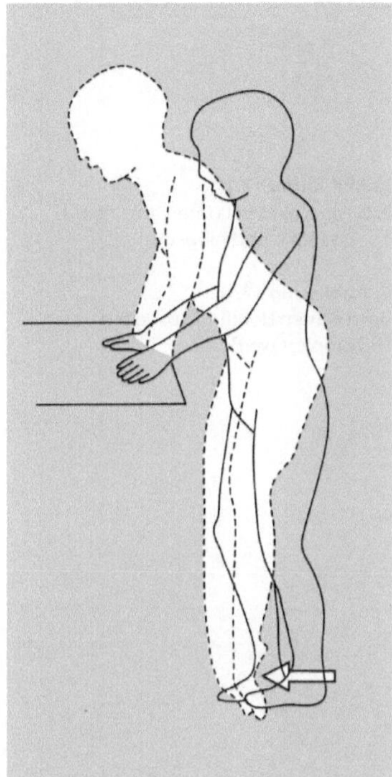

■ Abb. 17.14

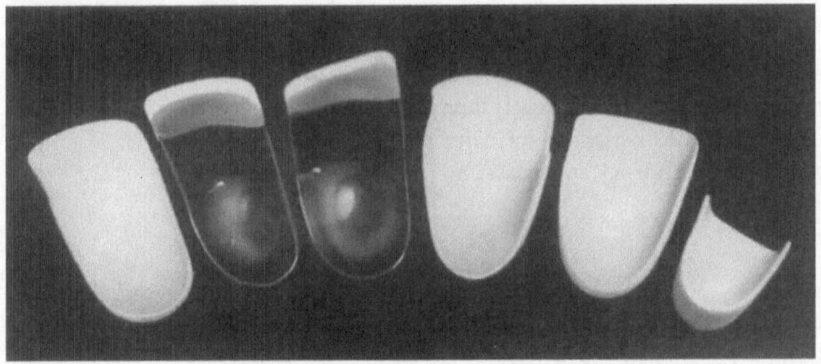

■ Abb. 17.15

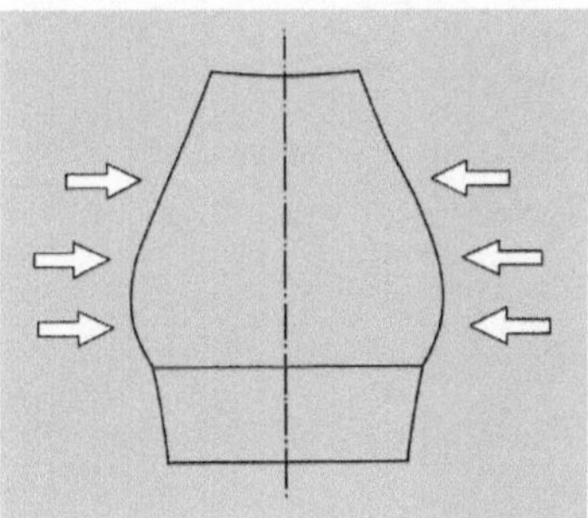

■ Abb. 17.16

Hohlfuß

Echter Hohlfuß

Steilstellung der Ferse in Varusstellung, dadurch überhöhtes Längsgewölbe des Fußes, Verkleinerung der belasteten Auflagefläche und Überbelastung von Ferse und Ballen (steilerer Auftrittswinkel der Metatarsalia und des Kalkaneus). Überdehnung der Fußsohlenmuskulatur. Verkürzte Achillessehne und leichte Spitzfußtendenz.

Abbildung 17.17
a, b Verschiedene Unterstützungssysteme sind möglich

Abbildung 17.18
Beim echten Hohlfuß muss der ganze Fuß proniert werden

Unechter Hohlfuß

Überhöhtes Längsgewölbe, Rückfuß jedoch in Valgusstellung.

Korrekturprinzipien: Streckung des Längsgewölbes mit Hilfe einer Schuheinlage angepasst im Sinne von 2 schiefen Ebenen (die Angewöhnung bereitet Schwierigkeiten).
Das Tragen der Einlage ist anfänglich trotz guter Anpassung, wegen der kleinen Auflagefläche, v.a. unter dem Vorfuß, unangenehm, solange die Fußsohlenmuskulatur verspannt ist. Für Kinder und Jugendliche geeignet, die Wachstumskorrektur steht im Vordergrund (Abb. 17.17).

Bessere Lösung: Anpassen der Schuheinlage ohne schiefe Ebenen auf die physiologische Form des Fußes bei dorsal flektierter Fuß- bzw. Unterschenkelstellung; passive Streckung der plantaren Muskulatur zur maximalen Abflachung des Fußgewölbes.

Praxis: Anpassen der Schuheinlage unter Belastung: Der Patient stellt den missgebildeten Fuß, voll belastend, in einen mit Kunststoffschaum gefüllten Behälter. Die Negativform wird nach Aushärten des Kunststoffes mit Gips ausgegossen. Die Einlage wird auf den so gewonnenen Abdruck angepasst und die Querabstützung geformt.

Einlagenversorgung

Beachte: Im Gegensatz zur Korrektur des Knickfußes (Rückfuß supiniert, Vorfuß proniert) muss zur Korrektur des Hohlfußes der ganze Fuß proniert werden (Abb. 17.18).
Die Therapie richtet sich nach der Deformität und den Beschwerden.

Vielfältige Möglichkeiten

Schuheinlage mit retrokapitaler Querabstützung. Pronation des Rück- und Vorfußes. Absatzerhöhung mit Puffer oder Abschrägen der Auftrittsfläche zur Verminderung des »heel-strike«.
Laterale Absatzverbreiterung, ggf. zusätzliche Erhöhung des Außenrandes vom Absatz und der Sohle.
Materialien: Für plattenförmige Schuheinlagen wird festes, wenig flexibles Material, für Schaleneinlagen nach Gipsabdruck halbelastisches Material, z.B. Prix, verwendet.

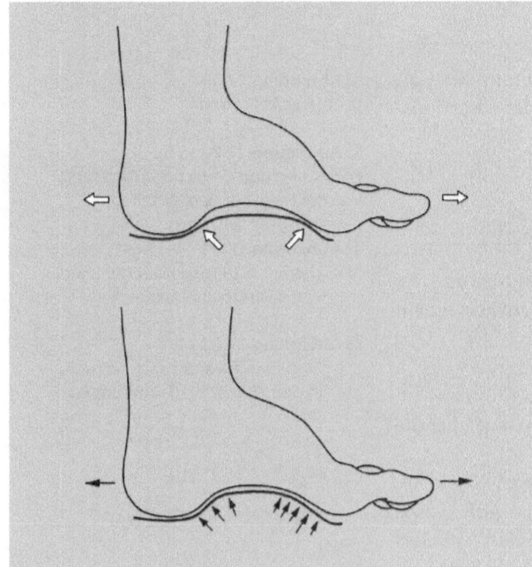

Abb. 17.17a

Abb. 17.17b

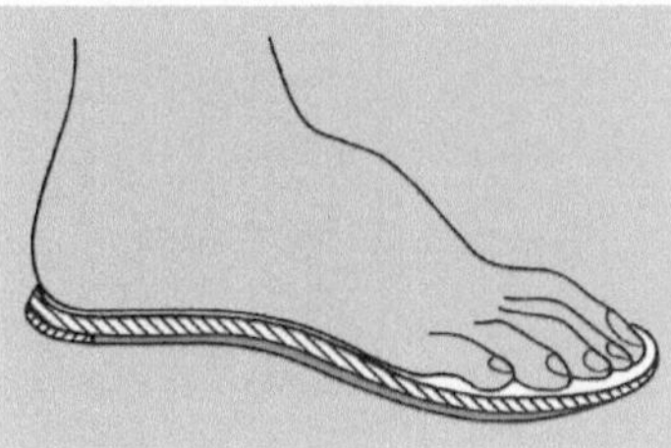

Abb. 17.18

Fersensporn

Kalkaneussporn (klassischer Fersensporn): dornartige Ausziehung des Kalkaneus am medialen Ansatz der Plantaraponeurose oder an der Insertionsstelle der kurzen Fußmuskulatur.

Schmerzlokalisation

Insertionsstellen der kurzen Fußmuskulatur, der Plantaraponeurose und des M. abductor hallucis am Fersenbein (Tendinitis). Auftrittsstelle am Fersenbein (Periostitis) (◘ Abb. 17.19).

Wichtig: Genaue klinische Lokalisation des Schmerzes!
Das Röntgenbild zeigt zwar den Sporn, erlaubt jedoch keine Aussage über die Schmerzlokalisation.
Behandlungsziel: Entlastung der schmerzenden Stelle, ggf. durch Gewichtsverlagerung von der Ferse auf den Mittel- und Vorfußbereich (◘ Abb. 17.20).
Bei hartnäckigen Schmerzen kann zusätzlich eine Entlastung durch seitliches Abstützen der Ferse mit schalenförmiger Einlage und stabiler Fersenkappe erreicht werden.

◘ Abbildung 17.19
Schmerzlokalisation

◘ Abbildung 17.20
Entlastung und Gewichtsverlagerung von der Ferse auf den Mittelfuß

◘ Abbildung 17.21
a, b Das Entlastungspolster muss individuell angepasst werden

◘ Abbildung 17.22
a, b Einpassung von Absatz und Sohle in den Zirkelschlag Knie-Boden

Therapie

Abhängig vom Schweregrad der Schmerzen: Talonette aus leicht elastischem Material unter Aussparung der schmerzhaften Stelle (nur bei geringfügigen Beschwerden).
Bei leichten bis mittelschweren Beschwerden wird eine Schuheinlage zur gleichmäßigen Verlagerung der Fußbelastung auf Rück-, Mittel- und Vorfuß mit zusätzlichem, individuell angepasstem Fersenpolster verwendet (vgl. oben) (◘ Abb. 17.21).
Eine schalenförmige Einlage aus halbelastischem Kunststoff (PRIX) unter Aussparung der schmerzhaften Stelle (keine lochartige Aussparung, da sonst Randirritationen auftreten können) ergibt dank des Seitendrucks eine äußerst wirksame Entlastung auf die Ferse.
Absatzerhöhung in Verbindung mit Pufferabsatz.
Ganzschuhsohlenrolle (Zirkelschlag Knie/Boden) zur Erleichterung der Schuh- bzw. Fußabrollung und zur Entlastung der plantaren Muskulatur (◘ Abb. 17.22).

Wichtig: Relativ hoher Absatz!
Merke: Eine erfolgreiche Fersenschmerzbehandlung ist abhängig von der genauen klinischen Abklärung der Schmerzlokalisation und von der Dauer der Schmerzsymptomatik.

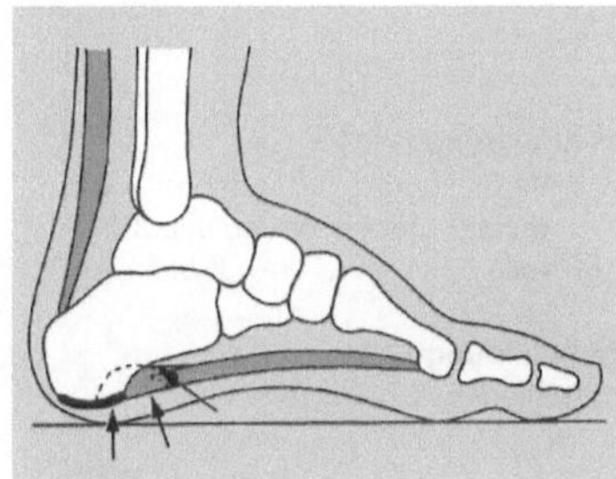

Abb. 17.19

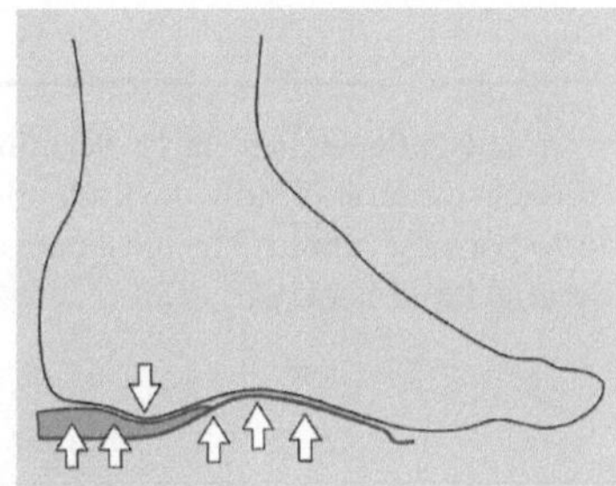

Abb. 17.20

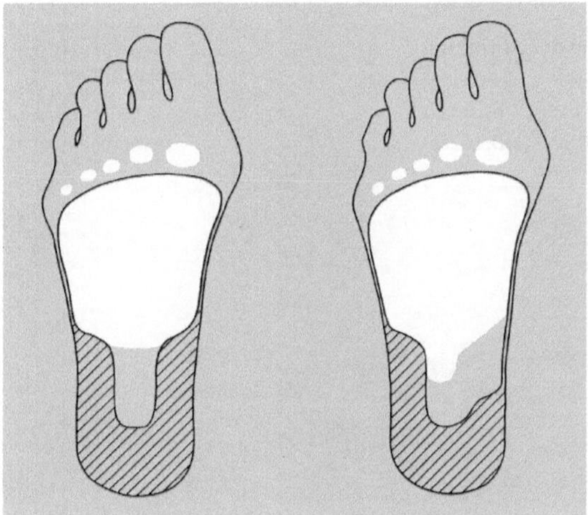

Abb. 17.21a

Abb. 17.21b

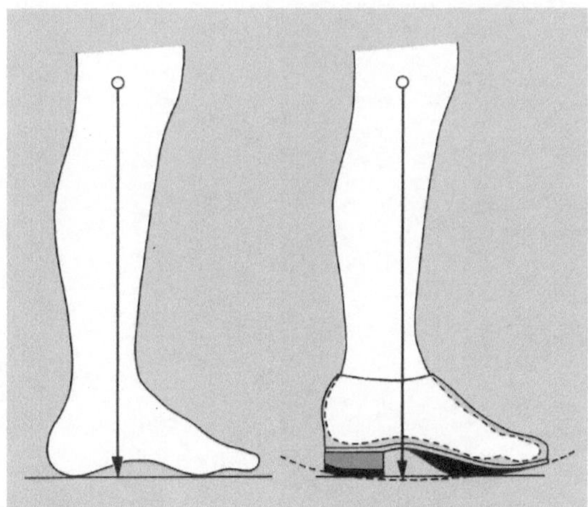

Abb. 17.22a

Abb. 17.22b

Der rheumatische Fuß

Vermeiden von Extrembewegungen in den Fußgelenken durch Verminderung der Abrollbewegung. Dies wird erreicht durch eine individuell adaptierte Absatzhöhe, zusätzlich ggf. durch eine Rolle an der Schuhsohle und einem Puffer am Absatz: dadurch Schmerzlinderung! (■ Abb. 17.23).

■ **Abbildung 17.23**
a, b Verminderung der Fußabrollung durch Absatzerhöhung und Ballenrolle

■ **Abbildung 17.24**
Verschiedene Einlagentypen

Therapie

Halbweiche bis weiche Schuheinlagen.
Lange Form mit Zehenteil zur Einbettung oder Unterstützung und Entlastung (■ Abb. 17.24).
Änderung der Schuhsohle und des Absatzes zur Erleichterung der Abrollung (Pufferabsatz, Teil- oder Ganzsohlenrolle).
Individuelle Absatzhöhe, meist 2–3 cm. Anpassen des Schuhwerks (z.B. durch Ausweiten) zur Entlastung prominenter anatomischer Strukturen (z.B. Metatarsale-I- und -V-Köpfchen).
Dicke, weiche Schuhsohle zur Abrollverminderung.
Nachtlagerungsorthesen, besonders für stark deformierte Zehen.
Fußbandagen zur Verbesserung der Gelenkstabilität.

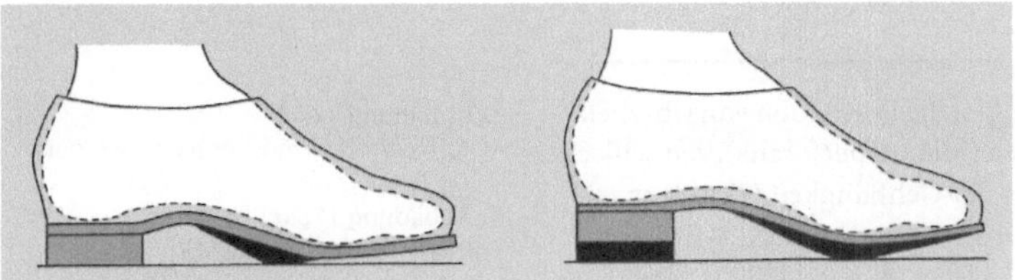

■ Abb. 17.23a ■ Abb. 17.23b

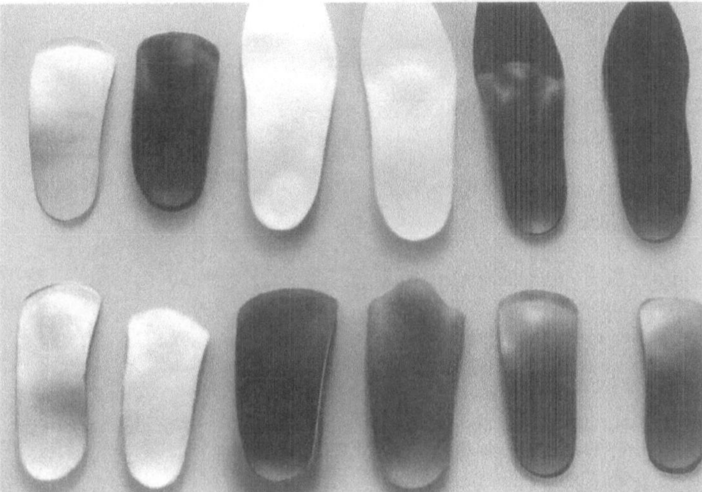

■ Abb. 17.24

Der diabetische Fuß

Ziel der orthopädietechnischen Behandlung ist die Prävention von Überbelastungen mit konsekutiven Druckgeschwüren (Malum perforans), von schlecht heilenden Verletzungen und die Erhaltung der Gehfähigkeit (Abb. 17.25).

Abbildung 17.25
Malum perforans muss entlastet werden

Abbildung 17.26
Effiziente Entlastung des Vorfußes

Abbildung 17.27
Abwicklungsrolle, speziell für den diabetischen Fuß

Grundforderung

Fuß, Einlage und Schuh müssen eine aufeinander abgestimmte Einheit bilden.

Schuhe

Schuhwerk aus Leder, mit wenig Kunststoffanteilen (Ausdünstung).

Fußbett: Keine Konfektionseinbaueinlagen, da sonst wirkungsvolle, individuelle Fußbettmodellierung mit Einlage nicht möglich.

Absatz: Das Hauptkörpergewicht muss von der Ferse und dem Mittelfuß aufgefangen werden.
Abrollvorgang des beschuhten diabetischen Fußes muss fließend sein, der Vorfuß muss dabei entlastet werden. Diese Vorgabe wird durch Schrittverkürzung erreicht, d.h. durch Absatzerhöhung:
- Die *Absatzhöhe von Herrenschuhen* beträgt mindestens 2 cm; entsprechend höher bei zusätzlichem Anbringen einer Entlastungsrolle an der Sohle. Für leichtere Abrollung: Pufferabsatz oder Abschrägen der Kanten nach Zirkelschlag Knie-Boden.
- Die *Absatzhöhe von Damenschuhen* beträgt ca. 3 cm; bei höheren Absätzen wird das Körpergewicht verstärkt vom Vorfuß aufgefangen und führt zu dessen Überbeanspruchung. Zehenschub beachten!

Sohle: Nicht zu dünn, nicht zu elastisch (d.h. mindestens 0,5 cm dick) zur Erhöhung des Widerstandes; dadurch Verhinderung der zu schnellen, unkontrollierten Abrollung.

Feinanpassung des Konfektionsschuhs am Fuß: Vermeiden von Druckausübung durch Nähte des Oberleders etc., besonders auf Höhe aller Mittelfußköpfchen und der Basis des 5. Mittelfußknochens dorsal, der Zehen 2–5 dorsolateral und von Hammerzehen: Kontrolle jeder einzelnen Zehe auf Druckstellen!

Vermeiden des Scheuerns durch Tragen von 2 Paar Socken: Seidenstrümpfe (sehr gute Hautverträglichkeit), darüber Woll- bzw. Baumwollstrümpfe (zur Feuchtigkeitsaufnahme) ergeben die Wirkung als Gleitlager auf Fußsohle, effiziente Reduktion der Reibung von Fuß-Schuhsohle.

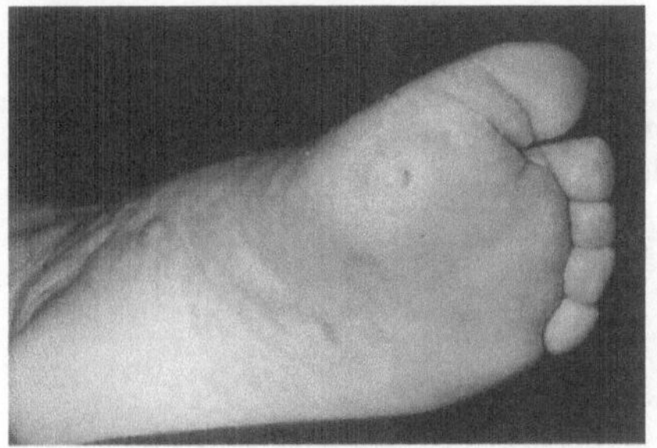

Abb. 17.25

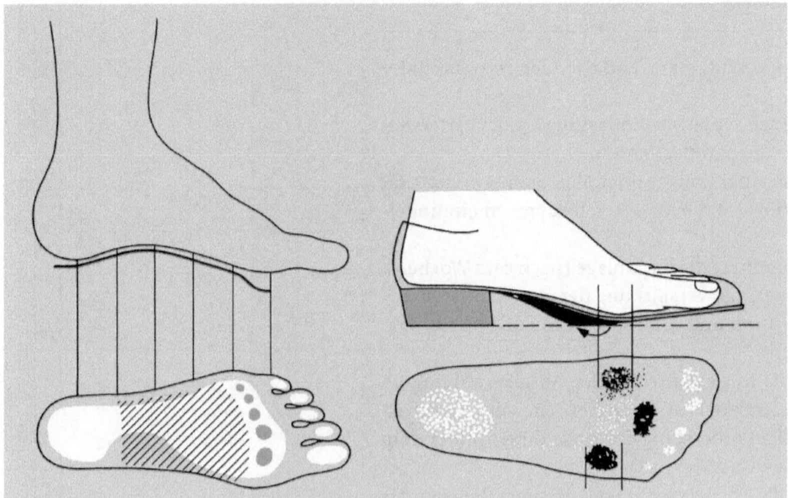

Abb. 17.26

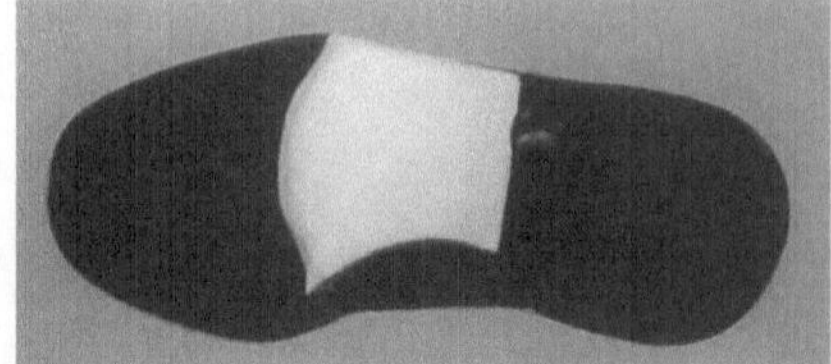

Abb. 17.27

Therapieschuhe werden von verschiedenen Herstellern für Diabetiker, Rheumakranke und für sonstige Patienten mit Fußproblemen angeboten.
Vorteile: Formgestaltung, Material (ausgedehnte Lederanteile), tief eingeschnittene Lasche (erleichtert Einstieg in den Schuh) und Sohle (dank relativ dicker Sohle Abrollungsverminderung).
Für den diabetischen Patienten sind diese Therapieschuhe nur abgeändert und angepasst geeignet, da

- der Vorfuß nicht ausreichend entlastet wird,
- der Absatz zu niedrig ist und dadurch der Vorfuß beim Abrollen zu sehr beansprucht wird.

Einlagenversorgung

Einlage mit wirksamer, d.h. den Vorfuß stark entlastender retrokapitaler Querabstützung.
Bei genauem Anpassen wird eine sehr effiziente Entlastung erreicht (Herstellungstechnik vgl. Behandlung des Spreizfußes, S. 388).
Zweizeitiges Vorgehen: Anfertigen einer Einlage mit hoher Spontanelastizität für den Vorfußballenbereich, in die sich die Metatarsaleköpfchen einmodellieren.
Nach Feststellen der Sohlendruckpunkte an der Einlage (nach ca. 2 Wochen), wird festeres Material eingearbeitet, ggf. Verstärkung der retrokapitalen Abstützung zur verbesserten Einbettung und Entlastung des Fußes (falls ausreichend Platz im Schuh).
Anbringen einer *Abwicklungsrolle* mit entsprechender Absatzerhöhung an die Schuhsohle. Bei schwer zuckerkranken Patienten, bei denen der Vorfuß zu Ulzerationsbildung neigt, muss die Vorderkante der Rolle direkt hinter dem Mittelfußknochen platziert werden (◘ Abb. 17.26).
Beachte: Beim Eintragen der Rolle ist die Gefahr des Hängenbleibens des Schuhs auf Bodenunebenheiten gegeben (etwa 3–4 Tage zur Eingewöhnung nötig). Der Patient muss darauf aufmerksam gemacht werden. Auch kann die Rollenvorderkante um 45° abgeschrägt werden.
Bleibt die Gefahr des Hängenbleibens zu groß: Anbringung einer Sohlenrolle mit einer Scheitelhöhe von 1,5–2 cm fersenwärts vom Metatarsale I unter gleichzeitiger entsprechender Fersenerhöhung (◘ Abb. 17.27).

Literatur

Baumgartner R, Botta P (1989) Amputationen und Prothesenversorgung der unteren Extremitäten. Enke, Stuttgart

Carrol NC (1988) Pathoanatomy and treatment of talipes equinovarus. In: Current Practices in the Treatment of Idiopathic Club Foot in the Child Between Birth and Five Years of Age, parts I, II, Contemp Orthop 1, 2

Carroll NC, McMurtry R, Leete SF (1978) The pathoanatomy of congenital clubfoot. Orthop Clin North Am 9:225

Clanton TO, Schon LC (1993) Athletic injuries to the soft tissues of the foot and ankle. In: Mann RA, Coughlin MJ (eds) Surgery of the foot and ankle, 6th edn. Mosby, St. Louis, pp 1139–1142

Codivilla A (1906) Sulla cura del piede equino varo congenito. Nuovo metodo di cura cruenta. Arch Chir Ortop 23:245

Debrunner HU, Hepp WR (1994) Orthopädisches Diagnostikum, 6. Aufl. Thieme, Stuttgart

Dederich R (1987) Amputationen der Gliedmaßen. Thieme, Stuttgart

Downey MS (1991) Tarsal coalition: a surgical classification. J Am Podiatr Med Assoc 81:187–197

Evans D (1957) Treatment of cavo-varus foot and clubfoot. J Bone Joint Surg (Br) 39:789

Exner GU, Gampp R (1993) Läsionen der Tibialis Posterior Sehne. In: Zollinger H (Hrsg) Sehnenschädigungen am Rückfuß 81–88

Fournol S (1992) La prothèse sous astragalienne: technique opératoire et premiers resultats. J Chir 129/3:176–181

Frykberg RG (1987) Osteoarthropathy. Chir Podiatr Med Surg 4:351

Frykberg RG, Sanders L (1991) The high risk foot in Diabetes mellitus – the Charcot foot 297–301, New York

Grice DS (1952) An extraarticular arthrodesis of the subastragalar joint for correction of paralytic flatfeet in children. J Bone Joint Surg (Am) 34:927–940

Grob D, Gschwend N (1982) Langzeitergebnisse nach Vorfußkorrektur aus subjektiver Sicht. Orthopäde 11:245–250

Hackenbroch M, Witt AN (1973) Orthopädisch-chirurgischer Operationsatlas, Bd V: Unterschenkel und Fuß. Thieme, Stuttgart (bearb von Rütt A)

Hawkins LG (1965) Fracture of the lateral process of the talus. A review of thirteen cases. J Bone Joint Surg (Am) 47:1170–1175

Hohmann G (1922) Über Hallus valgus und Spreizfuß, ihre Entstehung und physiologische Behandlung. Arch Orthop Unfallchir XI:525

Huard P (1940) Etudes sur les amputations et désarticulations des membres. Masson, Paris

Huvos AG (1979) Bone tumors. Diagnosis, treatment and prognosis. Saunders, Philadelphia

Johnson K (1989) Surgery of the foot. Raven, New York

Johnson KA (1990) Hindfoot arthrodesis. Pathol Instr Course Lect 39:65–69

Kelikian (1965) Hallux valgus, allied deformities of the forefoot and metatarsalgia. Saunders, Philadelphia, pp 347, 362

Lambrinudi A (1933) A method of correcting equinus deformities at the sub-astragaloid joint. Proc Roy Soc Med 26:788

Lamprecht E, Ledermann Th, Kramer J (1990) Die Metatarsale-I-Osteotomie nach Kramer bei Hallux valgus. Langzeitresultate. In: Debrunner AM (Hrsg) Langzeitresultate. Enke, Stuttgart, S 326–332

Lapidus PW (1956) Subtalar joint, its anatomy and mechanics. Bull Hosp Joints Dis 16:179–195

Lichtblau S (1973) A medial and lateral release operation for clubfoot. A preliminary report. J Bone Joint Surg (Am) 55:1377

Löffler F, Matzen F, Knöfler E (1979) Orthopädische Operationen. Enke, Stuttgart

Mann RA, Baumgarten N (1988) Subtalar fusions for isolated subtalar disorders. Preliminary report. Clin Orthop 226:260 - 265

Manter JT (1941) Movements of the subtalar and transverse joints. Anat Rec 80:397–410

Marquardt E (1973) Die Chopart-Exartikulation mit Tenomyoplastik. Orthopäde 111:584

Marquardt W (1950) Gliedmaßenamputationen und Gliederersatz. Wissenschaftliche Verlagsgesellschaft, Stuttgart

Marquardt W (1985) Amputationen. In: Witt AN, Rettig H, Schlegel KF (Hrsg) Orthopädie in Praxis und Klinik, Bd VII, Teil 2. Thieme, Stuttgart

McBride ED (1963) Surgical treatment of hallux valgus bunions. Am J Orthop Surg 5:44–46

Meyer HR (1990) Langzeitstudie der Hallux-valgus-Operation nach Regnauld. In: Debrunner AM (Hrsg) Langzeitresultate in der Orthopädie. Enke, Stuttgart, S 333–339

Meyer HR (1993) Die Metatarsale-I-Osteotomie nach Hohmann. Med Orthop Tech 6/113:271–274

Mirra JM (1980) Bone tumors. Diagnosis and treatment. Lippincott, Philadelphia

Parisien JS (1986) Arthroscopy of the posterior subtalar joint: a preliminary report. Foot Ankle 6:219–224

Parisien JS, Vagness T (1985) Arthroscopy of the subtalar joint: an experimental approach. J Arthrosc Rehab Surg 1:53–57

Pelet D (1981) Osteomy and fixation for hallux valgus. Orthopedics 157:42–46

Regnauld B (1974) Techniques chirurgicales du pied. Masson, Paris

Ritter (1914) Amputation and Exartikulationen. In: Wullstein, Wilms (Hrsg) Lehrbuch der Chirurgie. Fischer, Jena

Simons GW (1978) A standardized method for the radiographic evaluation of clubfeet. Clin Orthop 135:107–118

Simons GW (1985) Complete subtalar release in clubfeet, part I, II. J Bone Joint Surg (Am) 67:1044, 1056

Steindler A (1950) Orthopedic operations, indications, technique and endresults, vol I. Thomas, Springfield, pp 178–196

Tachdijan MO (1990) Pediatric orthopedics, 2nd edn. Saunders, Philadelphia

Thometz JG, Simons GW (1993) Deformity of the calcaneocuboid joint in patients who have talipes equinovarus. J Bone Joint Surg (Am) 75:190–195

Travell JG, Simons DG (1992) Myofacial pain and dysfunction, vol 2. William & Wilkins, London

Turco VJ (1971) Surgical correction of the resistant club foot. One stage postero-medial release with internal fixation. J Bone Joint Surg (Am) 53:477

Turco VJ (1979) Surgical correction of the resistant club foot. One stage postero-medial release with internal fixation. J Bone Joint Surg (Am) 61:805

Viladot A (1974) Patologia del antepie. Edicationes Torey, Barcelona, pp 1, 5

Wetz HH (1993) Osteotomien am Fuß bei der Behandlung der diabetischen Osteoarthropathie. Med Orthop Tech 6:288–291

Wu KK (1986) Surgery of the foot. Lea & Febiger, Philadelphia, pp 140, 141